伤寒论评话

梁华龙◎著

中国中医药出版社
·北　京·

图书在版编目（CIP）数据

伤寒论评话 / 梁华龙著 . —北京：中国中医药出版社，2016.3

ISBN 978－7－5132－3186－2

Ⅰ . ①伤…　Ⅱ . ①梁…　Ⅲ . ①《伤寒论》—研究　Ⅳ . ① R222.29

中国版本图书馆 CIP 数据核字（2016）第 026584 号

中国中医药出版社出版

北京市朝阳区北三环东路 28 号易亨大厦 16 层

邮政编码　100013

传真　010-64405750

三河市双峰印刷装订有限公司印刷

各地新华书店经销

*

开本 710×1000　1/16　印张 26.5　字数 401 千字

2016 年 3 月第 1 版　2016 年 3 月第 1 次印刷

书号　ISBN 978－7－5132－3186－2

*

定价　58.00 元

网址　www.cptcm.com

社长热线　010 64405720

购书热线　010 64065415　010 64065413

微信服务号　zgzyycbs

书店网址　csln.net/qksd/

官方微博　http：//e.weibo.com/cptcm

淘宝天猫网址　http：//zgzyycbs.tmall.com

内容简介

全书共十章，分四十八节，以明代赵开美本《伤寒论》的398条原文为主线，详细分析原文的文理、医理和哲理，并根据作者的研究成果，提出大量不同于现有论文、专著和教科书所载的新观点。每节均以新观点为标题，正文则对所提观点从《伤寒论》的时代背景、文化背景、语言环境以及文字学、校勘学、中医药专业理论等方面进行了反复论证，力求达到论点明确、论据充分、结论正确。本书中所提观点多为前贤今达所未明言者，且深得张仲景之意。本书亦是一本研读《伤寒论》、弘扬张仲景学术精当的专著，对于从事教学、医疗、科研的工作者，以及中医药院校的各层次学生，无疑都是一本很好的参考书。

作者简介

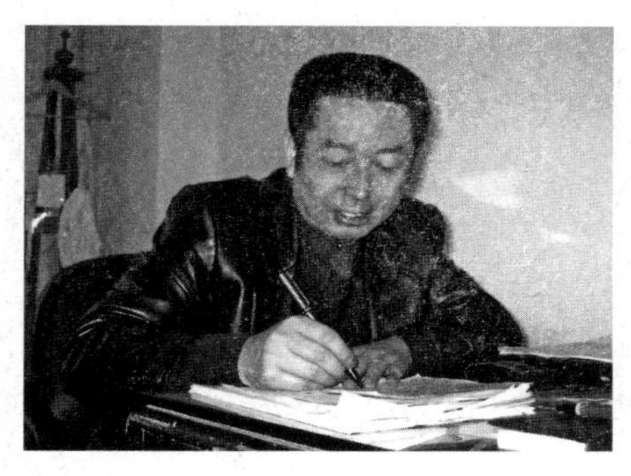

梁华龙，1958年生，河南省南召县人。教授，硕士、博士研究生导师，曾任中华中医药学会仲景学说专业委员会副主任委员，河南省中医药学会仲景学说专业委员会主任委员，河南中医学院中医系副主任、科研处处长、教务处处长、研究生处处长，国家中医药管理局及河南省重点学科《伤寒学》学科带头人。

早年师从伤寒大家刘渡舟教授，从事张仲景学术研究30多年，尤其对《伤寒论》的研究，多有心得，颇具创新独到之处。出版专著、教材30余部，发表论文近200篇。

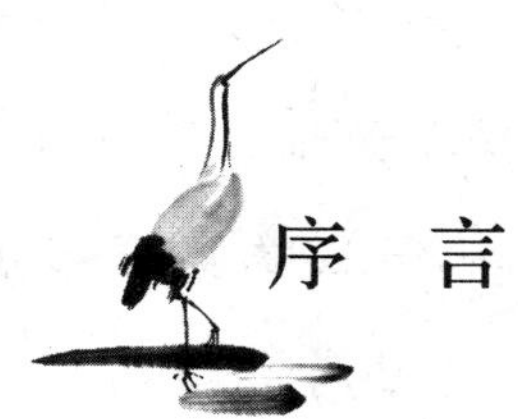

序 言

“夫前圣有作，后必有继而述之者，则其教乃得著于世矣。”张仲景的宏著《伤寒杂病论》经晋代王叔和的整理撰次，乃得传于世。之后研读《伤寒杂病论》者，代有其人，晋唐以降，不下千家。或校注，或注解，或以方论证，或以六经论证，或以证论方，或以脉论证，或论方，或论药，或拆方研究，或以实验研究，或考证版本，或考证作者生平，或证讹误，或从文字考证，或从临床论证等，不一而足。各注家仁智各见，繁荣了仲景学术，促进了《伤寒论》的传承和发展。

由于历史的局限，原版本的缺失，加上各注家以不同的角度解读，或因学识不博而顺文衍义，或因固执偏见而主观臆断，或因治学不严而牵强附会、妄加曲说，如此则造成己见杂陈，谬误参扰，令后学茫然不知所宗，无所适从，直接影响到《伤寒论》的传承和发展。

梁华龙教授一直从事《伤寒论》的教学、研究和临床实践工作，对《伤寒论》的领悟颇深，20世纪80年代便提出“返璞归真读伤寒”的观点，指出研读《伤寒论》必须从张仲景所处的时代背景、地理位置、语言环境、学术渊源和临床实践等方面入手，才能理解其真髓，欲将对《伤寒论》的研读引入正确的轨道。近

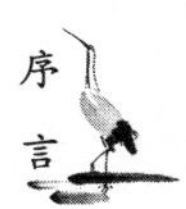

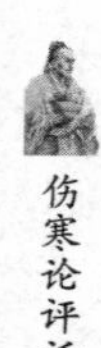

几年，梁教授遵循这一观点，认真思考引起解读《伤寒论》意见纷争的原因，认真分析、梳理众多分歧，并大胆对一些问题提出质疑，形成自己的观点，并据理论证，写成《伤寒论评话》一书。全书共十章，分四十八节，从第二章第三节起每节都有创新点，共135个创新点。全书涉及太阳病、阳明病、少阳病、太阴病、少阴病、厥阴病、霍乱、阴阳易、差后劳复病等脉证并治。每节以各经病概括出的论点为标题。比如第三章第四节“白虎类证无大汗　桂枝去桂缘阴虚”中明确指出白虎类证大汗与发热不能共见，桂枝汤去桂枝是因为阴虚；第三章第十二节“柴胡类证撮其要　病在气机与水道”中指出柴胡类证重在气机和水道功能的异常。每一节中又有若干个创新点，以支撑每节标题论点。如第三章第四节有两个创新点予以支撑，第三章第十二节有三个创新点予以支撑。全书论点明确、新颖，一看“节”点，便知作者的观点；论据充分，论述每一个创新点均运用了大量的篇幅，通过前后条文反复论证，以求理通论切。如论证第三章第一节“麻黄表实非同证　外感衄血营郁通”中，有五个创新点支撑这一论点，论证中运用近16000字，足见作者治学之严谨。以上均证明《伤寒论评话》是一本研读《伤寒论》，弘扬仲景学术最精当的参考书。其观点乃前贤所未言，深得仲景之意，无论是从事教学、医疗还是科研工作者，本书都是一本很好的参考书。

诚然有属一家之言，庶几可做他山之石。

笔者有幸先读《伤寒论评话》，一口气读完几个章节仍不觉累，更感到眼前一亮，不少多年的困惑得以冰释，犹如享受了一场饕餮盛宴。不仅为作者治学态度的严谨所折服，更为其敢于对一些棘手的，甚至是一些权威性的问题，提出自己的观点，并据理论证而钦佩。书中所涉及问题之多，论证之深刻，为当今解读《伤寒论》之最，堪称伤寒大家。仲景学术的传承和发展需要如此的巨匠，中医事业的弘扬和发展需要这样的治学精神。如斯，何愁仲景学术不发展，何愁中医事业不发扬光大！

后生可畏！激动之情，溢于言表，拙言如上，权作是序。

冯明清

乙未年仲秋寒露

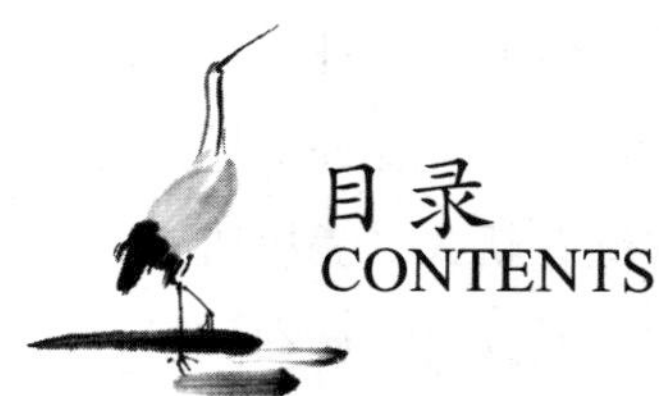

目录
CONTENTS

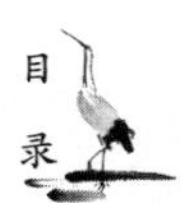

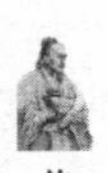

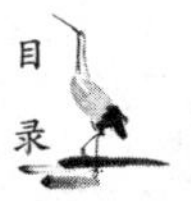

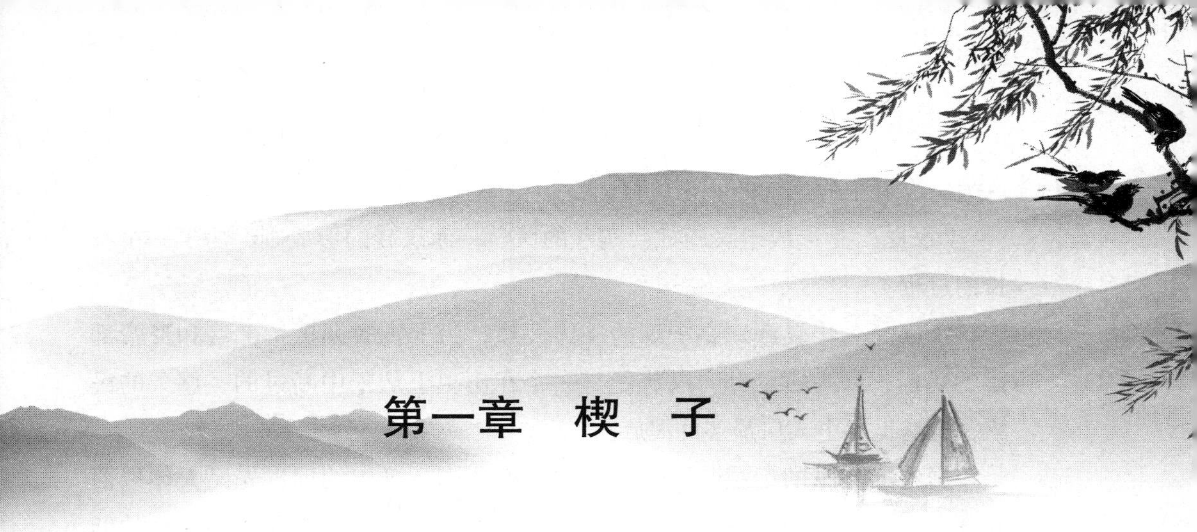

第一章　楔　子

第一节　汉祚岌岌民病疠　医星冉冉诞宏论

——《伤寒论》的诞生

“中医”一词，究竟起源于何时？由谁确定下来？准确的考证无从做起，但起码它的历史不会太长。清末之前，并无“中医”一词，其大约产生于西方医学大举传入我国之后，为便于区别，始称“国医”，后称“中医”，通常认为“中医”即“中国之医”。中医是一个比较性名词，是一个在形成过程中，随意性很强的通俗名称。其实“中医”应该称作“汉民族医学”，简称“汉医”，是中国汉民族的医学。

中国汉族的民族医学，其真正的内涵是以东方哲学为理论基础、天人一体为思维依据、整体观念为认识方式、辨证论治为诊治原则、三因制宜为处理手段的社会－心理－生物三位一体的医学。

与西方的实验医学不同，汉民族医学是一种成熟的理论医学，它可以应对任何已发生的和将要发生的疾病；它不是单纯的经验的积累，而是从经验升华到理论的成熟医学，具有理论上的哲学属性、知识上的社会属性和应用上的自然属性。

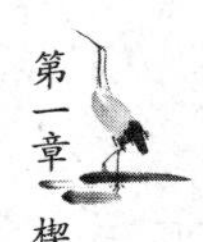

汉民族医学具有个性化的辨证论治、求衡性的防治原则、人性化的治疗方法、多样化的给药途径、天然化的用药取向等明显特色，而且还具有临床疗效确切、用药相对安全、服务方式灵活、文化底蕴深厚、创新潜力

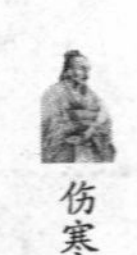

巨大、发展空间广阔的明显优势。

"汉医"是形成于汉族社会实践的医学，而汉族的形成则经历了一个漫长的过程。

汉族又名华夏族，是中国的主体民族，为上古时期黄帝部落和炎帝部落的后裔，即炎黄子孙。汉族还是一个在历史上从未中断过的、悠久的民族，也是世界上人口最多的民族。

据先秦文献的记载与夏、商、周立都范围，汉族的远古先民大体以西起陇山、东至泰山的黄河中、下游为活动地区；主要分布在这一地区的仰韶文化和龙山文化这两个类型的新石器文化，为汉族远古先民的文化遗存，这两个文明为华夏文明圈的代表。

汉族的祖先黄帝和炎帝在中原为争夺部落联盟首领而爆发了阪泉之战，炎帝部落战败，并入黄帝部落，炎黄联盟初具雏形。后来他们在涿鹿之战中打败了东夷集团的九黎族首领蚩尤，把联盟势力扩大至今日的山东境内。后又以炎帝部落和黄帝部落为主体，与山东境内的部分东夷部落组成了更庞大的华夏部落联盟，华夏族源基本固定。公元前 2100 ～前 770 年黄河中下游黄帝集团的后裔先后建立了夏朝、商朝、周朝。

秦统一中国，华夏族又从分裂走向统一。汉族先秦时期自称华夏，从汉朝开始又逐渐出现"汉"的自称。因此，华夏族有了另一个名字"汉"。但原先的"华夏"称谓并没有消失，而是与"汉"这个称谓一起使用至今。

汉民族的扩张主因是历史上的由北往南的人口移动。在晋朝以前，汉族主要分布于中国北方，随后因永嘉之乱等因素大举向南迁徙，南迁汉族则与汉族基因及语言相异的中国南方原住民混居。这次历史上由北往南的大规模人口移动也改变了南北人口分布密度。

汉族是中华民族的重要组成部分，但是"汉族"究竟是由哪些人组成，一直众说纷纭。有说是蒙古族的血裔，甚至有说是高加索人的后裔，更多的是说从汉朝开始。但汉朝的对外交往中，一直称为"汉人"，而不是"汉族"。

真正汉族形成应该经历了以下几个阶段：①华夏族，以炎黄二帝两族为主的族民。因为居夏水而得名"夏族"，又曾以华山为中心而得名"华族"。后来黄帝、炎帝、蚩尤三大部落又发生了激烈的冲突战争，终于融合为“华夏民族”。②经过夏、商、周（包括春秋战国）的战乱和迁徙，使民族得到较大范围的融合，华夏族的范围进一步加大。③到汉朝开始，才有了“汉人”的称呼，偶尔也称作“汉族”，但是绝非今日之“汉族”。主要地区包括中原地区和长江流域。这时南粤（两广、福建、海南）地区都还只是“南夷”，还没有称作“汉人”。④三国、两晋、南北朝时期，中国的民族大融合进入一个鼎盛时期。北方的鲜卑、拓跋、羯、氐、羌族等都已经和中原地区的民族充分融合，加上两宋、夏、金、辽的大融合，汉族的原型基本成立。但在这些时期，都没有“汉族”的称谓，大家都是什么朝代就称为“大×臣民”。汉朝灭亡以后，很多人出于对强盛“大汉”的怀念，也经常自称为“汉人”。⑤真正的“汉族”是从元朝开始。在元朝直接管辖地区内，蒙古族人口因占极少数，蒙古贵族为了维护自己的统治，削弱汉族以及其他各民族人民的反抗意识，便把全国各族人民分成蒙古人、色目人、汉人、南人四个等级。“蒙古人”，指原居住于大漠南北的蒙古各部落，包括兀鲁、忙兀、克烈、札剌亦儿、塔塔儿、斡亦剌等部；“色目人”，主要指回回、畏兀儿、康里、阿速、秃八、唐兀、哈剌鲁、吐蕃等各族；“汉人”，是指原在金朝统治下的汉、契丹、女真、渤海、高丽及较早被征服的四川、云南两省人；“南人”，指原居住于南宋境内的各民族人民。其中“南人”为最下等，因为这些地区最后被统一。后来为了与蒙古族对称，一般称“汉人”为“汉族”，元朝廷也习惯于此称呼，开始在一些正式的文件中用到“汉族”。“汉族”的称呼开始广为流传，并为大家所接受。⑥到明朝，取消了“南人”的等级和相应称谓，与“汉人”通称为“汉族”，形成了今天的“汉族”主体。⑦到民国时期，“汉人”才正式改称为“汉族”。汉族是中国的主要民族，现在占全国总人口的93.3%。

现今的“中医学”就是这个“汉族”的医学，其称谓与历史上的汉代有着千丝万缕的联系。

在汉朝中期的时候，有个皇帝的亲戚叫王莽，他是汉平帝的岳父，后来篡夺了刘姓的江山，建立了一个兔子尾巴一样短命的叫作“新”的朝代，前后总共在位15年。就是这个短暂的“新”朝，把汉朝一分为二，也就是我们常说的西汉和东汉。“新”朝以前叫西汉，“新”朝以后叫东汉。

东汉到了汉桓帝、汉灵帝、汉献帝的时候，汉朝衰败，乱得已经不成

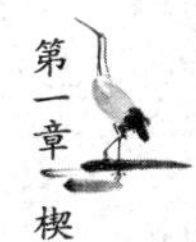

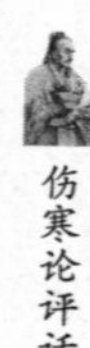

个样子，就是后人所说的“汉将不汉”了，皇帝、朝廷软弱无能，宦官、外戚争权夺利、互相残杀、轮流坐庄；老天也不作美，水、旱、蝗、疫交替发生。《汉书·五行志》记载，三年两头发生疫疠，流行热病又加上灾害饥荒，导致人民流离失所、哀鸿遍野、饿殍满地。当时有一种被称作伤寒的流行病，肆虐得厉害，夺取了无数人的生命，曾以“七步诗”而闻名的神童曹植描写当时的惨景，“家家有僵尸之痛，户户有号泣之哀”，就是说当时每一家都有死人的事情发生；被称作“建安七子”之一的文学家王粲的《七哀诗》，对当时社会惨状的描述，让人每每读后，不禁潸然泪下。

伤寒的流行，不仅让穷苦人死亡无数，就连贵族富豪也难以幸免。中兴帝王汉光武皇帝是从南阳起家的，跟随他南征北战、出谋划策的很多都是南阳人，后来都成了功臣，所以南阳当时有很多达官贵人。其中的一个张姓家族是张释之的后裔，此人据说是汉文帝时期朝中掌管司法的最高官吏（廷尉），相当于现在的最高法院院长。在公元150年前后，这个张姓大家族又添了一个男丁，取名张机，并按照当时的习惯取了个字叫“仲景”。张机出生的时候，他的家境已经大不如前，成了个没落的贵族，混同于普通百姓的行列。家族没落、世道战乱、疫疠流行、灾荒频频，使得张机失去了读书做官的基础，所以在张机十几岁的时候，就跟随同族的做郎中的张伯祖伯父学习医学。时光荏苒、岁月变迁、寒暑更替、物换星移，不知不觉中张仲景已到了弱冠（20岁）的年龄，并开始独立行医、支撑门面了。出师之后，张仲景就一直忙于给乡里乡亲治病，医学水平随着时间的推移、经验的积累、理论的深入渐渐地达到了炉火纯青的地步，晚年还招收了卫汛、杜度两个热心医学的年轻人作为徒弟，传授自己的生平所得。仲景生活的时期，正是东汉桓、灵、献三帝的衰落期，也是战乱频繁和疫疠猖獗的时代，特殊的时代背景和疫疠流行的现实，为造就一个伟大的医学家创造了条件。

张仲景在日常行医的闲暇时间，阅读了大量的医学以及与医学有关的书籍，并积累了大量的民间秘方、验方和单方。其中对他影响最大的包括医学最早的理论性专著《黄帝内经》《难经》《神农本草经》以及《汤液经》等医学类著作，还有《易经》《尚书》以及《河图》《洛书》等一些当时颇有影响的社会学书籍。通过对这些著作的学习，使张仲景的医学理论更加深入，极大地提高了临床的治疗水平。晚年在行医、教授徒弟的同时，张仲景花费了近十年的时间，将自己的研究所得和临床经验进行了总结，通过十余次反复修改，在公元205年前后终于完成了他一生唯一的一部著作——《伤寒杂病论》。这部书既是张仲景临床治病经验的总结，也是医学理论体系的总成，是利用比较系统的医学理论和临床上认证治病的方法，也就是辨证方法，将典型的案例串联起来，有理有据地介绍了流行热病和日常杂病的治疗方法、所用方剂和药物，包含了医学理论、治疗方法、使用方剂、选择药物、煎煮措施、服用规定、护理条件、慎养原则，即理、法、方、药、煎、服、护、养等多个方面。该书的医学理论来源于《黄帝内经》《难经》，方药理论来源于《汤液经》《神农本草经》，而作为中医学的理论架构，或者叫说理工具——哲学理论则来源于《易经》《尚书》以及《河图》《洛书》。该书是综合前人研究成果的产物，把理论、方药和临床具体运用糅合到一起的一本实用读物。

张仲景的《伤寒杂病论》写成后，他写了一篇序言，介绍了写作这本书的起因、目的以及参考资料，并对当时的社会风气、医疗环境进行了评述，反映了张仲景的世界观、人生观和职业道德观。他在序言中这样写道：

我每次读书读到《史记·扁鹊仓公列传》中秦越人到虢国去给患尸厥的虢太子治病、在齐国望齐桓侯面色诊断疾病的记载，没有一次不激动地赞叹扁鹊过人的才华。于是就对当今社会上的那些读书人感到奇怪，他们竟然都不重视医药方术，从不花心思研究医方医术，以便对上能够治疗国君和父母的疾病，对下能用来解救贫苦人的病灾和困苦，对自己则能保持身体长久健康，以保养自己的生命；只是争着去追求荣华富贵，踮起脚跟仰望着权势豪门，匆匆忙忙只是致力于追名求利；只是重视那些次要的身外之物，轻视乃至抛弃养生的根本之道。虽然使自己的外表显得华贵，却让自己的体力憔悴。皮都已经不存在了，那么原本长在皮上的毛发将依附在哪里呢？如果突然遭受到外来致病因素的侵袭，被顽固疑难的疾病缠绕，病患灾祸临头，方才吓得发抖，于是就不得不降低身份，卑躬屈膝，低头哈腰乞求巫婆神汉的求神祷告，希望能够使自己的疾病痊愈，百法使尽无济于事，就只好听天由命，束手无策地等待死亡。把本来可以活到很长久的寿命和最宝贵的身体，交给平庸无能的草莽医生，任凭他摆布处置。呜

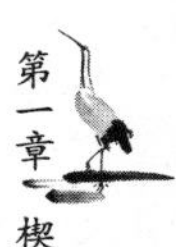

呼哀哉！他们的身体已经死亡，精神也随之消失了，变成没有生命的物体，深深地埋在黄土之下，尽管别人为他的死亡伤心哭泣也毫无用处。惨痛啊！整个世上的读书人都稀里糊涂，没有人能够清醒明白，不珍惜自己的生命，像这样地轻视自己的生命，他们还谈什么荣华权势呢？而且，他们即使做官了也不能爱护别人，顾及别人的疾苦；不做官也不能爱护自己，预防自己的隐患，遇到灾难，碰上祸患，身处在危困的境地，糊涂愚昧，蠢笨得就像没有头脑的废物。悲哀啊！那些在社会上奔波的读书人，追逐着去争夺表面的荣华，不保重身体这个根本，忘记了身体去为权势名利而死，有如站在薄薄的冰面上、悬崖边一样危险，竟然到了这步田地！

我的同宗同族的人口本来很多，从前有二百多人。自建安元年以来，还不到十年，其中死亡的人就有三分之二，而死于伤寒的要占其中的十分之七。我为过去宗族的衰落和人口的骤减而感慨，为早死和枉死的人得不到救治而悲伤，于是勤奋研求前人的遗训，广泛地搜集民间医方，选用《素问》《九卷》《八十一难》《阴阳大论》《胎胪药录》等书，并结合诊查脉象和辨别证候的体会，写成了《伤寒杂病论》，共十六卷。这些经验即使不能治愈全部疾病，但或许可以根据书中的原理，在看到病症时知道其发病的根源。如果能运用我编写的这本书的有关内容，那么，对于伤寒病的问题大多数能弄通解决了。

自然界分布着金、木、水、火、土等五行之气，五者的运转化生了万事万物。人体也禀受着这五行之气，因此才有了五脏的生理功能。经、络、腑、腧、阴阳交会贯通，这里面的道理玄妙、隐晦、幽深、奥秘，其中的变化更是难以穷尽，假如不是才学高深，见识精妙的人，怎么能探求出其中的道理和意趣呢？上古有神农、黄帝、岐伯、伯高、雷公、少俞、少师、仲文等，中古有长桑君、秦越人，汉代有公乘阳庆及仓公，自此往后到现在，还没听说过有比得上他们的人呢。看看当今的医生，他们不想思考研求医学经典著作的旨意，用来扩大加深他们所掌握的医学知识；只是各自依仗着家传的医技，始终沿袭旧法；察看疾病，询问病情时，总是致力于花言巧语，只图应付病人；对着病人诊视了一会儿，就仓促地处方开药；诊脉的时候按了寸脉，却没有接触到尺脉，按了手部脉，却没有按足部脉；人迎、趺阳、寸口三部脉象不互相参考；诊察病人脉搏跳动的次数，不到五十下就草草结束；病人已经到了垂危濒死的时候了还不能够确诊，人迎、寸口、趺阳三部脉象的浮中沉脉候竟然没有一个大概的印象；鼻子眉额等面部，没有详细地查看，这就是人们所说的“管中窥豹”。这样就想要辨别疾病的轻重缓急，实在是很难呀！

孔子说：生下来就懂得事理的人是上等的，通过学习而懂得事理的人是第二等的，多方面地聆听求教，广泛地记取事理的人，又次一等。我素来爱好医方医术，请允许我把“学而知之”和“多闻博识”这样的话作为我的座右铭吧！

那么《伤寒杂病论》是一部什么样的医书呢？如果你喜欢翻阅古书，还有可能见到《伤寒卒病论》，其实是同一本书，只是朝代不同，刻印的时期有所不同罢了。

《伤寒杂病论》可以说是一本张仲景记载自己平生治疗疾病的笔记，就像现在所说的“医案医话”。所不同的是，一般的笔记只是随手而记的日常琐碎杂事，心灵轨迹；一般的医案医话也只是对平时治病的记述或者是对某一个问题的讨论发挥。而《伤寒杂病论》是把临床上积累的众多医案分门别类，以一种成熟的、比较系统的理论或者认证的方法，将其串联、贯通起来，从前到后形成一个整体，不像现在的医案医话是相互独立、互不牵连的。所以说给《伤寒杂病论》下一个定义的话，那它就是一部理论化、系统化了的外感热病和内伤杂病的医案医话。

《伤寒杂病论》包括伤寒、杂病两个部分。什么叫“伤寒”？什么叫“杂病”呢？这里所说的“伤寒”和现在被《中华人民共和国传染病防治法》定为“乙类传染病”中的伤寒、副伤寒不是一回事，但也有一点点联系。说不是一回事，是因为它们本质上是不同的；说有一点点联系，是因为在疾病发展的过程中又有个别类似的地方。这里所说的“伤寒”，它有一个大概念或者叫广义的概念，还有一个小概念或者叫狭义的概念。广义概念上的“伤寒”，是指在不同季节感受了外在的太过或者不及的气候，俗称“邪气”之后，发生的各种发热性疾病；而狭义的伤寒，指的是感受风寒之后所出现的众多不同表现中的一种，有它特有的外在表现和脉象。而《伤寒杂病论》中的伤寒，就是记述了伤寒热病的发病原理、主要表现、治疗方法、护理方法、预后情况，同时也包括了疾病发展过程中出现的并发症、后遗症以及它们的诊断、治疗方法。所以中医古书《难经》中就有“伤寒有五，有中风，有伤寒，有湿温，有热病，有温病”的记载。前一个“伤寒有五”的“伤寒”就是广义的伤寒，后一个“伤寒”指的就是狭义的伤寒。

“杂病”的含义就很容易理解了，人吃五谷杂粮，谁会不生七灾八病。这个七灾八病实际就是杂病。所谓内伤杂病，是说这种病是人体本身产生的，跟外在的气候关系不大，或者说是以人体本身内在原因为主要原因的，尽管有些有外在的诱发因素，但还是以内在的原因为主。这种杂病多是长期积累、缓慢发生的，与伤寒外感随时发病大不相同。

张仲景的《伤寒杂病论》写成之后，由于当时印刷条件的匮乏，基本上是以手抄或刻成竹简流传的。华佗因故得罪曹操，在被杀前交给狱卒一叠书简，并说“此书可以活人”，据说这本书简就是张仲景的《伤寒杂病论》，所以后人有将该书称作《活人书》的。由于当时人们思想的狭隘和战乱的原因，张仲景的医书被秘藏起来而不外传，医学史上所谓“江南秘仲景方不传”指的就是这件事。

到了晋代，有一个太医令，类似于现代卫生部部长的人叫王叔和，见到了张仲景的《伤寒杂病论》一书，但因为当时记载内容的竹简经过流传，已散乱无序，王叔和就借助自己对医学的造诣，对《伤寒杂病论》进行了编纂，得以流传至今。

《伤寒杂病论》传到宋代，被人一分为二，一部分叫《伤寒论》，一部分叫《金匮玉函要略方》，就是后来经过整理的《金匮要略》。《伤寒论》专讲外感热病的防治，而《金匮要略》就专讲内伤杂病。要学好中医，要想临床上疗效明显，要想做一位名中医，就必须读熟、读透这两本书。它们既是中医的经典著作，也是中医的临床指导书；既是理论基础，又是临床总结。所以，《伤寒杂病论》在对中医的学习过程中有着举足轻重的作用。

一般而言，要成为一位合格的中医，就要学好中医的基础课和临床课。但要成为一位名医，就必须读通经典，比如《伤寒论》和《金匮要略》。而要做一位苍生大医，那就必须精通中国传统文化，诸如《易经》等。所以，对于《伤寒论》的学习和掌握是成为一位名医的必修课。

《伤寒论》的版本有多种，而目前最为流行的还是由宋代林亿校正过的，又经过明代赵开美再一次刻版印刷的裸本《伤寒论》。所谓裸本，就是只有398条原文的版本，本书即是基于这个版本《伤寒论》而展开表述的。

第二节 医论皇皇承古今 热病繁泛贯六经

——“六经”的由来

提要：为了使初学者更好地理解《伤寒论》原文的含义，本节简要介绍与伤寒理论有关的一些概念，比如脏腑、阴阳、经络。同时，指出伤寒六经的概念及形成的名、名形结合、名形用象结合的三个阶段；指出六经辨证的内涵是对疾病因、性、位、时、量、势六因素的分析，而其外延则是后世中医所有辨证方法的基础。同时也提出了伤寒传变的条件和方式。

山川沟壑及江河湖泊，纵横交错地遍布在地球上，沟通了各个角落，使得大地充满生机。人的身体从某种意义上说也像地球一样，也有类似的结构，除了我们都知道的血管、骨骼、肌肉、筋腱、毛发等，还有我们肉眼不能够看到的经络。那么什么是经络呢？

一座大楼盖好了，但还需要有很多配套设施才能够交付使用，比如电线、网络、煤气管道、暖气管道等。人体内也有像这些线路、管道一样，布满整个身体，并把身体的内脏、器官、组织、骨骼、四肢、皮肤等串联起来，使它们成为一个整体的系统，中医学把它叫作经络，它的功能包括了现在所说的血管、神经、淋巴系统等的综合功能。

在这些管道网络中，大的、主干的我们把它叫作“经”，小的、分支的我们把它叫作“络”。平时常见的针灸、推拿、按摩、刮痧、拔罐、捏脚等疗法，都是以经络为基础的。由于经络连接着内脏，所以在体表对相应穴位的治疗，可以通过经络将刺激传递到内脏，起到一定的治疗作用。还由于它们各自所连属脏腑的不同，在身体表面分布的位置不同，所以经络又有好多条。

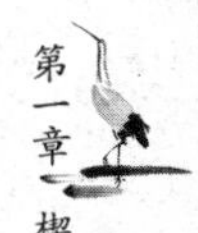

在体表的分布走向具有规律并且和内脏紧密相连的经络有十二条，因为它们是成对的，按照双手、双脚各一条，实际是24条，被称作十二正

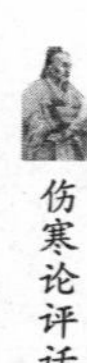

经；在体表的分布走向没有规律，起到纵向或者横向的连接作用的还有8条，因为它们与十二正经不同，既不直属脏腑，又无表里配合关系，“别道奇行”，所以被称作奇经八脉。

与伤寒外感热病关系密切的经络主要是这12条正经，不过在伤寒热病的理论和应用中将12条正经按手足对应，就是一手一足同名的经合称，又合并成六经。六经除了含有原始的经络的含义以外，还含有热病分期的含义，就是按照病情的轻重和性质的不同分成六个阶段，六经就包括了热病的这六个不同阶段。

12条正经的命名，是以阴阳、手足以及脏腑联合起来命名的。也就是说，以阴阳来划分的话，有阳经6条，阴经6条；以手足来划分的话，有手经6条，足经6条；以脏腑来划分的话，可分为脏经6条，腑经6条。人体的脏腑，我们通常所说的是五脏六腑，而实际有实质性器官的应该是五脏五腑。五脏包括了心、肝、脾、肺、肾；五腑包括了胆、胃、大肠、小肠、膀胱。但是要与12条经络相配，应该是六脏六腑，那么多出来的一脏一腑是怎么回事呢？

五脏中的心脏，它的外面有一层包裹着心脏的膜，起到保护心脏的作用，这层膜习惯上叫作心包膜。由于心包膜和心脏的功能有所区别，所以把它单独列出来，叫作心包，和五脏并列成为六脏，来与六经相配。而在六腑中，比五个实质性脏器多出来了一个三焦，这个三焦的含义非常复杂，但在热病中一般使用的是其含义中的“部位”概念，就是说，三焦不是一个可以看得见、摸得着的实质性东西，而是一个部位性的综合体。它是将胸腹分为三个部分，上部包括了心、肺的部分功能，称作上焦；中部包括了肝、胆、脾、胃的功能，称作中焦；下部包括了大肠、小肠、肾和膀胱的功能，称作下焦。整个三焦统一起来，形成了人体气血、水液上下出入的通道，并且涵盖了营养物质，比如血液、津液，以及气的生成转化、运行分布和代谢后废弃物质，比如尿、粪便的排泄。所以有“上焦如雾，中焦如沤，下焦如渎”的说法，它的大致意思是上焦的功能就像雾露一样，将血、气这些营养物质布散得很均匀；中焦的功能就像化粪池沤肥一样，将纳入到体内的饮水食物进行发酵、研磨，使其能够吸收；下焦的功能就像渠道一样，将人体利用过的渣滓废物排出体外，“渎”有渠道的意思。

阴阳是用来形容两种既相互对立又相互联系的事物的，把世界上的万事万物一分为二，它只是一个相对的概念，并不特指某一种事物或者现象，是有名但是无形的。一般而言，凡是运动的、外向的、上升的、温热的、明亮的等一些积极的、阳性的事物，划归到阳的属性；而相对静止的、内守的、下降的、寒冷的、晦暗的等一些消极的、阴性的事物，划归到阴的属性。根据这种属性的划分，六脏应该属阴性，六腑应该属阳性。所以与六脏相配的经络为阴经，与六腑相配的经络为阳经。另外根据每经所含的阴气或者阳气的多少，以及在人体上分布的位置情况，又将阴经和阳经分成三个不同的层次，比如太阳、少阳、阳明、厥阴、少阴、太阴等的区别。

我们了解了阴阳的属性，知道了六脏六腑的来历，就比较容易理解 12 条经络的命名了，用一个表格来显示更容易明白，见表 1。

表 1　十二经脉名称分类表

	阳　经（属腑）	阴　经（属脏）	循行部位（阴经分布在内侧，阳经分布在外侧）	
手	太阳小肠经	少阴心经	上肢	后　缘
	少阳三焦经	厥阴心包经		中　缘
	阳明大肠经	太阴肺经		前　缘
足	太阳膀胱经	少阴肾经	下肢	后　缘
	少阳胆经	厥阴肝经		中　缘
	阳明胃经	太阴脾经		前　缘

经络就像日常生活中所用到的各种管道和网络，手足加在一起的 24 条经络虽然看起来很凌乱，其实它有着自己的分布、走向和交接规律。手经都分布在上肢，而足经都分布在下肢；属于手部的三阳经都是从手指末端开始走到头面部，相交于属于足的三阳经，足三阳经从头面部开始走到足趾的末端，交于属于足的三阴经，足三阴经从足趾开始走向腹腔、胸腔，交于属于手的三阴经，手三阴经从胸腔开始走到手指的末端，交于手三阳经，可以看出来它们是相互交接的，形成了一个闭合的循环通路，就像下面图 1 所显示的那样。

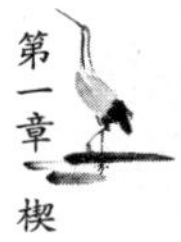

了解了六经的分布、走向和交接规律，对我们后面要了解的外感热病的发生、发展和治疗都非常有帮助。

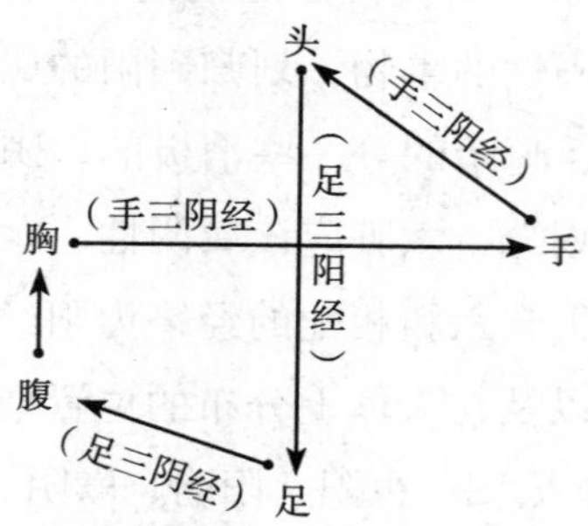

图 1　手足阴阳经脉走向、交接规律示意图

其实从命名上看是 12 条经络，但实际上是 24 条，为什么呢？因为每一个名称的经络都是左右手或者左右足相对称的两条，这样经络在人体的分布就成 12×2 等于 24 条了！可《伤寒论》为什么只是按六经来记述疾病医案呢？因为经络尽管有 24 条，但同一名称且对称的 2 条经络的分布、走向、功能、发病、病理都是一致的，所以就成 12 条了。又因为按照手、足一体，把手足同名的经放在一起描述，这 12 条经络就成了六经了。比如：

①手太阳小肠经和足太阳膀胱经合称太阳经；

②手阳明大肠经和足阳明胃经合称阳明经；

③手少阳三焦经和足少阳胆经合称少阳经；

④手太阴肺经和足太阴脾经合称太阴经；

⑤手少阴心经和足少阴肾经合称少阴经；

⑥手厥阴心包经和足厥阴肝经合称厥阴经。

可以看出，人体分布的正经实际有 24 条，如果不分左右手、左右足的话就成了 12 条，如果再不分手足的话就成了 6 条，这就是六经的来历了。但这只是从名字上看是这样来的，其实质性含义可是非常复杂的。

六经的实质性含义可以分为“六经”的含义和“六经辨证”的含义，两者的含义是截然不同的，要弄清楚它们，是需要花费相当长的时间的。

“六经”的含义非常广泛，并不是单纯的经络或者单纯的脏腑等一个方面的内容所能够概括的，“六经”的形成大致经过了以下几个阶段。

第一个阶段是作为一个朴素的哲学概念，用来说明任何事物对立面之间的相互转化过程。事物的相互转化是一个渐变过程，大多数事物都是从渐变开始，经过一个过程到突变结束，实际就是一个量变到质变的过程。阴阳作为事物的属性，也是如此，由阴至阳，形成老、壮、少三阴和少、壮、老三阳，体现了阴阳之间在时间、空间、质和量上的转化过程。这就是三阴三阳理论的初期哲学概念阶段，也就是“名”的阶段。“名”这个字，在古代往往把它当作一个特定的哲学概念来使用。

第二个阶段就是把三阴三阳这个哲学概念引进到医学学科中来，把人体的脏腑、组织、器官，根据它们的形态、功能、位置的属性，跟三阴三阳结合起来，赋予了三阴三阳这个哲学概念一个人体上所有的实质性的形体，将名（概念）、形（形体）、用（功能）结合起来，用以说明人体的运动变化过程。

第三个阶段是将人体发生疾病后的外在病理表现，按照阴阳的属性以及时间、空间上所表现的不同情况，用三阴三阳划分为六个不同的阶段。到此为止，三阴三阳理论已经成为中医理论，尤其是外感热病中的核心内容。

“六经辨证”的含义和“六经”的含义是不同的，“六经辨证”指的是按照六经这六个不同阶段的病理表现，对外感热病进行诊断的方法，它的实质是对外感热病的任何一个阶段，分析和辨别疾病的发病原因，包括是受到了外邪的侵袭，还是内伤引起的，外邪是受凉了还是伤风了，是中湿了还是伤暑了；分析疾病的性质，是热是寒，是虚是实；分析病位所在，是在表还是在里，是在上还是在下，是在脏还是在腑；分析发病时间，是春天发病还是冬天发病，是早上发病还是晚上发病；分析疾病的趋势，是向减轻发展还是向加重发展，病人是以上部感觉为主，还是以下部感觉为主等。总之，“六经辨证”是从因、性、位、时、量、势等六个方面来分析，对疾病的现实情况有一个比较全面的认识。

“六经”是客观的物质存在，而“六经辨证”则是主观的认识推理。所以六经的实质是“名、形、用、象”的结合体，经过了“名”的形成、“形”的引入、“用”的概括和“象”的赋予等不同阶段；而“六经辨证”的实质则体现了“因、性、位、时、量、势”等诸种自然因素。

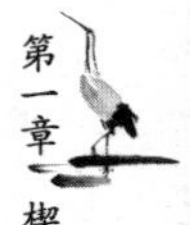

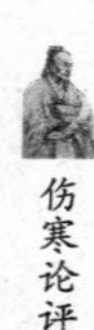

“六经辨证”的方法一般认为是从《黄帝内经》(以下简称《内经》)发展而来，同时又是后代八纲辨证、脏腑辨证、卫气营血辨证、三焦辨证等多种辨证方法的基础。

六经病是外感发热性疾病的六个不同阶段，而这六个阶段又有着密切联系。从太阳→阳明→少阳→太阴→少阴→厥阴，病情一般是逐渐加重，但也不是绝对的顺序，需要灵活看待。这六个阶段的病情，存在着传和变的情况。

什么叫“传”呢？传就是传递的意思，从一个阶段到另一个阶段叫“传”。比如太阳病变成了阳明病，就可以说是从太阳传到了阳明，和传染病的一个人传染给另外一个人不是一个概念。传与不传，是从疾病的不同表现上判断的，而决定传或者是不传，是由感受外来邪气的轻重以及人体抗邪能力的强弱来决定的。六经病的“传”，有着它一定的规律，尽管这个规律历代医家认识不一致，但临床上大致分为三二一传、表里传、首尾传、循经传、越经传等。

三二一传，一般认为是六经热病的主要传经方式。就是太阳为三阳、阳明为二阳、少阳为一阳、太阴为三阴、厥阴为二阴、少阴为一阴，三二一传就是从太阳传阳明再传到少阳，太阴传厥阴再传到少阴，其实这是一种教条式的认识，临床上疾病不会按照这样一个刻板的规律发生传递的。

表里传就是相互表里的两经相传。五脏为表，六腑为里，它们所联属的经络也互为表里。比如手太阳小肠经与手少阴心经为表里；足太阳膀胱经与足少阴肾经为表里；手阳明大肠经与手太阴肺经为表里；足阳明胃经与足太阴脾经为表里；手少阳三焦经与手厥阴心包经为表里；足少阳胆经与足厥阴肝经为表里。如果简化一下不分手足，就是太阳是表少阴是里，太阳、少阴互为表里；阳明是表太阴是里，阳明、太阴互为表里；少阳是表厥阴是里，少阳、厥阴互为表里。表里两经疾病的互相传递就叫“表里传”。

按照太阳→阳明→少阳→太阴→少阴→厥阴的顺序，一经一经地往下传递就叫“循经传”。从太阳经直接传到厥阴经，就叫“首尾传”。按照这个顺序隔一经传递的话就叫“越经传”，越经，就是跨越一经的意思。

在六经病中，还有另外一种传变方式，这就是“随经”和“过经”。“随经”是太阳经邪气由经到腑的传变，而“过经”则是阳明经邪气由经到腑的传变，由于二者都属于本经邪气由经到腑的传递，为区别与两经之间的传递，所以我们不妨称之为“经传”。

传经和经传都属于伤寒六经病的传变方式，一经病经腑间的“经传”方式的传变和六经病各经之间的“传经”方式的传变，构成了六经病传变的完整体系，两者缺一不可。

由于经传和传经两种传变方式的范围和方向不同，所以它们传变的方式、条件和结果也就不同。

传经

概念：六经病从一经传递到另一经，完全演变成另一经病

方式：传、转属、转系

条件：正气强弱、感邪轻重、治疗当否

结果：寒、热、虚、实及夹杂证

经传

概念：一经病从经传递到腑，即由经证传变为腑证

方式：随经、过经

条件：病程迁延、内有宿邪

结果：由无形邪气传变为有形实邪

所谓的“变”，就是变化、变易的意思，既然是变化了，就跟原来的、应该有的不一样了。六经病各个阶段都有各自应该有的症状和脉象，如果因为没有及时治疗或者是治疗错误，使疾病发生了变化，和六经病各个阶段都不一样，不是六经病中的任意一个证候了，这就叫作“变”。“变”的条件除了像“传”一样取决于外来邪气的轻重和人体抗病能力的强弱外，还取决于治疗是否及时和恰当。

“传变”往往并称，概括了六经病的动态运动方式，说明疾病不是一成不变的，而是每时每刻都可能发生变化。邪气重、抗病力弱、治疗不当，其发生传变的可能性就极大，反之传变的可能性就极小。所以中医常说“未病先防，既病防变”。

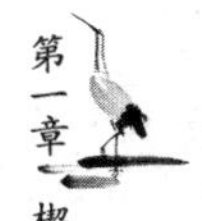

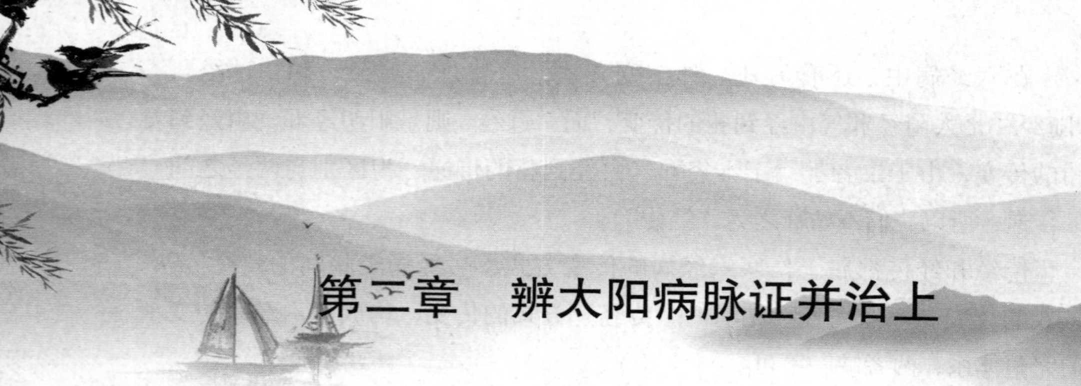

第二章　辨太阳病脉证并治上

第一节　外感热病见初表　六经藩篱问太阳

——“太阳”生病了

提要：本节重点介绍与太阳病关系密切的名词术语，比如症、证、病及三者之间的关系，以及证候与证的区别；同时分析了营卫二者之间的关系，解释营卫正常情况下如何谐和，病理情况下如何不和；并重点阐述太阳经气的升降开阖及其与太阳病，乃至六经病的关系。

着凉受风引起发烧、怕冷，术语叫作外感风寒，可引起发热、恶寒。恶，读作wù，不能读è，讨厌、害怕的意思，恶寒就是怕冷的意思。这就是我们前面所说的外感热病，而这种外感热病一开始大多见有体表症状，就是常说的发热、恶寒，称作“表证”，所以说“有一分发热恶寒，就有一分表证”。

要了解六经病，首先要了解和它密切相关的一些名词术语。比如症状、体征、脉象；营卫之气、太阳经气、气机的升降出入开阖等。

太阳病是外感热病过程中的一个阶段，在这个阶段中也有着多种不同的证候。那么，疾病、证候、症状，它们有什么不同呢？弄清它们的不同含义和相互之间的关系，对于理解后面的内容有很大帮助。

所谓症状，就是病人自己感到不舒服的地方，或者说是和正常情况不同的地方，是病人的自我感觉，是自觉症状，是病人自己向医生叙述（或是别人代述）的痛苦感觉。如怕冷、口渴、头疼、腹痛、鼻塞、恶心等。

所谓体征，是别人尤其是医生诊查到或者感觉到的一些表现，是他觉的外在表现。例如脉搏、舌质舌苔、体温等。

症状和体征两者既有区别又有联系，同一种表现，有时是病人的自觉症状，有时又成为了他觉的体征。以外感热病的发热、恶寒为例，发热是别人触摸或者用体温计测量而得到的，而恶寒却是病人的自身感受，所以这个时候，发热是体征，恶寒是症状；但是随着病情的发展和变化，外感热病进行到了中、后期，所受原有的外来风寒已经渐渐消失，身体内在的热邪逐渐加重，病人已经不再怕冷，而只是感到周身发热，这时候原有的他觉的发热体征，就演变成了自觉发烧的症状了。

现在一般习惯把医生通过望、闻、问、切这四种诊断方法收集到的病人的自觉感受和医生或者他人看到、感受到代为叙述的异常现象统称作症状。

“证”这个名词，是中医学中使用率极高的一个名词，它所包含的意义也非常宽泛，既指人体疾病的一切表现，包括前面所说的自觉症状和他觉体征，还包含了疾病的本质，就是内在的病理变化机制；它也是对疾病当前阶段人体整体的反应状态、病灶位置、疾病的属性等病理本质所做的概括。通过对疾病症状表现的分析辨别，来确定的病理机制，比如病灶部位是在体表还是在内脏、疾病的性质是属于寒性还是属于热性，这些构成疾病的元素，我们称之为“证素”。根据疾病的外在表现、病灶所在部位、疾病属性等方面归纳起来所做出的诊断结论，称为“证名”，如太阳伤寒证、太阳中风证等，也就是说“证”是由症状（含体征）、证素组成的。

可见“证”字既指疾病的外在现象，又包含疾病的内在本质；而“候”字则含有时间、过程的含义，既有疾病发生、发展、变化的时间上的概念，也有部位表、里、上、下的空间上的概念。因此，“证候”的概念既含有疾病现阶段的全部临床表现及其本质，又包含有疾病发展、变化的动态概念，包括了疾病的病史、现状和预后，是一个时间与空间、现实性与可能性结合起来的综合性概念。

疾病、证候、症状三者从概念上说，既有隶属关系，又有包容关系。

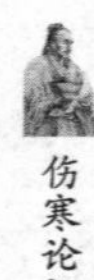

隶属关系表现在疾病的概念大，症状的概念小，症状隶属于证候，证候隶属于疾病。包容关系表现在一种疾病可能有一个到数个证候，而同一个证候又可能存在于数种疾病中；一个证候由一组症状所组成，而同一个症状又会出现在多个证候中。

除了证候、症状、体征等术语外，最常用到的术语还有脉象、营卫。

脉象就是脉搏的形象，是中医诊查疾病的一个独特手段。脉象包括了脉率、脉律、脉位、脉势。

脉率，是指脉搏跳动的频率。一般而言，正常的脉率是一分钟在 60 到 90 次之间，过少称为脉搏过缓，过多称为脉搏过快。用正常的呼吸来衡量的话，就是一呼一吸脉搏跳动大约 5 次，少于 5 次称为缓脉，多于 5 次称为数脉。比缓脉更慢的称作迟脉，比数脉更快的称作疾脉。以正常搏动 5 次为界限，偏慢的多属有寒，因为寒气具有凝固、收缩的特性，阻滞了血流的速度，所以脉搏就变慢；偏快的多属有热，因为热气具有蒸腾、扩张的特性，加快了血流的速度，所以脉搏就变快。脉搏的快慢一般与寒气和热气的多少有关。

特殊情况下，热邪过剩，耗伤血中水分，使血液黏稠度增加，反而流速减缓，形成瘀滞，会出现沉迟涩滞的脉象。而感受寒邪引起发热，则脉搏会随着体温的升高而加快，体温每升高一度，脉搏每分钟会增加 10 次左右，基本上体温的升高与脉搏次数的增加成正相关。

脉律，是指脉搏跳动的规律。正常情况下，脉搏跳动的速度快慢、力量大小、部位深浅、间隔长短都应该是一致的。如果出现了不一致，规律被打乱了，这就说明脉象不正常了，就有可能有病了。如果搏动时快时慢，或者两次脉搏之间增加了一次不正常的跳动，或者搏动之间有歇止，这些都是脉律的不正常现象。脉搏缓慢带有歇止，而且歇止有规律的称作代脉；脉搏缓慢带有歇止，而且歇止无规律的称作结脉。

脉位，是指脉搏跳动的部位。由于人们体态的胖瘦不同、个子的高低不同、体质的强弱不同，所以脉搏跳动的位置也不完全相同。一般把浮在浅表的称作浮脉，即手搭在皮肤上就能感觉到脉搏的跳动；沉在深部的称作沉脉，即用力按下去才能够感觉到脉搏的跳动；潜伏在骨缝的称作伏脉，即只有用力按到骨头上的时候才能感觉到脉搏的微弱跳动。

脉势，就是脉搏搏动的趋势，体现了体内抗病能力、疾病发展动向等的趋势。比如脉搏来势汹汹，去势微微，就是脉搏跳起来很有力，落下去很软弱，表示虽然热势很强，但已经有虚象显现出来。

将脉搏的率、律、位、势结合起来，可以初步判定疾病的现实情况，是热是寒，是虚是实，是在外是在里。

营卫之气就是指营气和卫气，是人体生命活动赖以维持的两大物质基础。

营气，顾名思义为营养之气，具有营养、濡润的功能，它是由脾胃消化饮食，并吸收转化而生成的人体必需的营养物质之一，也是血液的组成部分，是血中的气体部分，运行在经脉血管之中。

卫气的生成过程比较复杂，是人体内脏组织共同协调完成的结果。它首先是在肾中激活产生的，是肾中的阳热之气蒸腾阴津而化生。卫气初产生的时候非常微弱，产生之后在体内由下腹部开始向上升腾，到了胸腹中部，也就是中焦脾胃的位置，得到了脾胃消化吸收的营养的补充，慢慢地壮大起来；此时它并没有停止升腾，而是继续向上，到了上焦心肺的部位，又得到了经肺吸入的自然界的轻清之气的补充。产生于下部的初阳之气、中部的营养之气和上部的自然之气，混合起来就构成了卫气，经过心运行血液和肺运行气体的作用，借助经脉把卫气发散、分布到全身各个地方，内到各个内脏器官，外到肌肉和皮肤，起到保持体内外温度、滋养皮毛、抵抗外来邪气的作用。这个生成混合、运行敷布、发挥作用的过程，就是中医著作中常说的卫气“起源于下焦，充养于中焦，开发于上焦”，“熏肤、充身、泽毛，若雾露之溉，是谓气”，“卫气者，所以温分肉，充皮肤，肥腠理，司开阖者也”。

我们了解了营卫的生成、运行及功能。那么营卫之间的关系是什么呢？营气是走行于经脉里面的，卫气是走行于经脉外面的，两者的关系一则是相互吸引和约束，一则是相互转化和补充。

营卫的吸引和约束关系表现在，营气走行在经脉里面，对走行在经脉外面的卫气有吸引的作用，它吸引着卫气，使卫气一直沿着经脉并围绕着经脉运行，从而不脱离经脉；而卫气走行在经脉的外面，对走行在经脉里面的营气有一个约束作用，使营气一直在经脉内运行而不会逸出到经脉外

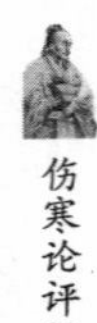

面。两者的吸引和约束共同维持了营卫的正常走行和敷布，正常发挥它们应有的功能。另外一种关系是相互转化的关系，就是营气和卫气之间可以相互转化，一旦出现了一方的不足，另一方就会通过转化来补充。如果营气不足，卫气就会入于脉中转化为营气来补充营气的不足；同样如果出现了卫气不足，营气也会出到脉外转化为卫气来补充卫气的不足。营卫运行上的相互吸引与约束，质量上的互相转化与补充，维持了营卫的常态。这种正常状态叫作“营卫和谐”，如果外在的原因或者是内在的原因打破了这种常态，就是一种病理状态，叫作“营卫失调”或者“营卫不和”。营卫之间的关系与西医学的“三羧酸循环”中糖、蛋白质、脂肪互相补充、转化颇有点相似。

那么太阳经气是什么？与营卫又有何种关系呢？太阳经气顾名思义是太阳经脉之气，其实太阳经气与卫气基本上是一回事，只是在不同理论体系中的称谓不同罢了。

卫气需要借助心、肺运行气血的功能，才能分布到身体的各个地方，它是以什么为通道的呢？我们知道建好了一座大楼，需要安装中央空调，安装中央空调首先要有主机、其次要有通到各个房间的管道。人体的心、肺就如中央空调的主机，它为冷、暖风（像人体的营卫之气）的运行提供动力，而经脉就如同中央空调的管道，为冷、暖风的走行提供通道。由于人体卫气是以心脏的搏动和肺脏的呼吸作为动力，以太阳经脉作为通道，进而分布到全身各处的，所以经过太阳经脉这条通道分布到体表的卫气就称作太阳经气。

经气在人体的走行根据分布部位不同有着不同的走行方式，有上升也有下降，有出表也有入里，所以就有了经气升降出（开）入（阖）的运行方式，这个运行方式我们把它叫作“气机”。气机的升降出（开）入（阖）是人体生命活动的体现，正常的气机运行维持人体正常的生命活动，气机运行失常就产生了疾病，外感热病中最重要的病理表现就是气机的失常。气机不管是升降的失常，或者是出入的失常，都会导致正常生理秩序的紊乱，因此出现一系列的病理表现。

我们上节介绍了什么是“六经”，我们也已经知道了六经中的太阳经是排在首位的，那么为什么太阳经排在首位呢？这得从太阳经的名称和在人体体表的分布说起。

“阳”是代表外向的，越在外面的说明“阳”的属性越明显。太阳，太，大字加一点，就是大一点，因为它大一点所以称为太阳。

按照前面介绍的经络的走向、交接和分布规律，太阳经的走向、分布和交接大致是这样的：手太阳小肠经从小手指指尖外侧开始，沿胳膊后外侧向上到肩关节，绕过肩胛，进入缺盆穴，在这里分为两支，一支深入胸腔一直下行连接小肠；一支上行到面颊再分支，其中之一上行到小眼角，折回来到耳孔前，另一支斜行到大眼角。足太阳膀胱经紧接着手太阳小肠经斜行到大眼角（内眦）的那条分支起始，向上走到额部，左右两条在正头顶的百会穴合并一处，然后又分开，左右各分为直行和斜行两条，夹脊向下到腰部，再下行进入膀胱，又从膀胱出来沿腿部后外侧下行，一直到小脚趾外侧的末端。从经脉的走向我们可以看出，太阳经的分布靠外、在表，它的经气也是分布在体表的，太阳经气就是运行于太阳经脉分布的区域的卫气，所以具有维持体温、润泽皮肤、抵抗外来邪气的作用。因为太阳经在一身的最外层，是一身之表，所以有“太阳为一身之藩篱”的说法，所谓藩篱，就是修建了果园菜园，为了防止外来的动物损害糟蹋果木蔬菜，用竹竿或者荆条编制一个篱笆，将果木蔬菜与外界隔离开来，这个篱笆就叫作藩篱。太阳为一身藩篱，是说太阳经有将外来的邪气隔离在外面的作用，是身体的一道保护屏障。

如果篱笆不够结实、致密，或者外来的动物破坏性比较强大，毁坏了篱笆，那园内的瓜果蔬菜一定要遭殃了。同样道理，太阳经是人体一身的藩篱，如果太阳经气不足或者不调，又或者外来邪气比较急、比较重，邪气就极有可能侵犯人体而发生疾病。所以感受外邪，引发外感热病，太阳经首当其冲，很多种疾病都是由太阳表证开始的。

太阳经气的升降出入开阖失常情况，是以开泄太过还是以闭合太过，以及邪气是伤营气重还是伤卫气重，所表现出来的证候都是不相同的。所以尽管是一个感冒小病，也有着千变万化的情况，也不能掉以轻心。无论是一般的寒热感冒，或者是重症流感，都需要认真的诊断和治疗，否则因失治、误治而引起并发症、后遗症都有可能危及生命。所以有“感冒不算病，不治能要命”的俗谚，提示我们要重视外感疾病的早期治疗，将伤寒病堵截在太阳病阶段，不使其向里深入，避免产生复杂的并发症、合并症和后遗症。

在《伤寒论》中有398条原文，其中太阳病篇就占了178条，近二分之一之多，不仅详细介绍了太阳病的本经证候，还介绍了太阳病的兼证（除了有太阳病的主证，还兼有其他病变）、类证（和太阳经主证很相像，但不是太阳经病）、变证（类似于现在所说的并发症、后遗症），显示了太阳病诊断治疗的重要性。太阳本经证候又叫本证，太阳本证又分为经证和腑证，太阳经证包括了太阳伤寒、太阳中风、太阳风温、太阳温病、太阳风湿、太阳中暍等；太阳腑证包括了表寒入里，损伤足太阳膀胱经气化功能的太阳蓄水证，以及表热入里，侵犯手太阳小肠经的太阳蓄血证。太阳病的兼证有太阳中风兼证和太阳伤寒兼证等。

第二节　受风中寒有侧重　体质强弱各不同

——太阳病的分类与传经

提要：本节介绍了太阳经气的产生、运行和敷布，指出了太阳病大致分为伤寒、中风、温病三类。从气机的角度详细分析了太阳伤寒是气机闭合太过，而太阳中风是气机开泄太过。提出温病的治疗宜忌，以及火法、水法与火逆、水逆的关系。

上一节介绍了与太阳病有关的一些名词术语，本节我们谈谈太阳经是怎样发病的，太阳病有多少种类，太阳病是怎样传变的，太阳病有哪些典型的临床表现以及太阳病预后情况如何等内容。

广义伤寒包括了狭义伤寒、中风、温病、风温等多种外感热病，它们的发病有一个共性，就是一般都具有发热、恶寒、脉浮等被称作“表证”的临床表现，在具有这些表现的情况下，我们也可以把它们称作“太阳表证”。

太阳经气不足，也就是卫气不足，不能够起到抵御外邪的藩篱作用，感受外邪就可能会引发太阳病。由于太阳经脉走头部并沿颈、夹脊柱而行，如果外来的邪气侵犯了太阳经脉，使太阳经气不能够正常的运行和敷布，就会出现头部、颈项强急不舒，甚或疼痛；邪气侵入人体之后，卫阳之气聚集肌表抗御邪气，卫阳之气在体内外分布的平衡被打乱，人体内部的卫阳之气就相对减少，温煦作用相对不足，病人就会感到怕冷恶寒，而体表的卫阳之气相对增多，因而出现体表温度升高而见发热，所以外感病人经常出现发热和恶寒同时并见的症状。但由于感受的邪气性质不同，所以其发热、恶寒的轻重程度、出现和消失的时间都不相同。有感受风热的始虽恶寒，旋即消失，仅只发热；也有感受风寒的或未发热，仅有恶寒；还有发热、恶寒同时并见并存的。

由于卫气聚集肌表，就会导致脉搏浮动，因而出现脉象外浮。所以《伤寒论》太阳病的第 1 条开宗明义就说："太阳之为病，脉浮，头项强痛而恶寒。"

虽然太阳病多见"脉浮，头项强痛而恶寒"，但是根据邪气的情况的不同，既可以见到发热恶寒并见，也可以暂时仅见恶寒而不见发热，还可以见到恶寒已经消失只有发热。由于风寒湿热等邪气侵犯人体，常常相互协同，尤其是风邪，常兼夹其他邪气侵犯人体，有风寒、风热、风湿等的不同，所以就会出现伤阴、伤阳、伤气、伤津的区别，还有侵及营气为主还是侵及卫气为主的不同。由于病人平常体质也有不同，是比较虚弱还是比较健壮，是偏于阳热还是偏于阴寒，故不同的外来邪气，侵犯不同体质病人的不同部位，就表现出来不同的证候，这是人与自然界的一种呼应，是中医统一整体观的一种体现。不同性质的邪气，大多会侵袭与邪气性质相同的体质的病人，或者说是不同的体质的病人较易感受与体质性质相同或相近的邪气，比如偏于阳旺的体质容易感受风热邪气，或者说风热邪气容易侵犯阳旺的体质。

一般而言，风邪的性质是比较柔软的，所以平素体质相对较弱、经常感冒的人，多是感受风邪，导致以卫气失常为主的中风证候；而寒邪比较凛冽，所以平素体质相对较壮者，多是感受寒邪，导致以营气失常为主的伤寒（狭义）证候；如果平素内热较大、容易上火的人，多是感受风邪挟热，形成温病、风温证候。但不管是哪种证候，都可能见到脉浮、头痛、发热或恶寒的症状。

卫气在外质轻属阳，所以常称为卫阳。风性散漫，居无定所，也属于阳性。如果侵犯到人体的邪气是以风为主，病人又是体质比较虚弱，大多伤及卫阳，以卫阳失常为主。风邪侵及人体，卫阳之气向体表积聚，用来抵抗外来的风寒之邪，体表卫气相对集中，因而出现体表发热。卫气向体表的积聚，使之与营气之间的吸引与约束的平衡被打乱，对营气失去了应有的约束作用，导致营卫不能和谐，营气从脉中向脉外漏泄，从而导致汗出连连；由于汗出过多，在汗出的时候，卫阳之气也随着汗液外泄，加上卫气积聚于体表，体内的卫气相对减少，所以病人出现了怕风的现象。恶风和恶寒有所区别，恶风是有风的时候怕风，就是病人不能见到风，汗出恶风的病人虽然怕风，但并不希望衣被裹得太紧，只要不在风口处，恶风的症状就不明显；而恶寒则是即便门窗密闭也照样怕冷，恶寒的病人尽管穿得再厚、盖得再多，照样索索发抖。又因为感受的邪气以风邪居多，风邪的性质是散漫不拘，加之病人体质素来较弱，反应能力较差，正气与邪气的抗争趋势比较缓和，所以会出现柔和弛缓的脉象，这里的脉缓，是柔和弛缓，是脉搏跳动的趋势和力度，而不是迟缓，不是脉搏跳动的频率和次数的改变。太阳病出现了头痛、发热、汗出、恶风、脉搏浮浅而弛缓无力的表现，这就是太阳病的证候之一——太阳中风证的主要症状。

营气在里质重属阴，所以常称为营阴。寒性凝滞，内敛收引，也属于阴性，平常所说的“热胀冷缩”的“冷缩”，就是指寒性的凝敛特性。如果侵犯到人体的邪气是以寒邪为主，病人平素体质又比较壮实，大多伤及营阴，以营阴失常为主。寒邪骤然侵入人体，卫阳一时被寒气束缚，此时体温不会升高故不见发热，但是随着时间的推移，卫阳即会积聚肌表以抵抗外来寒邪，因而会随即发热，这就是一部分外感病人一开始没有发热症状的原因。但不管是卫阳被束缚不能发挥温养功能，还是卫阳积聚肌表抵抗外来寒邪难以发挥温养的功能，都会出现恶寒的现象，这也是风寒外感初期一定会出现恶寒的原因。由于寒邪的凝敛性质，侵入机体后，不仅使太阳经气运行不畅，也使营阴瘀滞不通，所谓“通则不痛，痛则不通”，产生全身性疼痛。

人体正常情况下，气血的运行、营卫的敷布、经气的传递、脏腑的功能等，都按照升降开阖的规律运行，该向上的向上，该向下的向下，该外出的外出，该内入的内入。譬如说胃肠道的运行都应该是向下的，沉降的，是以降为顺，以通为用的，所以通降是胃肠道的特性，如果出现向上逆行，其结果就会导致反胃、呕吐等症状的产生。而这种升降出入是相辅相成的，整个人体的升降出入是相互联系的，升降和开阖是对立统一的，升降开阖这四个方面任何一个方面的失常，都可以影响到其他方面。例如该出的不能外出，就会影响到该沉降的不能沉降，或者该上升的不能上升，反之也是如此。就像中央空调的出风口全被堵死了，或者管道堵塞了，那么主机接着也会发生故障。由于外来的寒邪束缚了卫阳，凝滞了营阴，使卫阳营阴之气不能正常运转，毛孔闭合不能透气，从而使人体整体的气机发生紊乱，胃气、肺气该降的也不能沉降了，反而出现了向上逆行的情况，于是就会见到病人呕吐、咳嗽、气喘等表现。寒邪的特点是"收缩"，所以脉象也显得紧张有力，和风邪的散漫不定导致脉象弛缓无力刚好相反。由于是寒邪束缚了营卫气血的运行，所以脉象不论是轻按或是重按都是紧张有力的。

太阳病出现了脉搏浮浅而紧张有力、怕冷、头痛、身体酸痛、咳嗽喘息、呕吐，或者发热或者尚未发热等表现，这就是太阳病的证候之一——太阳伤寒证的主要症状。

在第一章第二节中，我们讲过伤寒病会从一经传递到另一经，并且有一天传一经的说法。实际在临床上，究竟是传还是不传，不是按照日数来确定的，而是按照病情表现来确定的。因为太阳经在人体的最表层，是六经的藩篱，所以伤寒的第一天，应该是太阳经受邪而发病，按照一般规律第二天传给阳明，第三天传给少阳。但是如果到了第二天、第三天脉象仍旧是太阳经表证的脉象，症状仍旧是太阳经表证的症状，见不到阳明经的症状和脉象，也没有见到少阳经的症状和脉象，那就说明病邪没有发生传递，尽管过了两三天，仍旧是太阳病。如果在第二天，甚至是第一天的时候，就出现了病人总想呕吐，或者病人躁烦不安，脉搏也由原来的浮脉变得快了许多，说明病邪已经从太阳经向里传递，传到了阳明或者少阳。

在广义的伤寒中，除了中风和伤寒（狭义）两个主要证候外，还有温病、风温、中暍、湿病等，这里的温病和风温，与明清以后温病学家所说的温病和风温的概念不完全一样。

这里的温病是指感受了风热邪气，出现脉浮、发热、口渴不恶寒的证候；风温是指温病用辛温发汗的药物治疗后出现的变证。而明清以后温病学家所说的温病，是一类热性病的总称，包括了风温、暑温、暑湿、春温等；而风温的含义恰恰与汉代时的温病概念吻合。从温病学的发展脉络上看，是后人尤其是清代诸医家的不断探索，从《伤寒论》中拓展、分化、完善，进而形成了理法方药比较系统的温病学说。

如果风热邪气侵犯人体，损伤了太阳经气，同样可以发生太阳病。但由于风邪挟热，最容易损伤和消耗人体的水分，导致人体内的津液减少，所以病人会出现口渴；风热邪气伤人后，一来本属于热邪，二来卫阳之气又浮布于身体表面，所以病人必定出现发热；风热伤人，其初期正邪相争也有恶寒的症状出现，但引起风热邪气的性质，以损阴伤津为主，所以病人不会像中风、伤寒（狭义）一样一直会有恶风恶寒的表现，其初始的畏恶风寒症状会随着时间的推移而消失，成为不恶寒，这种脉浮、发热、口渴、不恶寒的证候称作“太阳温病”。太阳温病证候因为是感受的风热邪气，所以治疗时需要发散风热，用一些辛散的、清热的凉性药物，通过药物发散作用使体内的风热邪气外散。因为这个太阳温病证候是外来的风热邪气侵犯了人体，是属于无形的热邪，所以一定要记住治疗时一是不能用热性的药物发汗，二是不能用泻下的药物，三是不能用火法发汗，否则会出现很多严重的变证。

如果误用了温热发散的药物进行发汗，那么会使体内的热邪增加，津液水分的损伤更重，病人的发烧症状更加厉害，这时候已经不是原来的温病了，而是转变成了“风温”。由于风温是体内风热邪气的进一步加重，风和热的特性都是散漫不拘、向上向外的，所以会出现脉象寸、关、尺都是浮在浅表的。由于火借风势，风助火威，内热的加重，热邪的蒸腾，病人会汗出不止，热盛加之津伤，就会出现身体沉重，由于病人高烧，就会见到精神困倦、嗜睡、呼吸急促、说话困难等症状。

风热邪气侵犯人体，本来就容易耗伤人体的津液，加上热邪蒸腾，汗出不止，又进一步损伤了人体的津液，这时候如果再用泻下的治疗方法，就是用使人拉肚子的药物，人为地让病人泻肚，术语称之为“下法”，就会使人体津液更加损伤，体内的水分减少，出现小便短少不利；津液进一步耗伤，精气不能上注到眼睛，阴津耗竭而气化无源，病人可出现两眼直视和小便不通。

火法是汉代治疗外感的一种方法。由于当时医疗条件所限，并不是人人都能够请得起大夫买得起药的，一般的穷苦人家得了伤寒，就地取材，采用土方法进行发汗，张仲景将这些发汗的土方法称为“火法”和“水法”。“火法”和“水法”如果运用得当，确实能够治疗一些针对性的伤寒证候，但如果运用不得法，就很容易造成疾病的误治。凡是疾病的误治，不管是用的什么方法，统统称为“逆”，其中用火法误治的称为“火逆”，用水法误治的称为“水逆”，其他药物误治的简称为“逆”。在《伤寒论》中有很多地方提到了火逆和水逆。

什么是火法和水法呢？根据古书记载，火法包括了熏法、捂法、熨法、烧针等；水法包括了冷灌、热潠、凉浸等，我们在这里先记住汉代有这些治疗伤寒的土方法，等到后面再做详细解释。

太阳温病如果误用火法发汗，轻微的话病人皮肤发黄；严重的话病人会出现惊厥，时不时发生抽搐，皮肤颜色就像被烟熏火燎的一样泛黑无光泽，这就是伤寒病治疗过程中的“火逆证”。

不管是误用温热药物发汗，还是用寒凉药物泻下，还是用火法、水法催汗，对于太阳温病而言，都是治疗失误，都是“逆”，如果一次治疗失误，病人还可以承受得了，那么一而再、再而三的治疗失误，其结果只能是加重病人的病情，甚或加速病人的死亡，即所谓的“一逆尚引日，再逆促命期”。

太阳中风、太阳伤寒、太阳温病是太阳表证中三大主要证候，而太阳风湿、太阳中暍则被编移到《金匮要略》中。

附原文：

1. 太阳之为病，脉浮，头项强痛而恶寒。

2. 太阳病，发热，汗出，恶风，脉缓者，名为中风。

3. 太阳病，或已发热，或未发热，必恶寒，体痛，呕逆，脉阴阳俱紧者，名为伤寒。

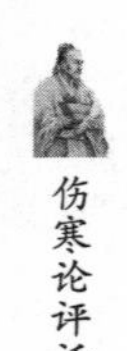

4. 伤寒一日，太阳受之，脉若静者，为不传；颇欲吐，若躁烦，脉数急者，为传也。

5. 伤寒二三日，阳明、少阳证不见者，为不传也。

6. 太阳病，发热而渴，不恶寒者，为温病。若发汗已，身灼热者，名风温。风温为病，脉阴阳俱浮，自汗出，身重，多眠睡，鼻息必鼾，语言难出。若被下者，小便不利，直视失溲。若被火者，微发黄色，剧则如惊痫，时瘛疭，若火熏之。一逆尚引日，再逆促命期。

第三节　病发阴阳待分清　寒热表现证不同

——太阳病表证的分类、传经、转归和表现

创新点：①提出“发于阳”，是太阳温病；“发于阴”，是太阳伤寒。发于阴的是风寒伤气，气伤易复，六天可以痊愈；发于阳的是风热伤津，津伤难回，七天方可痊愈。六和七的阴阳之数来源于《河图》《洛书》，代表气津阴阳和时日长短。②“病人身大热，反欲得衣者”，是太阳伤寒发热恶寒的表现；“身大寒，反不欲近衣者”，是太阳温病发热、汗出的表现。两者是病人伤寒或者温病证候自觉症状和他觉症状的具体表述，是张仲景用以进一步区别伤寒和温病的条文，并非历来误解的真寒假热、真热假寒证。

太阳病表证包括了太阳伤寒、太阳中风、太阳温病、太阳风湿和太阳中暍等，可以分为寒、热两大类，以太阳伤寒和太阳温病为寒热两类证候的代表。无论是伤寒还是温病，虽然同样是太阳表证，但它们的临床表现不同，发病的机理也不相同。

太阳风热，或称太阳温病一开始发病就出现发烧、怕冷的症状，继而怕冷消失而不恶寒；而太阳伤寒刚刚发病的时候只有怕冷而没有发烧的症状，继而开始发热、恶寒并见。

原文第 7 条说：“病有发热恶寒者，发于阳也；无热恶寒者，发于阴也。发于阳，七日愈；发于阴，六日愈。以阳数七，阴数六故也。”其中的“发于阴”“发于阳”后世医家争论颇大，提出的假说也五花八门，但都不能完整说明伤寒发病机理，尤其是没有前后联系，与后面的条文产生违拗，也与临床实际不相符合。

要真正理解“发于阴”“发于阳”中的阴阳所指，必须要与《伤寒论》后文的相关条文结合理解，所以这里提前将相关条文罗列出来，以帮助分析。结合第 131 条所说“病发于阳，而反下之，热入因作结胸；病发于阴，而反下之，因作痞也。所以成结胸者，以下之太早故也”综合看待，还要结合其他原文和临床实践。其实“发于阴”“发于阳”的阴、阳是风寒邪气和风热邪气的代指，它指出了两种寒热性质不同的邪气所导致的证候、传变，治疗就迥然不同。

太阳病分类之后便是发病成因。《伤寒论·辨太阳病脉证并治上》篇的第 1、2、3、6 条是太阳病表证的概念和分类，定义了表寒证和表热证，而本条即第 7 条则是太阳病表证的成因，发于阳、发于阴是对太阳表证发病成因的概括。这里的阴、阳应该是指病因属性，寒邪属阴，热邪属阳。发热恶寒者，是风热阳邪致病；无热恶寒者，是风寒阴邪致病，是对寒、热邪气致病的概括，不应该是单纯指寒、热邪气。

“恶寒”为太阳表证必备症状。恶寒一症是太阳表证的必备症状，第 1 条中“脉浮，头项强痛而恶寒”和第 3 条中“必恶寒”均有所述；而第 6 条则说“太阳病，发热而渴，不恶寒者，为温病”。吴鞠通说：“仲景所云不恶风寒者，非全不恶风寒也，其先亦恶风寒，迨既热之后，乃不恶风寒耳。”发热而渴，不恶寒者为温病的发展，并非是温病的最初起。风寒证最初期强调的是“恶寒”；风热证最初期强调的是发热，但开始的发热必伴有不同程度的恶寒。

风寒表证初期有发热，也有未发热，但必定恶寒，故有“无热恶寒者，发于阴”；风热表证发展可不恶寒，但初期必是发热、恶寒并见，故有“发热恶寒者，发于阳”。一发病就发热恶寒的是表热证，是感受温热邪气所致，所以说是发于阳；刚发病时无热恶寒的是表寒证，是感受风寒邪气所致，所以说是发于阴。

寒入里为痞证，热入里成结胸。第 131 条说：“病发于阳，而反下之，热入因作结胸；病发于阴，而反下之，因作痞也。”同是误下，却形成结胸和痞证两种截然不同的结果，说明其原始证候不同。结胸是热自外来，水由内生，水热互结，其病在水分。痞证是寒自外来，热自中生，寒热互结，其病在气分。

结胸是表热误下，邪热入里，病发于阳是指感受风热邪气而成表热证，所以强调“热入”，恐人误为寒邪，特加注明；痞证是表寒误下，寒邪内入，病发于阴是指感受风寒邪气而成表寒证，因伤寒以“寒”为主，表寒自在理中，故不需强调。

脉浮动数为表热后成结胸。第134条说：“太阳病，脉浮而动数，浮则为风，数则为热，动则为痛，数则为虚。头痛发热，微盗汗出，而反恶寒者，表未解也。”脉象浮数为风热，数则为虚的“虚”是和有形实邪相对而言，属于无形的邪热，不能攻下，若攻下就会“动数变迟”成为里实证。表证显属风热，下之后变成结胸，说明结胸是由表热证误下而成。依据“病发于阳，而反下之，热入因作结胸”，“病发于阳”就是指感受温热邪气而产生表热证，阳指温热邪气，病指表热证。同理可证“病发于阴，而反下之，因作痞也”，病指表寒证，阴指风寒邪气。

表热与停饮合而成结胸协热利。第139条说：“太阳病，二三日，不能卧，但欲起，心下必结，脉微弱者，此本有寒分也。反下之，若利止，必作结胸；未止者，四日复下之，此作协热利也。”本条既有表证，又有停饮，在未下之前，停饮被称作“寒分”，也就是饮邪属阴的意思，而误下之后的两种结果，即结胸和协热利都是水热互结所致。水饮是原有的阴邪，热自何处而来呢？内本无热，表寒因误下入里也很难化热，如果使用寒下则更难有热产生，那么这里的“热入”只能说明是原有的表热因误下入里与水饮互结，也反过来证明这里的太阳病是“病发于阳”的表热证。

表热误下形成众多内热证。第140条说：“太阳病，下之，其脉促，不结胸者，此为欲解也；脉浮者，必结胸；脉紧者，必咽痛；脉弦者，必两胁拘急；脉细数者，头痛未止；脉沉紧者，必欲呕；脉沉滑者，协热利；脉浮滑者，必下血。”太阳病误下后有脉细数的头痛、脉紧的咽痛、脉沉滑的协热下利、脉浮滑的便血、脉弦的两胁拘急、脉浮的结胸证，均为热邪入里所致，然热自何来？就是感受热邪而成的太阳表热证的原有热邪误下而来。与131条和139条结合起来理解，“病发于阳”应该是感受温热病邪所成的表热证。

表寒证误下大多形成痞证，而表热证误下才能形成热证。我们既要了解到不同的表证误下的结果截然不同，更需了解到在《伤寒论》中温病表热证的内容也相当丰富，如第131、134、139、140条，均是对风热表证的救治论述，不仅仅是原文第6条所列。

风寒伤气，风热伤津。气属无形，气伤容易恢复；而津属有形，津伤难以速生。所以太阳伤寒痊愈需要的时间比太阳温病痊愈需要的时间短，这里的痊愈既包含了邪气祛除的过程，也包括了正气恢复的阶段。伤寒邪气既去，正气即会立即恢复；而温病邪热退后，津液恢复需要一个相对较长的时间。

表寒证易愈，而表热证难愈。临床上风寒感冒痊愈的时间，大多比风热感冒时间短，风寒感冒往往在汗出后即可痊愈；而风热外感本身即有汗出，并不因汗出而祛邪，同时风热犯肺，往往咳嗽难愈，甚至可以迁延月余。

细菌性感冒多属风寒型，治疗容易，病程较短，痊愈较快；病毒性感冒多属风热型，治疗复杂，病程较长，痊愈较慢。从另一个方面也说明了“发于阳，七日愈；发于阴，六日愈”的道理。

“发于阳，七日愈；发于阴，六日愈”正说明感受温热邪气的表热证痊愈较慢，用时较长；而感受风寒邪气的表寒证，痊愈较快，用时较短。其六日、七日并非绝对日数，而是以阴数六代表感受风寒邪气，以阳数七代表感受风热邪气。

疾病的发病和预后跟日期密切相关，我们现在都知道感冒痊愈一般都要在一周左右。那么七日和六日与感冒的痊愈时间有何关系呢?

要了解《伤寒论》原文中的“阳数七，阴数六”，就要首先了解什么是生数和成数。在东方哲学中，最古老的莫过于《河图》和《洛书》了。《河图》《洛书》的起源，很有些传奇的神话色彩。相传在伏羲时代，滔滔黄河中出现了一匹龙马，背负着一个白圈黑点儿相间的图形，这就是《河图》。伏羲根据这张图，画成八卦，后人演成《周易》，并用它作为治国理政的策略，取得了赫赫成绩。大禹治水时，洛河里有一只神龟出现，龟背上也有一个有条有理的图案，这就是《洛书》。大禹根据这个图案画九畴，定九州，并按照它所显示的方位和顺序疏导江河，取得了治水的成功。这两个

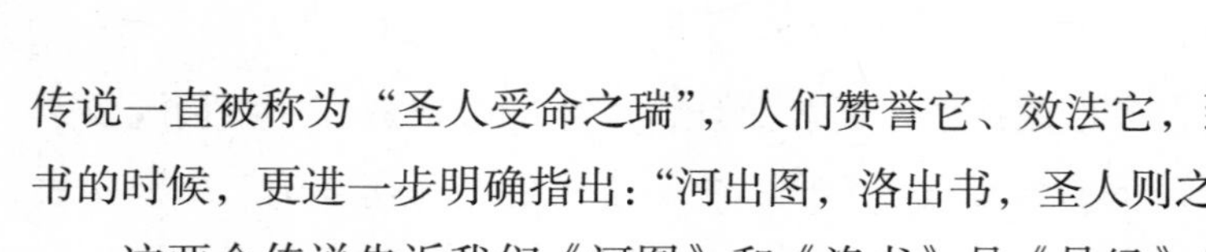

传说一直被称为“圣人受命之瑞”，人们赞誉它、效法它，到了《周易》成书的时候，更进一步明确指出：“河出图，洛出书，圣人则之。”

这两个传说告诉我们《河图》和《洛书》是《易经》的理论基础，是当时人们用来解释自然之理和指导社会实践的。在《河图》中一、六居下，二、七居上，即所谓的“天一生水，地六成之；地二生火，天七成之”。六居下是阴数，在五行中属水；七居上是阳数，在五行中属火。风热伤人，病发于阳，在阳数的日子痊愈，故七日愈；风寒伤人，病发于阴，在阴数的日子痊愈，故六日愈，是同气相求，人与自然相应的结果。

太阳病是对太阳伤寒证、太阳中风证以及太阳温病证等多种外感的统称。现在临床实践证实，感冒一般在一周之内可以基本痊愈。中医很早就总结出来，外感伤寒以六天作为一个阶段，称作“一候”，与现代医学对感冒的痊愈时间的认识基本一致。如果太阳病头痛、发热、恶寒等症状到第七天以后消失了，这是邪气在太阳经已经外散，所以疾病痊愈了。如果邪气过了六、七天仍旧没有外散，而且有进一步向下一经传递的趋势，这时候用针刺的治疗方法，针刺阳明经的穴位，使邪气不能够沿经向里传递，疾病也可以痊愈，这是一种预防疗法。中医倡导没有疾病的时候要做好预防工作，有了疾病要防止疾病发生传变，即所谓的“未病先防，既病防变”。因为阳明经在分布上是处于三阳经的里面，太阳经、少阳经的疾病治疗不当或者失于治疗，都很容易传递给阳明经，太阳病七天应该痊愈了，如果没有痊愈，极有可能传给阳明经，所以事先对阳明经进行针刺预防，将邪气堵在太阳经，不向阳明经传递疾病即可痊愈。

疾病的日节律、月节律等，是指疾病的发生、加重、好转、痊愈与时间的关系，有些疾病在一定的季节发病，比如过敏性疾病多发生在春、秋二季；有些疾病在一天的某个时候发病，比如心脏病多在夜间发作。而疾病的好转或者痊愈，也与时间有着一定的关系。古代人们利用天干地支来计时间，将一天分为子、丑、寅、卯、辰、巳、午、未、申、酉、戌、亥十二个时辰，一个时辰相当于现在的2个钟头，子时相当于23点至第二天的1点，丑时相当于1点至3点，以此类推，亥时相当于21点至23点。太阳病通过治疗，或者身体自己战胜邪气，疾病将要痊愈，大多在巳时至未时，也就是9点到15点之间。那么，为什么太阳病会在巳时至未时（9

点到 15 点之间）趋向痊愈呢？因为 9 点到 15 点是一天阳气最旺的时间，也是太阳经气旺盛的时段，在这个时候太阳经气借自然界阳气的帮助，具有足够的能力将邪气驱逐于体外，因而使疾病趋向痊愈。其他各经的疾病也都有它们自己的痊愈的时间如图 2 所示，其道理和太阳病的痊愈时间是一致的。

六经病趋向痊愈的时间分别是：

太阳病，欲解时，从巳至未上。

阳明病，欲解时，从申至戌上。

少阳病，欲解时，从寅至辰上。

太阴病，欲解时，从亥至丑上。

少阴病，欲解时，从子至寅上。

厥阴病，欲解时，从丑至卯上。

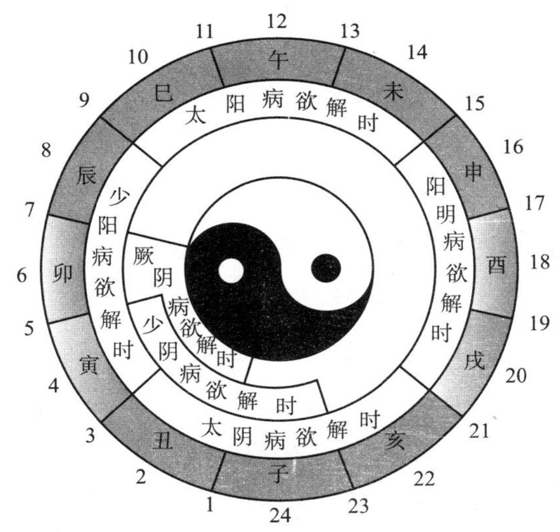

图 2　六经病欲解时

大凡罹患中风证的病人，发热、恶寒等表证症状已经解除，感冒基本痊愈，但病人仍旧感觉不是神清气爽的，这种情况一般到第十二天就会彻底消失。因为外感病以六天为一候，在六、七天的时候，中风证候应该解除，但邪气祛除得不够彻底，正气还没有完全恢复，所以病人会出现轻度的头昏、发懒等不够清爽的感觉，再过一候，也就是六天，就会彻底的恢

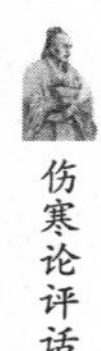

复。所以说中风病人表解后仍旧有轻微不舒服感觉的，一般在第十二天就会痊愈，但这里的“十二日愈”，应该是十二天左右，是一个约略的日数，并不一定恰好十二天。

《伤寒论·辨太阳病脉证并治上》原文第11条说：“病人身大热，反欲得衣者，热在皮肤，寒在骨髓也；身大寒，反不欲近衣者，寒在皮肤，热在骨髓也。”意在区别太阳病表寒证和表热证的临床表现，但历代医家及教科书都将其解释为真热假寒证和真寒假热证，也有人对其表述的意义做其他解释，但总觉离原文内涵相去甚远，贻误读伤寒者众。其实本条原文是介绍风寒表证和风热表证的不同临床表现，用以鉴别寒热表证，是《伤寒论》作者长期临床的经验总结，其所表达细致入微，切合实际。

条文排列显示为太阳表证临床表现。《伤寒论》六经病的条文排列顺序虽然没有严格的程式，但也基本遵循着一定的规律，大都先对概念、分类、病机、转归等总论性的内容进行表述。《伤寒论·辨太阳病脉证并治上》中前11条原文，第1条是太阳病概念或叫提纲；第2、3、6条是太阳病表证伤寒、中风、温病的分类；第4、5、8、9、10条是太阳病的传变、转归；第7条是太阳病表证的发病成因；第11条，即本条是对太阳病表寒证、表热证的临床表现的描述。

以前11条为太阳病总论，从第12条桂枝汤证以后就是各个方剂的方证，属于各论。注家将第11条解释为真假寒热，且将其立为整个《伤寒论》的真假寒热辨证大纲，如此有悖于行文惯例，与前后文意不符。从条文所处位置来看，其明显是对太阳病的描述，除去前面的提纲、分类、传变、转归、发病机制，所缺者就是太阳表证的临床表现。

表证寒热的不同感觉主体说明了寒热现象的背离。表证的寒热，必须分清是病人的自觉症状，还是他觉体征。表证寒热的他觉体征和病人自觉症状刚好相反，即病人感觉恶寒怕冷时，正是体温升高的时候，太阳表寒证发热的温度越高，恶寒的程度越重，在高烧时尽管用衣被包裹，仍旧瑟瑟发抖，他觉体表发烫，温度升高，而病人则自觉心中发冷，所以尽管身大热，却反欲得衣，多裹衣被，这就是热在皮肤，寒在骨髓。

但凡发热恶寒并见，都是皮肤物理温度与病人自身感觉的背离，太阳表热证多持续汗出，体表温度因汗出而降低，皮肤湿冷，虽他觉皮肤冰凉，体表温度下降，但病人感觉内热，是热在肌里，温热不爽，所以尽管病人体表湿冷，但不愿意衣被贴紧身体，这就是寒在皮肤，热在骨髓。

反欲得衣与不欲近衣的表述细致贴切。条文原文没有使用相同的字眼，而是一用“反欲得衣”，一用“反不欲近衣”，欲和不欲都是病人的感受，而“得”“近”所表达的义项就有所不同。“得”，必得之而后止，只有当衣被紧裹在病人身上后，才能够缓解其怕冷的情况；而“近”则为接近、挨近，“不欲近衣”是指病人不希望衣被贴紧身体，但也不能说病人就排斥衣被，这是一种病人感觉的矛盾状态，即因汗出而使皮肤冰凉，需要衣被来保温，但因汗出皮肤湿黏，且内里有热，又不希望衣被紧挨皮肤。这就是“得”和“近”的区别，一“得”，一“近”，细致描绘出了不同表证病人的临床表现。

真假寒热的临床表现与本条所述截然不同。真寒假热证是阴寒内盛，虚阳外越，习称阴盛格阳或戴阳，其表现为病人感觉体表微热，面红如妆，但属于低热而绝非大热，若久触反而不觉有热，其皮肤物理温度不一定会升高，到虚阳外越的严重程度时，病人常有烦躁欲去衣被的表现，而并非“反欲得衣”，与表寒证的皮肤温度升高的高热，病人感觉恶寒怕冷的情况截然不同，因此这里的“热在皮肤，寒在骨髓”，断然不是真寒假热证。

真热假寒证是阳热内盛，格阴于外，习称阳盛格阴，也叫热厥，其表现可见仅有四肢厥冷，而并非周身大寒，且此类病人胸腹部位温度偏高，其寒凉局限于四肢，属里实热证，病人不仅“不欲近衣”，更欲全身裸露，入凉水浸泡为快，与表热证的汗出后周身湿凉，欲得衣而又不欲近衣明显有别。

同时从发病的时间上看，本条所描述的是外感初期，即便素体阳虚也不至于阴寒内盛，逼阳外越；即便素体阴虚阳盛，也不至于阳热亢极，格阴于外。所以均不能达到出现真寒假热或真热假寒的程度。

生理状态下人体的寒热是相对感觉。正常情况下人体的生理感觉与皮肤温度是相反的。人们一般情况下感觉寒冷时，触感皮肤是温热的，身热反欲得衣，当然寒极冻僵的情况除外；而感觉炎热时，触感皮肤是凉的，身凉反不欲近衣，但中暑发热的情况除外。

皮肤“寒、热”是指皮肤温度，是外界可以感知的；骨髓的“寒、热”是病人的感觉，而“欲”是人的生理需求，人的感觉决定人的需求，无论

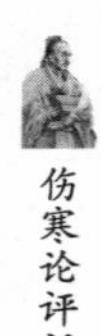

是正常的生理状态或者是病理状态都是如此。而这种外界感知的结果与病人的自我感觉有时恰恰是背离的。

总之，将第 11 条原文认定为伤寒寒热真假证的辨证纲领，从文意上看，其与前后文意不相连属，其条文所处位置也不支持这种说法，同时其遣词用语也反映另有所指；从临床实践上看，其与真假寒热证的内涵和外延大相径庭，也不符合医生、病人的认知规律。经过综合分析，可以确定“病人身大热，反欲得衣者，热在皮肤，寒在骨髓也”所描述的是风寒表证；而“身大寒，反不欲近衣者，寒在皮肤，热在骨髓也”所描述的则是风热表证。可见，《伤寒论》是将风寒表证和风热表证放在同等地位进行表述的，在后面也有很多条说的是风热表证，并非后人所认为的“详于寒而略于温”。具体内容可参考本节关于“发于阳、发于阴”的论述。

附原文：

7. 病有发热恶寒者，发于阳也；无热恶寒者，发于阴也。发于阳，七日愈；发于阴，六日愈。以阳数七，阴数六故也。

8. 太阳病，头痛至七日以上自愈者，以行其经尽故也。若欲作再经者，针足阳明，使经不传则愈。

9. 太阳病欲解时，从巳至未上。

10. 风家，表解而不了了者，十二日愈。

11. 病人身大热，反欲得衣者，热在皮肤，寒在骨髓也；身大寒，反不欲近衣者，寒在皮肤，热在骨髓也。

第四节　中风因营卫不谐　芍药非敛汗敛阴

——太阳中风证与桂枝汤

创新点：①太阳中风证不等同于桂枝汤证，两者大部分相同，但并不是同一证候；②营卫失调是营气对卫气的吸引力不足，卫气对营气的约束力失常；③“啬啬恶寒、淅淅恶风、翕翕发热”形象生动地表述了太阳中风证恶寒、发热的方式、部位、程度；④桂枝汤是一首无汗能发、有汗能止的具有双向调节作用的方剂，同时又是既能治疗外感热病、又能治疗内伤杂病的方剂，并非后世认为的是止汗方剂；⑤芍药在桂枝汤中的作用是养阴补营，与桂枝的温阳补卫相呼应，并非后世所说的具有敛汗敛阴的功能。

首先谈谈太阳中风证和桂枝汤证的关系。素来体质虚弱，又感受外来的风寒邪气，其病变机理是人体正常营卫之间的和谐被打乱，卫气不能约束营阴，而至营阴不断外泄，从而见到发热、汗出、恶风、脉缓等一系列临床症状，称为太阳中风证，其重点在于卫气虽然不虚，但浮于体表以抵抗外来邪气，致使其约束营阴的功能失常。而桂枝汤证则是凡适用桂枝汤治疗的一类证候的统称，因为桂枝汤具有“外证得之解肌祛风寒，内证得之补中和阴阳”的作用，所以桂枝汤除了治疗卫气因外浮导致营卫不和的太阳中风证以外，还可以治疗因卫气的不足而导致营卫不和的体虚自汗证。所以说太阳中风证是桂枝汤的适应证之一，桂枝汤证包括了大部分太阳中风证，两者并非是等同关系，桂枝汤证的内涵比太阳中风证更大一些。太阳中风证和桂枝汤证的关系，就像两个没有完全重叠的圆，它们有绝大部分是相同的，但也有一部分是不同的。相同的部分就如两个模糊集合的交集部分，而不同部分则反映了两个证候的本质上的差别。

第12条载：“太阳中风，阳浮而阴弱，阳浮者，热自发，阴弱者，汗自出，啬啬恶寒，淅淅恶风，翕翕发热，鼻鸣干呕者，桂枝汤主之。”太阳中风证是身体素来虚弱，又感受风寒邪气，打破了营气和卫气的谐和状态，因而出现了脉搏轻按是浮脉、重按是弱脉。脉浮是外来邪气侵犯体表，卫气积聚体表以抵抗邪气的表现，又因为脉中的营气相对不足，不能充足地充盈脉管，所以当重按脉搏时会感到搏动无力；又因为卫气积聚体表，约束和推动营血的功能发生障碍，脉中的营阴不能内守而外泄，就会出现汗出连绵不断。原文说的“太阳中风，阳浮而阴弱，阳浮者，热自发，阴弱者，汗自出”，其“阳浮”“阴弱”即指出了轻取见浮、重按见弱的脉象，同时也指出阳浮是卫阳之气浮表抵抗外邪，阴弱是营阴因连绵外泄而不足的内在病理表现。

太阳中风证除了发热、汗出的典型症状外，还有怕冷、怕风的表现。“啬啬恶寒，淅淅恶风”的表述，不仅指出了恶寒和恶风的区别，同时也

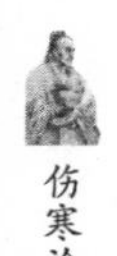

指出了恶风与恶寒的不同程度、不同方式和不同部位。啬啬恶寒，是寒起于内部，怕冷程度较重，人体有哆哆嗦嗦连续发抖的现象，是卫阳之气敷布失常，积聚体表以抵抗外来寒邪，体内却失于温煦；而恶风则是风来自外部，有风吹来，病人飒然寒战，没风就不会寒战。这是因为卫阳的偏虚，加之汗出连绵，毛孔开泄，耐受力减弱，冷风一吹，顿然一个冷战，且见毛竖粟起，起一身鸡皮疙瘩。"啬啬恶寒，淅淅恶风"并见于同一病人，多是体虚之人风寒外感初起，既有卫气量的不足，又兼卫气的敷布失常，所以会同时见到恶寒和恶风。

太阳中风证的发热特点是"翕翕发热"，指出了发热的方式、程度和部位，"翕翕"二字说明太阳中风证的发热部位在肌表、发热程度较轻、发热方式是自外向内，有如肌表覆盖一层羽毛那样温暖向内，像热天穿件羽绒服的感觉。这种发热现象是由于太阳中风病人多见于体虚之人，卫气本来就不足，感受风寒邪气以后，本已不足的卫气，虽有敷布失常，积聚体表抵抗风邪，终因不够充足而表现的不够亢奋，所以发热程度也较轻。风寒表证的发热之所以是热在肌表，是有口不渴为证，如果是发热在里，消耗水分，肯定会出现口渴，正因为有口不渴，小便清，所以原文又说"知不在里，仍在表也"。

太阳中风证病邪在表，出现的如发热、怕冷、汗出、脉浮等都是表现在体表的症状，但由于人体是一个有机的整体，外来的邪气虽然初期侵犯到人的体表，但也会影响到整体的气机，整体的升降开阖是一体的，体表汗孔由于邪气的缘故而开阖失常，内部的脏器的升降也会因此而失常。由于肺外连皮肤毛孔，主司汗孔的开阖，因外邪而至汗孔的开阖失常，也牵连到肺的升降失常，从而导致呼吸不利，轻的出现鼻鸣，重的会出现咳嗽喘息。整体气机的失常，使胃气也不能正常下降而传导饮食，反而向上逆行而出现干呕，究其原因是外邪侵袭体表所致，所以外感初期尽管有内脏失常表现出来的症状，但在治疗时可以暂且不去管它，只需祛除外邪，外邪已去，内脏的症状就自然消除而恢复正常。

综合太阳中风证的症状，有发热、恶风寒、汗出、鼻鸣、干呕、脉缓等，是素来体虚之人感受了风寒邪气，导致营阴不能吸附卫阳，卫阳不能约束营阴，反复汗出更使营阴损伤，营卫之间的谐和状态越发紊乱，且持续发展，即卫阳积聚体表不能约束营阴，致营阴外泄而汗出，汗出又进一步损伤了营阴，营阴不足不能吸附卫阳，更使卫阳对营阴的约束无力，如此循环，致使中风证候不解，故而治疗时需外散风寒邪气，内调营卫失和，用桂枝汤进行治疗。

桂枝汤是《伤寒论》中的第一张方子，后世将桂枝汤称为方剂之首。它由五味药物组成，分别是桂枝三两（去皮）、芍药三两、甘草二两（炙）、生姜三两（切）、大枣十二枚。将甘草用蜂蜜炙过，大枣掰开使之容易煎透。这个方子的煎药方法和服药方法，根据不同的病情可分为多种情况。

首先将五味药加水七升，浸泡一小时左右，微火煮取三升，去滓，适寒温，服一升。

喝完药停很短的时间，再快速大口地喝一小碗热粥，并加盖衣被取暖帮助出汗，出汗的程度以周身潮润微微有汗为最好，千万不能出汗太多像水洗一样，出汗太多病邪反而不能祛除，并且会变生其他疾病。

如果第一次服药后汗出疾病痊愈，剩下的药就不必再服用了。如果第一次服药并按照上面的方法催汗，但是没有出汗，可以接着按照上述服药和护理方法服用第二次。仍旧不出汗，则把剩下的药液服完，并且缩短第二次与第三次服药的间隔时间，在半天内把第三次药服下。如果是病情较重，在二十四小时内服完一剂药，并注意观察效果。一剂药服完，病情仍旧没有好转，可以再服一次药，如果还是不出汗，可以服完两剂或者三剂，直到疾病痊愈为止。

在服药期间及服药后要禁食生冷、粘滑、肉类、酒类、酪类以及气味比较特殊或辛辣、刺激的饮食，以防引发其他疾病或者延缓中风证的痊愈。

桂枝汤方中的桂枝，味辛性温热，既能解表发散风寒邪气，又能补益卫阳之气，且能推动卫阳之气正常的敷布于周身内外的各个部位，起到温煦、充实、固护的作用。芍药味酸微苦性微寒，既能够补益营阴，又能够推动血行，推动血行即可推动营阴。生姜味辛辣性温热，与桂枝配合散风寒，并且能够行卫阳之气。大枣味甘甜性微温，与芍药相配合，能够补益气血资助营阴。甘草用蜜炙后由凉性转变为温性，能够入中焦脾胃，加上生姜、大枣，能够健脾养胃，有助于人体气血的化生，可以资助营卫之气。五味药物相互配合，可以解肌发表、发散风寒、调和营卫、补益阴阳，所

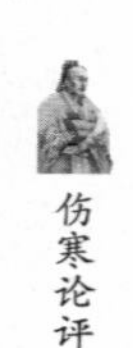

以说桂枝汤具有“外证得之可以解肌调营卫，内证得之可以补中和阴阳”的功效。

因为桂枝汤既能够调和营卫止汗，又能够解表发散风寒，所以桂枝汤是一张“无汗能发，有汗能止”的方子。但是后来注解《伤寒论》的医家都因为桂枝汤能够通过调和营卫达到止汗的目的，就一直认为桂枝汤是一个止汗的方子，并以这个观点来寻找根据，认为桂枝汤中的芍药味酸，其止汗的作用可能就是芍药体现出来的，所以后世就形成了桂枝汤是止汗的方剂、芍药的主要功能是酸敛止汗这两个错误的观点。

从桂枝、芍药、生姜三味药物的功效来看，它们都具有发散、推动血行、加快血流速度的作用，一般能够加速血流速度的药物都具有发汗的效果。其实在《伤寒论》中，张仲景在用到桂枝汤时，多用“当以汗解”“复发其汗”“发汗则愈”等字眼，充分说明桂枝汤不失为一张有效的发汗方剂，是通过发汗而达到止汗的目的的。只不过因其药物组成的特殊性，具有了有汗能止，无汗能发的双向调节作用。

人体内若有邪气，其祛除途径无非是在表的宜用发汗的方法，在内且在上的用涌吐的方法，而在内且在中下的宜用泻下的方法。金元时期有个叫张子和的名医，写过一篇论文，其开头大致意思是说，邪气这个东西，不是人体原来就有的，或是从外来的，或是体内产生的。一旦身体内有了邪气，就要立即祛除它。消除邪气的方法不外乎发汗、涌吐、泻下这几种方法。太阳中风证也仍旧是外来的风寒邪气侵犯了人体，所以用桂枝汤治疗，就是发汗的方法，其止汗的效果也是通过调和营卫，加强人体自身功能的协调而发挥作用的。

至于芍药，后来的人们认为白芍能够止汗，而赤芍才是发汗的，其实张仲景所处的汉代，芍药根本就不分白芍和赤芍，那时统称为芍药。芍药分为赤芍和白芍，是从梁代陶弘景才开始的。现在大多数人都认为赤芍能够清热凉血，祛瘀止痛；白芍能够养血敛阴，柔肝止痛，平肝抑阳。至于桂枝汤中的芍药，很多注家都认为它能“敛汗”，这种说法缺乏根据。

芍药入药用，最早记载于《神农本草经》一书，并且没有赤芍、白芍的区别，对于芍药的功能是这样记载的：“芍药，味甘平，主邪气腹痛，除血痹，破坚积寒热、祛瘀，利小便。”这和现在的说法大同小异。详细研究芍药所能够治疗的病证，却没有一个是需要收敛的。其中所说的邪气腹痛，应该是实证，治疗时应该采取通降的方法，以开泄为主，绝对不能采用收敛的方法。

至于其他各种病证，如血痹、坚积则更需要以通行气血、化瘀散结的方法治疗，正像《名医别录》中记载的芍药能够“散恶血”一样。对于实证，如果采用敛补的治疗方法，就会留恋邪气，这是大家都了解的，如果说芍药能够“敛补”，是绝对不能够治疗邪气腹疼、血痹、坚积这些实性病证的，其祛瘀、利小便的功能也无从体现。可见最早芍药入药用，就是以酸苦涌泄的药性发挥作用的。芍药与其他药物配伍组成方剂，最早的就是桂枝汤，那时候芍药入药，并没有分赤芍或者白芍，因而后世所说的白芍敛补、赤芍通泄的说法也是站不住脚的。

但是很多《伤寒论》注家，以太阳中风证有自汗出，桂枝汤能够止汗为根据，推断出芍药能够“敛汗敛阴”的说法，是缺乏说服力的！那么我为什么说芍药不能够“敛汗敛阴”呢？

首先，桂枝汤在《伤寒论》中是表证第一方，张仲景不但指出其能治疗汗出，而且在多个条文中明确指出桂枝汤的发汗功能。桂枝汤是祛风解肌、调和营卫的方剂，是通过调和营卫而达到止汗的目的，并没有敛汗的功能，在桂枝汤中芍药的作用是泻孙络，助血行，补营阴，协助桂枝调和营卫，而非敛汗敛阴。

其次，张仲景用芍药的时候，还没有分赤芍、白芍，那谁又能断定张仲景所用的是白芍而不是赤芍呢？何况考察《伤寒杂病论》所有用芍药的方剂，也没有芍药能“敛”的确切证据。

从芍药的四气五味、升降浮沉等药性理论来说，芍药的“酸敛”作用也没有支持的根据。《素问·阴阳应象大论》也说过“味厚则泄，薄则通”，又说“酸苦涌泄为阴”。芍药味厚而酸苦，应当具有苦泄沉降的作用。如果按照《内经》的理论，说芍药能够养阴补血没有什么争议，但如果说芍药能够“敛汗敛阴”就未免有点牵强。况且在很多方剂中，大多以芍药治疗邪实气郁、拘急痉挛等引起的痛症，譬如气郁血阻、肝郁血虚的月经不调、痛经；肝气不舒的胸胁痛、胃腹痛；筋脉拘急的四肢拘挛；肝阳上亢的头痛眩晕；下迫后重的痢疾等。芍药的作用大多是通行气血、沉降下行，虽

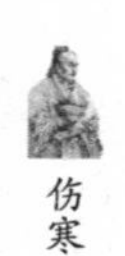

具有补益营阴的作用，但是绝对没有“收敛”的药效。

在《神农本草经》以后的很多本草书籍的记载中，也可以看出芍药“敛”的功能是值得商讨的。例如《本草求真》中说“赤芍与白芍主治略同，但白则有敛阴益营之力，赤则只有散邪行血之意，白则能于土中泻木，赤则能于血中活滞”，《本草备要》则提到白芍“补血，泻肝，益脾，敛肝阴”。从两种本草书所载来看，既言“泻”，又言“敛”，而敛和泻是两个截然不同的作用方向，不可能在同一药物中反映出来。

从芍药的功能主治而论，应以“泻”，即通行疏散为主。

首先，芍药能够通络行痹，泻血络之热，如桂枝芍药知母汤、黄芪桂枝五物汤之用芍药。

其次，芍药能助肝疏泄，如四逆散及痛泻要方所用芍药。

第三，芍药能缓急止痛，如芍药甘草汤、桂枝加芍药汤及治疗腹痛加芍药等。

第四，芍药能够走孙络，搜寻经络肌肉间的水湿之气，如附子汤、真武汤中用芍药。

第五，据现代药理研究显示，芍药具有镇痛、抗痉挛作用。

因而，芍药能够“敛阴敛汗”的说法是没有科学根据的。

附原文：

12. 太阳中风，阳浮而阴弱，阳浮者，热自发，阴弱者，汗自出，啬啬恶寒，淅淅恶风，翕翕发热，鼻鸣干呕者，桂枝汤主之。

桂枝三两，去皮 芍药三两 甘草二两，炙 生姜三两，切 大枣十二枚，擘

上五味，㕮咀三味，以水七升，微火煮取三升，去滓。适寒温，服一升。服已须臾，啜热稀粥一升余，以助药力。温覆令一时许，遍身絷絷微似有汗者益佳，不可令如水流漓，病必不除。若一服汗出病差，停后服，不必尽剂。若不汗，更服依前法。又不汗，后服小促其间，半日许，令三服尽。若病重者，一日一夜服，周时观之。服一剂尽，病证犹在者，更作服。若汗不出，乃服至二三剂。禁生冷、粘滑、肉面、五辛、酒酪、臭恶等物。

13. 太阳病，头痛、发热、汗出、恶风，桂枝汤主之。

第五节　太阳中风有异同　原证变证需分清

——太阳中风证的治疗

创新点：①太阳中风证脉象并不全是浮缓，尚有浮弱、浮数的不同，浮弱重于浮缓，无论缓、弱均应兼浮数；②太阳中风证的治疗分为原始证、误治后症状不变证和误治后症状改变证三类；③“营弱卫强”的实质是营卫两者都虚，病机以开泄太过为主，即卫气浮散，偏行于表，而见发热、汗出，即“阳浮而阴弱”；④下之后气上冲实际是太阳中风证气机开泄太过病理的另一种表现形式，不是正气向上冲；⑤表证用桂枝汤后反而增加烦症，是邪在经里不能外出所致，刺风池、风府穴使经里邪气透于经表，然后随汗外出。

《伤寒论》提出六经各有中风证，根据各经的生理情况不同，它们中风证的表现也各不相同。仅就太阳中风一证而言，也有着不同的临床表现。除了症状表现的轻重多寡不同外，脉象也并非全是浮缓，还可以见到浮弱、浮数等不同的脉象。

上节提到的《伤寒论》第12条，主要介绍太阳中风证的症状表现、病变机理、治法方药以及药物的煎服方法和护理措施，结合被称作“桂枝四症”的第13条“太阳病，头痛、发热、汗出、恶风，桂枝汤主之”，可以看作是太阳中风证的主要临床表现。但是疾病发生在不同人的身上，或者发生在不同地域，或者不同季节，其临床表现不可能千篇一律，都有或多或少的差异。譬如太阳中风证的脉象，除了浮缓以外，还有浮弱、浮数和浮虚。浮弱脉即12条所说的“阳浮而阴弱”，脉缓是形容脉搏的力度和缓而不紧张，体现了风邪性质散漫的特性。脉弱是形容脉搏的力度柔弱无力，比脉缓更深一层，体现了病人体质偏虚和营阴不足的病理本质。脉浮缓提示的是风邪盛，脉浮弱提示的是营阴虚，从柔缓到柔弱，表现了从邪盛为主到正虚为主的过程，这也正是证候中“候”字的时空变化的体现。至于“脉浮数”中的数脉，是发热性疾病的必见脉象，只要是病理性的体温升高，脉搏都会加快（现代所说的传染病伤寒见相对脉缓除外），体温升高与脉搏的加快呈正相关关系。一般而言，体温升高1℃，脉搏会加快10次以

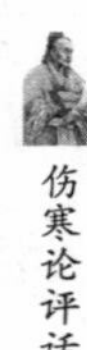

上，所以不管是太阳中风的浮缓脉或者是浮弱脉，抑或是太阳伤寒的浮紧脉，都必定兼见脉数。换言之就是太阳中风脉象是浮缓而数或者是浮弱而数，浮是脉位，数是脉率，缓、弱是脉力。浮脉反映病位在体表，数则反映了有发热症状，而缓、弱或虚则反映了正气的不足。

《伤寒论》中对于太阳中风证的临床治疗，大致可分为三种情况。

第一种情况是太阳中风的原始证候，没有经过失治、误治等治疗不当的情况，用桂枝汤进行治疗，这种情况包含的条文有第12条、第13条、第42条、第44条、第95条等5条原文。

第42条和第44条告诫我们，太阳病外在的症状表现存在，不能够使用泻下的方法，如果使用泻下的治疗方法，就是治疗上的错误；如果治疗太阳中风表证，就应该用桂枝汤。发热、汗出、恶风等症状存在，脉象浮弱的，也应该发汗解表，仍旧用桂枝汤治疗。

第95条说："太阳病，发热汗出者，此为营弱卫强，故使汗出，欲救邪风者，宜桂枝汤。"卫即卫气，主卫外而属阳；营即营气，主内守而属阴。在生理状态下，卫行脉外，具有护卫肌表，温养肌肉、皮毛，以及调节控制腠理的开阖、汗液的排泄等功能；营行脉中，能够营养濡润脏腑及四肢百骸。卫气与营气之间的正常运行与相互协调，是维护人体正常功能，不受外邪侵袭致病的重要前提。相反，如果感受外邪，影响营卫之间的正常运行，或导致营卫的功能不相协调，就会出现太阳中风证的一系列病理变化。这里的"营弱"就是指营阴不足，可以认为是正气不足；但"卫强"既不是生理性的卫气过多，也不是病理性的邪气盛实。太阳中风证是由于外感风邪，以发热、汗出、恶风、脉缓等为其病证特点。由于风邪的性质是升散开泄，伤及卫阳，以致卫阳虚而不能够固护肌表；又因为皮肤汗孔疏松，使营阴弱而不能内守，所以太阳中风证"营弱卫强"病机的实质，就是营与卫二者都虚。营与卫皆属人体的正气，外感风邪可以称之为邪气实，而"营弱卫强"只能言其正气虚，"卫强"绝非病理性的邪气实。"营弱卫强"提示太阳中风证营卫俱虚这一病机特点。第12条"阳浮而阴弱"与本条"营弱卫强"，都揭示了太阳中风的病机，参照12条就可以看出，"卫强"与"阳浮"，"营弱"与"阴弱"是同一病机概念。太阳中风之证虽由"营弱卫强"所致，但病机的主要方面在于"卫强"，所以"卫强"在太阳中风病机中有着重要的意义。

所谓的“卫强”，就是“阳浮”的另一种说法，它一方面揭示太阳中风证因风邪开泄，腠理疏松，卫阳被伤，不能够固护肌表而反浮越外泄，以致卫阳与营阴不相和谐。另一方面说明太阳中风证因卫阳浮越外泄，使卫阳生理上温煦功能失常导致病理性的发热症状，所以张仲景说“阳浮者热自发”。由于这种发热是卫阳浮越外泄的结果，其证候特点则表现为“翕翕发热”，就像体表覆盖一层羽毛的感觉。因此，“卫强”的涵义是跟“营弱”相对而言，实际是指卫阳被风邪所伤而浮越外泄，所以又称为“阳浮”，其实质属于卫阳的不足。病人汗出绵绵，是因为营阴与卫阳的不足，而营阴与卫阳的不足是机体感受风寒所导致，所以要祛除外来风邪，恢复机体的营卫和谐，应该用桂枝汤。

太阳表证出现发热、汗出的症状，应该是感受风邪为主的中风证，其病理本质是营阴不足、卫气浮散，营阴不能吸引卫阳，卫阳不能约束营阴，形成了营弱卫强的不协调状态，如果想要祛除风邪，制止汗出，就应该用桂枝汤进行治疗。

第二种情况是虽然经过了治疗，但治疗方法，包括用药、服药方法、护理方法等不当，尽管不当，可证候没有发生本质性变化，仍旧用桂枝汤进行治疗，或经过一些辅助的处理方法后，再用桂枝汤治疗。这种情况包含的条文有第 15 条、第 24 条、第 45 条等 3 条原文。

太阳表证的治疗，只有发汗解表才是正确的方法，如果采用其他方法，会使疾病发生变化。如果误用泻下的方法，可以造成两种结果，一是外表的风寒邪气，随着泻下的药力顺势入里，使表证变为里证；一是泻下的方法是祛除体内实邪的，本来体内没有实邪而使用泻下方法，白白的损伤体内正气，使原本为邪气侵袭的实证变成正气损伤的虚证。但并不是说每一个病人误下后都会出现上述变化，如果是体质比较好，或者是误下的药物力量不大，对机体的损伤不明显，证候也不一定会出现变化。

第 15 条说:“太阳病，下之，其气上冲者，可与桂枝汤，方用前法。若不上冲者，不得与之。”该条所说的“太阳病”，究竟是太阳中风，是太阳伤寒，还是太阳温病呢？根据《伤寒论·辨太阳病脉证并治上》的全部内容来看，除了第 1 ～ 11 条分别描述了太阳病的发病、分类、表现、传变以外，自第 12 条到 30 条基本都是有关太阳中风或者是桂枝汤证的相关内容，所以第 15 条所说的“太阳病”，也应该是太阳中风。本条是太阳中风误治后证候没有发生本质改变的一个明显例子。

那么既然是太阳中风，是表证，为什么会有人用泻下的方法治疗呢？这是因为太阳中风证气机运动的趋势是升散向外太过，在辨证的时候误认为汗出、发热、鼻鸣或者喘息是气机上逆而误用下法。太阳中风证原本见到发热、汗出、恶风、脉缓，其病理本质是气机的升降出入平衡失调，升、出太过而降、入不足，误用泻下的治疗方法，不仅没有达到调节降、入的目的，反而使原有的气机向上、向外运动太过的病理加重，增加了体内有气上冲的感觉，这仍旧是太阳中风的病理，所以可以仍旧采用桂枝汤以及桂枝汤的服药和护理方法进行治疗。如果没有出现气上冲的感觉或者变为气下沉的感觉，说明表证经过误下以后，原有的开泄太过的病机已经发生了变化，这时候就不能够再用桂枝汤进行治疗了。

对这一条的病理历代医家都有不同的看法。①认为误下之后，外邪虽然没有消散，但也没有随着泻下的药力内陷入里，仍旧是太阳中风表证，所以治疗仍旧用桂枝汤；②认为误下之后，表邪已经随着泻下的机会从表入里，同时表邪也没有因泻下而消除，表邪仍在，里气因误下而受到损伤，表里同时有病，表里同病以治疗表证为先，所以仍旧使用桂枝汤治疗；③认为病人体质比较健壮，误下之后，表邪仍旧存在，而正气非但没有损伤，反而激起正气奋起抗邪，使人体气机趋上向外，所以有一种气上冲的感觉，治疗时应该仍旧使用桂枝汤以帮助正气祛除邪气。

其实这三种说法都没有真正完全地说出本条的病机。第①种说法虽然说出了邪气没有随误下而入里的情况，但实际已经不是误下前的情况，虽然病机仍旧是升、出太过，但表现形式已经发生变化，机体为了消除误下造成的影响，其气机运动形式在汗出等症状的基础上增加了上冲的感觉。第②种说法认为表邪已经入里不符合临床实际，其症状没有邪气已经入里的表现，所以说这种说法是不正确的。第③种说法认为气上冲是误下之后正气抗邪的表现，更是没有道理，哪有误下之前正气不抗邪，反而误下之后正气奋起抗邪呢，那误下不就不是治疗错误了吗？其实误下之后症状有所变化，而病机重点仍旧是太阳中风的气机升、开太过，所以仍旧用桂枝汤调和营卫，和畅气机。如果误下之后，病人没有出现有气上冲的感觉，说明气机运动形式已经因为误下而变化，就不能再使用桂枝汤治疗了。

原文第 24 条说：“太阳病，初服桂枝汤，反烦不解者，先刺风池、风府，却与桂枝汤则愈。”太阳病应该是指太阳中风表证，用桂枝汤治疗，应该说是治疗正确，能够收到预期疗效，但病人反而增加了烦躁，这是什么原因呢？对此，历代医家有着多种不同的说法，有的说是风甚未散；有的说是邪郁太重；有的说是表寒里热；还有的说是已经成了太阳中风的变证。那么究竟是什么原因呢？

在第一章第二节中讲到了六经概念的问题，每一条经络都分为外、中、内三个部分，外即分布在体表的部分叫阳络，中指分布在体表深层的部分叫阴络，内指经络所连属的脏腑。这三者细分的话是三个部分，合起来则是一个统一的整体，外来的邪气可以侵袭外表的阳络部分，所形成的疾病即是表证，如果直接侵袭了经络所连属的脏腑，一般称作直中。邪气侵袭肌表的阳络，会通过经络通道向里到肌里的阴络，甚至进而到所连属的脏腑；也可以出现直接侵袭到脏腑，通过经络通道外出到体表的阳络；更可以同时侵袭肌表的阳络和肌里的阴络，这里涉及一个“经传”的全新概念，后面的章节中会详细剖析。

“太阳病，初服桂枝汤，反烦不解”就是停留在体表阳络的邪气已经随药力外出，而停留在肌里阴络的邪气不能够外散，服用桂枝汤后，受到药力的冲击，邪气无路外出，药力与邪气互相抗争，所以病人出现了烦躁不舒畅的感觉，这种烦不是因心神情志的改变而出现的烦，而是经气不舒畅所导致。

邪气停留在肌里阴络而发生了烦，相对于在皮毛的“经表证”，我们可以称其为“经里证”，为什么要先刺风池、风府呢？风池、风府是两个穴位的名称，都位于项部，一个是足少阳经的穴位，一个是督脉的穴位。我们从名字上就可以看出来，风池、风府是风藏居的地方，也是人体感受风邪的入口，所以风寒感冒一开始大多有项背强痛或者项背强几几。风邪侵袭了太阳经络，服用桂枝汤后反而增添了烦的症状，是风邪留滞太阳经络的深层肌里，出路不畅所致，所以针刺风池、风府，打开出口，以便邪气外散。

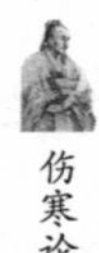

解铃还须系铃人，从哪里进来还从哪里出去，风邪是从颈项的风池、风府进来的，还让它从这里出去。一般而言灸法为补法，而刺法为泻法，采用针刺的方法可以泻邪。风池、风府虽然不是太阳经的穴位，但是太阳经循行经过的地方，与太阳经密切相关。太阳、阳明、少阳三阳经之间又存在一定关系。太阳有如门板，阳明有如门闩，而少阳则是门枢，具有一个开阖枢转的作用，只有少阳枢转流畅，三阳经才能发挥正常的功能。风池是少阳经的穴位，针刺风池就是调节少阳的枢转能力，有助于太阳向外驱逐邪气。而风府是督脉的穴位，又是太阳、阳维、督脉三条经络会合的地方，具有总督阳气的作用，针刺风府，激发阳经功能，以帮助祛除邪气。

出口打开了，经气通畅了，正气激发了，邪气就有了出路，此时再用桂枝汤解表发汗，就可以一举祛除停留在肌里的风邪，所以说“却与桂枝汤则愈”。

第 45 条说：“太阳病，先发汗不解，而复下之，脉浮者不愈。浮为在外，而反下之，故令不愈。今脉浮，故在外，当须解外则愈，宜桂枝汤。”这一条和第 15 条不同的是，第 15 条是误用泻下的方法治疗太阳表证，而本条是先用发汗的方法，接着又用泻下的方法，本来太阳表证用发汗方法治疗是正确的，但发汗的方法要恰当的用方、恰当的用药以及煎药的方法、服药的方法和服药以后护理的方法都要合适，才能达到预想的疗效，由于没有采用适当的发汗方法，疾病没有痊愈，接着又采用泻下的治疗方法，经过了先发汗，继而又泻下的两番折腾，疾病仍然没有痊愈，而且脉象仍见浮脉，说明邪气仍在体表，仍旧是太阳表证，这也是一个虽经误治而证候没有发生变化的病例，既然是太阳表证，也就有太阳表征的相关表现，就应该还采用发汗解表的治疗方法。条文中说“宜桂枝汤”，而没有说“桂枝汤主之”，是告诉我们经过发汗、泻下两番误治以后，虽仍是太阳表证，但要辨清是太阳表证中的哪一种。原文的语序有点紊乱，其重点是强调了以下四点：①脉浮的是表证；②表证不能泻下；③治疗表证发汗要得当；④治疗表证应该用桂枝汤。

第三种情况是太阳中风证经过治疗，证候发生了变化，兼有了另外的病变机制，这种情况属于变证，要根据证候的具体病理情况进行辨证论治，即所谓的“观其脉证，知犯何逆，随证治之”。太阳病篇的许多证候都属于这一类，之后将会逐一进行专题评说。

附原文：

15. 太阳病，下之，其气上冲者，可与桂枝汤，方用前法。若不上冲者，不得与之。

24. 太阳病，初服桂枝汤，反烦不解者，先刺风池、风府，却与桂枝汤则愈。

42. 太阳病，外证未解，脉浮弱者，当以汗解，宜桂枝汤。

44. 太阳病，外证未解，不可下也，下之为逆。欲解外者，宜桂枝汤。

45. 太阳病，先发汗不解，而复下之，脉浮者不愈。浮为在外，而反下之，故令不愈。今脉浮，故在外，当须解外则愈，宜桂枝汤。

第六节　治表解肌调营卫　治里补中和阴阳

——桂枝汤主治证及其禁忌

创新点：①桂枝汤既可治疗六经中风，尚可治疗其他众多病证，所以桂枝汤证不能等同于太阳中风证；②六经皆有中风，不唯太阳可有中风；③六经的经络分布既有皮表，也有肌里，还络属脏腑，所以既有经证，也有腑证；经证既有经表证，还有经里证；④阳明中风与太阳中风症状类似且重，是因为太阳主肌表，而阳明主肌肉的缘故；太阴中风是表里同病，既有太阴经经气的失常，也有太阴脾、肺的功能失常；⑤桂枝汤治疗杂病卫气不和的自汗出和发热汗出，其病机失常的表现方式并不相同，虽同是卫外不谐，但分别是卫气浮散和卫气聚集所致。

本章第四节提出了太阳中风证与桂枝汤证并不是一个概念，两者虽然有诸多相同的地方，但还是有区别的，表现在桂枝汤不仅可以治疗太阳中风，还可用于其他多种疾病和证候，综合起来看，桂枝汤的主治证包括以下几个方面：

①六经中风证，包括太阳中风、阳明中风、太阴中风等；

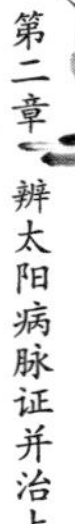

②伤寒（未知证候）误治后的救治；

③霍乱吐利停止后的善后调理；

④杂病的自汗证。

桂枝汤治疗太阳中风，包括太阳中风的原始证、误治后证候不变证，在本章第四节、第五节已经叙述过；治疗阳明中风，原文见第 234 条、第 240 条；治疗太阴中风，原文见第 276 条。

为什么桂枝汤能够治疗太阳中风、阳明中风、太阴中风，而不能治疗少阳中风、少阴中风、厥阴中风呢？这得从桂枝汤的药理作用说起。桂枝甘草辛甘化阳补卫阳兼补脾阳，茯苓桂枝白术甘草汤就是用桂枝甘草的甘温达到补益脾阳的作用；芍药大枣酸甘化阴益营阴兼养胃阴，后来清代的温病大家叶天士就以芍药、大枣和蜂蜜作为补养胃阴的首选必用药物。

太阴以阳虚湿多为主，阳明以津少燥热为主，外来邪气侵袭太阴经络，必伤及太阴阳气，既可以见到太阴经的中风表现，又会兼有太阴阳虚的病理；外来邪气侵袭阳明经络，必伤及阳明阴津，既可以见到阳明经中风的表现，又会见到阳明津亏的病理。用桂枝汤治疗太阴、阳明中风，就不只是单单的发散风寒邪气了，它包含了补益脾阳、滋生胃阴的功效。

用桂枝汤补卫阳益营阴、调和营卫，治疗太阳中风自然是很登对的治法和方药。而用桂枝汤治疗太阴中风和阳明中风，不仅能够祛除停留在经络的风寒邪气，还能够补益对应的内属脏腑，一个方子起到了治表兼治里的作用，一举两得。

第 234 条说："阳明病，脉迟，汗出多，微恶寒者，表未解也，可发汗，宜桂枝汤。""阳明病"，是说风寒邪气侵袭了阳明经络，这里可能有两个来路，一是风寒邪气在太阳经未能外散传递过来的；一是外来的风寒邪气直接侵袭了阳明经络。

太阳经是人身的藩篱，有着固护肌表，隔离外邪的作用，外来的邪气为什么能够隔着太阳经直接侵袭到了阳明经呢？

其实人体的六经（应该是左、右手、足各六条，共计 24 条经络）在体表各有分布的区域，比如阳经分布在背侧，阴经分布在腹侧等，外来邪气不可能只会侵犯太阳经分布的背部区域，而不会侵犯其他区域，只是太阳经分布的区域比较广泛且在背部，背部按照阴阳属性划分为阳位，其阳气比较薄弱，平时背部怕冷就是这个道理，所以外来邪气，尤其是风寒邪气最容易侵犯太阳经。但有时候风寒邪气也可以直接侵犯太阳经以外的其他经络，形成其他经的中风或者伤寒证候。

那么邪气直接侵袭了太阳经以外的其他经络，比如阳明、太阴等，所出现的证候还可以称作是表证吗？

因为历史的原因，对于表证的概念已经基本固定下来了，凡是疾病初期发热、恶寒、脉浮并见的才能称作表证。邪气侵犯了太阳以外的其他经络就不可能完整地体现上述表证现象，但也仍旧是表证，我们为了和传统的表证概念区分开来，应该把它称作“经表证”。前面已经提到过，经络有分布在体表的，也有分布在肌里的，还有连属到脏腑的，所以热病就可以分为经证和腑证，经证又可分为经表证、经里证。

所谓经表证，就是邪气一开始侵犯某一经络，疾病表现为病位相对偏浅，体现出体表经络经气功能失常的特征。

太阳中风见到“脉浮缓、汗出、恶风恶寒”，阳明中风见到“脉迟、汗出、恶寒”。阳明中风没有提到脉浮，并不说明阳明中风不是经表证，而是说明了阳明中风尽管是经表证，但其仍旧与太阳中风的表现有所不同，脉迟和汗出体现出了风邪散漫，向上、向外，升散、开泄的特征。营卫不仅分布在肌表，也分布在肌肉、腠理以及脏腑、四肢百骸，起到抗邪、固护、温煦、充养、司开阖的作用。邪气侵袭人体，首先是因为卫阳之气的质量不足，或者是功能，即敷布运行的失常，因而失去了抵抗外来邪气的力量；其次是邪气侵袭人体以后，卫气聚集而抗邪，就不能兼顾温煦，故而病人可以见到恶寒。

因为是外来邪气侵袭肌表，导致了营卫之气的失常，所以用桂枝汤驱散表邪，调和营卫。

第240条说：“病人烦热，汗出则解，又如疟状，日晡所发热者，属阳明也。脉实者，宜下之；脉浮虚者，宜发汗。下之与大承气汤，发汗宜桂枝汤。”“病人烦热，汗出则解”，有两种情况，一是表证发热，发汗以后邪气随汗出而外散；一是内热，汗出以后热随汗泄。不管是自己出汗，还是应用药物或者其他措施发汗，都有可能解除烦热的症状，所以说汗出则解。

如果又出现了像疟疾一样，都在“日晡所”（晡，音bū，包括日晡，即

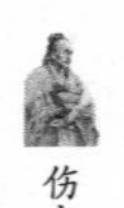

下午2点15分至下午3点45分；下晡，即下午3点45分至下午5点15分。日晡和下晡两个时段合称“日晡所”，即下午2点15分至下午5点15分）时分发热，有一定的规律，那么这就是病在阳明了。病在阳明为什么会出现午后二点至五点间有规律的发热呢？在本章第三节中谈到了六经病将要解除的时间，其中提到阳明病欲解时是申、酉、戌三个时辰，即是下午3点至9点的6个小时之间。一日之间，从凌晨3点到晚上9点，都是阳气主时的时间，如果把这一段时间用一段抛物线显示的话，可以将这段抛物线等分为三段，抛物线的起点到前三分之一的终点，就是凌晨3点到上午9点，是自然中一天阳气从初升逐渐到健旺的时候，人体六经中是少阳经主气的时候；抛物线的中间三分之一段，包括了抛物线的最高点，即上午9点到下午3点，是自然中一天阳气最旺的时候，人体六经中是太阳经主气的时候；而抛物线的后三分之一，即从下午3点到晚上9点，是自然中一天阳气从最旺向最低逐渐减少的时候，人体六经中是阳明经主气的时候（见图3）。

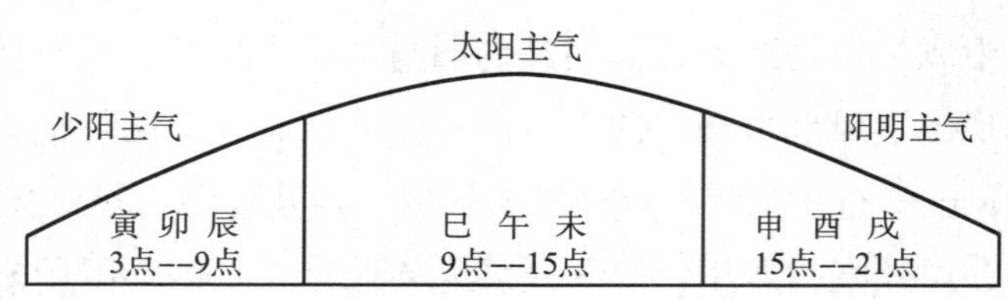

图3　自然及人体一日阳气消长盛衰示意图

阳明主气的申、酉、戌三个时辰中，申是阳明之气最旺的时辰，也就是从下午3点开始，而发潮热是“日晡所”，即下午2点15分到5点15分，发热的启动时间比阳明旺气开始时间稍早半个时辰，说明正邪交争的机制与经气旺盛有关，但并非与气旺时间完全重复，而是在气旺之前就开始了交争，而在气旺末期交争就先行结束了，所以“发潮热”是在“日晡所”（下午2点15分至下午5点15分）时分，而不是申、酉、戌三个阳明经气旺时辰（下午3点至下午9点）。

关于《伤寒论》中的“日晡”，大多医家及著作都笼统的解释为“下午申、酉时分”，虽然时间上并没有太大差别，但概念则截然不同。我们要了解"日晡"到底是哪一个时段，就要首先了解各种不同的纪时方法。纪时的方法有起源于埃及的十二时制，有开始于西周时期的十二时辰，还有形成于西汉的十六时段，它们是根据不同的自然现象或者是不同的习惯，对一昼夜进行等时划分，并形成作息制度。

十二时制起源于埃及，将从黄昏到黎明分为十二个小时，从黎明到黄昏也分为十二个小时。早期的罗马人一开始使用十二小时制是将全天平均的分为十二个小时，因此，一年中因白天和夜晚的长短不同，所以各天的长度是不尽相同的，还有将夜间分为三个小时的情况。这是因为在钟表发明之前，人们使用太阳作为计时工具，所以没有办法准确地划分时间。钟表被发明后，昼夜被划分为各十二个小时，而且其长度相等并固定下来，并不因为不同季节白天、夜晚的长短而改变，这就是现在的二十四小时制。

十二时辰，也称为十二地支，古人将木星运行一周的轨道，分成为十二个等份，木星的公转周期大约为十二年，所以中国古代用木星来纪年，称为"岁星"，后来又将这十二个部分命名，这就是"地支"。地支循环使用，一周期为 12 个，分别为子、丑、寅、卯、辰、巳、午、未、申、酉、戌、亥，经常与天干的甲、乙、丙、丁、戊、己、庚、辛、壬、癸配合使用，从甲子到癸亥，60 为一周期，成为一个花甲，用来记录年、月、日、时辰。所谓"生辰八字"即出生时刻的年、月、日和时辰的干支，共 8 个字，因以得名。

纪年时，每个地支对应一个属相，也叫十二生肖。纪月时，每个地支对应二十四节气自某节气（非中气）至下次节气，以交节时间决定起始的一个月期间，不是农历某月初一至月底。许多历书注明某阴历月对应某干支，只是近似而非全等对应。纪时时，每个地支对应固定的一段时间，称为一个时辰。中国古时把一昼夜分为十二段，每段叫作一个时辰，约合现在的两个小时。

十六时段是汉代以前依照进餐的时间，分划一昼夜为十六个时段。《白虎通德》说："诸侯三饭，卿大夫再饭。"按照当时的礼制，一般老百姓一日只能用两餐，而诸侯王公一般为一日三餐，中午饭更为隆重。历史资料里有"日中饱食"的记述，就是指三餐制的中餐。而天子的饮食，按礼制为每日四餐。根据皇帝一日四餐的时间，将一日划分为十六个时段，这十六个时段分别为：夜半、鸡鸣、辰时、平旦、日出、蚤时、食时、东中、日中、西中、晡时、下晡、日入、黄昏、夜食、人定。

《伤寒论》中的“日晡所发潮热”，就是指的十六个时段中的“晡时”和“下晡”。以日晡表示时间的文献还有《史记·吕太后本纪》载：“日晡时，遂击产，产走。”汉代应劭《风俗通·怪神·世间多有精物妖怪百端》中载：“日晡时到亭，勑前导人。”宋代周密《齐东野语·王宣子讨贼》中说：“乘日晡放饭少休时，遣亡命卒三十人持短兵以前。”《明史·丁汝夔传》中说：“癸未，群臣昧爽（拂晓、黎明）入。至日晡，帝始御奉天殿。”清代和邦额《夜谭随录·某太医》中说：“延者日积於门，非日晡不到病家。”

将现在的一日 24 小时划分为十六段，每个时段约为 90 分钟，所以日晡时段是下午 2 点 15 分至下午 3 点 45 分，下晡时段是下午 3 点 45 分至下午 5 点 15 分。

“日晡”是一个时段而不是一个时辰，虽然与十二地支计时的申时有所重叠，但并不是后世医家所说的申时。由于“日晡”时段（下午 2 点 15 分至下午 3 点 45 分）和“下晡”时段（下午 3 点 45 分至下午 5 点 15 分）是一天中温度最高，也就是阳气最旺的时段，人体的阳气最高涨的时段，故而能够与邪气相争，尤其是发热性疾病在这个时段发热就更为明显，被称作“日晡所潮热”。

“日晡所”的“所”，在这里是个虚词，即表示大约是日晡以后的一个时间段内。

临床上“日晡所发潮热”的疾病有很多，除了《伤寒论》中提到的阳明腑实证、结胸证、少阳气结证以外，尚有湿温、黄疸、风湿、虚劳等疾病也可见到潮热。所以说“日晡所”为一个约略时段，不仅仅是下午 2 点 15 分至下午 3 点 45 分，而是包括了“晡时”和“下晡”两个时段，约在下午 2 点 15 分至下午 5 点 15 分的三个小时之间。

分析《伤寒论》中提到“日晡所”的四处，即柴胡加芒硝汤证、大陷胸汤证各一处，大承气汤证两处，均为阳热实证，可得出以下结论：

潮热是阳明病的发热特征，但有潮热的并非都是阳明病，其他一类热证如结胸证、湿温、黄疸也可见到潮热，甚至并非实热证的少阳气结证、风湿、虚劳等疾病也可见到潮热。

阳明腑实证易见潮热，但阳明病见潮热也不一定就是腑实证，只要邪居阳明，不管其是否形成腑实证，都极有可能出现潮热，这是由阳明经的特点所决定的。所以阳明气郁证即使大便溏，也仍旧有可能发潮热。

所以，虽然十二时辰中的申时是下午 3 点到下午 5 点，而“日晡所”是下午 2 点 15 分到下午 5 点 15 分，时间相差并不明显，但绝不能将“日晡所”解释为申时，也更非一些医家所说的酉时，临床上也许区分并不明显，但概念上则一定要区分开来。

在临床上大凡日晡时分发热的其病多发生于阳明，被称之为“潮热”，潮热虽然也见于湿温、结胸、阴虚等病证中，但发热的时间与阳明的日晡有所区别，发热的程度也有所不同。

虽然笼统地说病在阳明，但也有病在经、病在腑的不同。如果脉象沉实有力，说明病在阳明之胃或者大肠，是有实邪停留，属于阳明腑实证，治疗应该用泻下的方法，用大承气汤泻下。如果是出现了浮虚的脉象，说明是风邪在阳明经络，属于阳明中风证，应该用发汗的方法，用桂枝汤进行治疗。

第 276 条说：“太阴病，脉浮者，可发汗，宜桂枝汤。”本条虽然叙述简单，但含义却比较深奥。太阴包括了手太阴肺经和足太阴脾经，太阴病既有可能是手太阴肺经有病，也有可能是足太阴脾经有病，还有可能是手、足太阴两经同时有病。

从脉象而言，太阴肺的主脉是浮脉，太阴脾的主脉是缓脉，所以“太阴病，脉浮”有可能是手太阴肺经感受风寒邪气，除了脉浮以外还应该见到发热、汗出、恶风寒等症状，尤其是肺经的症状如咳嗽、喘息、鼻鸣等。

那么手太阴肺经的中风与太阳经的中风区别在哪里呢？其实两者是不能够截然区分的。其一是因为太阳主一身之表，而肺外合皮毛，两者所统辖的是一个对象；其二是太阳之气只有靠肺的宣肃才能够分布到周身，起到藩篱的作用，所以太阳中风证有鼻鸣症状，而太阳伤寒证有咳嗽、喘息的症状。这些都说明太阴肺经与太阳经息息相关，在外感病这个层面上是要病都病，要痊愈都痊愈，这也不难理解为什么张仲景说“太阴病，脉浮者，可发汗，宜桂枝汤”了。因此，桂枝汤不仅治疗太阳中风，同样也可

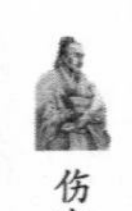

以治疗太阴中风，其药理作用仍旧是恢复营卫的质和量，调和营卫，调和阴阳，使人体因外来邪气而打乱的平衡恢复到正常状态。

前面提到太阴病既可以是手太阴肺经有病，也有可能是足太阴脾经有病，还有可能是手、足太阴两经同时有病。尽管说足太阴脾的主脉是缓脉，但外来邪气最初侵袭太阴脾经，经气聚拢向外抵抗邪气，不使邪气入里，有如军队保卫边境，不使敌军深入，拒敌人于边境线上，故而初期仍会见到浮脉，太阴脾经主脉本来就是缓脉，所以太阴中风脉象浮缓即在情理之中。

风性散漫开泄，脾主一身肌肉，脾经感受风邪，极有可能会出现汗出、恶寒，既然同样是见到了发热、汗出、恶风寒、脉浮缓，那和太阳中风的区别又在哪里呢？既然脾经受邪，肯定太阴脾经及其所连属的脾先有不足，脾胃协调主管饮食受纳、消化、吸收，脾的不足就会出现相关的功能低下，所以足太阴脾的中风除了一般中风的症状外，还可能有干呕、食欲不振、乏力、便溏等相关症状。用桂枝汤治疗足太阴脾经的中风，既能调和营卫、外散风寒，又能补益中焦、调和阴阳，是一方既兼治表里，又顾及经腑，与其说桂枝汤是太阳中风证的“首选方剂”，倒不如说是太阴中风证的“登对方剂”。

如果是外来邪气同时侵袭了手太阴肺经和足太阴脾经，同样用桂枝汤治疗，其道理就不言自明了。

桂枝汤的首要用途是治疗六经中风证，第二个用途是治疗外感病过程中的权宜之法。

第56条说：“伤寒不大便六七日，头痛有热者，与承气汤。其小便清者，知不在里，仍在表也，当须发汗。若头痛者必衄，宜桂枝汤。”本条条文的语序有点混乱，需要稍作调整，即后半段“其小便清者，知不在里，仍在表也，当须发汗。若头痛者，必衄。宜桂枝汤”应该改为“其小便清者，知不在里，仍在表也，当须发汗，宜桂枝汤。若头痛者，必衄”。外感病不大便六、七天之久，而且头痛、发热的症状仍在，究竟属于表证还是里证，需要细心辨证，而小便的清浊就成为辨证的关键所在。

若大便不通同时伴有蒸蒸发热、小便色黄，就是外邪传里化热，阳明燥热与糟粕互结，所以用小承气汤泻下清热。反之如果小便色清而无其他热象，应该是邪仍在表，所以应该发汗。

外感热病过程中，大便不通六、七天，同时见到头痛、发热，极有可能是邪气已经入里，进入到了阳明腑实，虽是阳明腑实，但尚未到燥结程度，可以给予小承气汤清热、降气、通大便。但如果病人小便清而不黄，说明并非内有燥热，即病根不在阳明，仍旧是属于表证，既然仍旧属于表证，就应该按照表证治疗，用发汗的方法，采用桂枝汤。

为什么采用桂枝汤而不用发汗力量更强的麻黄汤呢？因为外感病已经六、七天了，邪气存在的部位和性质都有可能发生了变化，此时不宜再用对付初感邪气时使用的强力发汗的方药，用桂枝汤治疗带有补救的意味，也是一种试探性的疗法。

如果服完桂枝汤后，病人出现了头痛的症状，那么这个病人接着一定会流鼻血，中医称作“衄血”或“鼻衄”。这是因为病人尽管有小便清而不黄的表现，但是属于邪气向热转化的档口，或者已经有热邪在内，桂枝汤毕竟是偏于发散风寒的辛温方剂，内有热而服用辛温方药，是以热助热，导致热邪过盛，血液流行加速，损伤毛细血管。因为鼻子内的血管数量最为丰富且管壁最为薄弱，所以首先表现出流鼻血的症状。

第 57 条原文说：“伤寒发汗已解，半日许复烦，脉浮数者，可更发汗，宜桂枝汤。”这里的“伤寒”二字，指的是外感热病的总称，也就是前面讲过的广义伤寒，可能是狭义伤寒，也可能是中风或者其他外感表证。经过正确的发汗以后，外感表证已经解除，但是过了半天多，病人又开始出现了烦的症状。这里的烦，只是一个代表性的症状，它可能包括了表证的一些基本表现，比如发热、头痛、汗出等。脉象见到浮数，浮脉说明病在表，而数脉说明有发热的情况。前面讲过脉搏的频数和发热的程度是成正比的，脉象见到数的情况，就极可能有发热的症状存在，浮数脉也进一步说明有表证。所以尽管原来是通过发汗解除表证的，现在仍旧可以再一次发汗，采用桂枝汤治疗。

此外，因为前面已经经过一次发汗治疗，不能够再用强力发汗。用桂枝汤调和营卫，有汗的能止汗，无汗的可发汗，起到一个双向调节作用，既能够解除表证，又不伤到人体的正气，这也是桂枝汤用于伤寒救治的权宜方法之一。

桂枝汤的第三个用途就是治疗杂病的自汗症，分为两种情况，一种是仅为自汗，一种是自汗并兼有发热。这两种情况不仅病机重点有所不同，而且用药的时机也不相同。

第 53 条说："病常自汗出者，此为荣气和，荣气和者，外不谐，以卫气不共荣气谐和故尔。以荣行脉中，卫行脉外。复发其汗，荣卫和则愈，宜桂枝汤。"

第 54 条说："病人脏无他病，时发热自汗出，而不愈者，此卫气不和也。先其时发汗则愈，宜桂枝汤。"

两条都提到了卫气不和，而且明确指出，是卫气不能谐和营气，卫气是怎么不能与营气谐和的呢？根据营卫之间的关系，卫气不能约束营气，可以出现卫气不能与营气谐和；营气不能吸引卫气，也可以出现营气不能与卫气谐和；营卫之间失去了相互约束和吸引，还可以出现营卫之间互不谐和。但营气属阴，细腻沉静，行于脉中比较稳定；而卫气属阳，彪悍滑利，行于脉外，极易浮散或集聚。

卫气浮散，不能约束营阴，不能固护肌表，不能职司开阖，即不能与营气谐和，从而导致营阴外泄，故而出现经常汗出，如第 53 条所说。

卫气集聚，聚不散，一则聚集而发热，二则不能约束营阴，不能固护肌表，不能职司开阖，从而也可导致营阴外泄，故而出现经常发热汗出，如第 54 条所说。

卫气浮散也好，卫气聚集也罢，都会失去其应有的功能，不能与营气谐和，只是浮散的可能不见发热，而聚集的就会出现发热。既然卫气出现了浮散和聚集两种截然不同的表现形式，那为什么用同一方剂——桂枝汤治疗呢？这是由桂枝汤的功能所决定的。桂枝汤有汗能止，无汗能发，既能调和营卫以解表，又能平补阴阳而和中，它的这种双向作用使它既能够汇拢浮散的卫气，又能够发散聚集的卫气。所以以上两条的自汗症，以及自汗发热症均用桂枝汤治疗。

而 54 条"先其时发汗"是指在发热汗出没有出现的时候服用桂枝汤，以疏散卫气，防止卫气聚集，达到使卫气与营气调和的目的，从而治疗发热汗出症。

桂枝汤虽然是一个用途广泛的方剂，但也有其禁忌证，其禁忌证归纳起来为如下四种：

其一，太阳病经过一而再、再而三的误治，已经不属于太阳病，甚至不是六经病，成为复杂多变的坏病时，不能够再使用桂枝汤进行治疗，如第16条。

其二，尽管是太阳病，但出现脉象浮紧、发热、不出汗的情况，即表实无汗的伤寒证，尽管桂枝汤也具有发汗的功能，但不能够使用桂枝汤治疗，如第16条。

其三，经常饮酒的人得了太阳中风证，不能用桂枝汤治疗。因为经常饮酒的人大多有湿热蕴积在体内，而桂枝汤属于甘温方剂，甘味生湿，温性增热，会使病人湿热更重，因而出现呕吐，如第17条。推而广之，大凡有湿热的人得了太阳中风证，均不能够用桂枝汤治疗。即使勉强可以使用桂枝汤，也要加入一些清热利湿的药物，以防止增加病人的湿热。

其四，服用桂枝汤出现呕吐的，接着会出现呕吐脓血，说明病人内有邪热，服用桂枝汤此温热方剂，使内热更盛，热盛伤血，血腐为脓，所以病人会吐脓血。提示凡是有内热的病人，罹患外感时用药要注意以清凉解表为法，或必须使用桂枝汤时，可酌情加入黄芩等清内热的药物，达到既能解表调和营卫的作用，又不至于增加体内的热邪的治疗目的。

附原文：

16. 太阳病三日，已发汗，若吐、若下、若温针，仍不解者，此为坏病，桂枝不中与之也。观其脉证，知犯何逆，随证治之。桂枝本为解肌，若其人脉浮紧，发热汗不出者，不可与之也。常须识此，勿令误也。

17. 若酒客病，不可与桂枝汤，得之则呕，以酒客不喜甘故也。

19. 凡服桂枝汤吐者，其后必吐脓血也。

53. 病常自汗出者，此为荣气和，荣气和者，外不谐，以卫气不共荣气谐和故尔。以荣行脉中，卫行脉外，复发其汗，荣卫和则愈，宜桂枝汤。

54. 病人脏无他病，时发热自汗，出而不愈者，此卫气不和也。先其时发汗则愈，宜桂枝汤。

56. 伤寒不大便六七日，头痛有热者，与承气汤。其小便清者，知不在里，仍在表也，当须发汗。若头痛者必衄，宜桂枝汤。

57. 伤寒发汗已解，半日许复烦，脉浮数者，可更发汗，宜桂枝汤。

234. 阳明病，脉迟，汗出多，微恶寒者，表未解也，可发汗，宜桂枝汤。

240. 病人烦热，汗出则解，又如疟状，日晡所发热者，属阳明也。脉实者，宜下之；脉浮虚者，宜发汗。下之与大承气汤，发汗宜桂枝汤。

276. 太阴病，脉浮者，可发汗，宜桂枝汤。

387. 吐利止，而身痛不休者，当消息和解其外，宜桂枝汤小和之。

第七节　兼证治疗抓病机　灵活运用桂枝剂

——太阳中风兼证的治疗

创新点：①太阳中风“项背强几几”（读作 qiāng ji ji），是邪阻经脉和汗多伤津、筋脉失养共同导致的结果，故用桂枝加葛根汤解表养津，舒缓筋脉。②如果人体阳气不足，津液过盛，筋脉受到浸渍，柔韧过度，弹性不足，就会出现瘫软乏力，湿气盛的病人即会如此，和动物皮筋浸泡后失去弹性一个道理。如果阳气过盛，阴津匮乏，则筋脉失于濡润，刚性有余，柔韧不足，就会出现拘急痉挛，就像动物皮筋风干太过有如干柴一般缩紧坚硬。③漏汗症用桂枝加附子汤，桂枝汤是纠正气津损伤的原因，加用附子是弥补汗出过多的结果，前者是“急则治其标”，后者是“缓则治其本”。④桂枝去芍药汤证是手少阴心阳受损，桂枝去芍药加附子汤证是手、足少阴心、肾阳气均受损伤。⑤“喘家作桂枝汤，加厚朴杏子佳”并非是太阳中风兼证，而是喘家罹患太阳中风的治疗措施。

疾病是人体正常功能紊乱、失常的表现，而人体又是一部极其复杂的精密仪器，各个部件之间存在着千丝万缕的联系，所以病证的表现也往往不是单一的。仅就太阳中风证而言，既会在患有太阳中风证时就已经有其他疾病存在，也会在治疗过程中出现了其他病变而太阳中风证仍在，这就形成了太阳中风证兼证。

所谓兼证，就是以太阳中风证为主，兼有病机和症状与太阳中风证不同的证候。因而在治疗时，也是在桂枝汤的基础上，根据兼证的病机适当加减用药。

《伤寒论·辨太阳病脉证并治上》中第 14 条说："太阳病，项背强几几，反汗出恶风者，桂枝加葛根汤主之。""项背强几几"说明筋脉拘急，而筋脉拘急多为寒邪收引所致，如果是寒邪侵犯人体，寒主收引，汗孔也将随之闭阻，应该是无汗的，在出现"项背强几几"的同时，又有汗出恶风，从表面现象上看拘急与汗出似乎不太吻合，所以说"反汗出恶风"。"项背强几几"的"强几几"读作 qiāng ji ji，是南阳一带的方言，当地人们对身体上似疼非疼，似痒非痒，拘急不舒，难以准确形容的情况，在名词的后面加一个"几几"来描述，譬如"疼几几""麻几几""酸几几""痒几几"等，也有说成"麻唧唧""痒唧唧"的，总之是没有实质性的具体含义，只是一个语气词罢了。宋金时期的医家成无已在他的《注解伤寒论》中，将"几几"注解为："几几者，伸颈之貌也。动则伸颈，摇身而行。项背强者，动则如之。"大意是说：几几，就是伸脖颈的样子，像小鸟一样走动时候伸缩脖颈，摇动身子，项背强的病人，活动时也是这个样子。成无已对"几几"的注释，其来源大概是《释音》对"几几"的解释："几，音殊，短羽鸟飞几几也。"自此后世其他医家大多将"几几"读作"殊殊（shū shū）"了。

成无已之所以如此解释"几几"，首先从读音而言，大概因为他是山东聊舍人，也就是现在的山东聊城人，那里的方言中，将"束束"或者"酥酥"作为形容词词尾，由于平舌音和翘舌音的习惯不同，经常会出现譬如说"强束束""麻酥酥"等口语；其二是古代的竹简、木简或者刻板印刷都不很规范，或者年久磨损，"几几"的挑钩不够明显，致使成无已将"几几"误认为"几几"，但所表达的意思则与项背强几几病人的表现比较相符，通常有项背强急不舒的病人，总想伸伸脖颈或者扭转脖颈几下，来缓解症状。虽然成无已的注解意思也符合该证的临床表现，但若从原意来看，读作"几几"更符合张仲景所处的语言环境，在理解含义的基础上，不妨两种读法并存。

太阳中风证出现项背强几几，究其原因，大致有外邪留滞和阴津不足两个方面。外来的风寒邪气侵袭太阳经络，可导致经气运行不畅而出现项

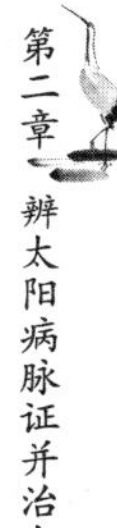

背强急，但中风证见于肌腠疏松、表虚不固的体质，其项背强急和伤寒证比较起来相对较轻，是以发热、汗出、恶风、脉缓为主要表现，此时首先提出项背强几几，可见是以项背强几几为主要症状。这就说明中风证出现了以项背强几几为主的症状，是因汗出过多而损伤了津液，津液不足导致筋脉失于濡养，因而使原本居于次要地位的项背强几几凸显出来。

治疗太阳中风兼项背强几几证，在桂枝汤解肌发表、调和营卫的基础上，加上既能生津又能升津的葛根，一方面补充因汗出而丢失的津液，另一方面提升下趋的津液上行，双管齐下，恢复筋脉的营养来源，以达到滋养筋脉、柔和经络治疗太阳中风兼项背强几几的目的。

第 20 条说："太阳病，发汗，遂漏不止，其人恶风，小便难，四肢微急，难以屈伸者，桂枝加附子汤主之。"太阳病分为经证和腑证，经证在表，不论是太阳伤寒、太阳中风，还是太阳温病，一般都用发汗的方法进行治疗，不过伤寒、中风是采用辛温发汗之法，而太阳温病采用辛凉解表之法。采用辛温发汗之法治疗太阳表寒证，不论是用麻黄汤还是用桂枝汤，其发汗的程度都是"遍身漐漐微似有汗者益佳，不可令如水流漓，病必不除"。就是说发汗要掌握"度"，潮潮的有汗就可以了，不能让病人大汗淋漓，如果出汗太多，不仅疾病不能痊愈，还会变生其他病证。

"太阳病，发汗，遂漏不止"，就是使病人出汗太多，导致汗孔疏松，不能闭合，汗就像漏水一样不能停止。因为汗液的产生是以人体的正常津液为源泉，津液属阴，经过人体阳气的蒸腾才化生成汗液，所以有汗液"生于阴而出于阳""阳加于阴谓之汗"的说法。人体的津液同时又是血液的组成部分，所以汗出过多会导致营血的减少，反过来大失血的病人也很少会大量出汗，这就是"夺汗者无血，夺血者无汗"的原因。

正常的发汗是给邪气一个外出的途径，但若发汗过度，不仅不能祛除邪气，反而损伤了人体的正气，包括营卫、气血。病人患太阳病本就可能有恶寒恶风，过度发汗后恶风的情况不仅没有消失反而加重，是汗多损伤了阳气，原有的卫阳之气不能温煦，加上汗多阳气的损伤不能温养，使恶风症状加重。这里的恶风的病机已经由原来的以正邪相争为重点转换为以阳气损伤为重点，同时邪气仍在。

人体气与津之间是可以相互化生的，即根据需要，津可以化成气补充气的不足，气也可以化成津维持津液的需求。由于过汗导致阳气和阴津的同时损伤，一则汗尿同源，都是津液所变化而来，汗多直接损伤了津液，使尿量减少；二则阳气虚导致人体气化功能的失常，使气津之间的互化停滞，也间接的减少了尿液的产生，所以就出现了小便难的症状。

人体筋脉不仅要靠津液的濡润，还要靠阳气的温养，津液的濡润保持和增加筋脉的柔性韧度，阳气的温养则维持筋脉的刚性弹力，阳气和津液充足，是筋脉正常发挥功能的两个必备条件。阳气根据其质量的差别分为清、浊两部分，其中清者就是阳气中精华部分，能够营养神智，使人思路清晰，精神旺盛；浊者就是稠厚部分，可以温养筋脉，使筋脉保持刚性弹力，即所谓的“阳气者，精则养神，柔则养筋”。如果阳气不足，水湿过盛，筋脉受到浸渍，柔韧过度，弹性不足，就会出现瘫软乏力，湿气盛的病人即会如此，和动物皮筋浸泡后失去弹性一个道理。如果阳气过盛，阴津匮乏，则筋脉失于濡润，刚性有余，柔韧不足，就会出现拘急痉挛，就像动物皮筋风干太过有如干柴一般缩紧坚硬。本证过多发汗，使阳气、阴津都受到损伤，筋脉不能得到正常的濡润和温养，所以出现四肢微急，难以屈伸。

治疗用桂枝加附子汤，是在桂枝汤的基础上加用附子，虽然汗出过多，但表邪仍在，营卫不和，仍以桂枝汤为主方。桂枝汤有汗能止，无汗能发，一则用其祛邪和营卫，二则用其止汗护阴津。妙在加附子一味，温补阳气。虽然阳气、阴津皆受损伤，但只先补阳气，其道理在于阳气无形，容易生成，阴津有形，难以化生，中医认为“无形之气，所当急固；有形之血，不可速生”，所以历来强调“养阳在养阴之上，补气在补血之先”，当阳气得到补偿而充足时，自然可以化生阴血。这就是作为阴阳两伤的本证，治疗时首重补阳气的道理。

用桂枝汤是纠正气津损伤的原因，加用附子是弥补汗出过多的结果，前者是“急则治其标”，后者是“缓则治其本”。太阳病以发汗解表为正确的治疗方法，如果误用泻下的方法就会出现意想不到的变证，由于各人的体质情况不同，所以同是误用泻下的治疗方法，其变化的结果可能截然相反。而且虽然都是误用泻下的治疗方法，有的病情会发生改变，而有的则不会发生改变；有的会在原有的病情基础上再增加一种病变，增加病变后

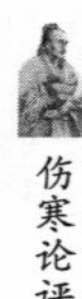

有的还以原来的表证为主，而有的则以新增加的病证为主。第 21 条“太阳病，下之后，脉促胸满者，桂枝去芍药汤主之”，就是误用泻下治疗后，太阳表证发生变化，表证已经非常轻微，而且手少阴心阳受到了损伤，心阳不足，对血液推动无力，胸中宗气难以正常敷布，所以出现了脉促、胸满的症状。本证与第 15 条“太阳病，下之后，其气上冲者，可与桂枝汤，方用前法”以及第 64 条“发汗过多，其人叉手自冒心，心下悸，欲得按者，桂枝甘草汤主之”两证同中有异，异中有同。

上述第 15 条和第 21 条都是由于太阳病误用泻下方法治疗，导致病情发生变化。尤其是太阳中风，其病机重点是以开泄为主，气机升、开太过，需要调和营卫气机，反而使用泻下方法治疗，使气机突然受到逆势重挫而下沉，但却不为下沉的力量所打压，仍可向上升、开，说明病机虽然表现方式发生改变，但运行趋势和方向没有变化，所以仍旧用桂枝汤调和营卫、和畅气机。而第 21 条太阳病误下以后，没有出现气机上冲的情况，而是胸中满闷不舒，并且脉象急促，说明心阳已经受到损伤，太阳表证已经向少阴里证转化，病变的重心已经大部分转移，心阳的不足上升到主要矛盾，而表证已经退居为次要矛盾，所以以桂枝汤减去芍药进行治疗，其实就是桂枝甘草汤加生姜、大枣，以桂枝、甘草辛甘化阳，以补益损伤的心阳；以生姜、大枣调和营卫，配合桂枝、甘草治疗尚且存在的轻微的太阳表证。

第 21 条和第 64 条虽然都是手少阴心阳的损伤，但第 21 条是误下所致，而第 64 条则是过汗所伤。因为“汗为心之液”，所以第 64 条是发汗过多，损伤了心阳，导致心阳不足，从症状看纯属手少阴里证，已经与太阳表证无关，所以治疗时用桂枝甘草汤温补心阳。

第 15、21、64 条三条，同是误治，但误治后呈现为表证、表里同病、里证三个不同层次，治疗时采用单纯解表、温补心阳兼和表、单纯温补心阳的不同方法。

紧接第 21 条后的第 22 条说：“若微寒者，桂枝去芍药加附子汤主之。”前一条是脉促、胸满，本条的微寒应该是脉微、恶寒。脉微、恶寒并不是脉促、胸满后出现的进一步发展，而是太阳病误用泻下方法治疗，可能会出现的另一种情况。第 21 条见脉促、胸满，是手少阴心阳损伤；第 22 条可能出现手、足少阴心、肾阳气均受到损伤，所以出现了脉微、恶寒。微脉体现了阳气的不足，鼓动力量的减小，所以李时珍在《濒湖脉学》歌诀中说：“微为阳弱细阴弱，细比于微略较粗。”恶寒已非单纯表证的恶寒，而是阳虚不能温煦所致，所以治疗时除了以桂枝去芍药汤温补心阳略兼和表外，还要加用熟附子温补肾阳，在温补肾阳的同时，也增强了桂枝、甘草温补心阳的力量。张仲景在《伤寒论》中，一般阳虚用熟附子温补阳气为主兼以驱寒，而寒盛则多用生附子祛除寒邪而兼以温阳。

同是太阳病误下，第 15 条的“下之，其气上冲者，可与桂枝汤”，而第 43 条则说：“太阳病，下之微喘者，表未解故也，桂枝加厚朴杏子汤主之。”“气上冲”和“微喘”从病机的趋势上看有些类似，都是气机向上的一种表现，但“气上冲”是病人因外感风寒邪气，气机过于开泄，向上、向外偏多而出现的一种主观感觉；“微喘”却是既有病人自觉气短而加快呼吸，也有他人能够观察到的病人的呼吸异常，是太阳病误下之后，体内气机上逆所致。

那么太阳中风本来是气机开泄太过，向上、向外偏多，泻下之后不是正好可以纠正气机向上、向外的偏颇吗？为什么又会出现了气机上逆呢？其实本证是误下之后，已从太阳表证转化为太阳与手太阴肺同病，部分邪气趁误下的趋势进入太阴肺经，扰乱了肺经气机宣发、肃降的平衡，因而使气机上逆出现了微喘。因为第 15 条仍旧是太阳中风表证，所以仍旧用桂枝汤及其煎服、护理的方法进行治疗。而第 43 条不仅有太阳中风表证，还有太阴肺气上逆，所以在桂枝汤的基础上加入能够宽中下气的厚朴，善降肺气的杏仁，以纠正手太阴肺经气机上逆的病理改变。

第 18 条说：“喘家作，桂枝汤加厚朴杏子佳。”对于本条原文的理解，要重视“家”“作”和“佳”三个字。在张仲景的《伤寒论》中，用“家”字计有 18 处，除去重复使用的三处“亡血虚家”外，共有 16 处，如“酒家”“风家”“呕家”等。这个“家”字多指素有、常年等意思，如“喘家”就是指那些患有喘息，经年累月不能痊愈的病人。

喘家患太阳中风，包括两种情况，一种是太阳中风引发喘息而形成的太阳中风兼喘息证，一种是虽然罹患太阳中风但没有引发原有喘息的单纯太阳中风证。所以不能把“喘家作”理解成就是太阳中风兼喘证。

本条所说的喘家患太阳中风并不是太阳中风兼喘息证，而是单指太阳

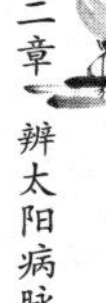

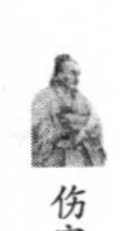

中风本证的治疗，即素有喘息的病人感受风寒邪气，罹患了太阳中风证。从原文中“佳”字来看，意味着病人的喘息宿疾并未被引发，因为如果已经引发喘息，治疗时就应该加入降逆治喘的药物，如桂枝加厚朴杏子汤，这是一般常识，而这里用“佳”字，是说最好加上厚朴、杏仁，提前预防喘证的发作。其目的在于防患未然，即在还未有引发原有的喘息病证时，提前加降逆治喘的厚朴、杏仁以防止太阳邪气入里，扰乱太阴肺气的升降，保持肺气的正常宣发与肃降，避免喘息的发生。

“喘家”的这种特殊体质状态是预防性的加用厚朴、杏仁两药的根据，所以原文不说“桂枝加厚朴杏子汤主之”，而说“桂枝汤加厚朴、杏子佳”。而且原文中第 43 条的桂枝加厚朴、杏子汤有药物名称、用量、炮制方法，而第 18 条既没有列出方名，更没有要加入的厚朴、杏仁两味药物的用量和炮制方法，可见第 18 条和第 43 条原文，一个是喘家罹患太阳中风证，最好于桂枝汤中加上厚朴、杏仁以防喘疾发作；一个是表证误下后所致气机上逆而喘，为平抑气机、肃降肺气，以桂枝加厚朴杏子汤治疗，含义有着本质上的区别。

太阳中风兼喘息之证与喘家患太阳中风之证，看似无异，实则不同。原文第 18 条的本意在于喘家患太阳中风，多数人因为本条原文放在《伤寒论·辨太阳病脉证并治上》中，所以误以为是太阳中风兼喘息证，混淆了新病外感与喘息旧疾的区别。

如果太阳中风已经引发了原有的喘息宿疾，用桂枝汤加厚朴、杏仁，也就是桂枝加厚朴杏子汤。同时临床上如见素有喘息病史的病人新患外感太阳中风证，不论其是否出现喘息的症状，均应在桂枝汤中加用厚朴和杏仁，以防新感引发喘息的痼疾，这就是这两条原文的临床意义。

中医认为“阳加于阴谓之汗”，“汗生于阴而出于阳”，“汗为心之液”；“血汗同源”，“夺血者无汗，夺汗者无血”。其大意是阳气蒸腾阴津生成了汗液，汗液是以阴津为源泉靠阳气蒸腾而出的；在人体五液中汗液是心的液体，血和汗同出一源，都是由阴津化生的，所以失血过多就不会有汗，而汗出过多也会使血液减少。因此，发汗太过不仅会损伤人体的阳气，也会损伤人体的阴血，因为营气为血中之气，所以阴血的不足，营阴就肯定也不足，或者叫营血不足。由于营阴的不足，使人体经脉、肌肉失于营养，就会出现身体疼痛，血少气虚不能鼓动脉搏，可见脉象沉迟。原文第 62 条说:“发汗后，身疼痛，脉沉迟者，桂枝加芍药生姜各一两人参三两新加汤主之。”即是发汗太过，损伤营血所致，治疗以桂枝汤调和营卫之气；加芍药有两个作用，一是用芍药补益营血，一是用芍药缓急止痛；加人参补益气阴，仍旧是遵循“补气在补血之先”的治疗原则，通过补气来帮助营血的化生；加生姜善走而不守，振奋阳气，鼓动脉搏，推动血行，使周身经脉肌肉及时均匀的得到营血的滋养。所以说，桂枝加芍药生姜各一两人参三两新加汤是一个调和营卫、补益气阴、振奋阳气、多措并举、毕其功于一役的方剂。

附原文:

14. 太阳病，项背强几几，反汗出恶风者，桂枝加葛根汤主之。

18. 喘家作，桂枝汤加厚朴杏子佳。

20. 太阳病，发汗，遂漏不止，其人恶风，小便难，四肢微急，难以屈伸者，桂枝加附子汤主之。

21. 太阳病，下之后，脉促胸满者，桂枝去芍药汤主之。

22. 若微寒者，桂枝去芍药加附子汤主之。

43. 太阳病，下之微喘者，表未解故也，桂枝加厚朴杏子汤主之。

62. 发汗后，身疼痛，脉沉迟者，桂枝加芍药生姜各一两人参三两新加汤主之。

第三章　辨太阳病脉证并治中

第一节　麻黄表实非同证　外感衄血营郁通

——太阳伤寒表实证·麻黄汤证·表证衄血

创新点：①太阳伤寒表实证不一定都要用麻黄汤发汗。麻黄汤所能够治疗的也不一定都是太阳伤寒表实证。太阳伤寒表实证和麻黄汤证并非是一个证候的两种表述。②太阳中风表虚证的病变机理是卫浮营泄，营卫不和，其病理特征是开泄太过；太阳伤寒表实证的病变机理就是卫闭营郁，营卫不通，其病理特征是闭合太过，不仅太阳经的经气不通，同时手太阴肺气也闭塞不通。③伤寒表实卫闭营郁的病人出现汗出是表闭已开，被郁闭的卫阳之气已经敷布，卫闭已开则营郁也随之而通；而出现流鼻血则是肺气已通，被郁闭的营阴已经通畅，营郁既通则卫闭也会随之而开；表闭开通可以同时通畅肺气，而肺气通畅也同样可以开散表闭。可见，汗出和流鼻血同样都是伤寒表实证将解的征兆。④同是太阳伤寒表实证，先服药后衄血是卫闭先开，营郁继通；先衄血后服药是营郁先通尔后再开卫闭；单单衄血而愈是营郁通而带动卫闭开。⑤麻黄汤并非仅用于太阳伤寒表实证，它同样可以用于外邪初袭的各经表证。麻黄汤是一个退热、解表的有效方剂，不一定局限于脉象浮紧的表实证患者使用，临床上只要是体质强壮、具有发热的外感风寒的病人均可以使用。

太阳伤寒证是太阳病表证的主要证候之一，治疗太阳伤寒证的主方是麻黄汤，所以有人将太阳伤寒证直接称为麻黄汤证，其实两者并不等同。太阳伤寒是以脉紧、无汗为审证要点的太阳表证，既有以麻黄汤为主进行治疗的，也有不用麻黄汤而痊愈的。麻黄汤所治疗的证候，除了太阳伤寒证，还有未见有脉紧、无汗，而仅见脉浮或者浮数的表证、二阳合病的喘而胸满以及阳明伤寒等证。

第35条说："太阳病，头痛，发热，身疼，腰痛，骨节疼痛，恶风，无汗而喘者，麻黄汤主之。"本条原文描述的证候既是太阳伤寒的正证，也是麻黄汤的主治证，后世医家把它称作"麻黄八症"，即头痛、发热、身疼、腰痛、骨节疼痛、恶风、无汗、喘八个症状。前面已经讲过，感受风寒邪气可出现中风与伤寒的不同，其关键因素是由病人的平素体质所决定的。平素体质健壮盛实，感受风寒邪气又重，机体的反应强烈，就会出现伤寒表实证。

原文中单独用到了"疼"和"痛"，也同时"疼痛"二者连用，其用意有着不同之处。用学术的语言来说，疼痛的定义包括两个方面，即痛觉和痛反应。痛觉主要指的是"疼"，是指躯体某一部分厌恶和不愉快的感觉，主要发生在大脑皮质。痛反应主要指的是"痛"，可能发生在中枢神经系统的各级水平，主要表现有屈肌反射、腹肌紧张程度增高、心率加快、外周血管收缩、血压升高、呼吸运动改变、瞳孔扩大、出汗、呻吟、恐惧、烦躁不安和痛苦表情等。痛的范围比较具体，而疼的范围比较宽泛。

简而言之，疼痛是机体受到伤害性刺激所引起的一种不愉快感觉和情感体验，疼是身体上的感觉，痛是心理上的感触。痛因七情所伤而有感，如孟郊《古兴》诗"痛玉不痛身，抱璞求所归"，偏重于情感理智；疼因皮肉骨伤有感，如白居易《缭绫》诗"丝细缲多女手疼，扎扎千声不盈尺"，偏重于身体。

太阳伤寒证既有头、腰等局部的痛，也有周身、所有骨节的疼，既有身体上实质性的感受，也有心理上的感受，所以张仲景既用到疼，也用到了痛。风寒邪气侵犯人体，导致卫闭营郁，卫闭和营郁的侧重点不同，所以表现出的症状也有所不同。

太阳主一身之表，是六经的外围，具有类似藩篱的作用，居三阳的表

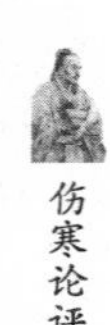

中之表，而手太阴肺经外合皮毛，又是太阳经气敷布的动力所在，所以虽说太阳伤寒表实证是以太阳经受邪后功能失常为主，但也与肺经息息相关。故太阳伤寒不仅有太阳经的相关病变，同时也有太阴肺经的相关病变。伤寒表实证卫闭多在太阳膀胱经，而营郁多在太阴肺经，在治疗时不仅要考虑到太阳经，也要考虑到太阴经。

卫气闭阻，运行敷布不畅而见发热，且也因其闭阻不畅，失去了正常的温煦功能，故而病人反觉怕冷恶寒。发热与恶寒两个症状在同一病人身上同一时间出现，看似矛盾，实则是卫气功能的生理与病理上的双重表现，即卫气生理上具有温煦、温养的功能，但因为敷布运行失常，其温煦功能降低或者缺失，所以病人怕冷，而闭阻的卫气郁而不散反而出现了病理性的发热。通俗地讲，由于卫气闭阻而发热，导致体温升高，病人从感觉上感到与自然的温度存在差别，所以就有怕冷的情况出现，体温越高，这种感觉上的差别就越大，怕冷的感觉就越严重，形成了发热和恶寒成正比的现象。且因为是病理性的怕冷，所以不能靠加盖衣被而缓解，尽管包裹了很厚重的衣被，也仍旧不能解除病人的恶寒症状。发热和恶寒两个症状是感冒病人的典型症状，尤其是风寒外感。但并不是所有的外感都会同时具备发热和恶寒两个症状，有发热不恶寒的，也有已发热或未发热而恶寒的。

由于卫气的闭阻，营阴也因而郁滞，营卫的郁滞导致经气的运行不畅，经气不通畅因而出现了头痛、身疼、腰痛、骨节疼痛，正所谓“不通则痛”。也还是因为卫气的闭阻不通所以出现无汗。关键的“喘”症提示病邪不仅在太阳经，也在太阴经，在太阴经主要是在太阴肺经，这与太阴肺经外合皮毛，主司汗孔开阖的生理功能有关。太阳伤寒以卫闭营郁为主要病机，整体气机的趋势是以闭合太过为特征，气机的闭合太过，势必影响到气机的升降，气机的升降失常，导致肺气的宣发肃降也跟着出现问题。所以外感除了发热、恶寒、疼痛等症状以外，还经常出现与太阴肺有关的症状，比如太阳中风会出现鼻鸣，太阳温病会出现咳嗽，太阳伤寒则会出现喘，这里的“喘”就是由于卫闭营郁而致气机失常，肺气不能正常宣发所导致，太阳表闭是因，太阴气逆是果。一般而言，表实的喘，多为表闭肺气不宣；而里虚的喘，多为肺气不降或肾不纳气。

既然太阳伤寒证的病机是以闭合太过为主，治疗时就应该以开腠发汗为法，同时调理整体气机，宣降肺气。治疗太阳伤寒以麻黄汤为主方，桂枝配合麻黄，以开腠理发汗为主，重点在于开通郁闭的营卫之气；杏仁配合麻黄，以宣降肺气为主，重点在于调理升降失常的气机；炙甘草调和诸药，固护脾胃。麻黄汤的服药注意事项与桂枝汤基本相同，只是不需要喝热稀粥，仍取微似有汗为宜，同样不能令病人大汗流漓。

第 36 条说："太阳与阳明合病，喘而胸满者，不可下，宜麻黄汤。"既然是太阳与阳明合病，就可能会具有太阳病和阳明病的症状表现，本条提到了"喘而胸满"，并提示"不可下"，是怕学艺不精的人看到喘和满并存，误认为是里实证而错用下法。这里的太阳与阳明合病，无论是太阳或者是阳明，都是被寒邪所伤，太阳伤寒可见头身疼痛、发热恶寒，而第 190 条提到"阳明病，若能食，名中风，不能食，名中寒"，正因为有了喘、胸满，加上不能食，很容易被误诊为内实证而用下法，所以张仲景直言"不可下"。

这里的喘和胸满两个症状虽然简单，但其病变机理却比较复杂，它们是太阳经、太阴经、阳明经三者病变的共同反映。邪侵太阳经，是表气闭塞，卫闭营郁；同时也损伤了太阴经，阻遏了人体气机，使肺气宣发失常；寒邪中于阳明经，使胃气和大肠的通降功能失常，又进一步影响到了肺气的宣降，三者的同时失常，致使气机的不畅，壅遏于胸腔，导致胸满和喘。总的病机仍旧是人体气机闭合太过，所以还应该用麻黄汤宣畅气机，通过解表开腠而使气机通畅，所以张仲景说"宜麻黄汤"。

第 37 条说："太阳病，十日以去，脉浮细而嗜卧者，外已解也。设胸满胁痛者，与小柴胡汤；脉但浮者，与麻黄汤。"太阳病过了十来天，可能有如下几种结果：病已痊愈、原病仍在、变生他病。本条就全面反映了这三种情况。出现脉象浮中见细，细脉多为邪退病轻的脉象，同时病人表现为困倦想睡，而这种嗜睡又不是昏迷或者昏昏欲睡，是大邪去后急于恢复体力的一种表现，所以说是一种表证已经解除的好征兆；但表证十来天后出现了胸满、胁痛，这时病已经不在太阳了，而是已经传入少阳了，病邪传入少阳，就需要按照少阳病来进行治疗，所以给予小柴胡汤，这个在后面的少阳病中会详细解析，这里就不再赘述了；如果脉象仍旧是浮或者浮紧，同时还有发热恶寒、无汗、头身疼痛等症状，说明尽管已经过了十来天，

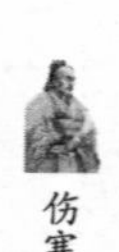

但邪气既没有外散，也没有入里发生变化，仍旧相持在太阳之表，仍旧是太阳伤寒证，可以用麻黄汤进行治疗。

第46条、第47条和第55条三条原文，有着不同的表现而又有密切的联系，这三条原文所描述的病证虽然都是太阳伤寒表实证，而且都有流鼻血（衄血），但分为三种情况：一种是太阳伤寒表实证用麻黄汤治疗后出现流鼻血，流鼻血后病愈；一种是太阳伤寒表实证未服用药物，自己流鼻血后病愈；第三种是太阳伤寒表实证，自己流鼻血后未愈，又通过服用麻黄汤治疗而病愈。

太阳伤寒表实证和流鼻血有什么关系呢？为什么会出现流鼻血呢？流鼻血与病愈之间又是什么关系呢？

太阳中风表虚证的病变机理是卫浮营泄，营卫不和，其病理特征是开泄太过；太阳伤寒表实证的病变机理是卫闭营郁，营卫不通，其病理特征是闭合太过，不仅是太阳经的经气不通，同时手太阴肺气也闭塞不通。对于闭合太过的就要开闭发散，疏通营卫。伤寒表实卫闭营郁的病人出现汗出是表闭已开，被郁闭的卫阳之气已经敷布，卫闭已开则营郁也随之而通；而出现流鼻血则是肺气已通，被郁闭的营阴已经通畅，营郁既通则卫闭也会随之而开。表闭开通，可以同时通畅肺气；而肺气通畅也同样可以开散表闭。可见汗出和流鼻血同样都是伤寒表实证将解的征兆。

原文第46条的“太阳病，脉浮紧，无汗发热，身疼痛”，是太阳伤寒的标准证候表现，应该用麻黄汤发汗解表，但是如果失于治疗或者治疗不当，“八九日不解，表证仍在”的，说明病情没有发生变化，还仍旧是太阳伤寒表实证，所以“此当发其汗……麻黄汤主之”。按照常规，太阳伤寒表实证服用麻黄汤以后，应该周身漐漐微似有汗而病证也随之痊愈，但出现了“服药已微除，其人发烦目瞑，剧者必衄，衄乃解”的情况，服药已微除，应该是服完麻黄汤后，邪气祛除了一部分，但离疾病痊愈的距离尚远。而且病人服药后出现了烦躁、头晕眼黑的情况，这是服药后的一种反应，古书上就有“药弗瞑眩，厥疾弗瘳”的说法，就是说如果服完药，没有出现头晕眼黑的反应，那么严重的疾病就不一定会痊愈，但这并不是说所有的疾病都会出现这种反应。如果服药后的反应比较重，就会出现流鼻血的现象，如果这时出现了流鼻血的现象，那么疾病就可能要痊愈了。

"衄乃解"意思是说出现了流鼻血，疾病就可痊愈了，这里的衄，是营郁通畅的一种征兆，是太阴肺经的气机通畅，肺气宣发恢复正常，借其外窍鼻孔而通达，就如太阳借汗孔出汗以开卫闭一样，太阴借鼻窍出血以通营郁，这也是后人将伤寒表实证流鼻血说成是"红汗"的原因。

该条原文中的"所以然者，阳气重故也"，是对"其人发烦目瞑，剧者必衄，衄乃解"的注释。"阳气重"是说该病例是邪气重、正气未伤、病程较久、卫闭营郁的较为厉害，所以服用麻黄汤后会出现流鼻血的情况。最后一句是一种倒装的笔法，其实这句"麻黄汤主之"应该放在"此当发其汗"后面。

第47条说："太阳病，脉浮紧，发热，身无汗，自衄者愈。"太阳伤寒表实证，出现了流鼻血，且在流鼻血后未经药物治疗自行痊愈。第55条说："伤寒脉浮紧，不发汗，因致衄者，麻黄汤主之。"是太阳伤寒表实证出现了流鼻血，表实证未因流鼻血而痊愈，仍旧采用麻黄汤发汗解表治疗。

之所以会出现服麻黄汤发汗后再流鼻血痊愈、流鼻血后再服麻黄汤发汗痊愈以及只流鼻血就痊愈的三种不同情况，仍旧是卫闭、营郁的程度和开通的时机问题。而在临床上伤寒表实证出现流鼻血也还是特例，伤寒表实证出现流鼻血的情况并不常见。

先服麻黄汤，邪气微除，卫闭的情况有所缓解，但营郁仍旧严重而未通，所以有发烦、目瞑、流鼻血的情况出现。而流鼻血后营郁才通，所以病证痊愈，即服药后卫闭先开，流鼻血则使营郁继而畅通。

先流鼻血，使营郁有所通畅，但卫闭的情况尚未改善，所以疾病没有痊愈，为开卫闭，仍旧需要服用麻黄汤发汗，才能够使疾病痊愈。

单单出现流鼻血就使太阳伤寒表实证痊愈，是营郁的畅通带动了卫闭的开散。就像大多数的伤寒表实证只服用麻黄汤即可痊愈，与开卫闭带动了营郁的畅通道理一样，卫闭和营郁一通都通。

简单地说就是，先服药后衄血而愈，是卫闭先开，营郁继通；先衄血后服药而愈，是营郁先通，尔后开卫闭。单单衄血而愈是营郁通而带动卫闭开。

第51条说："脉浮者，病在表，可发汗，宜麻黄汤。"第52条说："脉浮而数者，可发汗，宜麻黄汤。"第232条说："脉但浮，无余症者，与麻黄

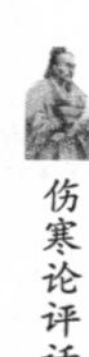

汤。”三条仅有脉象而径直使用麻黄汤治疗，且脉象但浮或者浮数而无其他症状，说明麻黄汤所主治的并非都是具有发热恶寒、头身疼痛、无汗而喘、脉象浮紧的“伤寒表实证”。

脉浮或者浮数可以推断为邪气在表且有发热，所以用麻黄汤解表。麻黄汤是一个退热、解表的有效方剂，不一定局限于脉象浮紧的表证患者，临床上只要是体质强壮、具有发热的外感风寒的病人均可以使用。但要注意“如桂枝法将息”，就是不需要喝热稀粥。其他的按照服用桂枝汤的服药后护理原则进行调护，不能够让病人大汗淋漓，只能是保持在微微似有汗出的程度，否则会产生一些预料不到的变证。

麻黄汤不仅用于太阳伤寒表实证的治疗，还可以用于阳明中寒证的治疗。其实六经皆有伤寒和中风，但因各经的生理特性不同，所以同样是被寒邪或者风邪所伤，除太阳经外，其他经的表现都很短暂或者症状不很典型。这是因为太阳经为六经之表，是人体的藩篱，所以外邪来侵的时候，太阳经气在体表固护并抗邪，具有一个或短或长的相持阶段，所以就形成了一个病因、症状、体征、舌苔、脉象以及病机等证素比较完整的证候；而其他经在感受外来邪气后，变化较快或者传递迅速，使症状不够明显，证候也不很典型，临床上见到的机会较少，所以在《伤寒论》的原文中反映的也比较少。但六经的中风、伤寒是一个客观存在的事实，不能因为原文中记载的少就怀疑其他经中风、伤寒存在的可能性。如第189条、190条和191条说的就是阳明的中风和伤寒；第264条说的是少阳中风；第276条说的是太阴中风等。

《伤寒论·辨阳明病脉证并治》第235条说：“阳明病，脉浮，无汗而喘者，发汗则愈，宜麻黄汤。”阳明经居于太阳的里面，是三阳经的最里层，所以阳明病应该是里证，而条文中说“脉浮”，可见浮脉未必都是太阳表证。这里的“脉浮”有两层意思：一是发热的代名词，因发热时多见浮脉；二是阳明虽属里证，但阳明经表感受风寒而成经表证，可见浮脉。汗出是阳明病的特殊表现，所以阳明病篇第182条条文中提到“身热，汗自出，不恶寒，反恶热也”，本条原文不仅没有说“不恶寒”，而且明确说是“无汗”而不是汗自出，且兼喘，说明有经表闭郁的病理存在。经表闭郁就是第183条提到的“虽得之一日，恶寒将自罢，即自汗出而恶热也”的前期，是邪气刚刚侵入阳明经，仍在阳明经表，尚未入里，属于“阳明伤寒”。手阳明大肠经又与手太阴肺经首尾相连，互为表里，所以邪侵阳明经，使经气运行失常，又影响到肺，致使肺气不能宣发，津液难以敷布，因而出现无汗而喘。既是外来邪气初入阳明经，就可以采用麻黄汤发汗治疗，驱散外来的寒邪。所以说，麻黄汤并非仅用于太阳伤寒表证，同样可以用于外邪初袭的各经表证。

附原文：

35. 太阳病，头痛，发热，身疼，腰痛，骨节疼痛，恶风，无汗而喘者，麻黄汤主之。

36. 太阳与阳明合病，喘而胸满者，不可下，宜麻黄汤。

37. 太阳病，十日以去，脉浮细而嗜卧者，外已解也。设胸满胁痛者，与小柴胡汤；脉但浮者，与麻黄汤。

46. 太阳病，脉浮紧，无汗发热，身疼痛，八九日不解，表证仍在，此当发其汗。服药已微除，其人发烦目瞑，剧者必衄，衄乃解，所以然者，阳气重故也。麻黄汤主之。

47. 太阳病，脉浮紧，发热，身无汗，自衄者愈。

51. 脉浮者，病在表，可发汗，宜麻黄汤。

52. 脉浮而数者，可发汗，宜麻黄汤。

55. 伤寒脉浮紧，不发汗，因致衄者，麻黄汤主之。

232. 脉但浮，无余症者，与麻黄汤。若不尿，腹满加哕者，不治。

235. 阳明病，脉浮，无汗而喘者，发汗则愈，宜麻黄汤。

第二节　升降反作可挽舟　表寒里热分离合

——表实证兼证的证治

创新点：①治疗太阳阳明合病下利，用葛根汤一则以桂枝汤加麻黄，和营卫散风寒于外，一则以葛根升提津液于上，风寒外散就可以恢复机体的气机升降，津液上升可以使下利停止。伤寒脉浮紧、中风脉浮缓是指一般情况下的常态，而中风脉浮紧、伤寒脉浮缓是特殊情况下的变态。脉象不仅仅表现出正常证候的本质，也表现出病理的自身改变。②随着时间的迁延和病程的进展，外来之寒若不及时发散，则会因其内敛的特性而渐次入里；内生之热若不及时消解，则会因其外向的特性而陆续出表。入里之寒与出表之热相遇且交融，寒热相合，性质发生改变，程度逐渐减轻，虽仍旧是外寒内热的证候，但其临床表现则大有不同。③小青龙汤证微利用荛花，以芫花代荛花是错误的，荛花在小青龙汤加减法中治疗“微利”，是取其“利水道”的作用，起到利小便而实大便的效果。④肺气不宣的气喘要用麻黄，而肺气不降的气喘要用杏仁，肺气的宣发和肃降同时失常就要麻黄和杏仁同时使用。⑤服用小青龙汤后的口渴只是暂时的，是病理之水——饮邪的消失和生理之水——津液的化生中间的一个空档期，随着饮邪的祛除，津液的逐步化生，口渴的症状就会随之消失，是小青龙汤发挥作用的表现之一。

太阳伤寒以卫闭营郁为主要病机，整体气机的趋势是以闭合太过为特征，气机的闭合太过，势必影响到气机的升降，气机的升降失常，既可以表现为不能正常的开阖，也可表现为不能正常的升降。太阳伤寒表实证气机升降失常的病理，可以导致多种不同的表现，包括：

①气机闭合太过，开泄不足而出现的无汗；

②气机闭阻，营阴郁滞而导致的周身疼痛；

③气机不畅，经脉不舒而引起的项背强几几；

④气机闭阻，升降失常，当升反降，津液下流的下利；

⑤气机闭阻，升降失常，当降反升，胃气上逆的呕吐；

⑥气机闭阻，肺气失于宣降的咳喘。

第31条所说的“太阳病，项背强几几，无汗恶风，葛根汤主之”，就是由于太阳伤寒，气机闭阻，经脉不舒所致的表实兼证。“项背强几几”说明筋脉拘急，而筋脉拘急多为寒邪收引所致，寒邪侵犯人体，寒主收引，汗孔也将随之闭阻，故而无汗。

太阳病出现项背强几几，究其原因，大致有外邪留滞和阴津不足两个方面，外来的风寒邪气侵袭太阳经络，可导致经气运行不畅而出现项背强几几，同时也兼有津液的损伤。

治疗太阳伤寒兼项背强几几，不是麻黄汤加葛根，而是桂枝汤加葛根、麻黄。治疗太阳中风兼项背强几几是在桂枝汤的基础上加入葛根，如果按照同样道理，那么治疗太阳伤寒兼项背强几几就应该用麻黄汤加上葛根，而张仲景治疗太阳伤寒兼项背强几几是桂枝汤加上葛根和麻黄，其道理是仍旧以桂枝汤舒畅卫气，补益营阴，同时加上麻黄，增加桂枝汤发散风寒的力量，既不同于单用麻黄汤过于辛散，又兼桂枝汤的调卫补营。加上既能生津又能升津的葛根，一方面补充因汗出而丢失的津液，另一方面提升下趋的津液上行，双管齐下，恢复筋脉的营养来源，以达到滋养筋脉、柔和经络治疗太阳伤寒兼项背强几几的作用。

如果太阳、阳明两经同时受邪而病，其表现不仅具有太阳伤寒表证的症状，同时也会有阳明胃肠的症状。太阳伤寒，本来就是邪气闭表，开阖不利，气机的升降失常，再兼阳明受邪，气机更加紊乱，升降失常，甚则反作，当升反降，当降反升，胃肠传导失职，气津下流，即见自下利不止；胃气上逆则见但呕不止。《伤寒论》原文第 32 条“太阳与阳明合病者，必自下利，葛根汤主之”，第 33 条“太阳与阳明合病，不下利但呕者，葛根加半夏汤主之”，即是太阳、阳明两经合病而出现表证兼有下利、呕吐的症状。

治疗太阳阳明合病下利，用葛根汤一则以桂枝汤加麻黄，和营卫散风寒于外，一则以葛根升提津液于上，风寒外散就可以恢复机体的气机升降，津液上升可以使下利停止。如果不见下利而仅见呕吐，仍旧是气机失常所致，故在用葛根汤治本的基础上，加入半夏降逆止呕。

在《伤寒论》中，多次提到“下利”一词，虽然包含了现在所说的泄泻和痢疾两种疾病，但绝大部分是指的泄泻，太阳、阳明合病的下利即是泄泻，类似于现代医学所说的肠胃型感冒。

用葛根汤治疗太阳、阳明合病的下利，后世将这种治疗方法称作“逆流挽舟”，意思就是在逆水的情况下把舟船拉向上游，形象地说明了葛根汤治疗太阳、阳明合病的两层含义，即一是将已经从表入里的风寒之邪，重新将其从里发散于外，自表而出；二是通过提升作用将下趋的津液向上升提，从而达到止泻的目的。药物作用的方向与邪气入里的方向相反，以及

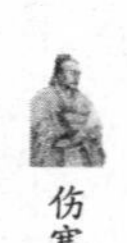

津液下趋的病理相反，因而称其为“逆流挽舟”。

在太阳伤寒表实证的兼证中，最典型的莫过于大青龙汤证了。大青龙汤证被俗称为“客寒包火”证，但在有关大青龙汤证的两条条文叙述中，出现了截然不同的临床表现，虽然用方一致，但脉象、症状、鉴别、治法都不一样。

在《伤寒论》中大青龙汤证凡两见，一者为中风脉浮紧，见身疼痛，不汗出而烦躁等症，以大青龙汤主之。如第38条说：“太阳中风，脉浮紧，发热恶寒，身疼痛，不汗出而烦躁者，大青龙汤主之。若脉微弱，汗出恶风者，不可服之，服之则厥逆，筋惕肉瞤，此为逆也。”二者为伤寒脉浮缓，见身不疼但重，乍有轻时等症，以大青龙汤发之。如第39条说：“伤寒脉浮缓，身不疼，但重，乍有轻时，无少阴证者，大青龙汤发之。”

从文字表述可以看出，前者病程短、病情重、病位浅、体质盛，正因为体质盛实，感邪初期，所以正邪的交争就比较剧烈，体现的病情也比较重。而后者则病程久、病情轻、病位深、体质弱，由于病程较久，邪气有所减弱，加之体质稍差，正邪相争的程度也相对较轻，寒热不同性质的病邪随着时间的迁延，逐渐交融和抵消，所以病情表现也比较轻浅。但从本质上讲，也只是“质相同而度不同”，并从证候表现上可以看出，外寒内热的分离和融合过程。

第38条里“客寒包火”的寒是外感寒邪，寒自外来，而热是内热，是体内自己生成的热。所感之寒本为病因，但作用于机体后，完成了病因向病机转变的过程，此时的外寒，已是偏于体表的病理之寒。由于初感寒邪，来自外部的寒邪和产生自体内的热邪尚未相遇，外寒和内热呈分离状态，尚未出现融合状态，所以外寒和内热作为病理，各自体现出不同的临床特征，因而出现了外见寒象、内现热象的截然不同的症状。

外寒见发热、恶寒、身疼痛，无汗，脉浮紧；因体质盛实，初得新病，外寒内热分离，寒偏于表，卫气闭郁，见发热、恶寒、无汗；寒主收引，性凝敛，寒盛致使经气不利，筋脉收引，营阴郁滞，故可见头痛、身痛、腰痛、骨节痛、浑身皆痛的身疼痛症状以及脉现紧象。

热自内生，郁而未散，寒尚在表，未及入里，寒热尚未交融，故出现内热扰乱心神，导致烦躁不安、舌红苔薄黄。需要提出的是，这里的烦躁不仅仅是内热盛扰乱心神的原因，还有内热被外寒包裹而欲外散且不能，热郁而求伸不得所导致。

之所以在同一证候中出现寒热两种截然不同的表现，在于外来之寒与内生之热尚未交融，各自影响机体产生不同的病理改变，是寒热分离的具体表现。

随着时间的迁延和病程的进展，外来之寒若不及时发散，则会因其内敛的特性而渐次入里；而内生之热若不及时消解，则会因其外向的特性而陆续出表。入里之寒与出表之热相遇且交融，寒热相合，性质发生改变，程度逐渐减轻，虽仍旧是外寒内热的证候，但其临床表现则大有不同，故大青龙汤证又有身不疼但重、乍有轻时、脉浮缓的临床表现。

身不疼，但重，乍有轻时是寒尚在表未能外散，时日一长，外寒势必入里，而内热势必出表，寒热相遇，相互交争，相互交融，相互抵减，则寒、热分别减弱，以身疼痛为主要表现的临床见症就发生变化，而内热外寒之气相互交阻，使气机运行不畅，因而出现身重。寒热交争的过程中，寒、热的程度不会一直势均力敌，会出现寒胜、热胜的相互交替，寒胜时虽主收引，致气机运行不畅，但不至于引起疼痛，故而表现为身重；热胜时气机不畅状况得以缓解，故而出现身重的乍有轻时。虽然热盛伤气可以导致身重，但本证的热邪尚不至于达到伤气而致身重的程度，故认为本证的身重是寒热交阻肌肉腠理所致。

脉浮缓指脉搏柔缓，与紧张有力相对，提示病程久、邪气减、体质弱、随着病程的延长，外寒渐次入里，内热渐次出表，外寒内热聚于肌肉腠理，外寒减轻，脉象不再出现紧张有力，而是和缓之象。

正因为同一证候出现两种临床表现，故对其治疗也不尽相同。表寒里热，寒热分离以大青龙汤主之，寒热相合以大青龙汤发之。主之，有强夺之意，直折病邪；发之，有顺应之势，顺应病邪趋势，达到除邪治病的目的。“主之”所指为大青龙汤的完整证候，是登对之证。而“发之”则是顺应“病势”，既散渐次入里的外邪，又散意欲外出的里热。方药虽然相同，但药物用量及服药方法应该有别，寒、热分离者，以大青龙汤之麻黄汤开腠发汗散寒，以大剂量石膏借麻黄之性宣散郁热；而寒热相合者则要减轻大青龙汤的分量，且不宜顿服而应陆续服用，以减缓药力，分离寒热，峻

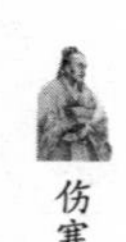

药缓图，达到散寒除热的目的。

条文中提到中风脉浮紧、伤寒脉浮缓，与一般的伤寒脉浮紧、中风脉浮缓似乎有点矛盾。其实张仲景在这里除了提示我们脉象与证候都是相对而言，并非是一对一的，还提示随着病情的变化、时间的迁延，脉象和症状都可能会发生变化。伤寒脉浮紧、中风脉浮缓是指一般情况下的常态，而中风脉浮紧、伤寒脉浮缓是特殊情况下的变态，所以脉象不仅仅表现出正常证候的本质，也表现出病理的自身改变。

“若脉微弱，汗出恶风者，不可服之，服之则厥逆，筋惕肉瞤，此为逆也。”脉微弱，汗出恶风，很明显是表里阳虚，凡表里阳虚的病人就不能服用大青龙汤，因大青龙汤麻黄、桂枝辛温配伍，发汗之力较强，而汗的产生既要消耗阴津，更要消耗阳气，本就表阳虚，若再发汗，会使表阳更虚；麻黄、石膏辛寒配伍，能够发越郁热，同时也会发散内在的阳气，使里阳更虚。阳气具有“精则养神，柔则养筋”的作用，阳虚不能温煦，所以会出现四肢发凉厥逆、筋惕肉瞤的症状，这是治疗上的一大失误，告诫我们，阳虚的病人绝对不能使用大青龙汤。

在儿童和老年人的表实伤寒发病中，最易出现的兼证是外寒内饮证。外寒内饮证的形成原因大致有如下几种情况：

①在外寒表实证的迁延过程中，损伤肺气，水液代谢障碍，形成内饮；

②外感寒邪，引动素有内饮，形成外寒内饮证；

③素有内饮，久停不去，复又感受风寒邪气，形成外寒内饮证。

由于饮邪的性质是流动不居，随处可到，所以一旦体内停有饮邪，则表里、内外，上、中、下三焦皆可出现相关症状。

饮邪停于上焦，影响心气的运行、心阳的敷布、心血的周转，会出现心悸不安；影响肺气的宣发肃降，则会出现咳嗽、喘息。

饮停中焦，影响胃气的升降传导，导致胃气上逆而出现呕吐；胃为津液之腑，饮停于胃，气不化津，津液不足而见口渴。

饮停于下焦，导致下焦腑气不通，因而出现腹满；影响膀胱气化，气化不利而出现小便不利；水气下趋，大肠传导失常，而出现下利。

如果饮溢肌表，阻遏卫阳之气的运行敷布，不仅不能起到温煦、固护的作用，还可以聚而不散出现发热恶寒。

第40条说："伤寒表不解，心下有水气，干呕，发热而咳，或渴，或利，或噎，或小便不利，少腹满，或喘者，小青龙汤主之。"本条原文叙述了伤寒表实兼有水饮的证候，为外感寒邪引动内停水饮，故有伤寒表不解而见发热。外感寒邪，内停水饮，形寒饮冷则伤肺，肺伤则宣发肃降失司，故见咳嗽或喘；饮邪干胃，胃失和降，胃不生津，故见干呕或渴；饮停下焦，腑气不畅，膀胱气化失常，大肠传导失职，所以有少腹满、小便不利、下利等症状。

由于是外寒内饮，所以治疗时用小青龙汤，方中麻黄发汗、平喘利尿，配桂枝则增强通阳宣散的功能；芍药与桂枝配伍，调和营卫；干姜、细辛散寒化饮；五味子敛肺止咳；半夏降逆化痰；炙甘草补中调和诸药。本方为解表涤饮，表里双解的方剂。

由于不同病人所出现的症状并不完全相同，所以对于本方的加减应用尤其重要。如果有口渴，去掉半夏苦温伤津，加瓜蒌根生津止渴。如果出现下利，说明水饮偏重，去麻黄，加荛花利水止泻。这里所加的荛花，后人有的说是芫花，其实荛花并非芫花。

芫花与荛花，始载于《神农本草经》，都是祛饮逐水的药物。该书记载了荛花与芫花的性味和主治。《神农本草经》说："荛花，味苦平寒。主伤寒，温疟，下十二水，破积聚，大坚、癥瘕，荡涤肠胃中留癖饮食，寒热邪气，利水道。"对伤寒表不解，心下有水气而见微利者，张仲景用小青龙汤去麻黄加荛花，泄水以止利。就是《本草衍义》所说的，张仲景《伤寒论》以荛花治利者，以其行水也。水去则利止，其意如此。

《神农本草经》说："芫花，味辛温。主咳逆上气，喉鸣喘咽肿，短气，蛊毒，鬼疟，疝瘕，痈肿，杀虫鱼。"《名医别录》说："消胸中痰水，喜唾，水肿。"张仲景用芫花治水饮停聚胸膈，出现"心下痞硬满，引胁下痛，干呕，短气"。以芫花合大戟、甘遂组成峻剂十枣汤攻逐水饮。

二花虽然同是属于瑞香科的植物，茎叶有些相似，但荛花在五、六月开花，为黄色；而芫花则是春季开花，为紫色。荛花结的成熟果实是黑色的；而芫花的成熟果实是白色的。

《伤寒论》中十枣汤证和小青龙汤证都属于内有水饮之证，但是十枣汤证为表解里未和、水饮泛滥的重证；而小青龙汤证是风寒外束、内兼水饮

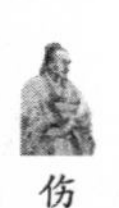

的轻证。十枣汤中芫花的逐水力强，再配伍以大戟、甘遂，更增强其利水的功能；荛花行水力较弱，加于小青龙汤中，取其缓缓除饮的功能。这是荛花和芫花的第一个区别。

芫花入肺经而偏走于上，其主“咳逆上气，喉鸣喘，咽肿短气”，所以能够治疗饮停胸胁之“心下痞硬满，引胁下痛，干呕，短气”；荛花入胃肠而走于下，“荡涤肠胃中留饮、饮食”，所以治疗表寒内饮，水渍肠间的下利。这是荛花和芫花的第二个区别。

芫花功专逐内在水气，而荛花走里且能达表，即《本草经》所说：“主伤寒症……寒热邪气。”张仲景小青龙汤加荛花，意在用其入里而荡涤肠间水饮，达表而外散未解风寒的双重功效。若改用芫花，那么表邪必然会随之内陷。这是荛花和芫花的第三个区别。

芫花辛苦而性温，荛花辛苦而性寒；芫花用蕾三月采，荛花用朵六月收；芫花淡紫，荛花灰黄。这是荛花和芫花的第四个区别。

二者在形状、性味和功效方面既然如此悬殊，则以芫花代荛花的做法肯定是错误的。荛花在小青龙汤加减法中治疗“微利”，是取其“利水道”的作用，起到利小便而实大便的效果。

“若噎者”，噎，即呼吸困难，是由于既有外来寒邪的侵袭，又有内在饮邪的浸渍，导致肺气虚寒，所以去掉麻黄的辛散，加炮附子温阳化饮散寒。

如果见到小便不利、少腹满者，说明内在的饮邪偏重，阻遏了少腹气机和膀胱气化，病变的中心偏于下焦少腹，所以去麻黄，加茯苓四两以利水化饮。

如果出现气喘，去掉麻黄，加上杏仁。可能有人疑惑麻黄能够治疗气喘，为什么要去掉呢？虽然麻黄和杏仁都能够治疗气喘，但所治疗气喘的病理有所区别。引起气喘的直接病理改变包括肺气不降和肺气不宣两个方面，太阳伤寒表实证由于风寒外束，气机闭阻，肺气的升降都出现了异常，所以是麻黄和杏仁同时应用。而如果是内在的饮邪阻遏了气机，使肺气不能下降而出现气喘，就需要沉降肺气，所以要去掉麻黄而用杏仁。

从这里可以看出，虽然同样是气喘，虽然同样是治疗气喘的药物，但必须要根据引发气喘的病机和药物治疗气喘的作用的不同，而采用不同的配伍。肺气不宣的气喘要用麻黄，而肺气不降的气喘要用杏仁，肺气的宣发和肃降同时失常就要麻黄和杏仁同时使用。尤其是肺气的宣发和肃降不是同步失常的时候，如果使用错误，就会造成相反的后果。

那么肺气的不宣与不降临床如何鉴别呢？一般而言，肺气不宣的喘伴有明显的表闭症状，多在外感初期，应该是以呼出困难为主；肺气不降的喘伴有内伤杂病的其他症状，应该是以吸入困难为主。

第41条说："伤寒，心下有水气，咳而微喘，发热不渴；服汤已，渴者，此寒去欲解也，小青龙汤主之。"本条其实并不是伤寒表实证的兼证，而是一个素有的喘疾。说明小青龙汤不仅用于外感伤寒的兼证，也可用于内科杂病的喘疾。其作用在于驱寒化饮，止咳平喘。

需要进一步说明的是，小青龙汤证中的口渴一症，其比较复杂，主要包括以下几个方面。

①同是小青龙汤证，有口渴的，有口不渴的。其原因是小青龙汤证是由于外寒内饮而成，口不渴是正常的证候表现。但是由于饮邪的内停，有时会影响人体气津的互化，饮食进入体内的水分，成为病理的水饮，而不能化生成为生理的津液，机体失去了津液的濡润，所以就有了口渴的感觉。这种口渴表现为虽然病人感到口渴但不想喝水，即便是想喝水喝得也不多，或者不愿意喝凉水而喜欢饮少量的热水。

②本有口渴的症状，服完小青龙汤后，口渴的症状解除。这是因为其口渴是由于饮邪内停，影响了气津的互化，津液的产生不足而出现口渴，服用小青龙汤后，因小青龙汤具有驱寒除饮的功能，饮邪排除，津液化生，原有的口渴症状就自然解除了。

③原本没有口渴的症状，服用小青龙汤后，反而出现了口渴的症状。口不渴是小青龙汤证正常的证候表现，是由寒邪和饮邪的特性所决定的，至于服用小青龙汤后出现了口渴，那是因为原有的寒邪和饮邪影响了体内津液的化生，尽管机体实际是缺少津液的，但寒和饮的特性使机体有一种不渴的假象出现，服用过小青龙汤后，寒邪和饮邪都被祛除，假象也随之消失，津液不足的矛盾就凸显出来，继而就出现了口渴的症状。但这里的口渴只是暂时的，是病理之水——饮邪的消失和生理之水——津液的化生中间的一个空档期，随着饮邪的祛除，津液的逐步化生，口渴的症状就会

随之消失，这是小青龙汤发挥作用的证据之一。

附原文：

31. 太阳病，项背强几几，无汗恶风，葛根汤主之。

32. 太阳与阳明合病者，必自下利，葛根汤主之。

33. 太阳与阳明合病，不下利但呕者，葛根加半夏汤主之。

38. 太阳中风，脉浮紧，发热恶寒，身疼痛，不汗出而烦躁者，大青龙汤主之。若脉微弱，汗出恶风者，不可服之，服之则厥逆，筋惕肉瞤，此为逆也。

39. 伤寒脉浮缓，身不疼，但重，乍有轻时，无少阴证者，大青龙汤发之。

40. 伤寒表不解，心下有水气，干呕，发热而咳，或渴，或利，或噎，或小便不利，少腹满，或喘者，小青龙汤主之。

若渴，去半夏，加栝楼根三两；若微利，去麻黄，加荛花，如一鸡子，熬令赤色；若噎者，去麻黄，加附子一枚，炮；若小便不利、少腹满者，去麻黄，加茯苓四两；若喘，去麻黄，加杏仁半升，去皮尖。且荛花不治利，麻黄主喘，今此语反之，疑非仲景意。臣亿等谨按：小青龙汤，大要治水。又按《本草》，荛花下十二水，若水去利则止也。又按《千金》，形肿者应内麻黄，乃内杏仁者，以麻黄发其阳故也。以此证之，岂非仲景意也。

41. 伤寒，心下有水气，咳而微喘，发热不渴；服汤已，渴者，此寒去欲解也，小青龙汤主之。

第三节　风寒并非泾渭分　麻桂或可相兼用

——太阳伤寒和中风的交叉证候

创新点：①第 23 条桂枝麻黄各半汤证是伤寒表实证的卫闭与中风表虚证的营泄两者混合而成。营阴外泄但不能出于皮表，卫气内闭但不能到达肌里，卫闭和营泄僵持在肌外皮里，就出现了面红和身痒的典型症状。治疗时麻黄汤、桂枝汤同用，通过小汗出使外泄的营阴复归于脉内，闭阻的卫气敷布于体表，从而达到双管齐下，一举两得的治疗效果。②第 25 条“服桂枝汤”后出现“脉洪大”，是因为用药的方法不当，风邪未去，加之桂枝汤辛温药物激荡鼓动，且正气未衰，有足够能力抵御邪气，正气不衰、风邪激荡、药力鼓动，三者合力导致脉象洪大。③太阳伤寒表实证和太阳中风表虚证，一个是卫气闭合太过，重点在卫气，一个是营阴疏泄太过，重点在营阴；一个无汗，一个有汗。看似截然不同，其实随着病情的迁延，两者有时会出现在同一病人身上，所以在治疗时就不能拘泥于“有汗不得用麻黄，无汗不得用桂枝”的常规，需要“平脉辨证”，随证而施，辨证论治。

太阳伤寒是表实证，太阳中风是表虚证，治疗太阳伤寒用麻黄汤，治疗太阳中风用桂枝汤。但临床上有时候并不是这样泾渭分明，就像《伤寒论》中有关大青龙汤证的原文会出现“中风脉浮紧”“伤寒脉浮缓”等证候脉象交错现象一样，伤寒表实证和中风表虚证有时候会出现在同一病人身上。因此治疗时就应该视具体情况而定，是单用麻黄汤，还是单用桂枝汤，还是麻黄汤和桂枝汤合并使用，要根据病情的具体表现进行化裁，所以就有桂枝麻黄各半汤、桂枝二麻黄一汤以及桂枝二越婢一汤等麻黄汤与桂枝汤混合加减的方剂。

《伤寒论》原文第 23 条说：“太阳病，得之八九日，如疟状，发热恶寒，热多寒少，其人不呕，清便欲自可，一日二三度发。脉微缓者，为欲愈也；脉微而恶寒者，此阴阳俱虚，不可更发汗更下更吐也；面色反有热色者，未欲解也，以其不能得小汗出，身必痒，宜桂枝麻黄各半汤。”本条原文所描述病证，可以分作三种不同情况。

第一种情况是“太阳病，得之八九日，脉微缓者，为欲愈也”。太阳病得之八九日，说明病程较长，不管治疗与否，病情都会发生或多或少的变化。从脉象上看，脉搏微缓的，是疾病就要痊愈了，脉微缓排除了脉浮紧、脉浮数的太阳伤寒表实证。而脉缓是太阳中风的脉象，八九日后脉微缓，是说脉搏稍有柔缓之象，可见其既非浮紧浮数，亦非中风的缓散，说明风邪已去，邪去正复之际，脉搏稍微柔缓，是一种正常脉象，也是疾病向愈

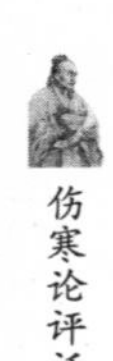

的表现。

第二种情况是“太阳病，得之八九日，脉微而恶寒者，此阴阳俱虚，不可更发汗更下更吐也”。太阳病八九日以后，出现了脉微、恶寒，是阳气虚弱的表现，原文说阴阳俱虚，可能是在疾病发展的过程中，失治误治，损伤了人体的阴阳之气，从而导致阴阳俱虚，此时就不可再用汗、吐、下等攻邪的治疗方法了。此句原文不仅是对太阳病变证阴阳俱虚的治疗禁忌，也是临床的治疗原则，即凡是阴阳虚弱的，即便有可攻表象，也不能直接应用攻邪的方法。

第三种情况是“太阳病，得之八九日，如疟状，发热恶寒，热多寒少，其人不呕，清便欲自可，一日二三度发。面色反有热色者，未欲解也，以其不能得小汗出，身必痒，宜桂枝麻黄各半汤”。太阳病已过八、九日，照理邪气应该出现变化，而其变化大概有三个方面，一是邪气的性质改变，如由寒变热等；二是邪气所在的部位改变，如邪入阳明、少阳等；三是邪气的轻重程度改变。

从本条的原文来看，不呕、清便欲自可，如果邪在少阳，则病人多见心烦喜呕，不呕说明邪不在少阳；如果邪入阳明成实，应见大便不通，今见清便自可，是说大便正常，说明邪气也不在阳明。既然排除了病在阳明和少阳的可能，那就看邪气是否已经进入了三阴。从“如疟状，发热恶寒，热多寒少，一日二三度发，面色反有热色者，……身必痒……”等症状可以看出，邪气仍在体表而未进入三阴。如疟状是指发热、恶寒的表现类似疟疾，即发热和恶寒不是并见的，病人发热的时候不恶寒，恶寒的时候不发热。之所以是如疟，是指尽管发热、恶寒界限清晰类似疟疾，但没有规律，不像疟疾一样，一日一发、两日一发或三日一发，发作定时，所以说如疟状而非疟疾。发热、恶寒不同时出现，而是交替发作，且发热的时间比恶寒的时间长，一天之内这种情况可以出现二、三次，同时可以见到病人面有热色，且有皮肉发痒的症状。

恶寒和发热的界限分明，既非疟疾，那它与少阳病的往来寒热有什么区别呢？如果单从恶寒发热症状本身来看，并不能将两者区分开来，但少阳病所伴有的其他症状体现了邪在少阳经络的特点，比如胸胁苦满、心烦喜呕等。

所谓面有热色，即面色发红，在五行中，热气、夏天、红色等都属于火，所以热色指的就是红色，其病因就是邪郁日久，脉络血流不畅，加之病人发热，故而见到面色发红。肌肤发痒也是由于邪郁脉络，急于外散而不能，郁而求伸，故说“以其不能得小汗出，身必痒”。就是汗已经离开汗腺，但是停在皮肤以里，肌肉以外，还没出到皮肤表面，由于毛孔闭塞，汗液无法外出，所以就感觉到皮肤发痒。

从整体辨证来看，本证原本属于太阳伤寒卫闭营郁的表实证，但由于邪气既没有外散出于肌表，也没有内侵入于脏腑，仅是郁于肌表日久不散；病邪的性质和部位也没有发生变化，只是程度有所减轻；病理出现了一些变化，既有一定程度的卫闭营郁，也出现了营卫不和。此时单用麻黄汤不能调和营卫，单用桂枝汤不能开闭解郁，所以治疗不能单独使用麻黄汤或者桂枝汤，而是将两方合并，药量各减半来应用。

麻黄汤主治以卫气闭塞太过的无汗，而桂枝汤治疗以营阴疏泄太过的汗出，一闭一开，应该是一对矛盾的两个方面，但为什么会同时出现在同一证候中呢？其实从“面色反有热色者，未欲解也，以其不能得小汗出，身必痒”看来，即是开、闭矛盾的结果。由于气机闭合，卫气闭阻，内邪急于外出而不能出，所以导致了面红、身痒，尽管不是伤寒表实证的恶寒、无汗、脉紧，也反映了卫气闭塞的基本特征。由于营卫不和，营阴外泄，所以导致了面红、身痒，尽管不是中风表虚证的恶风、汗出、脉缓，但其外泄的趋势已经形成。本证是营阴外泄而致汗出，但汗液离开腠理，行至皮下，因卫气的闭塞而不能出于皮表，在面部则表现为面有赤色，在身体则表现为身痒。

总而言之，本证既不是太阳伤寒表实证的卫闭营郁，也不是太阳中风表虚证的卫浮营泄，而是伤寒表实证的卫闭与中风表虚证的营泄两者混合而成。营阴外泄但不能出于皮表，卫气内闭但不能到达肌里，卫闭和营泄僵持在肌外皮里，就出现了面红和身痒的典型症状。所以治疗时将开泄卫闭的麻黄汤和调和营卫的桂枝汤同用，通过小汗出的方式，使外泄的营阴复归于脉内，闭阻的卫气敷布于体表，从而达到双管齐下、一举两得的治疗效果。

《伤寒论》第25条说：“服桂枝汤，大汗出，脉洪大者，与桂枝汤，如

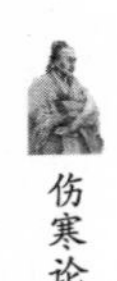

前法。若形似疟，一日再发者，汗出必解，宜桂枝二麻黄一汤。”本条提出了服桂枝汤后的两种情况，一种是“服桂枝汤，大汗出，脉洪大者，与桂枝汤，如前法”；另一种是“服桂枝汤，若形似疟，一日再发者，汗出必解，宜桂枝二麻黄一汤”。

“服桂枝汤，大汗出，脉洪大者，与桂枝汤，如前法。”桂枝汤本来是治疗发热汗出的，服桂枝汤后反而出现“大汗出”，肯定是桂枝汤服用方法不当，没有遵照桂枝汤服药的注意事项，或者是啜热粥过量，或者是温覆过厚过久，导致了大汗出病情反而没有减轻。原文第12条桂枝汤服法中提到“温覆令一时许，遍身漐漐微似有汗者益佳，不可令如水流漓，病必不除。”就是要稍微加盖被褥，但时间不宜太久，喝稀热粥帮助出汗，但不能太多太热，出汗要身上潮潮的就行了，不能汗出的像水淋的一样，否则病邪一定不会祛除。

“服桂枝汤”后出现“脉洪大”，是因为用药的方法不当，风邪未去，加之桂枝汤辛温药物激荡鼓动，且正气未衰，有足够能力抵御邪气，正气不衰、风邪荡漾、药力鼓动，三者合力导致脉象洪大。此时仍旧用桂枝汤治疗，严格按照桂枝汤的服用方法，即可使邪去病愈。

“服桂枝汤，若形似疟，一日再发者，汗出必解，宜桂枝二麻黄一汤。”服桂枝汤后可能出现“形似疟”。此证原本是桂枝汤证，服用桂枝汤后疾病没有痊愈，反而出现了形似疟，一天两次恶寒发热。这是因为服药方法不当，邪气没有全部祛除，病理机制反而出现了变化。汗后出现了汗孔闭合，卫气收拢，邪气仍旧郁留在肌表皮里，营阴外泄但不能出于皮表，卫气内闭但不能到达肌里，卫闭和营泄就僵持在肌外皮里，与桂枝麻黄各半汤的病理机制基本相同。本证形似疟，一日发作两次；桂枝麻黄各半汤证如疟状，一日二、三度发，可见本证与桂枝麻黄各半汤证病理有相似之处，只是本证卫闭的程度轻于桂枝麻黄各半汤证，而营卫不和的程度则重于桂枝麻黄各半汤证，故用桂枝二麻黄一汤进行治疗。

第27条：“太阳病，发热恶寒，热多寒少。脉微弱者，此无阳也，不可发汗。宜桂枝二越婢一汤。”本条原文也分作两段，第一段“太阳病，发热恶寒，热多寒少，宜桂枝二越婢一汤”；第二段“太阳病，发热恶寒，热多寒少，脉微弱者，此无阳也，不可发汗”。同是太阳病，发热恶寒，热多寒少，如果见到脉象微弱，多是阳气不足，阳气虚者禁用发汗的方法，所以说“脉微弱者，此无阳也，不可发汗”。若发热恶寒、热多寒少，脉象缓或数者，可以用桂枝二越婢一汤治疗。

桂枝二越婢一汤是用桂枝汤两份合越婢汤一份组成。关于越婢汤的来历，说法很多，莫衷一是。张仲景所有方剂分析，来源大略有三类：一类是“勤求古训”，从古医经比如《汤液经》中继承而来；一类是“博采众方”，从民间或者他人处搜集而来；一类是“精究方术”，“平脉辨证”，张仲景自己在临床中摸索积累而来。越婢汤就是博采众方的一个明显例子。

关于越婢汤，多数人认为是战国时期越国宫内流传下来的一个方剂，因为原本出自一个婢女，所以就称作越婢汤。方剂的产生大致是这样的一个过程：

春秋末期，越王勾践突染重病，终日头昏目眩，身重乏力，全身浮肿，下腹胀满，小便不利。急召宫内太医前往诊治。但是，十几天过去了，病情反而加重，太医们个个提心吊胆，束手无策。

此时，一位宫中婢女自告奋勇，为越王治病。声称不求金钱赏赐，只求赦免太医。众位大臣和太医们均惊讶不已，婢女口出狂言，一旦越王有何闪失，是要掉脑袋的，你一个婢女何懂医道呢？文武百官个个摇头，并暗中窃语“太狂妄了”。几日又过去了，越王病情日益加重，主管太医院的一位官员半信半疑，同意婢女给越王治病，看有否转机。

婢女看完勾践的病后，立即处方用药（石膏、麻黄、甘草、生姜、大枣），剂量偏大，一日一剂，连服三剂。说也神奇，自从汤药下肚，越王全身轻快，浮肿渐消，不几日诸症平息，重疾竟然痊愈了。于是越王大喜，册封该婢女为妃子，并依允婢女之言，赦免了要斩首的太医。

太医们对婢女这次救命之恩深表谢意，并想讨教她的高超医技和秘方奇药。婢女听后如实向他们说：“我经常熬药服侍王宫上下，长期熬药认识不少中药，也熟悉这些中药的药性及用途，这些都是向你们太医学习的。”接着婢女又说：“越王患病用药无效，主要是你们畏惧大王，不敢用峻猛廉价药，怕龙体有碍，何能奏效呢？”婢女又告诉众太医：“你们为了保全自己的官位名誉，尽开些不着边际的名贵补药，不但无效，反而误事啊！”一席良言，太医们个个自惭不语。

不久，太医们将婢女创新的妙方命名为“越婢汤”，并载入医书之中，以纪念这位婢女的功德。后来，汉代张仲景经过临床应用，觉着疗效明显。所以在著述《伤寒杂病论》时，就将其收录其中，主要用于水湿、水气引起的水肿病的治疗。

实际上，越婢汤的功能在于疏散水湿、宣肺清热，是治疗中医“风水”水肿病比较好的方剂。“风水”症见恶风、全身浮肿、面目肿大。脉象以浮脉为主，服药后小便通利，水肿自消。当年，太医们轻视低廉药，且不敢用重剂量，也是难以治好越王疾病的原因之一。

越婢汤既然是治疗风水证的方剂，那么第 27 条将其与桂枝汤合并治疗“发热恶寒、热多寒少”的表郁轻证，其治疗机理是什么呢？其实从越婢汤的方药组成来看，麻黄性温，石膏大寒，以麻黄与石膏相配伍，取麻黄的辛散功能舍弃其温热之性，即所谓的去性取用；取石膏的寒凉之性抑制其凉遏之功，即所谓取性去用。麻黄配伍石膏，麻黄味辛性温，宣肺平喘、发汗解表、利水消肿；石膏辛甘大寒，清泄肺热、生津止渴，以其寒凉之性制约麻黄温热之性，二者配伍，辛凉宣泄，有发越郁阳、散热清火、宣肺平喘、利水消肿之功效，用于治疗肺热壅盛的咳嗽、气喘以及一身悉肿、脉浮不渴、恶风、续自汗出、无大热的风水证，或一身面目黄肿、脉沉小便不利、腹满喘急之风水证等。

第 27 条发热恶寒、热多寒少，为邪郁于表，内有热邪，所以用桂枝汤解肌发表，疏散表邪；用越婢汤发越郁阳，清散内热。

第 23 条与第 27 条虽然同是发热恶寒、热多寒少，但前者用桂枝麻黄各半汤，后者用桂枝二越婢一汤。其区别在于前者以面赤、身痒为重点症状，是邪气郁于肌外皮里的表现，所以用麻黄汤的一半以开散卫闭，用桂枝汤的一半调和营卫，组成了麻黄桂枝各半汤。而后者的发热恶寒，热多寒少是表证发热之热，加之内热外透之热，故而见发热多而恶寒较少，所以用桂枝汤疏散表邪，越婢汤发越热邪，组成了桂枝二越婢一汤。

从桂枝麻黄各半汤、桂枝二麻黄一汤和桂枝二越婢一汤三个方证，我们可以看出，尽管太阳伤寒表实证和太阳中风表虚证，一个是卫气闭合太过，重点在卫气，一个是营阴疏泄太过，重点在营阴；一个无汗出，一个有汗出。看似截然不同，其实随着病情的迁延，两者有时会出现在同一病人身上，所以在治疗时就不能拘泥于“有汗不得用麻黄，无汗不得用桂枝”的常规，需要“平脉辨证”，随证而施，辨证论治。

附原文：

23. 太阳病，得之八九日，如疟状，发热恶寒，热多寒少，其人不呕，清便欲自可，一日二三度发。脉微缓者，为欲愈也；脉微而恶寒者，此阴阳俱虚，不可更发汗更下更吐也；面色反有热色者，未欲解也，以其不能得小汗出，身必痒，宜桂枝麻黄各半汤。

25. 服桂枝汤，大汗出，脉洪大者，与桂枝汤，如前法。若形似疟，一日再发者，汗出必解，宜桂枝二麻黄一汤。

27. 太阳病，发热恶寒，热多寒少。脉微弱者，此无阳也，不可发汗。宜桂枝二越婢一汤。

第四节　白虎类证无大汗　桂枝去桂缘阴虚

——失治误治变证百出，观其脉证随证治之

创新点：①“大汗出”不是白虎汤证的必备症状，更不是白虎加参汤证的常规症状。身大热与大汗出同时存在于一个病人身上的可能性很小，因为大汗出的同时散发体表热量，体温自然就不会太高；若体温很高就会蒸发大量的体表水分，自然也就不会出现大汗淋漓。所以说白虎汤证大汗出和身大热同时出现的说法是错误的。②桂枝汤中的主药桂枝有“和阳”的功能，而芍药具有“滋阴”的功能，因此，张仲景在桂枝汤加减法应用中，既有桂枝汤减芍药，又有桂枝汤加芍药；既有桂枝汤加桂枝，就应该有桂枝汤减桂枝。这种将桂枝和阳、芍药滋阴功能相互对用的规律，符合临床上疾病变化的客观实际。所以桂枝汤化裁就有苓桂术甘汤和苓芍术甘汤，以对应临床所见的脾阳虚水湿停滞和脾阴虚水湿停滞；还有桂枝甘草汤和芍药甘草汤，以对应临床上的阳虚和阴虚。否则就违背了临床实践中阴阳兼顾的治疗特点。

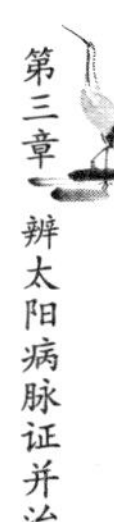

伤寒病的发病与否，取决于人体正气的强弱和外界邪气的盛衰两个方面的因素，而伤寒变证的产生除了取决于正气的强弱、邪气的盛衰两个方面的因素外，治疗的当否也是变证产生的一个重要原因，三者之中的任何一个因素都可以导致太阳病发生变化，形成变证，或者如原文所说的叫坏证。所谓坏证，就是不属于伤寒六经病中的任何一经的疾病，其实是伤寒病过程中的并发症或者是后遗症，大多属于杂病的范畴。在变证中又可因为产生变证的原因不同，而出现寒热虚实、表里出入的纷繁复杂的证候。所以对于变证的治疗，就需要认真分析产生变证的原因和变证所归属的证候。

《伤寒论》第16条说："太阳病三日，已发汗，若吐、若下、若温针，仍不解者，此为坏病，桂枝不中与之也。观其脉证，知犯何逆，随证治之。桂枝本为解肌，若其人脉浮紧，发热汗不出者，不可与之也，常须识此，勿令误也。""太阳病三日"，是指患太阳病有一段时间，不是单指的三日，说明不是刚刚得病，说明病情复杂，或者是已经经过发汗、攻下、催吐、扎火针等多种方法的治疗，病证非但没有痊愈，反而发生了变化，形成了变证。此时已经不是太阳表证，不能用治疗表证的方法和方剂进行治疗。"桂枝不中与之也"，是举例说明不能再用解表的治疗方法，并非限定于桂枝汤。

对于变证的治疗，一定要体现中医学的理论核心，即辨证论治的精神，通过对变证的症状、脉象等信息的收集、归纳、分析，了解其在治疗上犯了哪些错误，结合病人体质，进行辨证治疗。这就是伤寒变证治疗的十二字方针，即"观其脉证，知犯何逆，随证治之"，而其核心就是"随证治之"。

由于病邪性质、治疗方法以及体质禀赋等因素的不同，变证的发生可出现寒热虚实等不同性质的差异。

太阳病变证中出现的实热证，如余热留郁胸膈的栀子豉汤类证，肺热独盛的麻黄杏仁甘草石膏汤证，气分热盛的白虎汤类证，大肠实热的葛根黄芩黄连汤证以及胆经邪热的黄芩汤类证等。而虚寒证则涉及五脏、阴阳，如心阳虚的桂枝甘草汤证、桂枝甘草龙骨牡蛎汤证、桂枝加桂汤证和桂枝去芍药加蜀漆龙骨牡蛎救逆汤证；阳虚湿盛的茯苓桂枝白术甘草汤证；阳虚水泛的茯苓桂枝甘草大枣汤证；阴虚水停的桂枝去桂加茯苓白术汤证；脾虚证如厚朴生姜半夏甘草人参汤证、小建中汤证和桂枝人参汤证；肾阳虚证如真武汤证。实寒证有干姜附子汤证和茯苓四逆汤证。阴阳两虚证有甘草干姜汤证、芍药甘草汤证、芍药甘草附子汤证和炙甘草汤证。除此之外，尚有虚实夹杂的痞证、寒实或者热实的结胸证以及寒热错杂的变证。

下面按照原文的条文序号，逐证介绍和分析变证产生的原因、证候和治疗方药。

原文第 26 条说："服桂枝汤，大汗出后，大烦渴不解，脉洪大者，白虎加人参汤主之。"本条与第 25 条"服桂枝汤，大汗出，脉洪大者，与桂枝汤如前法"同是服用桂枝汤，一个是大汗出，脉洪大；一个是大汗出后，大烦渴不解，脉洪大。两者的区别在于，一个是在大汗出的过程中，一个是在大汗出结束之后。

"服桂枝汤，大汗出"出现"脉洪大"，是因为用药的方法不当，风邪未去，加之桂枝汤辛温药物激荡鼓动，且正气未衰，有足够能力抵御邪气，正气不衰、风邪荡漾、药力鼓动，三者合力导致脉象洪大。此时仍旧用桂枝汤，严格按照桂枝汤的服用方法治疗，即可使邪去病愈。

而"服桂枝汤，大汗出后"出现"大烦渴不解，脉洪大"，已经不是正气不衰、风邪荡漾、药力鼓动所导致的结果了，其邪气性质和病理机制已经发生了质的改变，关键在大汗出"后"，一个"后"字，界定了病程的时间段，说明已经不再出汗。此时的症状只有大烦渴和脉洪大，是由于辛温药物的作用，加之体质禀素，表邪已经从肌表卫分进入到气分并且化热，导致热邪内盛，且因大汗出大量耗伤体内津液，又因邪热煎灼津液，且热盛血涌，脉搏力大，故而出现了大烦渴和脉洪大。其洪大脉象，体现为来盛去衰，就像河边看山涧洪水，上游来势汹涌澎湃，下游去势绵绵消失，是热盛而气阴不足的表现。由于本证是因汗出过多所致，过汗肯定损伤人体气阴，所以用白虎加人参汤治疗，以白虎汤大剂辛寒药物宣散内热，加入人参补益气阴。

清代以后医家大多认为白虎汤证及白虎加人参汤证的主要症状表现为四大一烦，即身大热、汗大出、口大渴、脉洪大和烦躁。从《伤寒论》原文分析来看，其实大汗出并不是白虎汤证的必备症状，更不是白虎加人参汤证的常规症状。在《伤寒论》中与白虎汤相关的 9 条原文中，只有第 219 条提到"若自汗出者，白虎汤主之"。第 26 条的白虎加人参汤证是见于

“大汗出后”，其病机为热盛兼有气阴两虚，根据病机推测，因于气阴两虚，所以断然不会有大汗出的症状。而白虎汤证为气分邪热，出现身大热，而身大热与大汗出同时存在于一个病人身上的可能性极小，但有小汗出的可能性，因为大汗出的同时散发体表热量，体温自然就不会太高；若体温很高就会蒸发大量的体表水分，自然也就不会出现大汗淋漓。所以说白虎汤证大汗出和身大热同时出现的说法是错误的，是不符合临床实际的。临床上，凡大汗淋漓的病症其体表温度都不会太高，即使在生理状态下，大汗淋漓的时候体表温度也是偏低的。我们在日常生活中也会体会到，凡是感觉到寒冷的时候，触摸体表就会感觉温热；相反，感觉炎热的时候，触摸体表就会感觉到偏凉。而在通身汗出的时候触摸体表，就会感觉体表发凉。所以说，身大热与大汗出是不会同时出现在一个病人身上的，这就足见其“冷汗淋漓”一词的科学性和实践性。

第 28 条说：“服桂枝汤，或下之，仍头项强痛，翕翕发热，无汗，心下满微痛，小便不利者，桂枝去桂加茯苓白术汤主之。”本条内容是历代医家争论最多的条文，其争论包括了证候归属和方药应用。证候归属究竟是表证兼有水气，还是只有水气而无表证；方药应用究竟是桂枝汤减桂枝，还是减芍药，还是桂枝、芍药都不减，诸家各执一词。虽存在诸多争论，但由于篇幅所限，这里只谈谈个人见解，供读者参考。

关于第 28 条的内容，在伤寒学者中分歧很大，个人认为该条桂枝去桂加茯苓白术汤，是张仲景为治疗“阴虚水停证”而设。其外在症状可见“头项强痛，翕翕发热，无汗”，而内在症状可见“心下满微痛，小便不利”。这是由于脾阴不足，运化失职所致，由于运化失职而致“小便不利”，小便不利反过来又使水气停滞，水气停滞更影响脾的运化，恶性循环以至于产生本证。

已故伤寒大家刘渡舟认为，《伤寒论》有苓桂术甘汤，而没有苓芍术甘汤，这是大家公认的。但是如果没有苓芍术甘汤与苓桂术甘汤相互对应，在治疗水证的时候就只有通阳之法，而没有和阴之法，就像只有真武汤的扶阳利水而无猪苓汤的育阴利水一样，是不够全面的。

桂枝汤中的主药桂枝有“和阳”的功能，而芍药具有“滋阴”的功能，因此，张仲景在桂枝汤加减法应用中，既有桂枝汤减芍药，又有桂枝汤加芍药；既有桂枝汤加桂枝，就应该有桂枝汤减桂枝。这种将桂枝和阳、芍药滋阴功能相互对用的规律，符合临床上疾病变化的客观实际。所以桂枝汤化裁就有苓桂术甘汤和苓芍术甘汤，以对应临床所见的脾阳虚水湿停滞和脾阴虚水湿停滞；还有桂枝甘草汤和芍药甘草汤，以对应临床上的阳虚和阴虚。否则就违背了临床实践中阴阳兼顾的治疗特点。

那么，张仲景为什么不将以茯苓芍药白术甘草为主药的方剂直接叫作苓芍术甘汤，反而以桂枝去桂加茯苓白术汤命名呢？大概有以下两种原因：

①张仲景称其为桂枝去桂加茯苓白术汤，是为了突出桂枝、芍药两药的对应关系，照顾到第 28 条与第 21 条的前后对比。这两条是张仲景使用的对举文法，也是有意让我们对照起来看待。可以看出第 21 条的“胸满”与本条的“心下满微痛”两症，在病位方面有在上、在下的不同，用药就有减去芍药留用桂枝和减去桂枝留用芍药的差异。

②张仲景以桂枝去桂加茯苓白术汤命名该方剂，是为了强调第 28 条的方药必须是去桂枝留芍药，而不是去芍药留桂枝或者桂枝芍药都不去。唯恐后人把“头项强痛，翕翕发热”误认为是表证的症状而留用桂枝减掉芍药，从而不能达到滋养脾阴、渗利水湿的效果，于是在给方剂命名时就直接点明要“去桂”。后世医家的“去桂留芍论”“桂枝芍药都不去”等观点，虽然言之凿凿，依据多多，有的也符合临床实际，但应该都不是《伤寒论》的原意。

服用桂枝汤解表，或者用泻下的方法治疗，病人仍有头项强痛、发热、无汗等类似表证的症状，同时还有心下胃中痞满并微微的疼痛、小便不够畅快等症状。这是由于脾阴虚运化失常，水气内停所致。

水气停滞，阻遏了经络之气的通畅而出现头项强痛，并非伤寒表证的外感邪气郁阻经络，太阳经络不畅的头项强痛。水气弥漫，阻遏了卫阳之气的敷布，所以出现翕翕发热，和中风表虚证的营卫不和翕翕发热不同。水湿阻滞，体内津液不能化为汗液故无汗，与寒邪束表、汗孔闭塞的伤寒表实证无汗迥异。水气内停，阻滞气机，使气机升降出入失常，故见心下满微痛。水湿留阻，水道不畅，气化失常，决渎不利，故见小便不利。

由于是脾阴的不足招致水气的停滞，所以治疗时，以茯苓、白术利水湿以治标，以芍药、大枣养脾阴以治本，生姜既助茯苓、白术散水气，又助大枣补脾气，养阴的同时不忽略阳气，与真武汤、附子汤补阳的同时不忘阴气道理相同，是张仲景治阳顾阴、治阴顾阳的特色体现。

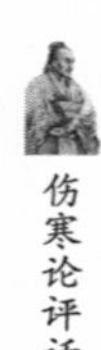

要切实弄清本条的意义，首先要了解阴虚可以导致水湿停滞的基本原理，包括人体水液代谢和方剂作用机理等内容，尤其是阴虚水停的机制所在。

人体水液代谢由五脏六腑协调才得以完成，而其关键在于肺、脾、肾三脏和三焦、膀胱两腑，其他的如小肠等脏腑也起到了辅助作用。在人体阴阳相对平衡，气血津液充沛的情况下，五脏六腑的分工协作，保证了人体津液的正常化生、输布和排泄。

水液代谢失常，大致反映在两个方面：一者为病理之水，即水液代谢障碍；一者为生理之水，即津液的相对或绝对不足。前者可由阳气不足，脏腑功能虚弱，气津互化失常，导致水液内停，而为痰饮水湿；也可因阴血的不足，不能滋养脏腑，使脏腑水液代谢功能低下，从而导致水液过剩，聚而为痰饮水湿。后者可由阴血不足引起，例如阴虚阳盛引起的口渴和消瘦等干燥综合征；也可由阳气的不足而引起口渴，其机理为脏腑之气（功能）的不足，津液化生障碍。

除上述方面以外，在人体水液代谢失常的病理改变中，尚存在不足性水液代谢失常和过剩性水液代谢失常同时存在的现象，即一方面表现为口渴、消渴，而另一方面表现为小便不利、水肿。由此可以看出，人体水液的代谢是否正常，取决于阴阳物质基础的充沛平衡与否。因此，阳气的不足，可发生过剩性水液代谢障碍，也可发生不足性水液代谢障碍；同样，阴血的不足，可发生不足性水液代谢的障碍，也可发生过剩性水液代谢障碍。另外，无论阳气或阴血的任何一方相对或绝对的不足，均可发生不足性和过剩性水液代谢障碍同时存在的情况。

由上述可知，阴虚可使脏腑功能失常，形成水液代谢障碍，从而可以推导出这样一种概念：人体水液代谢是由脏腑功能的正常发挥而完成的，阴阳、气血是脏腑发挥功能活动的物质基础，所以阴阳、气血任何一方的相对或绝对不足，都可影响脏腑功能的发挥，进而也就影响了水液的正常代谢，并非阴或阳这种物质基础本身直接导致水液代谢障碍。那么，通常所说的“阳虚水气不化”和“阴虚津液不充”，以此来表述由阴虚或阳虚所导致的过剩性和不足性水液代谢，就显得内涵外延不分，概念模糊不清。

过剩性水液代谢失常所致的水停证，据其发病原因和机理，可分为阳虚水停和阴虚水停两大类。不足性水液代谢失常可分为阳虚水亏和阴虚津少两大类。同时见有津少和水停表现的病证，既可发生于阳虚的病人，也可发生于阴虚的病人。在临床上，阳虚所致的水液代谢失常较为常见，例如五苓散所主的蓄水证，真武汤所主的水气病，以及苓桂术甘汤证等。无论是外邪损伤了机体阳气，抑或脏腑本身的阳气不足，均可使脏腑功能减低，出现水湿内停。阴虚水停，是水饮内停证中不甚常见的病证，水饮内停，无论在理论上或是在临床上，大多研究和探讨的属阳虚水饮不化，而对于阴虚水停所涉不多。

所谓阴虚水停证，顾名思义，是由于脏腑阴津不足，发挥功能的物质基础匮乏，使其气化功能减弱，引起水液代谢功能失调，从而导致水湿内停，水气泛滥于内、外、表里，停滞于脏腑、组织，浸渍于上、中、下三焦，出现一系列的临床症状，在具有水饮内停的病理特征基础上，兼有阴虚的病理表现。但应与水肿过程中出现的肾阴久亏，水不涵木，肝肾阴虚，肝阳上亢等证区别开来。阴虚水停证，是因阴虚而致水停，阴虚是因，水停是果；水肿兼见阴虚是水肿病的发展过程中，出现了阴虚的病理表现。两者因果不一，不能混为一谈。

阴虚水停与阳虚水停二者，虽都是水气不化，停滞于脏腑组织，但一为阴虚，一为阳虚。临床所见虽以阳虚水停为多，但也不能忽视阴虚水停的情况，尤其在自然气候、社会环境、生活水平等因素均发生变化的今天，阴虚水停证的发病亦逐渐增多。

脾阴虚水停，是由于脾阴不足，运化散精功能失常，脾不散精，不能为胃行其津液，津滞而成水浊，反过来使脾阴更虚。临床所见以翕翕发热、口干苦燥、唇茧干裂、小便短赤不利、大便秘而难下、心下满痛为主。第28条就属于脾阴虚，运化失常而致的水停证。

脾阴虚而致水饮内停，既有表现于外的水肿，也有隐含于内的痰饮，但是口干苦燥、唇茧开裂、溲赤便干则为阴虚的本质症状，治疗时施以《伤寒论》中的桂枝去桂加茯苓白术汤，也就是上文所说的苓芍术甘汤，该方是与苓桂术甘汤治疗脾气虚水停相对而立。苓芍术甘汤以芍药养脾阴兼以利水，以茯苓、白术利水祛湿；而苓桂术甘汤以桂枝温脾阳化气利水，同样以茯苓、白术利水去湿。两方虽同以茯苓、白术利水去湿，但一以桂枝温阳化

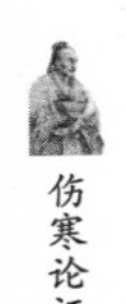

气、一以芍药滋阴养血，治标虽同，而治本有别。临床上治疗由于脾阴虚而致的水气内停，可在重用芍药的同时，酌加乌梅、蜂蜜、丹参等。芍药、乌梅、蜂蜜等药，朱丹溪称作补脾阴要药，而加丹参可养营行血以利水。叶天士根据《伤寒论》芍药、大枣养脾阴的理论，创立了脾阴学说。

附原文：

16. 太阳病三日，已发汗，若吐、若下、若温针，仍不解者，此为坏病，桂枝不中与之也。观其脉证，知犯何逆，随证治之。桂枝本为解肌，若其人脉浮紧，发热汗不出者，不可与之也，常须识此，勿令误也。

26. 服桂枝汤，大汗出后，大烦渴不解，脉洪大者，白虎加人参汤主之。

知母六两　石膏一斤，碎，绵裹　甘草二两，炙　粳米六合人参三两

上五味，以水一斗，煮米熟汤成，去滓，温服一升，日三服。

28. 服桂枝汤，或下之，仍头项强痛，翕翕发热，无汗，心下满微痛，小便不利者，桂枝去桂加茯苓白术汤主之。

芍药三两　甘草二两，炙　生姜三两，切　白术　茯苓各三两　大枣十二枚，擘

上六味，以水八升，煮取三升，去滓，温服一升。小便利则愈。本云：桂枝汤，今去桂枝加茯苓、白术。

第五节　仲景并非群方祖　桂枝汤即小阳旦

——气津两虚证的误治与救治

创新点：①《伤寒论》的大多方剂是对汉代以前经方的收集和加减应用，所以称之为“群方之祖”的说法不够恰切；桂枝汤就是六神方中的小阳旦汤，桂枝汤证也就是小阳旦汤证；②原文第 29 条、30 条误治之前是气津两虚证，用桂枝汤加附子误治后出现的厥逆、挛急、谵语为阴阳不相顺接兼有内热证，并非阴阳两虚，误治后与厥阴病类似，当属厥阴病之轻者；③甘草干姜汤和芍药甘草汤是一对以调理阴阳为主的方剂，是针对厥逆、挛急两个症状而设，如同调胃承气汤针对谵语一样；④《伤寒杂病论》极

有可能是张仲景口述和日常诊疗言行，经过别人记录、整理，编纂而成。

《伤寒论》原文第29条说："伤寒，脉浮，自汗出，小便数，心烦，微恶寒，脚挛急，反与桂枝欲攻其表，此误也。得之便厥，咽中干，烦躁吐逆者，作甘草干姜汤与之，以复其阳。若厥愈足温者，更作芍药甘草汤与之，其脚即伸。若胃气不和、谵语者，少与调胃承气汤。若重发汗，复加烧针者，四逆汤主之。"

第30条说："问曰：证象阳旦，按法治之而增剧，厥逆，咽中干，两胫拘急而谵语。师曰：言夜半手足当温，两脚当伸，后如师言。何以知此？答曰：寸口脉浮而大，浮为风，大为虚，风则生微热，虚则两胫挛，病形象桂枝，因加附子参其间，增桂令汗出，附子温经，亡阳故也。厥逆，咽中干，烦躁，阳明内结，谵语烦乱，更饮甘草干姜汤，夜半阳气还，两足当热。胫尚微拘急，重与芍药甘草汤，尔乃胫伸。以承气汤微溏，则止其谵语。故知病可愈。"

这两条作为《伤寒论·辨太阳病脉证并治上》篇的最后两条原文，是对误治变证后出现的阴阳两虚以及兼有内热证的辨证论治，文意复杂、过程复杂、证情复杂、治法复杂、用方也复杂，要想很好地理解这两条原文，就必须将两条合并起来，细细的琢磨。第30条原文是对第29条原文的进一步说明，我们认真分析这两条，尤其是第30条原文，可以明白许多历代医家争论不休，莫衷一是，至今仍旧无果的问题。譬如阳旦证、阳旦汤，甚至我们还可以从中看到《伤寒杂病论》一书作者学术的渊源。

首先先分析条文中的相关问题，继而再分析条文的内涵和外延。

第29条说"伤寒，脉浮，自汗出，小便数，心烦，微恶寒，脚挛急，反与桂枝欲攻其表，此误也"，第30条就紧接着说"证象阳旦，按法治之而增剧"，这里揭示了以下两大类问题。

第一类问题是有关《伤寒论》的一些外围问题。

①《伤寒论》的方剂大多是从其前人那里继承而来，保存了汉代以前的所谓经方，那么，张仲景为"群方之祖"的说法似乎有些过誉。

②从"问曰""师曰"的行文方式来看，《伤寒杂病论》并非出自张仲景之手，起码不是张仲景本人亲自撰写。

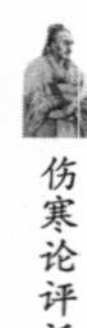

第二类问题是阳旦汤和阳旦证究竟所指为何？

第 29 条中"伤寒，脉浮，自汗出，小便数，心烦，微恶寒，脚挛急"，所表现的证候像是阳旦证，"像"不一定就"是"，或者说就"不是"。

我们要了解阳旦证和阳旦汤，以及《伤寒论》方剂来源的问题，首先要了解敦煌出土的古医书卷子本《辅行诀脏腑用药法要》一书，该书据考证，其中有部分内容确系梁代陶弘景所著，书中说："弘景曰：'外感天行，经方之药，有二旦、六神大小等汤。昔南阳张机，依此诸方，撰写为《伤寒论》一部，疗治明悉，后学咸尊奉之。山林僻居，仓卒难防外感之疾，日数传，生死往往在三五日间，岂险之虞也，今亦录而识之'"。而二旦、六神大小等汤据称是汉代以前较为流行的方子，是由伊尹的《汤液经》记载流传下来的，随着《汤液经》的失传，这些方剂也就散在地流传在坊间了。

皇甫谧《甲乙经序》中提到："伊尹以元圣之才，撰用《神农本草》，以为《汤液》。"又云："仲景论广《伊尹汤液》为十数卷，用之多验。近代太医令王叔和撰次仲景遗论甚精，皆可施用。"

在《辅行诀脏腑用药法要》中记载了部分据说是《汤液经》中的方剂，为了本节和以后各章的相关问题更加明白，特列表 2 如下。

表 2 《辅行诀脏腑用药法要》方剂

方剂名称	主治	药物组成	煎服方法
小阳旦汤（桂枝汤）	治天行发热，自汗出而恶风，鼻鸣干呕者	桂枝（三两） 芍药（三两） 生姜（二两，切） 甘草（炙，二两） 大枣（十二枚）	上方，以水七升，煮取三升，温服一升，服已，即啜热稀饭一器，以助药力，稍令汗出，不可大汗流漓，汗之则病不除也。若不汗出，可随服之，取瘥止。日三服，若加饴一升，为正阳旦汤
小阴旦汤	治天行，身热汗出，头目痛，腹中痛，干呕下利者	黄芩（三两） 芍药（三两） 生姜（二两，切） 甘草（二两，炙） 大枣（十二枚）	上方，以水七升，煮取三升，温服一升，日三服，服汤已，如人行三四里时，令病人啜白浆一器，以助药力，身热之自愈也

续表

方剂名称	主治	药物组成	煎服方法
大阳旦汤	治凡病汗出不止，气息惙，身劳力怯，恶风凉，腹中拘急，不欲饮食，皆宜此方，若脉虚大者，为更切证也	黄芩（五两） 人参 桂枝 生姜（各三两） 甘草（炙，三两） 芍药（六两） 大枣（十二枚） 饴（一升）	上七味，以水一斗，煮取四升，去滓，纳饴上火，令烊已，每服一升，日三夜一服
大阴旦汤	治凡病头目眩晕，咽中干，每喜干呕，食不下，心中烦满，胸胁支痛，往来寒热者	柴胡（八两） 人参 黄芩 生姜（各三两） 甘草（炙，二两） 芍药（四两） 大枣（十二枚） 半夏（一升，洗）	上八味，以水一斗二升，煮取六升，去滓，重上火，缓缓煎之，取得三升，温服一升，日三服
小青龙汤（麻黄汤）	治天行，发热恶寒，汗不出而喘，身疼痛，脉紧者	麻黄（三两） 杏仁（半升，熬，打） 桂枝（三两） 甘草（炙，一两半）	上方四味，以水七升，先煮麻黄，减二升，掠去上沫，纳诸药，煮取三升，去滓，温服八合，必令汗出彻身，不然恐邪不尽散也
大青龙汤（小青龙汤）	治天行，表不解，心下有水气，干呕，发热而喘咳不已者	麻黄（去节） 细辛 芍药 甘草（炙） 桂枝（各三两） 五味子（半升） 半夏（半升） 干姜（三两）	上方八味，以水一斗，先煮麻黄，减二升，掠去上沫，内诸药，煮取三升，去滓，温服一升。一方无干姜，作七味，当从
小白虎汤（白虎汤）	治天行热痛，大汗出不止，口舌干燥，饮水数升不已，脉洪大者	石膏（如鸡子大，绵裹） 知母（六两） 甘草（炙，二两） 粳米（六合）	上四味，以水一斗，先熬粳米，熟讫，去米，纳诸药，煮取六升，温服二升，日三服
大白虎汤	治天行热病，心中烦热，时自汗出，舌干，渴欲饮水，时呷嗽不已，久不解者	石膏（如鸡子大一枚，打） 麦门冬（半升） 甘草（炙，二两） 粳米（六合） 半夏（半升） 生姜（二两，切） 竹叶（三大握）	上方七味，以水一斗二升，先煮粳米，米熟讫，去米，纳诸药，煮至六升，去滓，温服二升，日三服

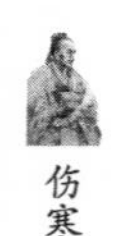
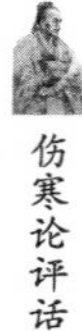

续表

方剂名称	主治	药物组成	煎服方法
小朱鸟汤（黄连阿胶汤）	治天行热病，心气不足，内生烦热，坐卧不安，时下利纯血如鸡鸭肝者	鸡子黄（二枚）阿胶（三锭）黄连（四两）黄芩 芍药（各二两）	上五味，以水六升，先煮连、芩、芍三物，取三升，去滓，内胶，列上火，令烊尽，取下，待小冷下鸡子黄，搅令相得，温服七合，日三服
大朱鸟汤	治天行热病，重下恶毒痢，痢下纯血，日数十行，羸瘦如柴，心中不安，腹中绞急，痛如刀刺者	鸡子黄（二枚）阿胶（三锭）黄连（四两）黄芩 芍药（各二两）人参（二两）干姜（二两）	上药七味，以水一斗，先煮连、芩、芍、参、姜五物，得四升讫，内醇苦酒二升，再煮至四升讫，去滓，次纳胶于内，更上炎，令烊，取下待小冷，纳鸡子黄，搅令相得即成，每服一升，日三夜一服
小玄武汤（真武汤）	治天行病，肾气不足，内生虚寒，小便不利，腹中痛，四肢冷者	茯苓（三两）芍药（三两）白术（二两）干姜（三两）附子（一枚，炮去皮）	上五味，以水八升，煮取三升，去滓，温服七合，日三服
大玄武汤	治肾气虚疲，少腹中冷，腰背沉重，四肢清，小便不利，大便鸭溏，日十余行，气惙力弱者	茯苓（三两）白术（二两）附子（一枚，炮）芍药（二两）干姜（二两）人参（二两）甘草（二两，炙）	上七味，以水一斗，煮取四升，温服一升，日三夜一服

以上诸方，习惯被称作六神方，其中有7个方剂与《伤寒论》中的方剂名称虽然不同，但方剂的药物组成相同；有6个方剂与《伤寒论》中的方剂只有一味或者两味药物的差别，个别方剂除了药物味数的差别外，在用量上还有一些细微的差别。其差别大概是《伤寒论》作者在临床上使用时的随证加减所致。具体内容如表3所示。

表 3 《辅行诀》与《伤寒论》方剂比较

药物组成	《辅行诀》	《伤寒论》
桂枝、芍药、生姜、甘草、大枣	小阳旦汤	桂枝汤
桂枝、芍药、生姜、甘草、大枣、饴糖	正阳旦汤	小建中汤
黄芩、芍药、生姜、甘草、大枣	小阴旦汤	黄芩汤加生姜
黄芩、人参、桂枝、生姜、甘草、芍药、大枣、饴	大阳旦汤	小建中汤加黄芩、人参
柴胡、人参、黄芩、生姜、甘草、芍药、大枣、半夏	大阴旦汤	小柴胡汤加芍药
麻黄、杏仁、桂枝、甘草	小青龙汤	麻黄汤
麻黄、细辛、芍药、甘草、桂枝、五味子、半夏、干姜	大青龙汤	小青龙汤
石膏、知母、甘草、粳米、	小白虎汤	白虎汤
石膏、麦门冬、甘草、粳米、半夏、生姜、竹叶	大白虎汤	竹叶石膏汤减人参加干姜
鸡子黄、阿胶、黄连、芍药、黄芩	小朱雀（鸟）汤	黄连阿胶汤
鸡子黄、阿胶、黄连、芍药、人参、干姜、黄芩	大朱雀（鸟）汤	黄连阿胶汤加人参、干姜
茯苓、芍药、白术、干姜、附子	小玄武汤	真武汤（干姜易生姜）
茯苓、白术、附子、芍药、干姜、人参、甘草	大玄武汤	附子汤加干姜、甘草

尽管《辅行诀脏腑用药法要》一书的内容、时代、作者等相关问题尚没有权威性的定论，尽管《伤寒论》的作者还存在疑问和争议，但是从方剂的体系和《伤寒论》第 29 条、第 30 条原文分析，以及从《脉经》《千金要方》《外台秘要》等医书相互比对分析，六神方作为汉代以前流行的临床方剂的可能性极大，《伤寒论》作者对六神方的加减运用痕迹也非常明显。由于六神方的命名带有明显的道家色彩，因此其他医家在著书立说时改动方剂的名称也在情理之中。

如果依照《辅行诀脏腑用药法要》是梁代陶弘景所著，《伤寒论》是

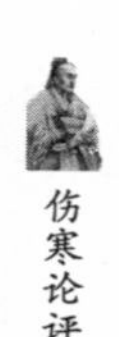

晋代王叔和编纂，王叔和在前而陶弘景在后，究竟是陶弘景依照《伤寒论》方推演了六神方，还是《伤寒论》博采了早已存在的六神方并加减运用呢？

我们从上述可以看出，六神方体系严密、方剂齐全、命名规律、组方严谨，加之《伤寒论》原文也涉及了部分六神方，比如真武汤、大小青龙汤、白虎汤、证像阳旦等名称和说法，而且《伤寒论》中与六神方相关的方剂名称混乱，不成体系，有随手拈来或加以改动的迹象。由此可以推论，《伤寒论》与六神方相同和相似的大部分方剂，应该是《伤寒论》作者对前人方剂的继承和发展，也就是对早期六神方的变通应用。

以上论述解决了第一个问题，即：后世所称张仲景为“群方之祖”的说法，一则是对张仲景的过度推崇，二则不符合历史实际。我们不妨回到根本上，《伤寒论》方剂是在临床实践的基础上，对汉代以前流传方剂的收集、整理和改动，其贡献表现在依据临床疗效，确定方剂的药物组成和药物用量。

至于《伤寒杂病论》的作者，争议也很多，个人认为是东汉末年民间医生张仲景临床记录或口述，经晋初太医令王叔和编纂、整理、加工而成。

首先，从所谓的《伤寒论·序》的文风可以看出确属两晋文风，既与汉代的古朴文风不符，也与正文中的条文文风聱牙不同，其有很浓重的晋代骚体的影子，和《伤寒论》正文不属于同一个人的口气，应该是晋人所托写。

其次，从第 30 条原文“问曰”“师曰”行文句式，包括其他地方的同类行文句式来看，也应该不是张仲景所著。此行文句式属于师徒对话，或者徒弟整理老师的言行、教诲、语录的用语，若是张仲景其本人所著，其“师曰”的师就无从可考。

第三，所有古本《伤寒论》的作者都标出“汉代南阳张机（玑）述”“晋代王叔和撰（编纂）”，“述”绝非“著”，述大约是口述或者日常临诊时碎语，被别人记录、回忆、整理。而“撰（编纂）”则是对别人的东西进行系统的整理、加工，有时也会加入个人见解，由“述”者和“编”者共同完成了该书，从王叔和的生卒年月与考证推导出的张仲景的生卒年月来看，或许张仲景和王叔和有师徒之谊，或许王叔和私淑张仲景，所以极有可能是王叔和在张仲景死后整理了他的临床资料，编纂了《伤寒杂病论》，这也可以解释所有史书都没有记载张仲景的疑团了。

原文第 30 条所指的“证象阳旦”，究竟是指的什么证候呢？按照六神汤方剂来看，阳旦汤有小阳旦汤、正阳旦汤、大阳旦汤，而其对应的就有小阳旦证、正阳旦证和大阳旦证。从第 29 条和第 30 条原文来看，实际就是一个病证的误治、救治和分析的过程。所以要把两条糅到一起来理解，才能够更加清晰。

第 30 条的“证象阳旦”是指第 29 条的“脉浮，自汗出，小便数，心烦，微恶寒，脚挛急”，因为有“脉浮，自汗出，微恶寒”，很像桂枝汤证，但又有“小便数，心烦，脚挛急”，又不是桂枝汤证。既然不是桂枝汤证，再用桂枝汤解肌发表，就是治疗上的错误，所以说是“反与桂枝汤欲攻其表，此误也”，因此导致了第 30 条所说的“按法治之而增剧”。上下条文文义联属，可知这里的阳旦证就是桂枝汤证，那阳旦汤当然就是桂枝汤了，也就是六神方中的小阳旦汤。

《金匮要略·妇人产后病脉证治第二十一》中说：“产后风，续之数十日不解，头微痛，恶寒，时时有热，心下闷，干呕汗出。虽久，阳旦证续在耳，可与阳旦汤。”这里所说的“产后风”，似是产后罹患中风证，与民间所说的产后惊厥、抽搐、角弓反张等的“产后风”不是同一个概念。从症状看，除了“心下闷”一症外，其他症状与《伤寒论》第 12 条、13 条记述的桂枝汤证没有区别。而“心下闷”一症与“干呕”则是同一病理机制，历代有很多医家也都认为其是桂枝汤证。用桂枝汤治疗，正是桂枝汤“表证得之，解肌散风寒；里证得之，补中和阴阳”的登对证候，也进一步说明了阳旦汤与桂枝汤的关系。

《伤寒论·辨太阳病脉证并治上》中提到“证象阳旦”，《金匮要略·妇人产后病脉证治第二十一》中提到“阳旦证续在耳，可与阳旦汤”，前者似是而非，后者言之凿凿，从正反两个方面确定了阳旦证就是桂枝汤证，自然阳旦汤就是桂枝汤了，也就是汉代以前六神方中的小阳旦证和小阳旦汤。

既然是六神方中的小阳旦汤、小阳旦证，《伤寒论》为什么略去了“小”字而只说“证象阳旦”，《金匮要略》只说“阳旦证续在耳，可与阳旦汤”呢？从六神方及其适应证候来看，《伤寒论》将正阳旦汤改名为小建中汤，已非表证范畴，而大阳旦汤是小建中汤加味，从所加药物人参、黄芩

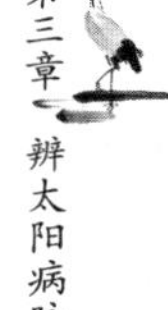

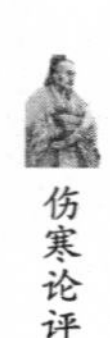

两味来看，其病情更加复杂，虚象更加明显，显然也不是表证范畴。表证、里证不同类，所以《伤寒论》将桂枝汤证有时直接称为阳旦证，即六神方中的小阳旦证，至于正阳旦汤和大阳旦汤就改称其他名字了。

既然是桂枝汤证，为什么作者又另起名号为“阳旦证”呢？这里就牵扯到了《伤寒杂病论》的作者问题。就像《内经》一样，文义凌乱、重复、矛盾的地方比比皆是，因为并非出自一时一人之手，《伤寒杂病论》是张仲景口述和日常诊疗言行，经过别人记录、整理，编纂而成，所以同一方证在不同地方，就有可能有不同称谓。

综合两条原文，误治前出现“脉浮，自汗出，小便数，心烦，微恶寒，脚挛急”，与桂枝汤证的“发热、汗出、恶风、脉缓”很类似，所以说“证象阳旦”，属于桂枝汤疑似证。其实质是气津两虚，气虚不能固表，所以汗出、脉浮、恶寒；气化无力所以小便数；津亏不能滋养心神，濡润筋肌，所以出现心烦、脚挛急。治疗应该补益气津，但误治者以桂枝汤加附子进行治疗，从而导致变证丛生。

第30条的“师曰：言夜半手足当温，两脚当伸，后如师言。何以知此？答曰：寸口脉浮而大，浮为风，大为虚，风则生微热，虚则两胫挛，病形象桂枝，因加附子参其间，增桂令汗出，附子温经，亡阳故也”，就是对误治原因的分析。由于误治者辨证不清，将“脉浮，自汗出，小便数，心烦，微恶寒，脚挛急”这些似桂枝证而非桂枝证的症状认定为桂枝证，以桂枝汤进行治疗；同时又认为其症状中有亡阳的现象，所以又加入附子，其用药的结果，不仅没有像预期的那样以桂枝汤止汗祛邪，以附子峻补阳气，反而因桂枝的发散功能使汗出更多，附子又伤阴助热。本是气津两虚，由于误治导致了后来的阴阳逆乱，不相顺接并兼有内热的变证。

两条原文记述的误治后症状主要有“厥逆，咽中干，谵语，烦躁（烦乱），吐逆，脚挛急（两胫拘急）”，从症状看，属于阴阳逆乱，不相顺接，且兼有内热，与厥阴病类似，当属厥阴病之轻者。由于阴阳逆乱，“阴阳气不相顺接”，阳气不能温煦而致厥逆；阴津不能濡润而致咽中干、脚挛急；内热扰心，神不守舍而致烦乱、谵语；吐逆则是阴阳逆乱，清浊相干，气机反作，胃气上逆所致。

由于病情复杂、病机不一，所以治疗时要分步实施，调理阴阳，归复原位。由于阳气属于无形，容易恢复，阴津属于有形，较难复原，故先以甘草干姜汤恢复其阳气，阳气恢复，手足厥冷的症状即可痊愈；再以芍药甘草汤恢复其阴津，阴津复原，咽中干、两胫拘急的症状就可以解除；再少与调胃承气汤清热和胃，即可除烦乱、止谵语。

为什么说误治后是阴阳逆乱而不是阴阳两虚呢?

首先，阴阳两虚和内有邪热是虚实、寒热性质截然不同的两种病理机制，同时存在于一个病人身上的可能性几乎没有。而阴阳逆乱和内生邪热则可以同时出现。

其次，如果是阴阳两虚，按照《伤寒论》用药规律，补阳多用炮附子，补阴多用阿胶，这里复阳用甘草干姜汤，以干姜的走而不守，通行阳气，使阳气复位，所以原文称“以复其阳”。“复”字在《伤寒论》的398条原文中用到很多，其意义有两种，一种是作副词使用，是“再、还、又”的意思；一种是作动词用，是“恢复”的意思，只有两处，即本条的“以复其阳”和第116条的“血难复也”。可见补阳和复阳有着一定的区别，虚者则需要“补”，而乱者就需要“复”。用芍药甘草汤，以芍药的泻孙络通血痹的功能，缓急舒挛，治疗两胫拘急。

第三，如果真的属于阴阳两虚，非附子、阿胶不能补虚，甘草干姜汤、芍药甘草汤的药力实在难以达到治疗的目的。况且在误治时因见小便数，微恶寒，脚挛急，误以为阳虚而加用附子，因而导致内热产生而发为谵语，如果是阳虚，已经用过附子，阳气仍虚是不符合临床实际的。所以救治时不再用附子而用甘草干姜汤复阳，足见其不是阳虚，是“复阳”，而不是“补阳”或者“回阳”。

附原文：

29. 伤寒，脉浮，自汗出，小便数，心烦，微恶寒，脚挛急，反与桂枝欲攻其表，此误也。得之便厥，咽中干，烦躁吐逆者，作甘草干姜汤与之，以复其阳。若厥愈足温者，更作芍药甘草汤与之，其脚即伸。若胃气不和、谵语者，少与调胃承气汤。若重发汗，复加烧针者，四逆汤主之。

甘草干姜汤方

甘草四两，炙 干姜二两

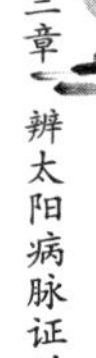

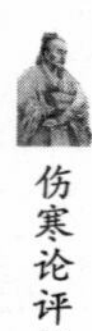

上二味，以水三升，煮取一升五合，去滓。分温再服。

芍药甘草汤方

芍药　甘草炙，各四两

上二味，以水三升，煮取一升五合，去滓。分温再服。

调胃承气汤方

大黄四两，去皮，清酒洗　甘草二两，炙　芒消半升

上三味，以水三升，煮二物至一升，去滓，内芒消，更上微火一二沸，温顿服之，以调胃气。

四逆汤方

甘草二两，炙　干姜一两半　附子一枚，生用，去皮，破八片

上三味，以水三升，煮取一升二合，去滓。分温再服。强人可大附子一枚，干姜三两。

30. 问曰：证象阳旦，按法治之而增剧，厥逆，咽中干，两胫拘急而谵语。师曰：言夜半手足当温，两脚当伸，后如师言。何以知此？答曰：寸口脉浮而大，浮为风，大为虚，风则生微热，虚则两胫挛，病形象桂枝，因加附子参其间，增桂令汗出，附子温经，亡阳故也。厥逆，咽中干，烦躁，阳明内结，谵语烦乱，更饮甘草干姜汤，夜半阳气还，两足当热。胫尚微拘急，重与芍药甘草汤，尔乃胫伸。以承气汤微溏，则止其谵语。故知病可愈。

第六节　误下脉促或上冲　短气不与但坐同

——表证误下的救治与发汗不彻的表现

创新点：①表证误下之后的“脉促”与“气上冲”病理机制相同，只不过一个是表现在脉象上，一个是表现在症状上。②第 48 条原文中“其人短气但坐以汗出不彻故也”，应在短气后断句，而不应该在但坐后断句，本句指出了短气一症的病因所在。

表证应该用解表的方法治疗，但发汗解表不仅仅是用药是否正确的问

题，还有用量是否恰当，煎服方法是否合适，护理是否到位。过多出汗，疾病不但不会痊愈，还会变生其他病证；但如果出汗不够，没有达到祛邪的程度，同样不能治愈表证，也会出现其他变证。当然表证绝不能用攻里的方法治疗，表证误下，在表的邪气会趁势入里，变虚、变实、变寒、变热，结合体质的不同，会出现千变万化的证候，原文第 34 条和第 48 条就从表证误用下法和表证汗出不够两个方面，揭示了治疗表证的注意事项。

第 34 条说："太阳病，桂枝证，医反下之，利遂不止，脉促者，表未解也；喘而汗出者，葛根黄芩黄连汤主之。"本条"太阳病，桂枝证"已经说明是太阳表虚中风证，应该用桂枝汤进行治疗，医生辨证不准，误以为是里实证而用泻下的治疗方法，那么为什么医生会将太阳表虚中风证误诊为里实证呢？大概是将汗出、干呕、鼻鸣、微喘等症状，以为是内热腑实而使用了泻下方法，结果外邪随着泻下的趋势入里，出现了下利不止的症状。在此基础上有两种转归：

第一种转归是泄泻不止的同时，见到脉促的现象，应当是表证未解。误下之后，如果正气未伤，其反应会出现上冲，或者出现脉促，或者两者同时出现。在《伤寒论》中泻下之后见到脉促的有 3 处，分别是第 21 条、本条和第 140 条，其反应都是正气未伤，能与邪气对峙，疾病的发展结果要么是自愈，要么是仍旧采用解表的方法治疗以帮助机体正气祛邪。

第 21 条说："太阳病，下之后，脉促胸满者，桂枝去芍药汤主之。"是误下之后，表邪已轻，故以桂枝汤减掉芍药，即桂枝甘草汤加生姜、大枣，在温补心阳的基础上兼以解表。第 140 条说："太阳病，下之，其脉促，不结胸者，此为欲解也。"是表证不因误下而变化，且有向愈的迹象；而本条明确指出是"表未解也"，则当需解表，原文没有列出方剂，根据证情，仍应使用桂枝汤，但有下利不止，所以应该在桂枝汤中加入葛根，增加解表功能的同时，起到升津止泻、逆流挽舟的作用，与太阳阳明合病的喘满、下利的表实证治相仿。

表证误用泻下方法治疗后，会有诸多变证，仅病机没有发生较大变化，仍属于表证范畴的脉象和症状的改变就有多种多样，与脉促类似的还有"气上冲""喘"等，其中一部分属于误下但损伤不重，人体正气逆势而动，大有抗邪外出之势的表现。气上冲与脉促，其病理机制相同，只不过

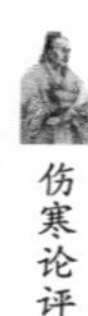

一个是表现在脉象上，一个是表现在症状上，所以第 15 条就说：“太阳病，下之，其气上冲者，可与桂枝汤，方用前法。若不上冲者，不得与之。”

第二种转归是泄泻不止的同时，还见到喘而汗出。泄泻不止、气喘、汗出，仅从这些症状来看，可能存在实热、虚寒两个截然不同的证候，但虚寒证出现上述症状多为久病体虚所致，而本条仅仅是因为一次误下，不可能是久病体虚；从方剂用药分析来看，应当属于内有实热。

本为体质盛实之人，感邪而成表证，自当解表祛邪，反而误用下法，使邪气乘势入里化热，形成内热实证。原本病在太阳，其传经的机会很多，既可以传到阳明、少阳，也可以传到三阴。邪传阳明、少阳则化热，邪入三阴则化寒。从本条症状表现可以看出，是太阳病误下之后，邪气入里，转入阳明经，并随阳明化热。阳明有阳明大肠经和阳明胃经，均以虚实更替、息息和降为特点，且因为阳明大肠经是与太阴肺经相互为表里之经，在生理和病理上都会相互影响，胃气不降可以导致肺气上逆，肠道实热可致传导失职，且阳明主肌肉四肢，阳明经热，可以导致周身汗出，所以本证是阳明无形热邪所致。治疗宜清阳明之热，葛根黄芩黄连汤以苦寒的黄芩、黄连清阳明胃肠的邪热。葛根能够升提脾胃的清阳之气，所以能够达到生津止渴、止泻的效果，常用于热病烦渴、阴虚消渴、热泄热利、脾虚泄泻等。同时，葛根还能够解肌退热，对于外感表证，发热恶寒、头痛无汗、项背强痛，无论风寒表证、风热表证均可使用。所以本方用葛根一则取其升提清阳之气，从而止泻止利；二则用其退热发表，使阳明内热发散到体表。

原文第 48 条说：“二阳并病，太阳初得病时，发其汗，汗先出不彻，因转属阳明，续自微汗出，不恶寒。”是说二阳并病的成因，是由于一开始是太阳病，太阳病表证应当发汗，但因为辨证不准，或者药量不足，或者服法不恰当，或者护理不合适，导致汗出不彻底，邪气未能自表而散，反而入里进入阳明。太阳表证未罢，阳明里证又起，所以就成了“二阳并病”，在太阳表证的基础上，见到连续小量出汗，原有的恶寒症状消失。微汗出而不是大汗出，是因为太阳表证仍在，如果是大汗出，就很有可能成为阳明病，而不是二阳并病了。

尽管是二阳并病，依照表里同病的治疗原则，应该先治疗表证，依照表证的轻重，决定解表的力度，待表证全解后方可治疗里证，否则会因先治疗里证，使在表的邪气顺势全部入里，尤其是用泻下的方法治疗里证，会使里气暂时空虚而导致邪气乘虚而入。所以在太阳表证没有完全解除时，不能用泻下的方法治疗阳明里证，如果泻下，就是治疗原则上的错误。所以原文说："若太阳病证不罢者，不可下，下之为逆，如此可小发汗。"

由于太阳表证发汗不够彻底，仍有邪气流注肌表且郁而不散，可出现"设面色缘缘正赤者，阳气怫郁在表，当解之熏之"，"若发汗不彻，不足言，阳气怫郁不得越，当汗不汗，其人躁烦，不知痛处，乍在腹中，乍在四肢，按之不可得，其人短气但坐以汗出不彻故也，更发汗则愈。何以知汗出不彻？以脉涩故知也"等症状表现。

太阳病初期发汗，汗出不够彻底，会出现邪气进入阳明的情况，如果病人一直出汗，而且不怕冷，说明已经转入阳明成为阳明病了。因为如果是表证出汗，病人会出现恶风恶寒的情况，这里不恶寒，那就不是表证而是阳明里证了。假使此时还有部分太阳表证，就不能使用泻下或者清里的治疗方法，应该进行轻微的发汗，使表邪尽去后，再根据病情决定如何治里。

如果病人面色一直发红，就需要进行辨证。如果病人面色发红，还有口渴、不恶寒等症状表现，那说明是阳明内在邪热，因为阳明之脉布于面，阳明有热，热性上炎，循经向上，会出现面红；但如果面红的同时，尚有发热、恶寒，尤其是脉象见浮等症状表现，说明是邪气仍旧停留于表，而且闭阻不散，那么治疗就应该用解表的方法，比如用药物或者用熏法等使其出汗，从而祛除表邪。

由于发汗不够彻底，汗出的很少很轻微，表邪仍旧郁阻不散，应该汗出而没有汗出，病人显得烦躁不安，身上或腹中或四肢痛痒不舒，不能确定在哪个地方，且见短气等症状，这些表现都是因为发汗不彻底的缘故。

"其人短气但坐以汗出不彻故也"一句，由于断句的不同，就有两种不同的解释。

第一种是"其人短气但坐，以汗出不彻故也"，从但坐后断句，认为"短气但坐"是一个症状，即病人气短不舒，需要端坐以保持呼吸通畅。

第二种是"其人短气，但坐以汗出不彻故也"，从短气后断句，认为是一个表原因的因果句子，即前面所述的一系列症状都是由汗出不彻所导致，应该归咎于汗出不彻的原因。

其实“坐”字在《伤寒论》(含《平脉法》)中共出现5次，分别作动词和连词用，而真正在398条正文中，只有本条出现一次。

“坐”字作连词用，有因为、由于、因而、于是等意思，连接词或句子，表因果关系。如唐代杜牧诗《山行》中有“远上寒山石径斜，白云深处有人家。停车坐爱枫林晚，霜叶红于二月花”的“停车坐爱枫林晚”，解释为“之所以停车，是因为喜欢枫林的晚景”。

“坐”字作动词用，有行止的意思，与站立相对，还有“归咎”“追责”的意思，这层意思是引申而来的。从“坐”字的“因犯……罪(过错)”意思，如《汉书·龚遂传》中有“群臣坐陷王于恶，不道，皆诛，死者二百余人”，可以引申为“入罪、定罪”，例如东汉末年哲学家仲长统《昌言·损益》中说“犯法不坐”；再由“定罪”引申到“追咎、追责”，从“因犯……罪”到“入罪、定罪”，再到“归咎、追责”。如汉代乐府民歌中有一首富有喜剧色彩的民间叙事诗《陌上桑》。一名《艳歌罗敷行》，见于《宋书·乐志》；又名《日出东南隅行》，见于南朝徐陵的《玉台新咏》，其中有一段写道：“行者见罗敷，下担捋髭须。少年见罗敷，脱帽著帩头。耕者忘其犁，锄者忘其锄。来归相怨怒，但坐观罗敷”。“但坐观罗敷”就是归咎于看罗敷，才把锄头和犁子给忘掉的意思，和本条的“但坐”文义相同。

将病因和其他症状结合起来看，第一种断句和解释是错误的，因为端坐呼吸，多是因虚而致，体力不支，呼多吸少。而本证是因表证发汗不力，表气郁闭，经气不畅，太阳之表闭碍及手太阴肺气的宣发，所以出现了短气一症，其短气的表现是以肺气的宣发不力所致，并非肺气不降所导致。而表闭则是原有表证，虽经发汗，但因药力不足或者方法不当，而使汗出程度没有达到祛邪的效果，邪气仍旧在表，卫气闭郁，所以说“但坐以汗出不彻故也”。

附原文：

34. 太阳病，桂枝证，医反下之，利遂不止，脉促者，表未解也；喘而汗出者，葛根黄芩黄连汤主之。

葛根半斤　甘草二两，炙　黄芩三两　黄连三两

上四味，以水八升，先煮葛根，减二升，内诸药，煮取二升，去滓，分温再服。

48. 二阳并病，太阳初得病时，发其汗，汗先出不彻，因转属阳明，续自微汗出，不恶寒。若太阳病证不罢者，不可下，下之为逆，如此可小发汗。设面色缘缘正赤者，阳气怫郁在表，当解之、熏之。若发汗不彻，不足言，阳气怫郁不得越，当汗不汗，其人躁烦，不知痛处，乍在腹中，乍在四肢，按之不可得，其人短气但坐，以汗出不彻故也，更发汗则愈。何以知汗出不彻？以脉涩故知也。

第七节　阴阳自和命之本　汗下同因结果异

——误用汗、下法不同结果的救治

创新点：①天人相应是达成阴阳自和的基础，形神统一是促使阴阳自和的关键，气血调和是完成阴阳自和的结果，胃气神根是体现阴阳自和的征兆，扶弱抑强是恢复阴阳自和的法则。②“勿治之，得小便利，必自愈”，不是不进行治疗，而是不要用利小便的方法治疗，要不利小便而使小便通利，需要治病求本，采用生津、养津、保津、留津的方法。③无论是干姜附子汤，或是四逆汤、白通汤、通脉四逆汤等四逆汤类，均属于治疗实寒证的方剂，以祛寒为主，兼以回阳为目的，所以均用生附子而不用炮附子。

第58条指出：“凡病，若发汗，若吐，若下，若亡血，亡津液，阴阳自和者，必自愈。”提出了阴阳自和是自愈的前提和必要条件。“凡病”，是指一切疾病，不独指伤寒等外感性疾病，包括了内伤杂病。所有的疾病如果经过发汗、涌吐、泻下等攻邪的方法治疗不当，则会导致失血、伤津，如果机体阴阳能够自和，则无需治疗，通过人体阴阳自我调节疾病就会痊愈。

这里需要提出两个问题，一是什么叫“和”？二是怎样“和”？

所谓和者，即使共同存在于一个事物中并行的、共存的，也可能是相

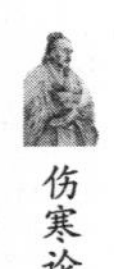

互对立的两种或两种以上元素，能够有机地、合理地、有序地存在并延续、发展，从而形成的一种完善、完美、互补、互助的，以至于是水乳交融的、鱼水相依的、彼此互补的、缺一不可的状态。

杨树达的《论语疏证》中说："乐调谓之龢，味调谓之盉，事之调适者谓之和，其义一也。"龢、盉、和三字属于异体字，其意相同，提出不管是音乐、味道或者是其他事物，但凡是"和"，就是协调、平衡、舒适、恰当。人体的"和"，就是处在不同方面的因素相互协调，维持在一个相对平衡的状态，比如阴阳、寒热、气血津液、升降出入、营卫表里等，都需要相互协调、相对平衡，才能够维持正常的生理功能，这就是"和"。

在中国文化里，不同的体系对"和"赋予的含义不同。孔子儒家文化认为，"和"就是要协调各方关系，和平相处；而老子的道家文化认为，"和"就是不要过分干预，无为而治。就中医理论而言，它包容了儒家文化和道家文化中关于"和"的思想，既不能人为的过分干预机体的自然状态，也要与自然和谐相处，正常情况下要"无为而治"，异常情况下要"协调关系"。各当其位，各得其宜，从而"无相夺伦"、相安无事，只有如此，才能维持人体各脏腑组织器官功能的正常发挥。

那么究竟要怎样"和"呢？有生理状态下和病理状态下的不同解读。生理状态下，机体各脏腑组织器官通过自身的功能调节，保持与周边关系的协调统一，以达到"和"的境界，形神合一的修养、饮食起居的养慎就是生理状态下促进人体"和"的方法。病理状态下，通过身心的自我调节或者外界药物等物理、化学等因素的调节，使紊乱的阴阳气血等关系恢复常态从而达到一个"和"的状态。

阴阳"和"有主动和被动的不同，机体主动的"和"是机体通过自身的修复能力，促进相对不足的一方或抑制相对过盛的一方，达到一个相对的平衡和协调；而被动的"和"则是通过外界干预，弥补机体内在因素不足的一方，即中医治疗原则中的"扶正"，是通过"温""补"等治疗方法来实现的，或抑制相对过盛的一方，即中医治疗原则中的"祛邪"，是通过"汗""吐""下""消""清"等治疗方法来实现的。而中医治法中的"和"法则同时兼有促进相对不足、抑制相对过盛的作用，即扶正和祛邪的功能在同一方剂中得到体现。

天人相应是达成阴阳自和的基础，形神统一是促使阴阳自和的关键，气血调和是完成阴阳自和的结果，胃气神根是体现阴阳自和的征兆，扶弱抑强是恢复阴阳自和的法则。自愈是以“阴阳自和”为前提的，“和”与“愈”存在着内在联系，即“和”就能“愈”，“不和”就“不愈”；能够“自和”的，就必然会“自愈”，如果不能“自和”的，也一定不会“自愈”。所以“有病不治，常得中医”，是重视机体主动的“自和”能力，“圣人不治已病治未病”是重视外界干预的、被动的“自和”能力。如何调动机体自身的主动的“自和”能力和适时通过外界干预调动被动的“自和”能力，是一个辨证的关系，把握其中的“度”是养生保健、治病康复中极其关键的一环。

所谓“自和”，并不是消极的等待机体自身的阴或阳的恢复，而是除了激发机体自身的修复功能外，还要根据阴或阳的哪一方的相对过盛或者不足，采取慎养或治疗，以促进阴阳的相对平衡，尽快尽早地达到“和”的状态。

第 59 条说：“大下之后，复发汗，小便不利者，亡津液故也。勿治之，得小便利，必自愈。”按照一般情况，泻下伤阴，发汗伤阳，但根据机体自身条件的差异，同样可以出现泻下伤阳和发汗伤阴的情况，而且治法的失误，往往会有一个“趋弱”的现象，即阴虚的人，无论误用发汗或泻下，都会更进一步伤及阴津；而阳虚的病人，无论误用泻下或发汗，都会伤及阳气。大下之后，津液随着泻下而耗伤，再进行发汗，津液还会随着汗出更加耗伤，由于津液的减少，小便也因此不够畅通，究其原因，是津液损伤的缘故。待到小便通利，说明机体的津液得到了恢复，阴津恢复了，疾病就一定会痊愈。

这里的“勿治之，得小便利，必自愈”，可以作为第 58 条“阴阳自和者，必自愈”的很好注解。由于发汗、泻下失当，导致机体的阴津匮乏，除了小便不利以外，还会出现其他相应的症状，此时就是阴津的相对不足，打破了机体阴阳相对平衡的状态，如果出现了小便利，说明阴津已经恢复，阴阳已经调和，所以说“必自愈”。

至于说“勿治之”，并不是指不进行任何治疗，而是不要再用利小便的方法治疗，由于其小便不利是汗下之后的阴津不足所导致的，所以张仲景告诫后人，不要见小便不利就使用利水的治疗方法，倘若再行利水，会使津液更加损伤，疾病会更加严重。

“勿治之，得小便利”，就是要不利小便而使小便通利，那就需要治病求本，采用生津、养津、保津、留津的方法。张仲景虽未提出方剂，但已经为我们指明了治疗方法，养阴生津，方用后世的增液汤等。但须强调的是，必须是邪气已尽，唯有正气不足，即津液的不足，才能用单纯的养阴生津的方法治疗，如果还有邪气滞留，则需扶正与祛邪同时进行，于养阴生津之中加入祛邪的药物，达到标本同治的目的。

第 60 条说：“下之后，复发汗，必振寒，脉微细。所以然者，以内外俱虚故也。”泻下伤阴，发汗伤阳，泻下伤里，发汗伤表。泻下之后又复发汗，致使表里阴阳俱虚，所以病人出现振寒，即怕冷发抖，脉象微细，《濒湖脉学》中说“微为阳弱细阴弱，细比于微略较粗”，说明泻下损伤了内在的阴津，发汗损伤了外在的阳气，导致了内外俱虚的结果。

泻下之后复发汗，按照泻下伤阴，发汗伤阳的常规，可以导致内外阴阳俱虚，但由于个体体质的差异，并不一定就是汗伤阳、下伤阴，可以出现汗下皆伤阳或者汗下皆伤阴的结果。第 61 条说：“下之后，复发汗，昼日烦躁不得眠，夜而安静，不呕，不渴，无表证，脉沉微，身无大热者，干姜附子汤主之。”就是无论汗下，都损伤阳气的典型例子。

同为“下之后，复发汗”，第 59 条、第 60 条、第 61 条三条放置在一起，具有深刻的含义。第 59 条“下之后，复发汗”，损伤的是津液；第 60 条“下之后，复发汗”，既损伤了阴津，也损伤了阳气；而第 61 条“下之后，复发汗”，则是损伤的阳气，误治相同，造成的结果却截然不同。因此，临床上不能拘泥于误治的方法，而是要看病人的体质和显示的证候，强调误汗伤阳、误下伤阴是常规，而体质则是决定伤阳或者伤阴的根本，误治手段是外因，素体禀赋是内因，误治变证的生成是以体质禀赋内因起作用的。

汗下之后，见到“昼日烦躁不得眠，夜而安静，不呕，不渴，无表证，脉沉微，身无大热者”，其中不呕、不渴、无表证，是张仲景采用的排除诊断方法。少阳五行属木，木能克土，少阳发病，常常干犯胃气，而致胃气上逆出现呕吐，不呕说明病不在少阳；病在阳明，邪热耗伤津液，所以阳明病常见口渴，不渴说明病不在阳明；无表证则说明病不在太阳。病不在三阳，则肯定已从三阳转属三阴，是汗下之后病从三阳进入三阴。

“昼日烦躁不得眠，夜而安静，脉沉微，身无大热”，是误用汗下之后呈现的症状。这里的误用汗下包含三层意思，一是不该汗下而误用汗下，一是当用汗下而汗下太过，一是应用汗下而汗下失序。从脉沉微，沉为在里，微为阳虚，确定本证为寒盛阳虚。

“昼日烦躁不得眠，夜而安静”，“下之后，复发汗”为汗下失序，误治后，阴寒内盛，阳气损伤，神失所养。阳主动，阴主静，而人体之气与天地之气相通，昼日阳气旺，阳虚之人得天时阳气之助，复能与阴寒抗争，正邪相争故烦躁发于昼日，因而烦躁故不能眠。夜间安静，其安静并非阴阳平复的安静，而是夜间天时阴气盛，机体虚阳无力抗拒阴气，阴气独盛，精力疲乏的“似睡非睡”，即“少阴之为病，脉微细，但欲寐也”的注脚。既不同于第6条的“风温为病，脉阴阳俱浮，自汗出，身重，多眠睡”，也不同于第37条的“太阳病，十日以去，脉浮细而嗜卧”。第6条多睡眠是热盛神昏，第37条嗜卧是邪去正复，而本条的夜而安静是寒气独盛，阳气不足。阳气者，精则养神，阳气弱而神失所养不能兴奋，故貌似安静，其实是病理的虚而无力，精神不振，并非是生理的恬然舒适，安然入睡。

“身无大热”，不是无热，而是或有小热，或有微热。“身无大热”意在强调可能身有小热、微热。而原文“不呕，不渴，无表证”否定了三阳病的存在，其小热、微热必定不是三阳发热。所以身有微热一定是寒盛阳弱，逼阳外越之象，与虚阳外越有不同，如此才符合张仲景用干姜附子汤急救回阳的原意。

干姜附子汤用干姜一两，附子一枚，以水三升，煮取一升，顿服，与四逆汤的炙甘草二两，干姜一两半，附子一枚，以水三升，煮取一升二合，分温再服比较。从用药上看，后者干姜用至一两半，比前者干姜一两的药力稍大；后者用炙甘草，取其缓和药性，应比前者药力稍缓；前者煮取一升，顿服，后者煮取一升二合，分两次服用，可见其用药目的仍旧是取其缓效。综合比较，前者虽干姜用量稍小于后者，但无甘草之缓，且顿服，其用药目的，显然在于小剂快捷，急救回阳。通过对方剂用药的分析，干姜附子汤证与四逆汤证既有相同之处，又有不同的地方。从病情上看，前者较轻，仅有昼日烦躁，夜间安静，脉沉微，身有微热；后者较重，有恶寒蜷卧，四肢厥逆，下利清谷，脉微细弱等。从病势上看，前者较急，汗下之后即见脉沉微、身微热、烦躁，是经误治，寒盛于内，阳气骤弱，被逼外现，病情危急；后者多为邪入少阴，或少阴寒化，人身阳气逐渐消耗，时积日累，终至阳虚，病情重笃。从病机上看，两者都是寒盛阳虚，但干姜附子汤证是寒气过盛，阳气骤弱，不能与寒相抗争，寒气逼阳外越；四逆汤证虽无格阳征兆，但病久阳虚，寒气内盛，虚阳已无力抗邪，稍有发展，便会出现虚阳不被逼而自行外越。从治疗上看，前者是阳弱被逼外越，所以治疗时要急速祛寒，挽回阳气，用附子干姜小剂顿服，取其快捷；而后者是积寒日久，阳气大虚，所以治疗时用四逆汤大剂缓服，使积寒渐消，阳气渐复。

两者都属于寒盛阳虚，不尽快祛寒，恐更伤阳气，病势会一发不可收拾。治法是以祛寒为主兼以复阳，还是以补阳为主兼以祛寒，是治疗实寒证和虚寒证的分界线。

一般临床表现为寒盛，见到恶寒蜷卧、下利清谷、四肢厥逆，或者格阳、戴阳等症状者，多为寒盛阳虚，以实寒为主，治疗应以祛寒为主，多用干姜配伍生附子，所谓“附子无姜不热”，用以祛寒兼以回阳；而见到身疼身重、腹痛、脉沉、小便不利等症状者，多为阳虚有寒，治疗以补阳为主，多用熟附子配伍参术，用以补阳兼以去寒。

所以无论是干姜附子汤，或是四逆汤、白通汤、通脉四逆汤等四逆汤类，均属于治疗实寒证，以祛寒为主，兼以回阳为目的，所以均用生附子而不用炮附子。

关于“四逆汤”的名称，是长期以讹传讹的结果，无论是从证候的病机，还是方剂的作用，还是《伤寒论》方剂的命名原则，都应该是“回逆汤”，这将在后文中予以详细解析。但鉴于长期的习惯，为方便起见，本书中仍以“四逆汤”称之。

附原文：

58. 凡病，若发汗，若吐，若下，若亡血，亡津液，阴阳自和者，必自愈。

59. 大下之后，复发汗，小便不利者，亡津液故也。勿治之，得小便利，必自愈。

60. 下之后，复发汗，必振寒，脉微细。所以然者，以内外俱虚故也。

61. 下之后，复发汗，昼日烦躁不得眠，夜而安静，不呕，不渴，无表证，脉沉微，身无大热者，干姜附子汤主之。

第八节　伤阴阳取决误治　变虚实缘于体质

——发汗后不同证候的辨证施治

创新点：同是失治或误治，一般情况下，伤阴伤阳或者伤气伤血，大多取决于误治方法；而变虚变实或者变寒变热，则取决于病人的体质，但起决定性作用的是体质。所以同是汗后，就会出现多种不同的变证。有汗后留邪，伤及气营，其证属虚，周身疼痛的，如桂枝加芍药生姜各一两人参三两新加汤证；有汗后变热，肺热炽盛，其证属实，喘而汗出的，如麻黄杏仁甘草石膏汤证；有汗后损伤心阳，心失所养，其证属虚，心悸不安的，如桂枝甘草汤证；有发汗损伤心阳，心阳不足，肾水上泛，其证虚实兼有，脐下悸动的，如茯苓桂枝甘草大枣汤证；有发汗后损伤脾阳，中焦气滞，其证虚实夹杂，腹部胀满的，如厚朴生姜半夏甘草人参汤证；有汗后伤及气血营卫，出现恶寒的芍药甘草附子汤证；还有汗后邪气化热，胃家热盛的调胃承气汤证。

伤寒表证，不管是失治或者是误治，均会出现变证，同是失治或误治，一般情况下，伤阴伤阳或者伤气伤血，大多取决于误治方法；而变虚变实或者变寒变热，则取决于病人的体质，但起决定性作用的是体质。譬如同是发汗，既会出现伤及营血、阳气，也会出现变成热证的情况。伤阳又可分为伤及肾阳、伤及心阳、伤及脾阳等，因此，伤寒误治后的救治仍旧是以辨证论治为准，不可以误治的方法作为治疗的依据。

《伤寒论》第62条说：“发汗后，身疼痛，脉沉迟者，桂枝加芍药生姜各一两人参三两新加汤主之。”发汗后，出现身疼痛，既然采用发汗的方法，说明发汗之前显系太阳表证，而身疼痛是太阳表证的常规症状，尤其

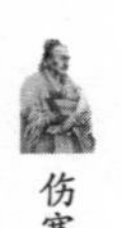

是太阳伤寒表证，出现身疼、腰疼、骨节疼痛，周身酸楚疼痛是外感表邪阻遏太阳经气所致。

发汗前身疼痛，发汗后仍旧身疼痛，此时的身疼痛，有三种可能性：一是表邪仍在，经气被阻，属于表证的身疼痛；二是汗后的变证，属于气血的不足，经脉失养，属于杂病的身疼痛；三是虽然经过发汗，表邪未尽，又损伤了营血，既有遗留表邪阻遏经气，又有营血损伤经脉失养，属于表里同病。

本证是发汗后身疼痛，且见脉象沉迟，用桂枝加芍药生姜各一两人参三两新加汤治疗，以桂枝汤发散留表余邪，疏通经气；重用芍药和生姜，意在和营养血、宣通阳气；加人参三两益气养营、补益气血、濡养经脉。此方在表通畅经气，在里和调经脉，如此表里同治，身疼痛自然痊愈。

第 63 条说："发汗后，不可更行桂枝汤，汗出而喘，无大热者，可与麻黄杏仁甘草石膏汤。"对"发汗后，不可更行桂枝汤"，应该从几个方面理解：①发汗后，表邪已尽，无须再行发表，所以不需再使用桂枝汤；②发汗后，虽然表邪未尽，但已经不是发汗之前，若还需解表，可以桂枝汤加减化裁使用；③提示桂枝汤虽然具有有汗能止的功能，但仍旧是发汗方剂，对同一病人不能连续发汗。

"汗出而喘"，结合前面的"发汗后，不可更行桂枝汤"可以肯定其喘必定不是表证的喘，因为表证喘的病机属于气机闭合太过，肺气不能宣发所致。前面已经发汗，表闭已经解除，气机闭合的病理已经不存在，尤其和汗出同时出现，表证汗出是气机开泄，表证的喘是气机闭合，病机截然相反的两种趋势同时出现，就肯定不是表证，既然不是表证，那就一定是里证，是脏腑功能出现了病变。肺主一身皮毛，且又主气司呼吸，当邪气进入肺时，肺主皮毛的功能失常，主气宣发肃降司呼吸的功能也失常，所以就出现汗出与喘并见的现象。这是因为表邪入里化热伤肺，使肺不能肃降气机也不能主司汗孔开阖所致。

既然是肺经热盛，肺又主司肌表皮毛，所以一定会出现高热，而本证则相反"无大热"，无大热是指有小热或微热，即肌表皮肤的温度不高。那么为什么会出现无大热这种与病机不相符合的症状呢？其实这与"汗出"这个症状有关，一般不管是生理性出汗或者病理性出汗的时候，皮肤的热量都会随着汗出而流失。汗出，尤其是大汗出，会将肌表的热量发散，所以说大汗出和身大热两个症状几乎是不可能存在于同一病人的同一时间的。而中医常说的白虎汤应用指征是“身大热、汗大出、口大渴、脉洪大”四大症状具备，这种说法显然是不符合临床实际的。

所以说，体表无大热并不一定是内无大热，“无大热”指的是体表温度，是症状体征；内热指的是病理机制，本证虽然内有肺热壅盛，但由于汗出，肌表热度反而不高。值得强调的是，在临床上会出现相反的情况，即肺热盛既会见到汗出无大热，也会见到无汗身大热的截然不同的两种情况。无论是“汗出无大热”，或者是“无汗身大热”，只是临床表现不同，其肺热壅盛的本质是相同的。在临床实际中，小儿肺炎即可见到上述两种情况，而身大热、汗大出同时出现的情况几乎是见不到的，只要通过辨证属于肺热壅盛，就可放心使用麻黄杏仁甘草石膏汤治疗。

本证病机存在气机双向失常的表现，汗出是气机发越太过，开泄有余；气喘是肺气肃降太过，沉降有余。而气机双向失常的根本在于热邪过盛。麻黄杏仁甘草石膏汤即由此四种药物组成，其中麻黄以宣发开肺，开泄气机为主；杏仁以肃降肺气，沉降气机为主；石膏主清内热，同时与麻黄配伍，则能够发越热邪。麻黄宣提沉降太过的气机，杏仁肃降开泄太过的气机，总是“谨察阴阳之所在而调之，以平为期”。

第62条汗后留邪，伤及气营，其证属虚；第63条汗后变热，肺热炽盛。同是误汗，还可以损伤人体阳气，既可以伤及心阳，也可以伤及肾阳。

《伤寒论》中，有多条原文涉及“悸”。一般而言，“悸”有三重意思：

①动而不安，病理性的。在中医学中有心悸、心中悸、心下悸、脐下悸等。心悸和心中悸多为心脏收缩力增强、心律失常、心脏神经症等病理引起的心脏跳动加速、加强和节律不齐的症状。正常人在运动或情绪激动时也可有这种现象。而心下悸和脐下悸所指就与心脏无关，心下悸所指的是心下也就是剑突下胃部，俗称心窝部位的不自主的跳动；而脐下悸则是小腹气街、关元部位的不自主的跳动，这两处用“悸”字，是取其动而不安的意思。

②恐惧害怕，心理性的。如马中锡《中山狼传》载：“夙行失道，望尘惊悸。”是人对一些异常事物或现象的恐惧感。“心惊肉跳”是由于恐惧而

产生的不由自主的肌肉抖动。

③作形容词，形容带子下垂的样子，如《说文解字》“悸者，裙裾动也”。

有关“悸”字动而不安和恐惧害怕两层意思，有时是互为关联的，即由于心理性的恐惧害怕而导致心脏异常跳动不安；也可因心脏的病理性跳动不安而导致心理性恐惧害怕。需要注意的是，既要认识到“悸”并非都和心脏及精神有关，除了心脏外，身体的其他部位也可因病理性改变而出现悸动不安；还要认识到，其他部位的“悸”可能会是由心脏引起或者波及心脏。

第 64 条说：“发汗过多，其人叉手自冒心，心下悸，欲得按者，桂枝甘草汤主之。”因于发汗过多，而导致心下悸，即是发汗损伤了心阳。“汗为心之液”，发汗过多必定会损伤心经阳气，心阳不足，心失所养，故见悸动不安，病人感觉心慌不适，总想用手按护，以期缓和悸动不安的症状。由于是心阳的不足，故用桂枝、甘草两味辛甘化阳药，以补益心阳。

这里的“心下悸”应该是“心悸”或“心中悸”。在《伤寒论》中，涉及“悸”的 14 条原文（包括方药加减）中，有 6 条与水饮有关，治疗用利水方剂或者其他方剂加茯苓，而其中 4 条明确指出“心下悸”。在与心经有关的 4 条原文中，桂枝甘草汤证、小建中汤证、炙甘草汤证以及四逆散证悸者加桂枝五分，除桂枝甘草汤证外都是单纯说“悸”或“心动悸”“心中悸”。所以说本条的“心下悸”，结合用药，可以推断其“心下悸”应该是心悸或者心中悸。不论是张仲景原文误笔，或是后人传抄修校误改，都应该是“心悸”，而不是“心下悸”。

第 65 条：“发汗后，其人脐下悸者，欲作奔豚，茯苓桂枝甘草大枣汤主之。”“脐下悸”，这里的“悸”决然和心理无关，虽然其病理可能涉及心经，但绝不是心理恐惧害怕，所以这个“悸”是“跳动”的意思。

“欲作奔豚”是自觉脐下跳动不安，如奔豚将作之征。奔豚，《说文解字》说：“豚，小豕也。”《方言八》说：“猪其子谓之豚。”豚即小猪，奔豚，即奔跑的小猪，俗语称作“小猪撒欢儿”。小猪撒欢儿的特点是时间、方向、速度均无规律，突然发生又戛然而止。奔豚作为病名，在《灵枢》《难经》《金匮要略》等典籍中都可见到。《诸病源候论》注释“奔豚”说：“肾之积，名曰奔豚。”又说：“气上下游走，如豚之奔，故曰奔豚。”奔古作犇，豚古通作遯、遁。嵇康《琴赋》云：“‘奔遯相逼’。”

本条的奔豚形容一股气从小腹上冲心胸，似小猪撒欢儿般时发时止，与其他记载的肾积为奔豚不同。“欲作奔豚”，欲作而未作，有发奔豚的感觉，但并未实际发作。证属汗后损伤心阳，心阳不足，不能下温肾水，而导致肾中水气上逆，由于肾中水饮和水气两者，一个有形而质重，一个无形而质轻。故“欲作奔豚”应该是肾中水饮有上逆之势，但因其质重，虽有上逆之势而无上逆之力，所以只到脐下，而无力上冲心胸，故张仲景称之为“欲作奔豚”。

“欲作奔豚”，之所以不是肾中水气上冲，而是水饮上逆，其依据一是发生部位，二是发生时的表现，三是治疗用方。其部位在“脐下”，其表现是悸动不安，其主治方又主以茯苓淡渗而利水邪，辅以桂枝温通心阳，那么“欲作奔豚”的病机应当属于汗后心阳受损不制下水，水饮欲上冲逆，故治疗用温通心阳，化气行水的方法。

在后文中还有“必发奔豚”，“欲作奔豚”与“必发奔豚”分为欲发和已发，但两者之间并无直接关系。“欲作奔豚”的发展和结果并非“必发奔豚”；“必发奔豚”的前期征兆或者得病初期也并非要见到“欲作奔豚”。“欲作奔豚”是水饮上逆，“必发奔豚”是水气上冲，一个有形质重，一个无形质轻，虽然都属于心阳不足不能下温肾水，但有病新病久、病重病轻的不同。“欲作奔豚”未必就是病轻，“必发奔豚”也未必就是病重。

“欲作奔豚”的治疗用茯苓桂枝甘草大枣汤，方中以茯苓为主药，意在通利欲上逆的肾水，利肾水治其标；桂枝功在温养心阳，下温肾水，温心阳而治其本，心阳得温则能下温肾水，肾水不寒则安然无恙，肾水利则不上逆，不上逆则悸动不作；甘草、大枣补中健脾胃，中焦脾土康健既能有助于心阳的充盛，又能抑制水饮的泛溢，所以既能助桂枝补心阳，又能助茯苓利水饮。

本方使用甘澜水煎煮药物，甘澜水又名劳水、千里水。在《灵枢·邪客》中有“以流水千里以外者八升，扬之万遍，取其清五升”的记述，虽然和张仲景所说方法有些不同，但由于都有“扬之”的操作过程，因此两种方法所获得的效果应该是一致的。甘澜水是以激扬的物理方法使水中含

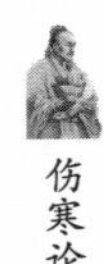

有大量细小的泡沫，而泡沫是水中含有大量空气的结果。空气中的氧溶解在水中成为溶解氧，水中的溶解氧是氧化分解有机物的重要条件，地下水的水中溶解氧含量很低，但通过激扬的方法可以增加地下水中的溶解氧。在进行氧化分解过程中的有机物，需要消耗掉水中大量的溶解氧，此时就需要不断地给水中补充空气中的氧，不断重复复氧过程。河流中急流和起伏不定的河床，以及风力引起的波浪可促使水的这种复氧过程加快，从而使水中的溶解氧经常达到饱和状态。甘澜水的制作过程就是通过激扬的方法，来完成水的复氧过程，从而使水中的溶解氧尽可能地达到饱和状态，进而可以更好地溶解药物中的有效成分。不管是使用河流中的富含溶解氧的自然水源作溶剂，还是通过激扬的方法制作富含溶解氧的人工水源作溶剂，都是为了削弱水的阴寒之性，有利于药性发挥，而且不妨碍饮邪消散，这也是张仲景使用甘澜水作为煎药用水的目的所在。

值得我们进一步探究的是，既然用甘澜水煎煮药物能够增加溶解度，更有利于发挥药效，那么张仲景为什么不推而广之用于所有汤剂呢？最起码用于温化水饮的方剂都用甘澜水煎煮呢？是仅茯苓桂枝甘草大枣汤一个方剂适用于甘澜水煎煮，还是只有治疗水饮上逆的“欲作奔豚”证适用于甘澜水煎煮药物呢？是张仲景的独创心法寓有深意，还是张仲景博采众方未及深究？诸多疑问有待今后进一步研判。

第 66 条说：“发汗后，腹胀满者，厚朴生姜半夏甘草人参汤主之。”本条是说发汗后所导致的虚实夹杂证候，虚是脾胃虚弱，实是中焦气滞，脾胃虚弱则气机不运，气机不运则导致滞而不通；中焦气滞则碍及运化，运化不足则脾胃更虚，二者可相互影响，恶性循环，反复加重，故见腹胀满，用厚朴生姜半夏甘草人参汤治疗。厚朴、生姜、半夏三药相配伍，辛开苦降，调畅气机，用以治实治标；甘草、人参甘温补益脾胃，促进运化，用以治虚治本。全方虚实兼治，标本同调，用于治疗因虚致实的腹部胀满的病证，能够取得良好的效果。

第 68 条说：“发汗，病不解，反恶寒者，虚故也，芍药甘草附子汤主之。”第 70 条说：“发汗后，恶寒者，虚故也；不恶寒，但热者，实也，当和胃气，与调胃承气汤。”两条可以合并成一条来解读，大意是发汗以后可出现虚实两种截然不同的证候，一个是营卫气血俱虚，一个是胃家实热。

发汗病不解，可以包含多种意思：①本是表证经过发汗，表证不解；②本是表证经过发汗，表证已去，但又显露出其他病证；③本非表证，并无寒热，误用发汗，变生寒热，病性已经发生改变。

第①项是表证当汗，然而汗不得法，或是汗出太过，或是汗出不足，汗出太过证候变虚，汗出不足证候变实。第②项是原非纯粹表证，或是阳虚兼表，或是内热兼表，治疗当以扶阳解表或者清热解表，单纯解表发汗后原有兼证成为主要矛盾。第③项是原本不是表证，由于辨证不精，认证不准，将其他病证误当表证而发汗，虽经汗后病仍不解，反而出现了恶寒或者发热。

按照张仲景所提出的治疗变证“观其脉证，知犯何逆，随证治之”的原则，不论其原来为何病何证，只需对现有证候进行辨证治疗。属于营卫气血不足的治疗用芍药甘草附子汤。以芍药养营补血，以熟附子益卫补阳，以炙甘草补气，三味药物，酸甘化阴，辛甘化阳，补气血，养营卫。属于胃家实热的用调胃承气汤进行治疗。调胃承气汤虽然属于寒下法的三承气汤之一，但由于其药物的煎煮方法和服用方法决定其以清热为主要功能，泻下作用则不甚明显。

综合以上逐条，可见同是发汗误治，可以导致多种不同的结果。有汗后留邪，伤及气营，其证属虚，周身疼痛的，如桂枝加芍药生姜各一两人参三两新加汤证；有汗后变热，肺热炽盛，其证属实，喘而汗出的，如麻黄杏仁甘草石膏汤证；有汗后损伤心阳，心失所养，其证属虚，心悸不安的，如桂枝甘草汤证；有发汗损伤心阳，心阳不足，肾水上泛，其证虚实兼有，脐下悸动的，如茯苓桂枝甘草大枣汤证；有发汗后损伤脾阳，中焦气滞，其证虚实夹杂，腹部胀满的，如厚朴生姜半夏甘草人参汤证；有汗后伤及气血营卫，出现恶寒的芍药甘草附子汤证；还有汗后邪气化热，胃家热盛的调胃承气汤证。

附原文：

62. 发汗后，身疼痛，脉沉迟者，桂枝加芍药生姜各一两人参三两新加汤主之。

桂枝三两，去皮　芍药四两　甘草二两，炙　人参三两　大枣十二枚，

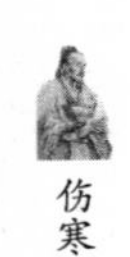

擘　生姜四两

上六味，以水一斗二升，煮取三升，去滓，温服一升。本云，桂枝汤，今加芍药、生姜、人参。

63. 发汗后，不可更行桂枝汤，汗出而喘，无大热者，可与麻黄杏仁甘草石膏汤。

麻黄四两，去节　杏仁五十个，去皮尖　甘草二两，炙　石膏半斤，碎，绵裹

上四味，以水七升，煮麻黄减二升，去上沫，内诸药，煮取二升，去滓，温服一升。本云，黄耳柸。

64. 发汗过多，其人叉手自冒心，心下悸，欲得按者，桂枝甘草汤主之。

桂枝四两，去皮　甘草二两，炙

上二味，以水三升，煮取一升，去滓，顿服。

65. 发汗后，其人脐下悸者，欲作奔豚，茯苓桂枝甘草大枣汤主之。

茯苓半斤　桂枝四两，去皮　甘草二两，炙　大枣十五枚，擘

上四味，以甘澜水一斗，先煮茯苓，减二升，内诸药，煮取三升，去滓，温服一升，日三服。

作甘澜水法：取水二斗，置大盆内，以杓扬之，水上有珠子五六千颗相逐，取用之。

66. 发汗后，腹胀满者，厚朴生姜半夏甘草人参汤主之。

厚朴半斤，炙，去皮　生姜半斤，切　半夏半升，洗甘草二两，炙人参一两

上五味，以水一斗，煮取三升，去滓，温服一升，日三服。

68. 发汗，病不解，反恶寒者，虚故也，芍药甘草附子汤主之。

芍药　甘草炙，各三两　附子一枚，炮，去皮，破八片

上三味，以水五升，煮取一升五合，去滓，分温三服。疑非仲景方。

70. 发汗后，恶寒者，虚故也；不恶寒，但热者，实也，当和胃气，与调胃承气汤。

芒消半升　甘草二两，炙　大黄四两，去皮，清酒洗

上三味，切，以水三升，煮二物至一升，去滓，内芒消，更上微火

一二沸，温顿服之，以调胃气。

第九节　蓄水分轻证重证　变证有火逆水逆

——蓄水证的成因与治疗

创新点：①五苓散证和茯苓甘草汤证同为蓄水证，但前者的蓄水量大且处于发展状态，已经影响到津液的化生，所以口渴和小便不利同时存在，且表有留邪而脉浮发热；而后者蓄水量小且形成后不再发展，尚未波及津液的化生，所以仅有小便不利而无口渴，且表邪已尽仅为蓄水。故茯苓甘草汤证治疗时以茯苓利水，生姜散水，桂枝化水，甘草制水（通过益脾而制约水湿的继续产生），通利已蓄积而不再继续增多的蓄水。②水逆和火逆两病是在古代简陋的医疗条件下，采用“水法”“火法”治疗伤寒等热性病，经常发生的医疗事故所造成的两种后果。水逆，其表现多为“喘”“烦”“意欲饮水，反不渴”“渴欲饮水，水入则吐”“肉上粟起”等；火逆的表现尤为复杂，以神、色异常表现为主，比如发黄、烦躁、惊狂、谵语等，且极易波及血分。③无论从生理或者是病理上来看，“心开窍于耳”都有其合理性，五行中心属火，火性炎上，耳在上，易与心气相通，心之清阳濡养耳窍；而肾属水，水性趋下，二阴在下，易与肾气相通，浊阴出于下窍。若说肾开窍于耳，既与其肾脏属水下行的特性不符，而且距离较远，不符合“上竞上，下竞下”“清阳出上窍，浊阴出下窍”的原则。

第67条说：“伤寒，若吐，若下后，心下逆满，气上冲胸，起则头眩，脉沉紧，发汗则动经，身为振振摇者，茯苓桂枝白术甘草汤主之。”这里的伤寒，所指的可能是广义的外感热病，也可能是狭义的伤寒表实证。不管是应该吐下与否，之后出现了后面的变证，都可能是一种误治。伤寒经过或吐或下的治疗后，出现了一系列并非原有证候的变证，可能是不应使用吐下方法治疗，或者是应该应用吐下方法治疗，但使用不当，涌吐或者泻下的太过，导致了变证的产生。吐下损伤了中焦脾胃之气，导致中焦气机失常，出现了以下三种病理改变：一是中焦气机不通，湿滞于中焦，故见

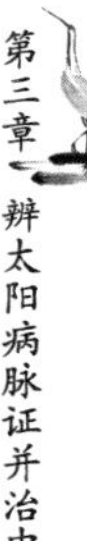

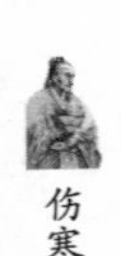

心下即胃中逆满；二是气机不畅，当升者不能上升，清阳不能上奉而见起则头眩；三是气机不畅，当降者不能下降，浊阴不能下降而见气上冲胸。病变在里，气滞不通所以出现脉象沉紧。

其证候属于已经吐下误治，中虚湿滞，更不可再用汗法劫汗，否则会更加损伤阳气，阳虚不能柔养筋脉，湿邪更重而浸淫肌肉，出现身体抖动不稳的后果。

治疗用茯苓桂枝白术甘草汤，方中茯苓、桂枝相伍，化气利湿；桂枝、白术相伍，健脾补中；桂枝、甘草相伍，温阳补气。全方药虽仅有四味，但具有健脾温阳，补中去湿的功效。

第 69 条说："发汗，若下之，病仍不解，烦躁者，茯苓四逆汤主之。"发汗，若下之，病仍不解，可有以下几种可能：一是本来表证应该发汗，如果认证不准，误用下法，病还存在，但已非原有病证；二是本为表证，当以发汗，但发汗不当，病未解除，复用下法，病仍不解；三是原本是里虚寒证，反而用发汗、攻下的方法，非但原病不解，且有所加重。

不论是何种情况，现有的主要临床表现是烦躁一症，中医理论认为，一般情况下，阳烦阴躁，即烦属阳，躁属阴；烦是指的心情，躁是指的动作。烦大多由热引起，无论是阴虚有热或者是有实热，都可导致烦的发生；躁大多由虚寒引起，多是由于寒盛阳虚，虚阳躁扰所致。在《伤寒论》中，有时单用烦，有时单用躁，有时用烦躁，而有时则用躁烦，一般而言，单用烦或者用烦躁，多数属于实热证；单用躁或者用躁烦，多数属于寒证，但也有无明显区分的情况，究竟属于热证还是寒证，要根据具体证候辨证。

本条烦、躁同用，属于特殊情况，即本证根据治疗用方，可以推知既有寒盛阳虚，又有气阴的不足，但以寒盛阳虚为主，故用茯苓四逆汤治疗。方中四逆汤祛寒回阳，人参气阴双补，茯苓安神除烦。

第 71 条说："太阳病，发汗后，大汗出，胃中干，烦躁不得眠，欲得饮水者，少少与饮之，令胃气和则愈。若脉浮，小便不利，微热，消渴者，五苓散主之。"本条是因太阳病经过发汗，大汗出后，表证已解，热退身和，但出现了两种情况：一是胃中干，烦躁不得眠，欲得饮水；一是脉浮，小便不利，微热，消渴。

"胃中干，烦躁不得眠，欲得饮水"，是患者因汗出太多而耗伤了津液，胃为津液之腑，汗多伤津，胃津来不及供应，所以病人感到口燥咽干，所谓“胃中干”，就是指汗出过多，胃津不足，是口燥咽干的代名词。由于胃津不足，胃气不和，胃不和则卧不安，因而出现烦躁不眠。究其原因，此烦躁不得眠是因胃津不足，口渴不已而引起，属于次生症状；主症即胃里干燥，故若思饮水，饮水后胃津恢复，胃气调和，则烦躁不眠自然就解除了。但由于是发汗过多，损伤了胃津，所以饮水时宜少量、多次的慢慢饮用，保持胃中水分，等待胃津的慢慢恢复，其他症状就自然消失了，切不可大量快速的灌水。即便是正常人口渴至极时饮水也需慢慢饮入，否则会出现胃中振水声，并有恶心欲呕的情况。

“若脉浮，小便不利，微热，消渴者，五苓散主之。”本是风寒邪气在太阳经表，虽经发汗，由于汗不得法，一部分邪气仍旧滞留经表，所以见到脉浮、微发热；一部分邪气反而循经入里，太阳经内属膀胱，经表邪气入里，外来寒气与膀胱水气互结，导致膀胱气化失常，气津不能互化所以出现小便不利，气不化津，津液不生，所以出现消渴引饮。

经表邪气循经入里，由经证转变为腑证，也属于伤寒热病的一个传变方式，但与前面介绍的“传经”概念不同，因为是同一经的经腑之间的传变，所以我们称之为“经传”，这个问题将在后文中予以详细剖析。

治疗用五苓散，方中猪苓、泽泻、茯苓均能利膀胱水气，以开水之流治其标；而茯苓、白术又能健脾祛湿，以堵水之源治其本；桂枝既能温散留表的邪气，又能温阳化气以助诸药利水。

五苓散用“白饮”和服，白饮究竟属于何物，历来说法不一，若依照南阳地区的饮食习惯，参考张仲景其他用方，可以认为白饮是大米汤的可能性较大。这里所说的米汤，并非用少量的大米熬成的流质米汤，而是南阳一带炊制大米饭的中间产物，用大米做成一种叫作“大米干饭”的食品，这个过程南阳一带人称作“箜干饭”。箜，音“孔”，有点“蒸”的原理，但却不是蒸。具体做法为将大米洗净，放进锅里，倒入适量清水，以高过大米 2 ～ 3 厘米为宜。将大米煮至 7 分熟，箜出米饭，米汤可以随意饮用。其中途取出的米汤，叫作“白汤”或者“白饮”，也有称作“米油”的，其质地细腻，营养丰富，色白晶莹，有如奶乳。

五苓散作为散剂，以白饮和服，既有其物理作用，也有其药理作用。

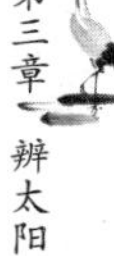

由于散剂干燥难服，用白饮和服，因其质地较稠厚且细腻，不仅比温开水冲服口感好，而且有白饮裹挟，不会散留于口腔牙缝间。同时，白饮具有和胃益气、滋阴养胃之功，利于药物吸收，又滋助胃津，有协同药物发挥药效的作用。

《伤寒论》中用粳米入药的有白虎汤、白虎加参汤、竹叶石膏汤，其煎煮方法均为“煮米熟汤成”，而且所治疗证候均为内热胃津不足见有口渴的症状。本条是由于大汗出后，可能出现的胃中干和消渴两种情况都具有胃津不足的基础，胃中干的治疗以少少饮水，消渴、小便不利的治疗以五苓散，用白饮和服与少少饮水有异曲同工之妙。而桃花汤用粳米也同样是取其养胃护胃的作用，同时也像白虎汤用粳米，形成悬浮液，增加石膏的服入量以取得应有的疗效一样，桃花汤则是为了增加赤石脂的服入量，用粳米熬汤形成悬浮液，既改善了矿石类药物难溶于水而使服入量偏少的情况，又防止了矿石类药物对胃黏膜的刺激。

服用五苓散的量为一方寸匕，方寸匕原本不是用来衡量药品用量的，它原本是古代的一种货币，因这种货币普遍存在，携带方便，可以随时取用，所以就用来称量药品了，尤其是散剂。古医书中记载有很多用货币取药的例子，如“钱匕”“一字”等。因其作为流通货币，人们通常随身携带，信手拿来量药比较方便，用多了，就作为量器固定下来。中国最早的铸造货币是周代的铲布，因其形状如同铲子，类似当时的农具，故得铲布之名。王莽时期又铸大布、次布、第布等十种货币，其形状亦属铲布。以这种铲布取药，手持其前柄，甚为方便。也许在历史上在通行这种货币时已借用来量药，但由于各类货币的发行、使用都有其年代性、阶段性，而且不同时代，其铲布的大小、形状都有一定的差异，因而量取药物的量也不同。在这种情况下，便启发人们仿照这种铲布，制作出专门的量取散药的器具——方寸匕。

在服用五苓散的同时，多饮暖水，以资助出汗，汗出后，入里邪气也可随之外散，是助五苓散中桂枝祛除留表余邪的辅助方法。

第 72 条“发汗已，脉浮数，烦渴者，五苓散主之”、第 73 条“伤寒汗出而渴者，五苓散主之”和第 74 条“中风发热，六七日不解而烦，有表里证，渴欲饮水，水入则吐者，名曰水逆，五苓散主之”的五苓散证，与第

71 条同样是由于发汗以后邪气内传，导致寒水互结的蓄水证。汗出是病因，口渴是结果，口渴、烦渴、消渴由轻到重，从不同程度描述了蓄水证的主症，而脉浮数则说明仍旧有表证发热的存在。所以治疗用五苓散以利水为主，兼以散留表余邪，退除表热。

关于第 74 条“渴欲饮水，水入则吐者，名曰水逆”的“水逆”，是一个有着固定病因、症状表现和病理机制的病名。在《伤寒论》中还有与其相应的“火逆”（一处称为火邪）。水逆和火逆两病是在古代简陋的医疗条件下，采用“水法”“火法”治疗伤寒等热性病，经常发生的医疗事故所造成的两种后果。

所谓水法，就是以冷水或者热水，采用灌、潠、洗等方法治疗伤寒发热，如《伤寒论》中第 75 条“……发汗后，饮水多必喘，以水灌之亦喘”、第 141 条“病在阳，应以汗解之，反以冷水潠之，若灌之，其热被劫不得去，弥更益烦，肉上粟起，意欲饮水，反不渴者”及白散方后注“……身热，皮粟不解，欲引衣自覆，若以水潠之、洗之，益令热劫不得出，当汗而不汗则烦”等原文，记载了用灌、潠、洗等方法退热造成的各种变证。灌，有强行使喝下的意思，如《韩非子·说疑》中有“不能饮者以筒灌其口”的句子，即强令大量饮入热水，藉以强迫出汗退热。潠，即冷水淋浴，以冷水淋浴，意欲激发人体能量，达到出汗退热目的的一种方法。洗，即泡热水澡，以泡热水澡的方式强迫出汗退热。利用这些水法，偶尔也有能够出汗退热、治愈发热性疾病的，但其出汗的程度难以控制，非太过即不及，很多容易产生一种叫作“水逆”的变证。水逆，其表现多为“喘”“烦”“意欲饮水，反不渴”“渴欲饮水，水入则吐”“肉上粟起”等，可以相兼出现，也可单独出现。

所谓火法，就是以熏、熨、掊、灸、烧针、温针等借助火热之气，强令病人汗出而达到退热目的的一种方法。熏，即通过烟熏的方法，使病人出汗；熨，即将砖瓦烧热，立即浸入水中并立即取出，以布包裹，趁其热烫熨病人身体，以背部较多，强使病人出汗；掊，有古书记载，掘湿地如人长宽，约二三尺深，以木柴于其中烧之令土热，取出灰烬，将病人置其中并覆盖，以其热度强迫病人汗出；烧针，即扎火针，将针灸针于火上烧红，立即刺入相应穴位，迫使病人出汗；温针，即在针刺时在针柄部位加

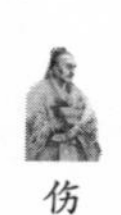

热，其作用比烧针稍显温和。

《伤寒论》中记载了上述多种不同的火法发汗，同时，在第111条“太阳病中风，以火劫发汗。邪风被火热，血气流溢，失其常度”、第112条“伤寒脉浮，医以火迫劫之，亡阳，必惊狂，卧起不安”及第113条“……被火必谵语，弱者发热，脉浮，解之当汗出愈”中，笼统地提出“火迫”“火劫”“被火”等误治方法，其实际都是使用了上述的火法，只是不知道是其中的哪一种。

火法迫汗退热，由于其度更难把握，所以比起水法来，引起的变证更多。火逆的表现尤为复杂，以神、色异常表现为主，比如发黄、烦躁、惊狂、谵语等，且极易波及血分，具体内容将在后面相关条文的分析中介绍。

第74条的“水逆”，虽然没有明确指出使用过水法治疗，但其临床表现与水逆证极为相似，故原文径直称其为“水逆”。

《伤寒论》中，凡是治疗失误而使疾病性质或程度发生变化的，统称为“逆”，所以变证的治疗原则是“观其脉证，知犯何逆，随证治之”。误用汗、吐、下法产生的变证有很多，而只有误用水法和火法误治的变证，称为“水逆”或者“火逆”。

在第73条末还提到了“不渴者，茯苓甘草汤主之”。汗出后口渴、小便不利是寒水互结于膀胱的蓄水证，但是如果汗出后口不渴而见到小便不利的，也同样属于蓄水证。两者的区别在于五苓散证的蓄水量大且处于发展状态，已经影响到津液的化生，所以口渴和小便不利同时存在，且表有留邪而脉浮发热；而茯苓甘草汤证蓄水量小且形成后不再发展，尚未波及津液的化生，所以仅有小便不利而无口渴，且表邪已尽仅为蓄水，故其治疗时以茯苓利水，生姜散水，桂枝化水，甘草制水（通过益脾而制约水湿的继续产生）。五苓散以多味利水药物，集中药力通利水气；茯苓甘草汤以利水、散水、化水和制水几个角度，通利已蓄积而不再继续增多的蓄水。

既然张仲景将两证放在同一条中，说明其主症相同，都有小便不利，两者的水停部位是一样的。所不同的是一渴一不渴，渴者气不化津，就成了水，所以其蓄水是在发展增加的；不渴者是气可化津，所以其蓄水形成后不再增加。

《伤寒论》中用茯苓、桂枝、甘草三味药物，配伍生姜成茯苓甘草汤，治疗汗后小便不利，口不渴的蓄水轻证；配伍大枣成苓桂甘枣汤，治疗下焦水饮，几欲上冲的“脐下悸，欲作奔豚”证；配伍白术成苓桂甘术汤，治疗脾阳亏虚，湿邪停滞证。可见三味药物是以治疗水湿病邪为主要功能的，配伍不同的药物适应不同的病证。

第75条说：“未持脉时，病人手叉自冒心，师因教试令咳而不咳者，此必两耳聋无闻也。所以然者，以重发汗，虚故如此。发汗后，饮水多必喘，以水灌之亦喘。”在尚未诊脉时，通过望诊得知，病人两手交叉，捂护心区部位；通过问诊，让病人试着咳嗽，而病人因耳聋无法按照医生的要求去做。这里的“叉手自冒心”与第64条的“发汗过多，其人叉手自冒心，心下悸，欲得按者，桂枝甘草汤主之”的机理相同，但为什么会有耳聋呢？这里的耳聋是否和叉手自冒心相关呢？还是原本耳聋？或是其他病证的耳聋？根据“所以然者，以重发汗，虚故如此”推测，本处的耳聋和叉手自冒心同是因为过汗损伤心阳所致。

那么，心阳的损伤怎么会导致耳聋呢？这里涉及了五脏与九窍的关系，也涉及了中医历代认识中，到底是“心开窍于耳”，还是“肾开窍于耳”的争议问题。

其实《素问·金匮真言论》中就指出“南方赤色，入通于心，开窍于耳，藏精于心”“心主舌，开窍于耳”。唐代王冰注解说：“舌为心之官，当言于舌，舌用非窍，故云耳也。”并无“肾开窍于耳”的直接说法。按照《周礼》所列出的九窍，分别为两目、两耳、两鼻、口、前后阴，并无舌为窍一说，况且舌也确实不是窍，对窍的解释《说文解字》说：“窍者，穴也，空也。”《正韵》说：“空，孔穴也，通作孔。”可见窍是指孔穴，既然舌不是孔穴，那么部分医书所说的“心开窍于舌”就站不住脚，就应该回到“心开窍于耳”的认识上来。

无论从生理或者是病理上来看，“心开窍于耳”都有其合理性。首先，五行中心属火，火性炎上，耳在上，易与心气相通，心之清阳濡养耳窍；而肾属水，水性趋下，二阴在下，易与肾气相通，浊阴出于下窍。若说肾开窍于耳，既与其肾脏属水下行的特性不符，又距离较远，不符合“上竞上，下竞下”“清阳出上窍，浊阴出下窍”的原则。其次，心与耳生理关系极为密切，比如心主血脉，耳为宗脉之所聚；心气通于耳，耳受之而为

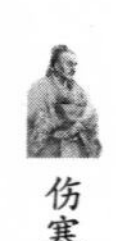

听；心主神，助听；心与小肠相表里，小肠经脉入耳；肾主耳，心开窍于耳，心肾相交共主听觉。因此，不论其五行属性，或者是生理关系，心与耳都密切相关，所以心阳损伤，耳的功能必然会相应的受到损伤。既然如此，就不难理解病人大汗出后，心悸、叉手自冒心的同时又有耳聋的症状了。

本证的治疗可以按照第64条的方药，用桂枝甘草汤辛甘温补心阳即可。

附原文：

67. 伤寒，若吐，若下后，心下逆满，气上冲胸，起则头眩，脉沉紧，发汗则动经，身为振振摇者，茯苓桂枝白术甘草汤主之。

茯苓四两　桂枝三两，去皮　白术　甘草炙，各二两

上四味，以水六升，煮取三升，去滓。分温三服。

69. 发汗，若下之，病仍不解，烦躁者，茯苓四逆汤主之。

茯苓四两　人参一两　附子一枚，生用，去皮，破八片　甘草二两，炙　干姜一两半

上五味，以水五升，煮取三升，去滓，温服七合，日二服。

71. 太阳病，发汗后，大汗出，胃中干，烦躁不得眠，欲得饮水者，少少与饮之，令胃气和则愈。若脉浮，小便不利，微热，消渴者，五苓散主之。

猪苓十八铢，去皮　泽泻一两六铢　白术十八铢　茯苓十八铢　桂枝半两，去皮

上五味，捣为散，以白饮和服方寸匕，日三服。多饮暖水，汗出愈，如法将息。

72. 发汗已，脉浮数，烦渴者，五苓散主之。

73. 伤寒汗出而渴者，五苓散主之；不渴者，茯苓甘草汤主之。

茯苓二两　桂枝二两，去皮　甘草一两，炙　生姜三两，切

上四味，以水四升，煮取二升，去滓，分温三服。

74. 中风发热，六七日不解而烦，有表里证，渴欲饮水，水入则吐者，名曰水逆，五苓散主之。

75. 未持脉时，病人手叉自冒心，师因教试令咳而不咳者，此必两耳聋无闻也。所以然者，以重发汗，虚故如此。发汗后，饮水多必喘，以水灌之亦喘。

第十节　汗下留邪扰膈神　变通应用栀豉汤

——栀子豉汤类证的辨治

创新点：①第 76、77、78 条同是栀子豉汤证，病机相同但轻重程度不同。其临床表现从虚烦不眠—烦热—热不去，是留邪更多，扰神更重，邪热更深；从心中懊憹—胸中窒—心中结痛，是邪郁渐重，气滞更甚，气机不通。②《伤寒论》中，具有攻下作用的丸药只有抵当丸和大陷胸丸，分别治疗蓄血重证和大结胸证，蓄血证血热互结于下焦，大结胸证水热互结于上焦。蓄血下后，瘀血去热独留，其热应在下焦，本证微烦是邪扰心神，其热必在上焦而不可能在下焦，故栀子干姜汤证是大结胸证以大陷胸丸攻下后所致。③栀子汤类方后均有"得吐者，止后服"的注脚，吐只是服药后郁热因势宣泄发越的一种表现形式，而非药效使其必然，临床有服后得吐者，绝大部分不会出现服药后呕吐的情况。但"得吐者，止后服"，一则是提示此类方药可能会出现的药后反应，二则是提示服用栀子豉汤类药物用量的度，更重要的是提示栀子豉汤类证的主要病位在上焦，凡病位在上的得吐以后就不要再服药。

《伤寒杂病论》作为一部以临床实践为基础的医案、医话、医论三位一体的著作，既记载了大量的误治案例的处置方法和过程，也深入地阐述了病因、病机等医学理论，是一部理论与实践相结合的，理论来源于实践，又反过来指导实践的实用性极强的临床医学著作，这也是其被尊为经典的原因所在。此前的几节从人体内在体质和误汗出现的变证方面，分别介绍了"阴阳自和命之本　汗下同因结果异"和"伤阴阳取决误治　变虚实缘于体质"。本节则着重介绍先后误用汗下两法造成的余邪留扰胸膈的证治。

根据误治的方法、次第、轻重等因素的不同，结合病人的体质，产生

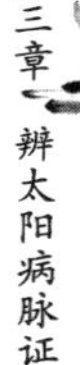

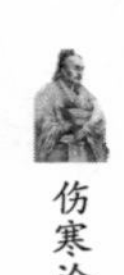

的变证不仅会截然不同，也会千变万化；既会多证同时并见，也会一证分见轻重；既有一种误治可发生多种变证的情况，也有多种误治导致一种变证的情况。

第76条说："发汗后，水药不得入口为逆，若更发汗，必吐下不止。发汗吐下后，虚烦不得眠，若剧者，必反复颠倒，心中懊侬，栀子豉汤主之。若少气者，栀子甘草豉汤主之。若呕者，栀子生姜豉汤主之。"发汗后，水药不得入口，没有提到呕吐，即一服药就要呕吐，如果不服药就不一定呕吐，可见属于胃气不和而不能受纳。与胃气上逆的呕吐相比较，其病情要较为轻浅一些，尽管病情不重，但仍旧是治疗失误，其证见于发汗后，说明发汗治疗不当，可能是不当发汗而误用发汗，也可能是当发汗而发汗太过，或者是发汗后护理失当等原因所导致，所以称之为"逆"，即治疗失误。"若更发汗，必吐下不止"，一次治疗失误，已经导致了变证的产生，如果再一次误用汗法，重伤胃气，导致中焦气机升降失常，当升者反降，当降者反升，病人就不只是闻到药味才呕吐了，而是上吐下泻，吐下不止，病情就比较深重了。

"发汗吐下后，虚烦不得眠"，有两种解读，一是由于经过发汗误治，病人出现上吐下泻之后，又见到虚烦不得眠；一是经过发汗、涌吐、泻下等多种攻邪的治疗方法后，病人出现了虚烦不得眠。不论是第一种情况，还是第二种情况，其结果都是正气受伤，邪气未尽，滞留余邪扰乱心神而致不得眠。

"虚烦"一词，所谓虚，只是与有形实邪相对而言，绝不是虚证。就像清代医家柯韵伯所说"栀豉汤本为治烦躁设，又可以治虚烦，以此知阳明之虚与太阳之虚不同，阳明之烦与太阳之烦有别矣""要知阳明虚烦，对胃家实热而言，是空虚之虚，不是虚弱之虚"。说明本证的烦，是因为误治之后，余热未尽，留滞于胸膈，扰动了心神，是无形的邪热所引起，不是燥实内结的有形燥热所导致。相对于有形的为实，此处的无形就称之为虚。

"发汗吐下后，虚烦不得眠，若剧者，必反复颠倒，心中懊侬，栀子豉汤主之"。留置热邪少而扰动心神轻者，可见虚烦不得眠。留置热邪重而扰动心神重者，则出现反复颠倒，心中懊侬。仰卧叫作反，俯卧叫作复，头朝上叫作颠，头朝下叫作倒，原文以反复颠倒形容病人心中烦躁，坐卧不安，反复折腾的现象。心中懊侬，既是一种心理烦躁的感觉，又是一种生理反胃的感觉。“懊侬”，南阳一代人有读为 wǎ nóng 的，也有少数人读为 ǎo nóng 的，是一种恶心、烦乱、想吐的复杂的生理及心理的综合性反应。

本证是发汗、吐下后，大邪虽去，余邪未清，邪热滞留，扰动心神，故致不眠、烦躁、恶心，因其为无形的邪热留滞而引起的烦躁，与有形的宿食、痰饮、瘀血、燥屎等实邪比较而言，所以将其称为虚烦，治疗以栀子豉汤。

栀子豉汤用栀子苦寒，具有上清心肺之火，中清胃腑之热，下利肝肾之湿，导高分而下行的功能，为清热利湿之首药，既可清泻三焦邪热，又能通利下焦水湿，配伍淡豆豉苦寒，具有发表、解郁、除烦的功效，两者相配，可以清泻余热、消除烦躁。服用栀子豉汤，方后有“得吐者，止后服”的注脚，所以后世有很多医家认为本方应属于涌吐之剂。

由于栀子豉汤证是误用汗、吐、下后，正气受损，余邪郁而成热，郁热留滞胸膈，热邪蕴郁胸膈，氤氲不能宣泄，导致气机闭塞，而使胸阳被困，邪热无法外达。而且胸膈在生理上与胃为近邻，所以“郁热”也必将波及胃，影响胃气的升降。故用栀子豉汤宣发清泻郁热，热邪宣泄，气机调畅，胃气升降恢复正常，当升者升，当降者降，邪热既可因栀子的通利下行自小便而出，也可因淡豆豉的宣越自涌吐而出。但毕竟本证是因汗吐下所致的变证，胃气已经受损，服药得吐，说明邪气已去，所以应当立即停药，不能再因呕吐而重伤胃气，故条文交代说“得吐者，止后服”。吐只是服药后郁热因势宣泄发越的一种表现形式，并非治疗的手段和目的。郁热宣发，正气得伸，吐为郁舒之象，而非药效使其必然，所以临床上虽有服用栀子豉汤出现得吐者，但绝大部分不会出现服药后呕吐的情况。

衡量一种方剂是否具有涌吐的功能，不仅要看方中的药物有无涌吐作用，还要看所治疗的病证的病机趋势。本证是误经汗吐下后，余热未尽，蕴而不宣，留扰胸膈。此时的病势，是邪热壅于胸膈，从表无由宣泄，从中不能下夺，邪气郁而谋求出路，既有向上涌越而宣散的势头，也有向下沉降而通泄的征兆，因而出现了“反复颠倒，心中懊侬”的欲吐不吐，烦

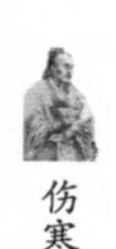

扰不宁的现象。根据《内经》“其高者，因而越之”的治疗原则，采用因势利导的方法，用具有同时能够宣泄的方药，使壅滞的邪热，既可从上涌越而外散，亦可从下通利而外出，如此则气机通畅，升降相因，不眠、烦躁、懊侬诸症自然痊愈。所以在临床实践中，并非只有涌吐药才有涌吐之功，一些非涌吐药亦会有涌吐的作用，而一些涌吐药也不一定必然会发生涌吐。栀子豉汤就是非涌吐药可出现涌吐的例子，其涌吐非药使然，所以不能从服药后吐与不吐来判定该药是否具有涌吐作用。

栀子豉汤证如果兼见少气，在原方中加入炙甘草甘温以补气，成为栀子甘草豉汤；如果兼见呕吐者，加入生姜以止呕，成为栀子生姜豉汤。

从栀子生姜豉汤的构成我们可以看出，栀子豉汤并非后世一些医家认为的涌吐方剂，如果该方是涌吐方剂，想呕吐或者已经有呕吐的栀子豉汤证就不用服用栀子豉汤，让他自然呕吐即可；已经有呕吐症状的栀子豉汤证更不用加入生姜去止呕，既然兼见呕吐的栀子豉汤证加入生姜以止呕，就说明栀子豉汤证是邪热滞留，有胃气不和的病理存在，服用栀子豉汤后呕吐只是邪气外出的一种途径，邪气从这种途径外出是一种偶然性，同时呕吐会更进一步损伤胃气，所以说得吐者，止后服。而真正兼见呕吐的栀子豉汤证，是胃气不和比较明显者，需要和胃止呕，加入生姜后的栀子豉汤已经从宣泄气机偏重于和胃降逆了。在栀子生姜豉汤后仍旧有“得吐者，止后服”的注脚，说明功能偏重于和胃止呕的该方，服药后也同样可能出现呕吐的情况。可见这里的吐，是服药后可能出现的反应，而不是服药后必然出现的药效。

第76～78条三条同是叙述栀子豉汤证，其病机性质相同，但轻重程度不同。其临床表现一方面依次从虚烦不眠—烦热—热不去，由虚烦到热不去，是留邪更多，扰神更重，邪热更深；一方面依次从心中懊侬—胸中窒—心中结痛，从懊侬到结痛，是邪郁渐重，气滞更甚，气机不通。正因为它们的病理机制相同，只是轻重程度的区别，所以同样使用栀子豉汤进行治疗。

在《伤寒论》中，运用栀子豉汤的原文还有第221条“阳明病，……若下之，则胃中空虚，客气动膈，心中懊侬，舌上苔者，栀子豉汤主之”、第228条“阳明病，下之，其外有热，手足温，不结胸，心中懊侬，饥不能食，但头汗出者，栀子豉汤主之”以及第375条“下利后更烦，按之心下濡者，为虚烦也，宜栀子豉汤”。

第 221 条和第 228 条是阳明无形热证，误用泻下方法治疗而导致余热不尽，留扰胸膈，形成了栀子豉汤证。第 375 条是下利后形成的栀子豉汤证。关于阳明病的辨证论治将在后面讲述，至于阳明无形热证，是无形的邪热，应该用清法治疗，不当用下法，如果误用下法，不仅邪热不去，还可以变生许多其他变证。

第 221 条和第 228 条即是误下之后，见到心中懊侬，同时兼见饥不能食、但头汗出、舌上苔等症状，其病机为“胃中空虚，客气动膈”。所谓“胃中空虚”，是指阳明热证，内无实邪，误用泻下，损伤正气；“客气动膈”，是指虽经泻下，邪热未去，余热郁阻，留扰胸膈。由于邪热蒸腾，所以有舌生黄苔；热邪在上，不能布散，所以但头汗出；误下伤胃，胃不受纳，故见饥不欲食。

第 375 条的下利后更烦、按之心下濡，说明原有心烦一症，又见下利，此下利或是病情发展所致，或是医家误治所致，究其下利，与他条无形邪气误下所导致的结果一致，邪热未去，留扰胸膈，因属于无形，故按之心下濡软，虽烦加重，终非有形实邪，故仍为虚烦，属于栀子豉汤证，用栀子豉汤治疗。

第 79 条说：“伤寒下后，心烦腹满，卧起不安者，栀子厚朴汤主之。”同样是泻下之后，除了栀子豉汤证的主症心烦以外，又兼见腹满，且卧起不安，这里的卧起不安与前面所述的反复颠倒有什么区别呢？其实反复颠倒和卧起不安，从外在表现上并无明显区别，只是前面所述的反复颠倒是由心烦所引起，偏重于心理感觉上的失常，是邪郁在上焦胸脘，碍及了中焦胃气；本条的卧起不安是由腹满所引起的，偏重于生理的失常，是气滞在中焦脾胃，影响到了上焦心胸，既有热邪留滞，更有气机不畅，且以气机不畅为主要病理机制，所以用栀子厚朴汤治疗。方中用宽中下气的枳实和理气宽中的厚朴配伍，用以调畅气机，以栀子清泻余热。其组方机理与小承气汤相仿，用厚朴、枳实意在调畅气机、开通气滞，唯大黄与栀子的差别，决定了小承气汤用于有形之热伤气滞，而栀子厚朴汤则用于无形之热伤气滞；小承气汤用大黄使热自大便而泄，而栀子厚朴汤用栀子使热自小便而利。两者都是欲使热邪清而气滞通，虽有邪自前后二阴外出的不同，但清热通滞却有异曲同工之妙。

第 80 条说：“伤寒，医以丸药大下之，身热不去，微烦者，栀子干姜汤主之。”这里的伤寒，既可能是广义的外感热病，也可能是狭义的伤寒表实证，但从医以丸药大下之来看，应该是热病过程中似有内实，否则医者不会用丸药攻下。而这里的丸药究竟所指为何？从整个《伤寒论》看，所载丸药有 6 种，计有禹余粮丸、抵当丸、大陷胸丸、麻子仁丸、乌梅丸和理中丸，其中有攻下作用的只有抵当丸和大陷胸丸，分别治疗蓄血重证和大结胸证，蓄血证血热互结于下焦，大结胸证水热互结于上焦。

伤寒病过程中，医生用丸药攻下实邪，实邪去而热邪未尽，所以病人身热、微烦。可能原来邪在上部，应是水热互结的大结胸证，以大陷胸丸攻下，痰饮已去，热邪独留于上焦，而在攻下过程中苦寒药物伤及中焦脾胃，所以会出现身热仍在，病人微烦，但脾胃受损。故治疗以栀子干姜汤中栀子清上焦留热，干姜温中焦脾胃，寒热同用，中上焦兼治。

之所以不可能是下焦血热互结的蓄血证攻下所致，是因为蓄血下后，瘀血去热独留的话，应该是热在下焦，不可能会热在上焦。本证因为有微烦一症，大凡烦躁多是邪扰心神，其热必在上而不可能在下。故以此推测，栀子干姜汤证应是大结胸证以大陷胸丸攻下后所致。

由于栀子苦寒，容易伤及脾胃，凡是胃肠虚弱，平时大便溏薄的，即便上焦有热，也不能服用。所以张仲景告诫我们说：“凡用栀子汤，病人旧微溏者，不可与服之。”

栀子豉汤类证有栀子豉汤证、栀子甘草豉汤证、栀子生姜豉汤证、栀子厚朴汤证、栀子干姜汤证等五种证候，其共同点是上焦有热，热郁胸膈，扰乱心神而见烦躁；其不同点是或有少气，或有呕吐，或因中焦气滞而腹满，或因丸药攻下而致脾胃虚弱。故其治疗均以栀子为主药，然后视证变者随症加药，如少气加甘草，呕吐加生姜；证变者辨证加减，如中焦气滞者减去淡豆豉加厚朴、枳实，中焦虚寒者减去淡豆豉加干姜。对于平素就脾胃虚弱的病人，则慎用或者禁用栀子豉汤。至于所有栀子汤类方后均有“得吐者，止后服”的注脚，一则是提示此类方药可能会出现的药后反应，二则是提示服用栀子豉汤类药物用量的度，更重要的是提示栀子豉汤类证的主要病位在上焦，凡病位在上的得吐以后就不要再服药了。

附原文：

76. 发汗后，水药不得入口为逆，若更发汗，必吐下不止。发汗吐下后，虚烦不得眠，若剧者，必反复颠倒，心中懊憹，栀子豉汤主之。若少气者，栀子甘草豉汤主之。若呕者，栀子生姜豉汤主之。

栀子豉汤方

栀子十四个，擘　香豉四合，绵裹

上二味，以水四升，先煮栀子，得二升半，内豉，煮取一升半，去滓，分为二服，温进一服。得吐者，止后服。

栀子甘草豉汤方

栀子十四个，擘　甘草二两，炙　香豉四合，绵裹

上三味，以水四升，先煮栀子、甘草，取二升半，内豉，煮取一升半，去滓，分二服，温进一服。得吐者，止后服。

栀子生姜豉汤方

栀子十四个，擘　生姜五两，切　香豉四合，绵裹

上三味，以水四升，先煮栀子、生姜，取二升半，内豉，煮取一升半，去滓，分二服，温进一服。得吐者，止后服。

77. 发汗若下之，而烦热，胸中窒者，栀子豉汤主之。

78. 伤寒五六日，大下之后，身热不去，心中结痛者，未欲解也，栀子豉汤主之。

79. 伤寒下后，心烦腹满，卧起不安者，栀子厚朴汤主之。

栀子十四个，擘　厚朴四两，炙，去皮　枳实四枚，水浸，炙令黄

上三味，以水三升半，煮取一升半，去滓，分二服，温进一服。得吐者，止后服。

80. 伤寒，医以丸药大下之，身热不去，微烦者，栀子干姜汤主之。

栀子十四个，擘　干姜二两

上二味，以水三升半，煮取一升半，去滓，分二服，温进一服。得吐者，止后服。

81. 凡用栀子汤，病人旧微溏者，不可与服之。

221. 阳明病，脉浮而紧，咽燥口苦，腹满而喘，发热汗出，不恶寒反恶热，身重。若发汗则躁，心愦愦反谵语。若加温针，必怵惕，烦躁不

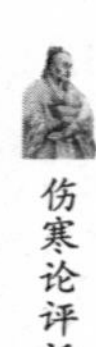

得眠。若下之，则胃中空虚，客气动膈，心中懊憹，舌上苔者，栀子豉汤主之。

栀子十四个，擘　香豉四合，绵裹

上二味，以水四升，先煮栀子，得二升半，内豉，煮取一升半，去滓，分为二服，温进一服。得吐者，止后服。

228. 阳明病，下之，其外有热，手足温，不结胸，心中懊憹，饥不能食，但头汗出者，栀子豉汤主之。

375. 下利后更烦，按之心下濡者，为虚烦也，宜栀子豉汤。

第十一节　肾虚水泛有新久　表里辨治分先后

——肾虚水泛证治及表里先后治疗原则

创新点：①第 82 条的真武汤证是汗出过多，损伤阳气，鉴于阳气易伤而难复，水湿易停而难消，所以肾阳损伤之初，及早补阳气，以杜绝病情进一步发展至水湿停留，犹如未雨绸缪，防患于未然之意。而第 316 条的真武汤证，则是由于病程日久，阳气重虚，肾的水液代谢失常，以致水湿停留，形成内涝，亟须排水抗涝。故而若以真武汤重在“治水”的角度而言，那么第 82 条所列病证用真武汤治疗就是为了防汛，而第 316 条所列病证用真武汤治疗就是为了排涝。真武汤证出现四肢沉重疼痛，是由于水湿之气浸渍经络、肌肉、骨骼、关节，在皮表以内、脏腑以外，既非麻黄桂枝可以发越水气，亦非茯苓、白术、泽泻可以通利水湿，故配伍芍药以利血脉、行郁滞、泄孙络，通泄经脉肌肉关节中的水气。②第 94 条原文提出了太阳病未解可能出现的三种不同情况，以脉象提示病人正邪力量的强弱和分布，同时指导治疗方法，预示治疗效果。同是太阳病未解，如果“脉阴阳俱停”的“停”是指暂时隐伏不见，提示表里正气旺盛，堪与邪气决战，正盛邪实，交争剧烈，邪正相持，气血暂时为之不通，故可能会见到战汗病解的结果；如果“但阳脉微”，说明表邪郁闭，气血不得周流，故可用汗法进行解表散邪治疗而使病解；如果“但阴脉微”，说明里邪盛实，阻滞气机，营卫不利，故可用下法进行治疗而使病解。而本条文根本意图仍旧是提示表里先后的治疗原则。

《伤寒论》第82条说："太阳病，发汗，汗出不解，其人仍发热，心下悸，头眩，身瞤动，振振欲擗地者，真武汤主之。"太阳病表证当发汗，而汗出病不解，是原有表证不解，还是汗后又产生了变证而病不解呢？根据后述症状可见"病不解"是指原有的太阳表证没有完全解除，所以其人仍发热，"仍发热"的"仍"字说明了发热的归属。尽管是原有表证不解，其人仍发热，但病证已经发生了变化，无论是从其他症状还是治疗用药来看，发热的表证已经退居次要地位，而主要证候是过汗以后出现的变证。

太阳病过汗，汗多损伤了阳气，阳气不足，失去了"精则养神，柔则养筋"的功能，阳气虚而精微部分不能养神故出现头眩，不能养筋故出现身瞤动，振振欲擗地；其里阳虽虚，然表邪未尽，故张仲景说"仍"发热；其心悸一症，既有阳虚失于鼓动而发生心悸，又提示肾阳虚以致不能镇摄水气，使水气冲动，上凌于心而心悸，但毕竟是见于过汗之后，阳虚较轻、病程较短，只是下焦无形水气上凌于心，还不至于有形之水饮泛滥凌心。

第316条说："少阴病，二三日不已，至四五日，腹痛，小便不利，四肢沉重疼痛，自下利者，此为有水气。其人或咳，或小便不利，或下利，或呕者，真武汤主之。"本条是少阴病，二三日不已，至四五日，本已属于三阴病证，阴经病本来就比阳经病重，而且又经过了一些时日，无论其病情或者病程都与第82条不同。第316条的真武汤证，由于病程较长，阳气久虚，水饮停滞多而久，外则留滞于皮肤、肌肉、筋脉，阻遏阳气，使其失于温煦，寒气凝滞，经气不畅而见四肢沉重疼痛；内则阳虚寒滞，脏腑失于温煦，故满腹疼痛；且水饮停滞，无处不到，既可上干肺气而生咳嗽，中伤胃气而致呕吐，停滞下焦则下利、小便不利并见，又可见其水饮泛溢表里内外，上中下三焦皆受其害，成为阳虚有寒、水饮停滞的典型证候，故其治疗亦用真武汤。

真武汤，即是梁代陶弘景所著《辅行诀脏腑用药法要》收录《汤液经》中的"治天行病，肾气不足，内生虚寒，小便不利，腹中痛，四肢冷者方"的小玄武汤，后代因避讳改名为真武汤，由茯苓、芍药、生姜、白术、炮附子五味药物组成。本方粗看不过是一首利水的方剂，细细玩味，则寓意

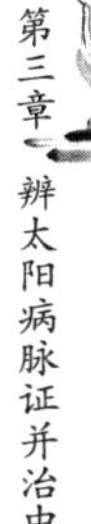

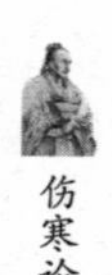

深刻。该方从功能上看，集茯苓利水、生姜散水、芍药搜水、附子化水、白术制水为一体。从作用部位上看，茯苓利下焦之水，白术燥中焦之湿，生姜散肌肤湿气，芍药泄孙络水湿。从作用脏腑上看，茯苓既渗脾湿又利肾水，白术善燥脾湿。可以说本方是一首全方位、多层面、多功能的标本兼治、攻补同施的利水方剂。

全方五味药物，附子熟用能够温补肾阳用以治本，生姜能够宣肺散水行治节而走上焦，白术健脾祛湿助运化而补中焦，茯苓利水化气消蓄水而走下焦，芍药泄孙络利水气偏走筋脉。附子配伍生姜，能够宣散寒水自表而出；附子配伍白术，能够温补脾肾，强健先天与后天；附子配伍茯苓，可以助膀胱化气利水；附子配伍芍药，附子属阳走气分，芍药属阴走血分，共同起到散利筋脉、肌肉中水气的作用。

从方药配伍可以看出，真武汤不仅能够通利表里上下、上中下三焦之水，同时生姜入肺助卫阳、白术入脾补脾阳、附子入肾温肾阳。所以该方又能够温补三焦、表里之阳气。

两条虽然都是用真武汤进行治疗，但它们的病因不同，而且病理机制也不尽相同。肾主水，是人体水液代谢的主要器官。肾藏真阴真阳，为一身元气的根本。肾中阴阳之气是肾水代谢的基础和动力，不论肾阴或者肾阳的不足，都会导致肾水代谢的失常，肾水的不足或者潴留，也都会影响到肾阴肾阳的功能发挥。肾阴肾阳的不足有轻重程度的不同，肾水代谢失常，水湿停留，既有水气或水饮的不同，还有蓄多或蓄少的区别。

若肾阳先虚且程度轻而病程较短，肾水尚能代谢而未至潴留，大多表现为阳虚；如果肾阳久虚且重，肾水代谢已经失常，大多表现为水停。临床上总是先见无形之阳虚，尔后才会出现有形之水停。而在治疗时，使用同一首方剂，由于第 82 条的真武汤证是汗出过多、损伤阳气，鉴于阳气易伤而难复，水湿易停而难消，所以肾阳损伤之初，及早补阳气，以杜绝病情进一步发展至水湿停留，犹如未雨绸缪，防患于未然之意。而第 316 条的真武汤证，则是由于病程日久，阳气重虚，肾的水液代谢失常，已致水湿停留，形成内涝，亟须排水抗涝。故从真武汤重在“治水”的角度而言，第 82 条所列病证用真武汤治疗就是为了防汛，而第 316 条所列病证用真武汤治疗就是为了排涝。无论是防汛还是排涝，都是为了恢复正常的功能，所以两条同用真武汤，都是为了恢复肾的水液代谢功能。

在真武汤的配伍和临床使用中，需要重点理解芍药和附子两味药物。真武汤证出现四肢沉重疼痛，是由于水湿之气浸渍经络、肌肉、骨骼、关节，在皮表以内、脏腑以外，既非麻黄桂枝可以发越水气，亦非茯苓、白术、泽泻可以通利水湿，故配伍芍药以利血脉、行郁滞、泄孙络，通泄经脉肌肉关节中的水气。芍药的利水作用，在于它能够活血行血，古人云："气有余便是火，血有余便是水。"水气内停，行血即可以利水，这正是《神农本草经》所载芍药能够"利小便"的缘故。

在《伤寒论》中使用附子的方剂约有 20 个，其中用生附子的四逆汤类方剂有 8 个，其目的在于祛寒回阳；而其余的均用熟附子，其目的在于温补阳气。真武汤中用附子，与四逆汤类方剂不同，目的不是祛寒，而是温阳，所以用的是熟附子，这里用熟附子温补阳气，以助肾阳能够化气行水。

原文第 83 ～ 89 条，集中介绍了不可发汗的数种情况，其中有咽喉干燥的不可发汗，临床上咽喉干燥大多为阴虚或者是津亏，因为发汗可以伤阴耗津，所以本来有阴虚或者津亏而见咽喉干燥的病人，即使有需发汗的表证，也不能发汗或者不能单纯地发汗，可以在发汗的同时兼以养阴生津。

淋家是指患有淋病的人，中医所说的淋病并非现代医学所说的性病，并且将淋病分为膏淋、石淋、劳淋、气淋、血淋、热淋等六种，其病机分为膀胱湿热、脾肾亏虚和肝郁气滞三类。不管是哪一种淋病，多是阴津亏虚，下焦蓄热，如果误用温热发汗，则使热邪更重，热伤血络，血液妄行而见便血。久淋之人素体阴虚内热，病位在肾与膀胱，辛温之品误汗极易伤阴助热，热伤下焦膀胱血络而致小便出血。

疮家是指久患有疮疡的人，多为气血两虚，再用发汗，会更伤营血，使气血阴阳更加不足，筋脉失养，故可出现筋脉失养的项背强直、角弓反张的痓证。"痓"应包括"痉"的含义，临床上严重的项背强直、角弓反张往往伴有神志改变。所以"痓"既有"痉"的含义，又有神志改变的意思。

衄家是指经常流鼻血的人，阴血亏虚者居多，罹患外感虽有表证，也

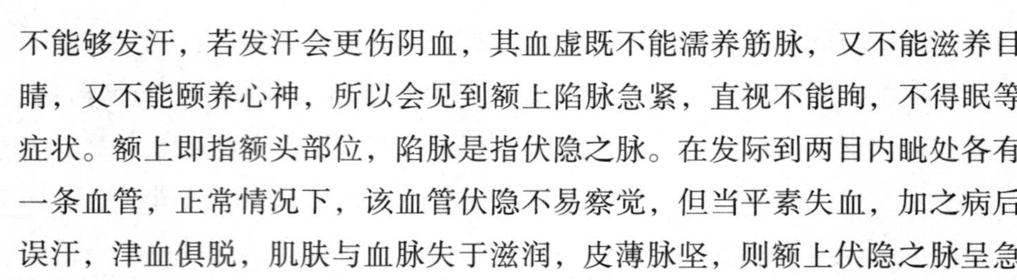

不能够发汗，若发汗会更伤阴血，其血虚既不能濡养筋脉，又不能滋养目睛，又不能颐养心神，所以会见到额上陷脉急紧，直视不能眴，不得眠等症状。额上即指额头部位，陷脉是指伏隐之脉。在发际到两目内眦处各有一条血管，正常情况下，该血管伏隐不易察觉，但当平素失血，加之病后误汗，津血俱脱，肌肤与血脉失于滋润，皮薄脉坚，则额上伏隐之脉呈急紧绷起之象。

汗家是指平素易出汗的人，大多阳气虚弱。表气不固，阴津容易外泄，血汗同源，夺汗者少血，夺血者少汗，本来已经失血，如果再行发汗，不仅会更伤阴血，也会更伤阳气，出现阳气大虚失于温养的寒颤，血虚失养的抖动。

第 89 条所说的病人有寒，是指病人属于阳虚有寒的体质，如果再进行发汗，会进一步损伤阳气，脾胃阳虚，胃气上逆，将出现呕吐症状。如果恰巧该病人肠道又有蛔虫寄生，那么蛔虫会随着气逆呕吐而从口中吐出来，所以说“必吐蛔”。但如果病人肠道没有寄生蛔虫，即使再怎么呕吐，也不会吐出蛔虫的。

将以上内容综合起来，不外乎提示大凡阴阳气血不足，或者内有湿热者，即使感受风寒邪气而形成了表证，也不宜直接以辛温之剂发汗。

第 90 条说：“本发汗而复下之，此为逆也。若先发汗，治不为逆。本先下之，而反汗之，为逆；若先下之，治不为逆。”本来属于表证，应当以发汗的方法治疗，反而用攻下的方法，这是治疗上的错误。如果先行发汗，治疗就是正确的。本来属于里实证，应该先用下法治疗，反而用发汗的方法治疗，属于治疗错误。如果先行攻下，就不是治疗错误。

第 91 条说：“伤寒，医下之，续得下利清谷不止，身疼痛者，急当救里；后身疼痛，清便自调者，急当救表。救里宜四逆汤，救表宜桂枝汤。”伤寒表证，医家辨证不清，先用泻下的治疗方法，泻下之后，病邪随着泻下之势入里，出现完谷不化、泄泻不止，同时还有身体疼痛等表证的症状。此时应该先治疗其里虚证，里虚恢复，泄泻停止，大便正常，继续救表，治疗表证。先治疗里证泄泻用四逆汤，后治疗表证身疼痛用桂枝汤。

第 92 条说：“病发热头痛，脉反沉，若不差，身体疼痛，当救其里，四逆汤方。”病发热头痛，属于表证，脉象应该是浮的，而本条所载脉象反而是沉的。此时结合临床上的其他兼症，应该舍症从脉，即虽有表证，有身体疼痛，但脉象沉伏，说明寒气过盛，阳气不足，里虚较重。故治疗应当先救其里，用四逆汤祛寒回阳。

太阳病为邪在表，治疗应当发汗，如果先用泻下的方法，疾病不愈又用发汗的方法治疗，是汗下失序，治疗错误。先行泻下，导致里虚，复又发汗，又致表虚，由于汗下失序导致表里俱虚，正气受挫，邪气未去，正虚邪留，蒙蔽清阳，故病人见头目昏冒不清。如果正气恢复，能够祛邪作汗，则昏冒会自然痊愈。之所以能够痊愈，是指表证因汗出而邪去遂获痊愈。虽然表和，若里邪仍在而致里未和，仍旧需要用清下之法进行治疗。故第 93 条说："太阳病，先下而不愈，因复发汗。以此表里俱虚，其人因致冒，冒家汗出自愈。所以然者，汗出表和故也。里未和，然后复下之。"

第 94 条说："太阳病未解，脉阴阳俱停，必先振栗汗出而解。但阳脉微者，先汗出而解。但阴脉微者，下之而解。若欲下之，宜调胃承气汤。"本条所述，在太阳病不解的前提下，有三种情况：一是脉象阴阳俱停，可能会出现战汗而病解的结果；一是只有阳脉相对较弱，可能会出现用发汗的方法治疗而汗出病解的结果；一是只有阴脉相对较弱，可以见到用下法治疗而病解的结果。

太阳病不解，邪气仍在肌表，仍旧属于表证，其脉象要么如第 3 条所说伤寒的"脉阴阳俱紧"，要么如第 12 条所说中风的"阳浮而阴弱"，而第 6 条所说风温病（后世温病学说中的病在气营的）的"脉阴阳俱浮"，已经不是太阳表证，而是太阳温病（类似于后世温病学家所说的风温）误治以后的变证。本条虽说是太阳病未解，但见到的脉象却是"阴阳俱停"，可见这里的太阳病既非伤寒，也非中风。从"但阴脉微者，下之而解。若欲下之，宜调胃承气汤"来看，应该是表里俱热的太阳温病（即后世温病学家所说的风温），见到"脉阴阳俱停，必先振栗汗出而解"，是战汗病解的范例。

太阳伤寒表实证也有可能会出现病人嗦嗦发抖的现象，但如果在没有采取任何治疗措施的情况下，属于恶寒的发抖不会出现汗出病解的结果。

伤寒战汗和温病战汗的区别在于，伤寒是经过一些治疗措施后出现的战汗，比如服用小柴胡汤后出现"蒸蒸而振，却发热汗出而解"，是正气借药力而发挥其主观能动性的结果；而温病往往会出现以机体本身正气为主，聚而抗邪，正邪交争，战栗后汗出的典型战汗。

脉阴阳俱停是正聚邪郁，正气与邪气抗争，邪气流连日久，既不能从外而解，又没有内传。这说明正气尚未虚衰，邪正处于相持阶段，故可见到脉象阴阳俱沉伏不见。一旦体内正气振奋，就有驱邪外出之势，发生剧烈的邪正交争，正气驱邪，力透重围，从而发生战汗，所以先振栗，然后汗出。

阳脉微和阴脉微，此脉微是相对于沉伏的“阴阳俱停”而言的，已经不是深伏不见，但也远远没有达到数或者紧的境地，所以称作脉微。但阳脉微，阳脉为寸脉，寸脉候表、上、卫气，表邪郁闭卫阳，气血不得周流，所以见到脉微。既是表邪郁闭，理应汗出邪散而病解。但阴脉微，阴脉候里，里邪盛实，阻滞气机，营卫不利，所以要用攻下的治疗方法，清泻里实，祛除里邪，故说“下之而解”。泻下用调胃承气汤而不用大承气汤，是由邪气的性质和方剂的作用所决定的，因为本证是在太阳病未解的情况下出现的，仍旧属于表里同病，按照里实重先治里的原则，用具有清热泻火功能的调胃承气汤清泻内在热邪以调和胃气。

总之，第 94 条原文提出了太阳病未解可能出现的三种不同情况，以脉象提示病人正邪力量的强弱和分布，同时指导治疗方法，预示治疗效果。同是太阳病未解，如果“脉阴阳俱停”的，“停”是指暂时隐伏不见，提示表里正气旺盛，堪与邪气决战，正盛邪实，交争剧烈，邪正相持，气血暂时为之不通，故可能会见到战汗病解的结果；如果“但阳脉微”，说明表邪郁闭，气血不得周流，故可用汗法进行解表散邪治疗而使病解；如果“但阴脉微”，说明里邪盛实，阻滞气机，营卫不利，故可用下法进行治疗而使病解。

自第 90 ～ 94 条五条原文，从不同角度，反复举例，意在阐明表里同时得病的表里先后治疗原则，归纳起来，大致有三种情况：

一是表里同病，治疗时应该先表后里，这是一般的表里先后治疗原则，但要看里证的情况才能最后决定治疗的先后。

二是表里同病，里实的情况下，如果里实的情况较轻，此时可以先不管里实，要先治疗表证；但如果里实较重，病情紧急，就应该先救其里而治疗里实；如果表里证的情况相当，就可以表里同时治疗。

三是表里同病，里虚的情况下，如果里虚较轻，可以表里同治，兼顾表里，既不虚其正气，又能同时祛除邪气；但如果里虚较重，发汗治疗表证，会更虚其正气，所以要先救其里，补虚治疗里虚。

附原文：

82. 太阳病，发汗，汗出不解，其人仍发热，心下悸，头眩，身瞤动，振振欲擗地者，真武汤主之。

茯苓　芍药　生姜切，各三两　白术二两　附子一枚，炮，去皮，破八片

上五味，以水八升，煮取三升，去滓。温服七合，日三服。

83. 咽喉干燥者，不可发汗。

84. 淋家，不可发汗，发汗必便血。

85. 疮家虽身疼痛，不可发汗，汗出则痓。

86. 衄家，不可发汗，汗出必额上陷脉急紧，直视不能眴，不得眠。

87. 亡血家，不可发汗，发汗则寒栗而振。

88. 汗家，重发汗，必恍惚心乱，小便已阴疼，与禹余粮丸。

89. 病人有寒，复发汗，胃中冷，必吐蛔。

90. 本发汗而复下之，此为逆也。若先发汗，治不为逆。本先下之，而反汗之，为逆；若先下之，治不为逆。

91. 伤寒，医下之，续得下利清谷不止，身疼痛者，急当救里；后身疼痛，清便自调者，急当救表。救里宜四逆汤，救表宜桂枝汤。

92. 病发热头痛，脉反沉，若不差，身体疼痛，当救其里，四逆汤方。

甘草二两，炙　干姜一两半　附子一枚，生用，去皮，破八片

上三味，以水三升，煮取一升二合，去滓。分温再服。强人可大附子一枚，干姜三两。

93. 太阳病，先下而不愈，因复发汗。以此表里俱虚，其人因致冒，冒家汗出自愈。所以然者，汗出表和故也。里未和，然后复下之。

94. 太阳病未解，脉阴阳俱停，必先振栗汗出而解。但阳脉微者，先汗出而解。但阴脉微者，下之而解。若欲下之，宜调胃承气汤。

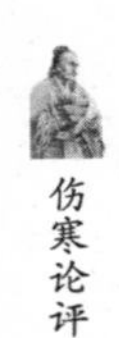

316. 少阴病，二三日不已，至四五日，腹痛，小便不利，四肢沉重疼痛，自下利者，此为有水气。其人或咳，或小便利，或下利，或呕者，真武汤主之。

第十二节　柴胡类证撮其要　病在气机与水道

——柴胡类证的辨证治疗

创新点：①根据少阳经的生理功能和病理特点，少阳病大致可分为气郁证、水郁证、气水同郁证。由于气郁的程度和时间的不同，还可分为气郁证、气滞证和气结证。少阳病气机不畅而成气郁者，典型证候就是小柴胡汤证。少阳气郁较重而成气滞者，以大柴胡汤证为代表证候。如果少阳气机郁结日久不解，导致气机结滞而成柴胡加芒硝汤证。邪入少阳，影响水道，即会形成少阳水郁的柴胡桂枝干姜汤证。少阳气郁证呕而不渴，小便自利，是病在气分，气郁不畅，但气机郁结也会波及水道，兼有水道不利，所以小柴胡汤证间或有小便不利的症状；少阳水郁证渴而不呕，小便不利，是病在水分，水郁不化，但水道郁滞也会波及气机，所以柴胡桂枝干姜汤证亦有胸胁满微结的症状。②少阳气水同郁证与少阳气郁证、少阳水郁证既有联系又有区别，少阳气郁证伴有水郁，是气郁不畅影响了水道的通调；少阳水郁证伴有气郁，即水道郁阻影响了气机的通畅。而少阳气水同郁证是气机与水道共同发生病变，郁滞较深，症状较重，涉及与少阳相关的经脉和脏腑，是少阳气郁和少阳水郁误治后病变加重的证候。③柴胡类证并不全是少阳病，而少阳病中的大多证候属于柴胡类证，这就是柴胡类证与少阳病的关系。

《伤寒论》从第96条以后，穿插论述了柴胡类证的发病、症状、治法、方药、疗效和禁忌。值得深入探讨的是，柴胡类证与少阳病之间到底存在着什么关系？太阳病与少阳病是如何传变的？

首先我们来看柴胡类证与少阳病之间到底存在着什么关系？

在《伤寒论》中，既有“六经病证”的概念，如原文有“太阳病证”“阳明病证”“少阳病证”“少阴病证”等；也有“八纲病证”，如“表证”“里证”“表里证”“热证”等；既有“脏腑病证”的概念，如“结胸证”“此属胃”“肝乘肺”等；还有三焦病证，如“此利在中焦”等。这些都是我们中医常用的辨证方法中涉及的病证，除此以外，还有一个“方证”的概念，如“桂枝证”“柴胡证”等。

在《伤寒论》中，有11处是以方名命名证的，如“桂枝证”“柴胡证”“柴胡汤证”“柴胡汤病证”等，后世的“方证”一词就是从此而来。在《伤寒论》398条中，有216条都是病下系证，或证中含因，或因中示机，或证因并列，或因机互陈；其证下列方，方随证出，药随方列。而在第317条通脉四逆汤方后注中明确强调“病皆与方相应者，乃服之”，确立了“方证相应”的概念和范畴。伤寒大家刘渡舟先生曾说“经方为证而设，证之下必须有方，方之上亦必须有证”，“认识疾病在于证，治疗疾病则在于方，方与证乃是伤寒学的关键”。

后世在《伤寒论》的基础上，发展和完善了各种辨证方法，方证辨证虽然历代医家都有所涉及，但一直未受到足够的重视，也就没有成为一种固定的辨证方法。

方证和经证两者既有相同又有区别。从范围来看，方证比较宽广，而经证比较固定；从病因来看，方证可涉及内因外因，而经证多因外感或传变而来。所以前面曾经提到过，桂枝汤证并非全是太阳中风，而此处的柴胡汤类证也并非全是少阳病。但在《伤寒论》中，柴胡汤类所治疗的，除阳明病、热入血室和热病善后处理以外，又基本都是少阳病。这说明方证和经证两者有一个交集，其中重叠部分占百分之九十以上，而不重叠的部分则是两者区别的部分。可见柴胡类证并不全是少阳病，而少阳病中的大多证候属于柴胡类证，这就是柴胡类证与少阳病的关系。

再来看看太阳病与少阳病是如何传变的？

《伤寒论》原文与柴胡类证有关联的约有23条，包括了柴胡类方证和辨证，而其中在太阳病篇的就有17条，所有柴胡类方证都出现在太阳病篇。那么，出现在太阳病篇的柴胡类证是否是少阳病，如果是少阳病为什么不在少阳病篇呢？

出现在太阳病篇的柴胡类证，除了明确提出为“热入血室”的一条外，

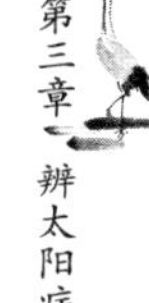

其他的都是少阳病，而出现在阳明病篇和差后劳复病篇的就不属于少阳病，这与六经传变的特性有关。阳明居中主土，得病后无所复传，阳明病不会反传给少阳，而差后劳复更不存在传变的情况，所以这两者是不属于少阳病的。

属于柴胡类证的少阳病为什么都出现在太阳病篇呢？这是与六经的传变规律有关的。

一是由六经位置次第所决定的。六经以太阳经为表，是六经的藩篱，所以邪气侵袭，尽管六经中任何一经都可以在第一时间受邪，但以太阳经受邪最多而且最早，在失治或者误治的情况下，邪气向其他经传递，尤其以传递给少阳、阳明最为常见。这也是其他五经直接发生中风和伤寒的机会较少的原因。

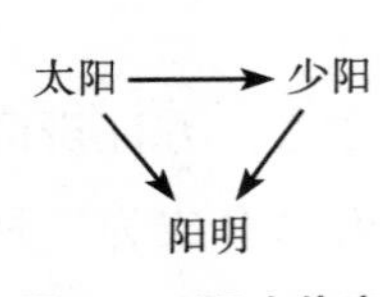

图 4　三阳病传变

二是由传变规律决定的。在第一章第二节“医论皇皇承古今　热病繁泛贯六经”中已经介绍了伤寒的六经传和变的概念及规律，三阳病的传变并非是一种线性的传变，即不是从太阳→阳明→少阳，也不是从太阳→少阳→阳明，而是由太阳传给阳明或者少阳，少阳传给阳明，而且阳明既不会传给少阳，更不会倒回来传给太阳，是一种平面型的传变关系，其关系用图表示即为图 4。所以在太阳病篇中，有很多内容涉及了其他五经的病变，其中尤以少阳病和太阴病的内容最多，既不是后世编纂的错误，也不是这两经本经的病变情况简单。张仲景将太阳受邪传给少阳的少阳病归到太阳篇，是为了强调外感病传变的特殊性和重要性。

三是从太阳病篇与柴胡类证相关的条文中可以看出来，其发病的时间少则五六日、六七日，多则十三日不解，说明人体感受邪气已经有相当长的时间，其传变的可能性非常明显，故从时间上可以确定是属于太阳病邪气传递给少阳而成为少阳病的。

少阳经包括了足少阳胆经和手少阳三焦经，是由手少阳经、足少阳经、胆和三焦等两条经络和两个腑构成的一个组合体。

胃是主受纳、腐熟、传递的，但要完成这些功能，均须要借助于胆的枢转和疏泄，如果胆经枢转功能失常，就可能直接影响到脾胃的运化和腐熟功能，因此胆气郁结之后，人的食欲也会受到影响。而三焦虽然不是一个实质性的脏器，但它是一个很重要的功能组合，是人体命门元气通行以及水液运行的道路，更是人体气津互化的重要场所。

足少阳胆与足厥阴肝经络相接，脏腑相连，胆有助于肝疏泄的功能，而三焦是人体气、水、火、痰、湿、热的代谢通路，胆与三焦同属少阳，胆的枢转以三焦通道为活动基地，而三焦通道的畅通取决于胆的枢转功能，所以肝胆主疏泄为升降之枢，胆的气机调畅，又赖于三焦的气化和通道功能；三焦主持诸气、代谢水液，又需要胆经之气的枢转，足少阳胆与手少阳三焦共同完成了机体水液代谢和气机调节。肝胆相互协调而主疏泄，是人身的升降枢纽，具有上通下达、内入外出、旁调中州的多向性功能。因此肝胆的生理和病理，往往是互相促进、互相影响的。肝胆对人体整体气机的调畅、血气的运行、水液的代谢、情志的畅达、饮食的消化以及男女生殖、脾胃升降等诸环节，即人体的一切生命活动、身心健康，都起着重要的调控作用。

少阳经具有宣通、升发、疏调的作用，故称之为“枢”。少阳之气是胆经气机和三焦气化的综合体现，具有调畅气机、疏泄胃肠、枢转气液、决渎水道的功能。胆与三焦，同为少阳，经气相通，启枢运阳，决断应变，通络脏腑，枢路一体，二者共同参与阳气的转运，并统领水火，共为少阳枢机。对于维持人体内阴阳水火，脏腑功能的相济为用，脏腑反应的精确合度、内外出入、升降交通，均有其独特的作用。少阳病是手少阳、足少阳经脉以及三焦和胆气化为病的综合体现。

少阳病各种病理变化的本质，皆不离“郁”字，少阳病是一个有内在联系的病变整体，少阳枢机失运为其病变核心。胆与三焦病理上可互相影响，枢机失运的不同病理演变又可同时存在，故少阳病气滞、水结、火郁，寒热虚实，均可交错相兼。

邪入少阳，气机不利，升降失常，通道壅塞，必然表现出阴出阳入与阴升阳降的失常。症状表现在周身表里上下，既有胆病，又有三焦病；既有气机的郁滞，又有水道的不畅。

根据少阳经的生理功能和病理特点，少阳病大致可分为气郁证、水郁证、气水同郁证。由于气郁的程度和时间的不同，还可分为气郁证、气滞

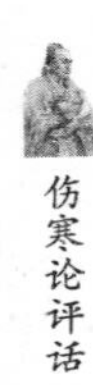

证和气结证。

少阳病气机不畅而成气郁者，典型证候就是小柴胡汤证。

原文第 96 条说："伤寒五六日，中风，往来寒热，胸胁苦满，嘿嘿不欲饮食，心烦喜呕，或胸中烦而不呕，或渴，或腹中痛，或胁下痞硬，或心下悸、小便不利，或不渴、身有微热，或咳者，小柴胡汤主之。"紧接着此条的第 97 条说："血弱气尽，腠理开，邪气因入，与正气相搏，结于胁下。正邪分争，往来寒热，休作有时，嘿嘿不欲饮食。脏腑相连，其痛必下，邪高痛下，故使呕也。小柴胡汤主之。服柴胡汤已，渴者属阳明，以法治之。"从原文看，其病形成的内因是人体气血虚弱，正气不能抗邪，从而导致邪气乘虚侵入，或者太阳经病邪乘虚入里，传变为少阳病。其病变的关键在于少阳枢机不利，气机郁而不畅。

邪入少阳，枢机不利，气郁不畅，表现为往来寒热、胸胁苦满、嘿嘿不欲饮食、心烦喜呕。往来寒热这一症状是少阳病寒热的典型症状，表现为发热与恶寒交替发作，间歇性出现，一日数次，没有一定时间规律。邪入少阳之后，枢机不利，气机郁滞，经络不畅，胸胁是少阳经脉循行的部位，可见到胸胁苦满。由于胆胃相连，胆气不舒，乘脾犯胃，导致脾胃气机也因而不畅，并使胃气上逆，所以出现嘿嘿不欲饮食。嘿嘿，读作 hēi hēi，《说文解字》说"嘿嘿，气逆也"，指出不欲饮食是由于胃气上逆所致。气机郁而化热，胆火内扰，胆胃气逆，所以可以见到心烦喜呕。这是小柴胡汤证和少阳病共有的四大主要症状，从这些症状的病变机理来分析，小柴胡汤证的病机应该以枢机郁而不畅为主，各种症状都是在此基础上产生的，既包括了外感伤寒病少阳气机的郁而不舒，也包括了内伤杂病的脏腑气机的郁而不舒。

少阳气郁较重而成气滞者，以大柴胡汤证为代表证候。

太阳表邪应在太阳外解，若日久不解，传入少阳，表证已罢，治疗时应以和解少阳为主。若认证不准而反复使用攻下方法，不仅气机不能通畅，反而导致正气损伤，气机郁阻更重，在原有气郁的基础上，使少阳气郁证发展成为少阳气滞证。

少阳气滞证的主症为呕不止、心下急、郁郁微烦，甚至心下痞硬、呕吐下利。邪郁少阳，枢机不利，气机郁滞，里气不通，所以会出现心下急甚至心下痞硬。少阳气滞致使整个腑气不通，胆气横逆犯胃，胃气上逆而呕不止，甚至会出现上吐下泻的呕吐下利症状；由于里热郁蒸，扰乱心神，所以病人会感到微微烦躁。

上述症状均为少阳气郁证加重的表现，从胸胁苦满的感觉变化到心下痞硬的触觉变化，是少阳经气郁阻更重，甚至阻滞不通所致；由心烦发展到心下急，是少阳邪热更盛所致；从心神被扰到气机阻滞不通，由感觉上的喜呕到实际的呕不止，是气机由郁而不畅到滞而不通，胃气频繁上逆而成。由于气机的阻滞不通，导致了气机的升降失常，出现了升降反作的病变机制，所以除了气机上逆而呕吐外，还会出现气机下陷的下利症状。临床上气机阻滞的大柴胡汤证以心下急、呕不止、郁郁微烦或心下痞硬、呕吐下利为辨证要点。

如果少阳气机郁结日久不解，导致气机结滞则成柴胡加芒硝汤证。

《伤寒论》原文104条说："伤寒十三日不解，胸胁满而呕，日晡所发潮热，已而微利。此本柴胡证，下之以不得利，今反利者，知医以丸药下之，此非其治也。潮热者，实也。先宜服小柴胡汤以解外，后以柴胡加芒消汤主之。"病至十三日不解，说明邪气盘踞日久，少阳气机郁滞没有得到缓解，胸胁满闷、呕吐等症状仍在，并见到日晡所发潮热。由往来寒热到潮热，可以看出发寒热的次数明显减少，所谓"潮热者，实也"，是指气机结滞，并非是阳明热实，而是由于病久不解，气机由郁而滞、由滞而结，但因迁延日久，邪气渐消，发热次数减少，所以在用小柴胡汤解郁的基础上，又加入芒硝软坚散结。条文中已经指出，"日晡所发潮热"，此本柴胡证，后世硬将其解释为少阳兼阳明证，从方药中仅仅加入芒硝看，不能代表就兼有阳明证，也不能因为一加入芒硝就是病在阳明，若其真兼有阳明证，小柴胡汤中则应当减去人参，否则会助热恋邪，没有减人参，说明邪不在阳明。

小柴胡汤证、大柴胡汤证、柴胡加芒硝汤证，三者均是少阳枢机不利，但气郁程度的轻重和时间久暂有所区别。小柴胡汤证是邪气初入少阳，气郁不舒；大柴胡汤证是邪气深入少阳，气滞不通；柴胡加芒硝汤证是邪气久踞少阳，气结不降。因此，在治疗用药时就有轻重缓急的不同。

小柴胡汤以柴胡、黄芩、生姜、半夏辛开苦降、温凉相配、调畅气机，

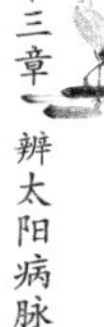

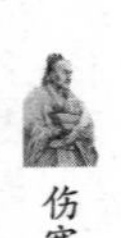

用人参、炙甘草、大枣匡扶正气、补益中焦、斡旋气机，使全方达到燮理阴阳、扶正祛邪、调节升降的作用。

大柴胡汤以柴胡、黄芩、生姜、半夏、枳实调畅气机，加重沉降以适应少阳气滞而引起的气机上逆和升降反作的病变，以大枣养胃和胃，去人参并非本证正气不虚，而是邪气过实，气机阻滞过重。关键在于大柴胡汤以芍药养肝之体助肝之用，意欲借助肝的疏泄条达，以打通少阳的气滞；而小柴胡汤则以人参、炙甘草、大枣补养中焦，健运气机，借脾胃气机枢转少阳，从用药上可以看出两者的轻重缓急。至于大黄，则是后人臆断文意而强加进去的。

柴胡加芒硝汤是在小柴胡汤基础上加芒硝。《神农本草经》说芒硝“主五脏积热，胃胀闭，涤去蓄结饮食，推陈致新，除邪气”，其利胆作用尤其强大。方中芒硝有如下三种作用：一是能散结除胀，推陈致新；二是能通畅肠胃，理顺气机通道，以利于枢机运转；三是能除邪气，退潮热。有此三大作用，当能消除柴胡加芒硝汤证的气机结滞的病理。

少阳三焦水道郁阻，形成柴胡桂枝干姜汤证。

由于少阳包含少阳三焦，三焦为人体气、水的通道，邪入少阳，影响水道，即会形成少阳水郁的柴胡桂枝干姜汤证。原文第147条说：“伤寒五六日，已发汗而复下之，胸胁满微结，小便不利，渴而不呕，但头汗出，往来寒热，心烦者，此为未解也，柴胡桂枝干姜汤主之。”

伤寒五、六日，已用汗法解表，又用下法攻里，可知当前既非表证，也非里实证。从症状表现看是邪入少阳，正邪相争，见往来寒热；邪郁少阳，经气不畅，见胸胁满而致有结滞之感；三焦气化不行，水道不利，气津互化失常见小便不利，渴而不呕；水道不畅，阳郁不宣，反而蒸腾向上，见但头汗出而身无汗；少阳水郁，枢机不利，上焦郁热，所以见心烦。

少阳气郁证呕而不渴，小便不利，是病在气分，气郁不畅，但气机郁结也会波及水道，兼有水道不利，所以小柴胡汤证间或有小便不利症状；少阳水郁证渴而不呕，小便不利，是病在水分，水郁不化，但水道郁滞也会波及气机，所以柴胡桂枝干姜汤证亦有胸胁满微结。这是两者的同中之异和异中之同。

少阳气郁、气滞和气结，治宜调畅气机，多用辛开苦降之药，以调理升降。少阳水郁除以柴胡、黄芩调畅气机外，主以桂枝、干姜温阳助气化，用以治本；以牡蛎软坚散结利水，天花粉生津止渴，用以治标。如此标、本同治，气、水同调，则三焦通畅，气机调和，少阳水郁证可迎刃而解。

少阳气机水道同时郁阻，则形成柴胡加龙骨牡蛎汤证。

少阳病既可以见到气郁，也可以见到水郁，也能够见到水道、气机同时郁结，这就是少阳气水同郁的柴胡加龙骨牡蛎汤证。

少阳气水同郁证的发生，是由于本为少阳病而误用下法，越发损伤正气，致邪气深陷，阻滞少阳气机和三焦水道，导致少阳水道、气机郁而不通。其症状表现为胸满烦惊、小便不利、谵语、一身尽重、不可转侧。

邪郁少阳，经气不利，所以胸满；少阳相火上炎，兼胃热上蒸，心神被扰，可见谵语；少阳火旺，子盗母气，心神不守，所以烦躁不宁，惊惕不安；邪热阻滞三焦，水道不利，决渎失职，所以见小便不利；由于邪气弥漫经络，内外气机运行不畅，气血不能宣达，所以一身尽重不可转侧。本证病机为少阳邪气弥漫三焦内外，致使气机、水道皆为之不通所致。上述症状虽然病变涉及脏腑经络范围较广，但以少阳胆和三焦为病变重点。外邪入里化热为患，临床上以发热、胸胁苦满、烦躁谵语、惊惕不安、小便不利、一身尽重转侧不利、舌红苔黄少津、脉弦数或沉紧等为审证要点。

少阳气水同郁证与前述少阳气郁证、少阳水郁证既有联系又有区别。少阳气郁证伴有水郁，少阳水郁证伴有气郁，但都以一方面的病变为主而影响到另外一个方面，即气郁不畅影响了水道的通调，或水道郁阻影响了气机的通畅。少阳气水同郁证则是气机与水道共同发生病变，而且症状较重，郁滞较深，涉及与少阳相关的经脉和脏腑，是少阳气郁和少阳水郁误治后病变加重的证候。

治疗用柴胡加龙骨牡蛎汤，方中柴胡、黄芩、半夏、生姜、人参、大枣为小柴胡汤去炙甘草，用来和解少阳胆经气机；而柴胡、桂枝、生姜代干姜、黄芩、牡蛎为柴胡桂枝干姜汤去天花粉、炙甘草，且加入茯苓，用以调畅少阳三焦水道，去天花粉则因其无口渴症状；加入大黄清热、铅丹镇惊。诸药配伍，既调畅少阳气机，又疏利三焦水道，既能治本，又能治标。

以上综合分析了小柴胡汤证（第96、97、99条）、大柴胡汤证（第103

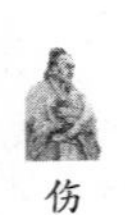

条）、柴胡加芒硝汤证（第104条）、柴胡桂枝干姜汤证（第147条）和柴胡龙骨牡蛎汤证（第107条），之所以没有分条论述，是因为相关证候在一起便于比较和理解，也更能够体现柴胡类证的系统性。

原文第98条“得病六七日，脉迟浮弱，恶风寒，手足温”，是太阴中风，应该用桂枝汤进行治疗。“医二三下之，不能食，而胁下满痛，面目及身黄，颈项强，小便难者”，已经是因反复泻下的误治，形成了太阴寒湿证，此时如果“与柴胡汤，后必下重”。因为柴胡汤类毕竟属于寒凉方剂，不适于中焦寒湿证。“本渴饮水而呕者”，是中焦寒湿、水湿内停，水不化津，此时“柴胡汤不中与之也”。

第101条和第149条两条原文，共同提出了三个问题：一是柴胡证，这里的柴胡证，应该是指小柴胡汤证的主要症状。101条的“有柴胡证，但见一证便是，不必悉具”，结合149条的“呕而发热者，柴胡汤证具”可以看出，其原意即往来寒热，胸胁苦满，嘿嘿不欲饮食，心烦喜呕等症状，且必须有气郁、水郁的病机存在。二是本为柴胡证而误用下法治疗，只要柴胡证仍在，还可以用柴胡汤治疗，且提示柴胡证是不能够用下法治疗的。三是服用柴胡汤后的疗效是“必蒸蒸而振，却发热汗出而解”，即战汗病解，是体内正气得到药物的资助而与邪气相争，正邪交争，正胜邪退，汗出病解。

以上诸条系统地介绍了柴胡汤类证，也包括少阳病诸证的病因、病机、治疗、方药、疗效和禁忌。而关于“但见一证便是”的一证，究竟所指为何，历代都存在争议。其实临床认证都是通过四诊合参，结合病因，判断病机而确定治则治法和方药的。

柴胡汤证在其他经病中也有出现，已经不属于少阳病的范畴，将在以后的章节中介绍。

附原文：

96.伤寒五六日，中风，往来寒热，胸胁苦满，嘿嘿不欲饮食，心烦喜呕，或胸中烦而不呕，或渴，或腹中痛，或胁下痞硬，或心下悸、小便不利，或不渴、身有微热，或咳者，小柴胡汤主之。

柴胡半斤　黄芩三两　人参三两　半夏半升，洗　甘草，炙　生姜切，

各三两　大枣十二枚，擘

上七味，以水一斗二升，煮取六升，去滓，再煎取三升。温服一升，日三服。

若胸中烦而不呕者，去半夏、人参，加栝楼实一枚；若渴，去半夏，加人参，合前成四两半，栝楼根四两；若腹中痛者，去黄芩，加芍药三两；若胁下痞硬，去大枣，加牡蛎四两；若心下悸、小便不利者，去黄芩，加茯苓四两；若不渴、外有微热者，去人参，加桂枝三两，温覆微汗愈；若咳者，去人参、大枣、生姜，加五味子半升、干姜二两。

97. 血弱气尽，腠理开，邪气因入，与正气相搏，结于胁下。正邪分争，往来寒热，休作有时，嘿嘿不欲饮食。脏腑相连，其痛必下，邪高痛下，故使呕也。小柴胡汤主之。服柴胡汤已，渴者属阳明，以法治之。

98. 得病六七日，脉迟浮弱，恶风寒，手足温。医二三下之，不能食，而胁下满痛，面目及身黄，颈项强，小便难者，与柴胡汤，后必下重。本渴饮水而呕者，柴胡汤不中与之也，食谷者哕。

99. 伤寒四五日，身热恶风，颈项强，胁下满，手足温而渴者，小柴胡汤主之。

101. 伤寒中风，有柴胡证，但见一证便是，不必悉具。凡柴胡汤病证而下之，若柴胡证不罢者，复与柴胡汤，必蒸蒸而振，却复发热汗出而解。

103. 太阳病，过经十余日，反二三下之，后四五日，柴胡证仍在者，先与小柴胡。呕不止，心下急，郁郁微烦者，为未解也，与大柴胡汤，下之则愈。

柴胡半斤　黄芩三两　芍药三两　半夏半升，洗　生姜五两，切　枳实四枚，炙　大枣十二枚，擘

上七味，以水一斗二升，煮取六升，去滓，再煎，温服一升，日三服。一方加大黄二两。若不加，恐不为大柴胡汤。

104. 伤寒十三日不解，胸胁满而呕，日晡所发潮热，已而微利。此本柴胡证，下之以不得利，今反利者，知医以丸药下之，此非其治也。潮热者，实也。先宜服小柴胡汤以解外，后以柴胡加芒消汤主之。

柴胡二两十六铢　黄芩一两　人参一两　甘草一两，炙　生姜一两，切　半夏二十铢，本云五枚，洗　大枣四枚，擘　芒消二两

上八味，以水四升，煮取二升，去滓，内芒消，更煮微沸，分温再服。不解，更作。

107. 伤寒八九日，下之，胸满烦惊，小便不利，谵语，一身尽重，不可转侧者，柴胡加龙骨牡蛎汤主之。

柴胡四两　龙骨　黄芩　生姜，切　铅丹　人参　桂枝，去皮　茯苓各一两半　半夏二合半，洗　大黄二两　牡蛎一两半，熬　大枣六枚，擘

上十二味，以水八升，煮取四升，内大黄，切如棋子，更煮一两沸，去滓。温服一升。本云：柴胡汤，今加龙骨等。

147. 伤寒五六日，已发汗而复下之，胸胁满微结，小便不利，渴而不呕，但头汗出，往来寒热，心烦者，此为未解也，柴胡桂枝干姜汤主之。

柴胡半斤　桂枝三两，去皮　干姜二两　栝楼根四两　黄芩三两　牡蛎二两，熬　甘草二两，炙

上七味，以水一斗二升，煮取六升，去滓，再煎取三升，温服一升，日三服。初服微烦，复服，汗出便愈。

149. 伤寒五六日，呕而发热者，柴胡汤证具，而以他药下之，柴胡证仍在者，复与柴胡汤。此虽已下之，不为逆，必蒸蒸而振，却发热汗出而解。若心下满而硬痛者，此为结胸也，大陷胸汤主之。但满而不痛者，此为痞，柴胡不中与之，宜半夏泻心汤。

第十三节　桂枝建中治表里　随经过经属传变

——经腑间疾病的传变方式，“经传”的提出

创新点：①桂枝汤和小建中汤都具备表里同治的功能，但其侧重点有所不同，桂枝汤以解表散风寒为主，兼有建中和阴阳的作用，侧重于表；而小建中汤以健补中气为主，兼有解肌散风寒的功能，侧重于里。两者补中解表的药理作用基本相同。所以中焦虚弱，外感风寒的表里同病，初期感邪，以表证为主者，用桂枝汤治疗，譬如太阴中风；中虚较重，又感外邪，以里证为主者，用小建中汤治疗，譬如小建中汤证。②历代医家和历版教材对于《伤寒论》传经方式，比如循经传、越经传、表里传、首尾传

等，从一经病传为另一经病的情况，研究和介绍的比较清楚，而忽略了“随经”和“过经”这两种本经从经到腑的经传方式。“随经”是太阳经邪气由经到腑的传变，而“过经”则是阳明经邪气由经到腑的传变，由于二者都属于本经邪气由经到腑的传递，为区别于两经之间的传递，所以我们不妨称之为“经传”。传经和经传都属于伤寒的传变方式。③肝乘脾称之为“纵”，肝乘肺称之为“横”，“纵”即是顺从，“横”即是横逆。“肝乘脾”是顺从相克的次序，只是相克太过，所以称之为“纵”；“肝乘肺”是与五行相克的次序相反，是一种反克，也就是“侮”，属于反乘，所以称之为“横”。

原文第100条说：“伤寒，阳脉涩，阴脉弦，法当腹中急痛，先与小建中汤，不差者，小柴胡汤主之。”本条条文虽较简单，但是所包含的内容却比较复杂，表现在其脉象的复杂性、证的复杂性和治疗的复杂性上。脉象为阳脉涩，阴脉弦，其阴阳到底指的是什么呢？

在《伤寒论》中，阴阳的含义非常广泛，在不同的地方就指代不同的意义，仅就脉象的阴阳，就有脉位、脉势和脉类的不同。脉位的阴阳，寸为阳，尺为阴；脉势的阴阳，浮为阳，沉为阴；脉类的阴阳，大浮数滑等脉为阳，细微迟涩等脉为阴。从原条文来看，“阳脉涩，阴脉弦”，其阴阳显然不是指的脉类；如果寸脉是涩的，因为寸脉和尺脉是相通的，且距离很近，那么尺脉也不会是弦的，可见这里的阴阳也不是指的寸脉和尺脉。既然所指不是脉位和脉类，那就是脉势了，其阳为浮取，阴为沉取，“阳脉涩，阴脉弦”，就是脉象浮取涩而沉取弦。脉得浮涩，是营卫不足；脉得沉弦，是木邪过盛。

通过脉象可以看出，本条首先具有营卫不足的中风表证，同时又有木邪过盛，脾土被克的腹痛。所以其证情的复杂就在于，既有表虚的中风，又有脾虚的腹痛。

治疗时先与小建中汤，首先照顾到营卫不足的表虚和脾虚肝乘的腹痛。小建中汤是桂枝汤倍用芍药加饴糖，桂枝汤本身就是一首既能解表，又能建中的表里两用方剂，加饴糖则增加了其补中健脾的力量，倍用芍药则增强其柔肝缓急止痛的疗效，可谓一方而表里虚实同治，柔肝、健脾、和卫

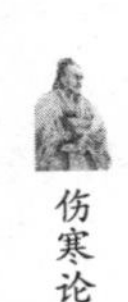

调营，毕其功于一役。

“不差者，小柴胡汤主之”。既然小建中汤能够针对表里病证，为什么不能够使疾病痊愈呢？为什么又以小柴胡汤主之呢？这里的“不差”，不是表证和脾虚的不差，而是腹痛的不差，我们可以从条文中看出该证突出的表现是“腹中急痛”，因木邪过盛，乘及脾土所致。小建中汤虽然能够健脾柔肝以止痛，但终究是以补虚为主，虽然大量使用芍药止痛，尽管小柴胡汤证腹中痛也是去黄芩加用芍药以止痛，但单纯的止痛难以祛邪，若邪气不去，痛因不除，则腹痛就难以痊愈。所以说“不差”，其病变在脏腑气郁，气机不利，所以以小柴胡汤主之。

总结本条内容，是太阳、少阳、太阴三经合病，先以小建中汤治疗太阳和太阴病，继以小柴胡汤治疗少阳病，这也是本条放在小柴胡汤证主条文第 96 条至第 99 条后面的意义所在。

第 102 条说：“伤寒二三日，心中悸而烦者，小建中汤主之。”伤寒刚刚二三日，说明疾病还是在外感初起阶段，但却见到了心中既悸且烦，按照《伤寒论》习惯句式“……而……”，“而”字后面的症状是主要症状，如大青龙汤证的“不汗出而烦躁”以烦躁为主要症状，麻杏石甘汤证的“汗出而喘”以喘为主要症状，“太阳之为病，脉浮，头项强痛而恶寒”以恶寒为必见的主要症状。因此本条的“悸而烦”应以“烦”为主要症状，此证多为里气先虚，复感外邪所致。病人本就心脾不足、气血双亏，又感受外邪，因虚而不能抗邪，心神被邪气所扰，所以出现烦乱。气血不足、心失所养，所以出现心中悸动不安，因心悸而更增加心烦。本证属表里同病，以里虚为主，按照表里同病的治疗原则，表里同病里虚重者先治里，里虚轻者表里同治。本证既有表证，又有里证，而里证是以悸烦为主，心气血不足为其病变机理，按照常规治疗应该以补养心血，或再兼以解表，但张仲景用小建中汤温补中焦脾胃进行治疗，其理何在呢？

首先，脾胃居中焦为后天之本，气血生化之源，中气康健则化源充足，气血得以补充，心经气血亏虚的现状就可以得到改善，从而悸烦的症状就可以消除。由此可见，本证虽然表现为心悸而烦，但其病根实际是脾胃气血化源不足，如果单纯补养心血，从心论治，没有追根溯源，治标不治本，虽然可能解一时之急，而本源未健，化源不足，气血匮乏，终究难以取得长期疗效，也或许会收不到疗效。所以虽然表现为心中悸而烦，但治疗时不补心血反而健中气，以小建中汤治疗。该方为桂枝汤倍用芍药加饴糖而成，方中桂枝汤本身即有“内证得之，补中和阴阳”的效果，又以饴糖为主药，以甘温补中；倍用芍药，有酸甘化阴，养营益血，缓解急迫的功能，更有桂枝相配，可通心脾之阳，故能温中健脾，补虚缓急，平补阴阳，调和气血。此方亦反映了张仲景治病必求于本的精神。

其次，小建中汤中的桂枝汤，是太阳病中风的主方，能够“外证得之，解肌散风寒”，所以小建中汤同时具备了解表散风寒和补中调阴阳的表里同治的双重功能。本证用小建中汤治疗，体现了心病治脾、治里兼表的两大特点和奥妙，更体现了中医辨证论治的精髓和灵魂。

既然桂枝汤本身就具有表里兼治的功能，那么本证为什么不用桂枝汤治疗而是用小建中汤来治疗呢？或者反过来说，既然小建中汤也是表里兼治的方剂，为什么太阴病中风就用桂枝汤治疗而不是用小建中汤治疗呢？既然两者都具有表里同治的功能，为什么不合二为一，用来治疗桂枝汤证和小建中汤证呢？

这是因为虽然桂枝汤和小建中汤都具备了表里同治的功能，但其侧重点有所不同，桂枝汤以解表散风寒为主，兼有建中和阴阳的作用，侧重于表；而小建中汤以健补中气为主，兼有解肌散风寒的功能，侧重于里。但两者补中解表的药理作用是基本相同的，所以中焦虚弱，外感风寒的表里同病，初期感邪，以表证为主者，用桂枝汤治疗，譬如太阴中风；中虚较重，又感外邪，以里证为主者，用小建中汤治疗，譬如本证。

第 105 条说：“伤寒十三日，过经谵语者，以有热也，当以汤下之。若小便利者，大便当硬，而反下利，脉调和者，知医以丸药下之，非其治也。若自下利者，脉当微厥，今反和者，此为内实也，调胃承气汤主之。”原文需要深入理解的内容较多，其重点有“过经”“脉调和”“脉当微厥”等。

“伤寒十三日”，这里的十三日，反映了两个基本信息，一是日数是一个大致的数字，并不是一个精准的数字，也就是说并不是确切指患伤寒的第十三日；二是提示患病的时间比较长，预示其病情很可能有多种变化。既然是一个约略的日数，为什么说十三日，而不是十二日或者十四日呢？按照外感伤寒的发展规律，从外邪侵袭机体而发生疾病，到机体经过调整，正气胜邪，正胜邪却，需要有一段时间，按照中医理论，这段时间应该是六天，这和现代医学观察到的感冒彻底痊愈需要一周左右时间大体相符。外感伤寒在六天里有一个自然转归的趋势，如果第一个六天，即一候不能痊愈，就需要等到第二候，即第二个六天。外感疾病之所以以六天为一个阶段，与人体阴阳、气血的消长周期和机能节律有关。伤寒六经病证中，每一经病证从发生至病衰都需要六天时间，六天之中可能传变为他经或者他病，如果没有发生传变，就有可能邪气衰减而自愈。如太阳中风或者伤寒至第七日头痛等表证仍旧存在，疾病就有迁延的趋势，到第十二日疾病仍旧不愈，可能会迁延至第三候，也就是第十三日至第二十一日。这就是为什么《伤寒论》原文中在疾病痊愈或不愈的问题上，往往提及六七日或十二三日的道理所在。这里提到的十三日，就是伤寒已过了两候还没有痊愈，极有可能发生传变，究竟如何传变，传变到何处，则需要根据传变后的临床表现进行辨证。

“……过经谵语者，以有热也，当以汤下之”，指出了传变的方式——过经；症状——谵语；病机与病性——有热；治法与用方——以汤泻下。

关于伤寒传变的概念及其方式在前面已经介绍，在此需要强调的是，历代医家和历版教材对于《伤寒论》中隐含的、未曾明文提及的传变方式，比如循经传、越经传、表里传、首尾传等，从一经病传为另一经病的情况，倒是研究和介绍的比较清楚，而原文中张仲景明确提及的传变方式，却无人注意到，这就是“随经”和“过经”。“随经”是太阳经邪气由经到腑的传变，而“过经”则是阳明经邪气由经到腑的传变，由于二者都属于本经邪气由经到腑的传递，为区别与两经之间的传递，所以我们不妨称之为“经传”。传经和经传都属于伤寒的传变方式。

为什么太阳病邪气自经入腑叫“随经”，而阳明病邪气自经入腑叫“过经”呢？

太阳病邪气随足太阳经入于足太阳腑膀胱，寒邪与水互结，留滞于膀胱，小便不利，可以形成蓄水；表热随手太阳经入里，进入手太阳小肠，与瘀血搏结，可以形成蓄血。由太阳经自感邪气，沿着太阳经顺势而入太阳腑，从本经进入本腑，所以称作“随经”；而阳明病的经邪入腑多是从太阳经或者少阳经而来的传经邪气，经过或者越过阳明经而入阳明腑，进入阳明胃或者阳明大肠，所以称作“过经”。涉及“过经”一词的，在《伤寒论》中有4条，本条即第105条，是邪气从太阳到阳明，又从阳明经到阳明腑，在“伤寒十三日”的时间里，太阳病邪气经历了从太阳到阳明的传经和从阳明经到阳明腑的经传两种传变方式，形成了目前的热实腑证谵语症。

那么为什么只有太阳病和阳明病有“经传”，而其他经没有提及呢？这里存在有两种原因，一是太阳经和阳明经两经的经腑证候之间有明显区别，从经证到腑证可以明显看出变化的轨迹；二是其他经也存在经传现象，只是没有明文提及，比如少阳病从气郁发展到气滞、气结、水郁和气水同郁，就是一个从经病到腑病的经传过程，只是其经证和腑证同时存在而有所侧重而已。

“伤寒十三日，过经谵语者，以有热也，当以汤下之”，是伤寒表证经过了一个较长的时期，邪气不仅从太阳传到阳明，犹且从阳明经过渡到阳明腑，形成了“胃家实”，出现了阳明腑实证的典型症状——谵语。这是由于邪热过盛，扰乱心神所致，所以应该用承气汤类进行泻下，临床上要根据其邪实的程度，决定使用三承气汤中的哪一个方剂。

“若小便利者，大便当硬，而反下利，脉调和者，知医以丸药下之，非其治也”。小便通利者，为什么大便应当硬呢？这是在疾病过程中，大小便存在着相关关系，这种相关关系，既有同相关关系，也有逆相关关系，还有同、逆相关关系的互相转化。

同相关是指大、小便出现同步病变，即大便下利、小便清长；或者大便秘结、小便不利。同相关的关系大多见于阴或阳偏衰的疾病中。如阳衰阴盛，肾关不固，可见下利清谷，小便清长；阳热炽盛，耗竭阴津，气化无源，肠道失润，见到小便少而大便干结。

二便逆相关多见于水液代谢失常的疾病中，即大小便在同一证候中出现相反的表现，且互相关联，互为因果。例如阳明热盛津伤，多见小便利数而大便秘结；水湿停蓄，多见大便泄泻而小便不利，小便越不利，水停越多，泄泻越重，治疗此种泄泻须利水行小便，即“利小便即所以实大便”之法。

随着疾病的发展，逆相关可转为同相关；同相关也可转为逆相关。如阳明腑实小便频数大便秘结的逆相关，随病情深重，热灼津竭，可见小便不利，大便闭结的同相关关系；虚寒泄泻，日久津亏，泄泻未愈又见小便不利，如桃花汤证即属此类。

这里的小便利者，大便当硬，即是一般情况下小便利时水分从小便外出，大便水分减少，应当出现大便硬的现象，小便利时大便不仅不硬反而泄泻下利，二便应当逆相关的反而出现了同相关，违背了常规。同相关情况的出现一般见于阴或阳偏衰的疾病中，小便利而大便泄泻，是阳衰的表现，阳衰脉象应该是微弱沉细，而此时不见阳衰的脉象，反而是脉象调和，即不见阳衰脉象，脉证不相应，又是一个违背常规的表现。两种一反常态的表现，反映了疾病治疗过程中的失误导致了症状表现的复杂性，所以下结论说是医生用丸药攻下所致，这是治疗失误所造成的。

“若自下利者，脉当微厥，今反和者，此为内实也，调胃承气汤主之”。自下利多是阳衰的表现，所以脉象应该是微弱，可能还会有四肢厥冷的症状。而现在脉象并不微弱，自下利而不见虚弱脉象，此下利并非是胃肠虚弱所致，而是内有实热，“此为内实也”，既然内有实热，就用调胃承气汤清泻胃肠实热。

外感伤寒疾病的发生发展变化，以六经的传经和经传作为传变方式，遵循着一定的传变规律，但《伤寒论》中所记载的除了外感伤寒的六经病以外，尚有许多属于外感热病过程中的合并症、并发症和后遗症，其中夹杂有许多内伤杂病，而内伤杂病的传变方式，则是以脏腑之间的传变为主，以脏腑五行属性乘侮为传变方式。脏腑五行相生反映了脏腑之间的相互滋生、相互促进的生理关系，而脏腑的五行相克则是脏腑之间的互相制约关系，这种互相制约关系维持了脏腑之间的生理平衡。光有相互促进，没有相互制约，脏腑间的生理平衡就难以维持；光有相互制约，没有相互促进，脏腑的功能就难以尽情发挥。脏腑之间相互滋生的关系称为五行相生，脏腑之间相互制约的关系称为五行相克，这种相克维持在一定程度，太过和不及都不是一种常态。如果脏腑之间的制约太过，超过了生理范围，此时的生理相克就变为病理的相乘；如果甲脏对乙脏的制约低于生理范围，而乙脏反过来制约甲脏，此时的相克不及就变成了反侮。

第 108 条说：“伤寒，腹满谵语，寸口脉浮而紧，此肝乘脾也，名曰纵，刺期门。”肝在五行属木，脾在五行属土，生理情况下，木能克土，肝的疏泄条达可以抑制脾土的壅郁，有助于中焦脾胃的运化转输。但若相克太过，则形成肝乘脾的病理变化。

伤寒见腹满，有在太阴和阳明的区别，如果病在太阴，其腹满时重时轻，即“腹满时减，复如故”；如果病在阳明，其腹满持续，即使有减轻的时候也不太明显，即“腹满不减，减不足言”。腹满与谵语并见，一般情况下属于阳明实证，但阳明实证脉象多沉实洪大，不应是“寸口脉浮而紧”；脉象浮紧多为病在太阳，病在太阳属于表证，就不应与腹满谵语并见。“腹满谵语，寸口脉浮而紧”并见，里实证见表实脉不合常理，可见本证既非阳明里实证，也不是太阳表实证。张仲景原文明确指出“此肝乘脾也”，提示我们本条是伤寒病过程中的杂病，其辨证应从脏腑辨证入手，从脏腑的五行生克制化规律认识这一脉证变化的机理。根据脉证，本证当是伤寒病的发展过程中，邪热内舍于肝，肝经邪热内盛，乘克脾土，导致脾气不运，中焦气机郁而不畅，所以可见腹满；木邪过盛，子病及母，木火乘心，心神逆乱，神明失主，所以见胡言谵语；肝经邪盛热炽，其气外发，所以脉象浮而紧，紧脉与弦脉类似，“紧言其力弦言象”，由于肝经邪盛，就表现为脉象弦而脉力紧，所以这里的浮紧脉象恰恰反映了肝经邪热的内在病理，这就是原文所说的“肝乘脾”。

第 109 条说：“伤寒发热，啬啬恶寒，大渴欲饮水，其腹必满，自汗出，小便利，其病欲解。此肝乘肺也，名曰横，刺期门。”“伤寒发热，啬啬恶寒”类似于太阳病，“大渴欲饮水，其腹必满”类似于阳明病。但太阳病的发热、恶寒常伴有头项强痛，脉浮；阳明病的腹满、渴饮常伴有汗出、高热，甚或便秘、谵语。由此可见，本证既不属于太阳病，也不属于阳明病。此证与 108 条的肝乘脾一样，同属于五脏杂病，不能以六经辨证规律来概括，而应以脏腑五行的藏象理论来认识，因此原文称“此肝乘肺也”。根据脉证，本证当是伤寒病的发展过程中，邪热内舍于肝，肝经邪热内盛，反侮肺金，形成木火刑金之候。由于木火刑金，热郁肺气，肺气不能宣降，外主皮毛之开阖失司，卫阳之气不能正常布散敷布，所以发热并伴有啬啬恶寒。肺为水之上源，又主治节，肝热犯肺，热郁肺气，津液的输布失常，上不能润而见大渴欲饮水。肺气宣降失常，气机也因之郁而不通，所以见腹满。与肝乘脾的腹满是因为肝脾气机不畅不同，肝乘肺的腹满是肝肺气

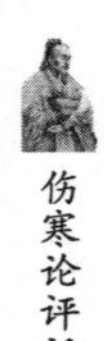

机的不畅。若肺气通畅，治节恢复，宣降正常，津液敷布，周身汗出，小便通利，邪自汗出和小便外散，疾病自然可以痊愈。

为什么把肝乘脾称之为“纵”，肝乘肺称之为“横”呢？肝在五行属木，脾在五行属土，肺在五行属金，五行相克中木能克土，金能克木；木克土，金克木是生理状态下的正常的制约关系，这种关系保持在一定的水平上，既不能太过也不能不及。相克太过属于病理状态，称为“乘”；相克不及反被克也属于病理状态，称为“侮”。“纵”的意思是顺从，“横”的意思是横逆。“肝乘脾”是顺从相克的次序，只是相克太过，所以称之为“纵”；“肝乘肺”是与五行相克的次序相反，是一种反克，也就是“侮”，从顺序上属于逆反，属于反乘，所以称之为“横”。

“期门”穴是肝经募穴、交会穴之一，具有疏肝理气活血等功能。肝乘脾、肝乘肺都是由于肝经邪盛，“制己所胜而侮所不胜”，即过度地制约能够克制的脾土，且反过来制约克制自己的肺金，其病因都在肝上，所以采用针刺能够泻邪的期门穴，舒肝理气，疏散邪气。

附原文：

100. 伤寒，阳脉涩，阴脉弦，法当腹中急痛，先与小建中汤，不差者，小柴胡汤主之。

小建中汤方：

桂枝三两，去皮　甘草二两，炙　大枣十二枚，擘　芍药六两　生姜三两，切　胶饴一升

上六味，以水七升，煮取三升，去滓，内饴，更上微火消解，温服一升，日三服。呕家不可用建中汤，以甜故也。

102. 伤寒二三日，心中悸而烦者，小建中汤主之。

105. 伤寒十三日，过经谵语者，以有热也，当以汤下之。若小便利者，大便当硬，而反下利，脉调和者，知医以丸药下之，非其治也。若自下利者，脉当微厥，今反和者，此为内实也，调胃承气汤主之。

108. 伤寒，腹满谵语，寸口脉浮而紧，此肝乘脾也，名曰纵，刺期门。

109. 伤寒发热，啬啬恶寒，大渴欲饮水，其腹必满，自汗出，小便利，其病欲解，此肝乘肺也，名曰横，刺期门。

第十四节　火法可损阳和津　火逆多在血与神

——火逆证的因机证治

创新点：①火逆证是在伤寒病治疗过程中使用火法不当而造成的一种变证。火法是指当时人们以火热强迫取汗以达到治疗伤寒的一种方法，包括捂法、熏法、熨法、灸法、烧针等。②“失溲”一症出自《伤寒论》第6条和第110条，与小便少或小便不利、小便不得相连，如果是小便失禁，就绝不应该与上述症状相连，所以“失溲”一症，应是小便不通。

“火逆”是指误用火法治疗，因而形成变证的一类证候。诸如烧针、火熏、灸法、熨法等皆属于火法范畴。火法治疗适用于寒性的病证，应用对证，使用得当则病除，为顺。太阳病若用火法治疗不当，一方面会损伤人体的阴津阳气，另一方面会促使邪气化热入里，伤津动血，从而形成多种多样的变证，为逆，故称之为“火逆”。

在第二章第二节“受风中寒有侧重　体质强弱各不同”中，介绍了太阳温病如果误用火法发汗，可以发生变证而成为风温病，出现病人皮肤发黄，甚或见到惊厥、抽搐等症状，这就是在当时医疗条件低劣状态下经常可以见到的“火逆证”。

所谓火法，是指当时人们以火热强迫取汗以达到治疗伤寒的一种方法。根据文献记载，火法包括捂法、熏法、熨法、灸法、烧针、温针等。

捂法就是利用辅助物品，捂紧病人，使其热量不能发散而强迫出汗，类似于现代用被子捂汗。最典型的捂汗是一种热蒸捂汗，其方法大略是将湿地掘出长、宽、深的尺度略大于病人的长坑，然后以木柴置坑中点燃，将坑底及周围泥土烧热，立即除去灰烬，以鲜桃树叶子铺垫，置病人于坑中，将其周身盖满桃叶压实，待病人大汗出后，除去桃叶，将息护理。以此法治疗伤寒头痛、发热、恶寒的表证。

熏法是利用点燃柴草烟熏的方法，促使病人出汗。该法现在还有医疗条件较差的偏远地区的人们，经过改良加入硫磺用来治疗疥疮。其方法是掘地并垒砌如地锅灶形状，上立芦席成圆筒状，病人站立芦席筒中，从脖子处以下封严实，点燃灶中柴草，用烟熏病人的周身，以耐受并汗出为度。

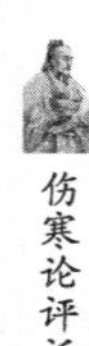

用该方法治疗疥疮时，将柴草上撒适量的硫磺，然后烟熏疥疮病人，最后将其所接触之衣被、用品皆用此法烟熏，达到不再重复感染复发的目的。

熨法是将陶砖或陶瓦置火中烧热，取出后快速在水中沾一下拿出，以布帛包裹，取其热度熨烫病人的背部或其他相关部位，类似于现代的物理疗法中的各种理疗，以此来迫使病人出汗。

烧针就是将针灸针置火上烧红后，立即刺入病人相关穴位或者部位，达到迫使病人出汗的目的。

温针即将针灸针刺入相关穴位或部位，然后加热针柄，使热气传递到体内，借以发汗。

捂、熨、熏等方法现在已经基本无人使用，而烧针、温针还有人偶尔使用，灸法目前则是一种常用的治病方法，但大多不用灸法治疗外感了。不管是哪一种火法，在当时医疗条件简陋的背景下，都或多或少地起到了治疗伤寒病的作用，但因其汗出程度难以控制，所以往往因为迫汗而造成诸多变证，使用火法而造成的变证，张仲景在原文中称之为“火逆”。由于病人的性别、年龄、体质、病情等都各不相同，所以火法造成的火逆证也就千变万化，其治疗和预后也千差万别。

火法是为迫汗而设，汗为心之液，生于阴而出于阳，阳加于阴而谓之汗，所以火逆证多为心阳损伤，但也有损伤津液和营血的。

第 110 条说：“太阳病二日，反躁，凡熨其背而大汗出，大热入胃，胃中水竭，躁烦，必发谵语；十余日振栗自下利者，此为欲解也。故其汗从腰以下不得汗，欲小便不得，反呕，欲失溲，足下恶风，大便硬，小便当数，而反不数及不多，大便已，头卓然而痛，其人足心必热，谷气下流故也。”

本条是用火法中的熨法导致的火逆证，其病程短，是太阳病的第二天；病因是使用熨法不当而成火逆证；症状包括烦躁、谵语、腰以下无汗、大便难而硬、小便难而少、便后头痛足心热；预后较好，至十余日震颤下利的，疾病将要痊愈了。

太阳病的第二天，一般情况下传变的可能性很小，反而出现躁烦等一系列症状，推其原因，应该是在发病首日的治疗方法不当。原文提出使用熨背法发汗，外邪与火热之气协同入里，汗出耗津，邪热伤津，导致津竭而出现一系列症状。

误用火法，导致大热入胃，胃中水竭，此处的胃，第一指“里”，即邪热入里；第二“胃为津液之腑”，胃是化生津液的地方，热伤津液，先从胃起，故说是“大热入胃”。既是邪气入胃，为何不说是邪入阳明呢？因为本病为火逆证，已非六经病范畴，所以虽有谵语等类似阳明病的症状，但并不是阳明病。

邪热入里扰乱心神，故见烦躁谵语；胃热气逆，所以呕吐；津液不足，汗源匮乏，所以汗出不能布满周身，只上半身有汗，而腰以下不能出汗；由于体内津亏，故大便干小便少，或小便不得，甚至无小便即失溲。依照二便相关理论，大便硬的小便应该数而多，此症反而少或无，更说明是津液耗竭。从小便当数→不数及不多→欲小便不得→欲失溲，反映了津液亏耗的程度在逐渐加重。

关于“失溲”一症，历来医家著作和教科书均称其为小便失禁或者大小便失禁，而叙述该症状的出处，都说来自《伤寒论》，考《伤寒论》有关“失溲”一症有两处，原文第 6 条和本条，均与小便少或小便不利、小便不得相连，如果是失禁，与小便不利等相反，就绝不应该与上述症状相连，所以“失溲”一症，应是小便不通。而另一词“矢溲”则是指大便和小便，如欧阳修《海陵许氏南园记》中有“至其矢溲，亦亲候其时节颜色所下”的记载，“矢”指大便，如《史记·廉颇蔺相如列传》载“廉将军虽老，尚善饭。然与臣坐，顷之三遗矢矣”，将解大便称作“遗矢”。从两例引文可以看出，矢既可作名词指大便，也可作动词指解大便；溲既可以作名词指小便，也可以作动词指排泄、解小便。例如《后汉书·张湛传》说：“湛至朝堂，遗矢溲便，因自陈疾笃，不能复任朝事，遂罢之。”遗矢溲便即拉屎撒尿。《国语》说：“少溲于豕牢，而得文王不加疾焉。”此处的溲即指解小便。“矢溲”为大小便或者解大小便。而“失溲”的失犹如失职、失陪的失，失职为没有或不能履行职责，失陪就是不能陪、不再陪，而失溲一词，仅就《伤寒论》所载而言，应为不能够小便，即小便不通。

由于误用火法导致火热内人，致使气机不畅，上下不通，甚或反作，故而除了气机闭塞的小便不得、欲失溲、腰以下不得汗以及气机上逆的呕吐以外，还使阳气不能下行，故见足下恶风。

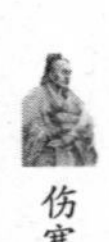

本来大便硬而不通小便不得，如果大便得通；气机也随之暂通，则热邪因气机通而趁机上冲，故见头卓然而痛，气机暂通，阳气通行，原有的足下恶风暂解，可以见到病人足心发热，是阳气通行敷布的表现。经过十余日，如果病人出现颤抖、下利，说明体内正气渐旺，津液恢复，阴阳调和，疾病即将痊愈，是一种良好的预后表现。

太阳病中风，治疗应当解肌散寒、调和营卫，如果误用火法，强劫发汗，外感的风邪与火法的邪热相合，风火相煽，热炽而迫血妄行，使人体气血运行失去正常规律。风邪属于阳邪，火热也属于阳邪，两阳相合，热灼气血，所以出现周身发黄。阳热盛迫血妄行会见到衄血；阴津亏耗会见到小便难而大便不通；如果阴阳同时虚竭，肌肤失养，则致枯燥无华；津液不足，不能周身出汗，所以但头汗出，剂颈而还；热伤气滞，气机不畅，甚而上逆，所以腹满、微喘，甚至哕。这里的哕即现代的呃逆、打嗝，指气从胃中上逆，喉间频频作声，声音急而短促，是一个生理上常见的现象，由横膈膜痉挛收缩引起的。打嗝如果出现在久病或者重病人的身上，则不是一种好现象，说明疾病深重，所以《内经》中有说“病深者其声哕”。日久热盛火炽，扰乱心神，所以见到谵语、手足躁扰，捻衣摸床。如果见到小便不利，小便少则水液留聚体内，有助于机体津液的恢复，所以病虽为重，预后良好，尚可治愈。此即原文第 111 条所说：“太阳病中风，以火劫发汗。邪风被火热，血气流溢，失其常度。两阳相熏灼，其身发黄，阳盛则欲衄，阴虚小便难。阴阳俱虚竭，身体则枯燥，但头汗出，剂颈而还，腹满微喘，口干咽烂，或不大便，久则谵语，甚则至哕，手足躁扰，捻衣摸床，小便利者，其人可治。”

原文第 112 条说：“伤寒脉浮，医以火迫劫之，亡阳，必惊狂，卧起不安者，桂枝去芍药加蜀漆牡蛎龙骨救逆汤主之。”浮脉在伤寒中除了最常见于太阳表证外，还可见于太阴、阳明等经表证，以及邪在胸中的结胸等证。这里的伤寒脉浮，结合“医以火迫劫之”一句，用火法肯定是为了迫汗。既是迫汗，就一定是太阳表证，太阳表证用火法迫汗，治疗不当，法对而度不当，形成了火逆证，出现了惊狂卧起不安。文中提示为“亡阳”，与第 110 条损伤阴津、第 111 条伤阴动血不同，本条是火法迫汗，损伤心阳，所以称作“亡阳”，所谓亡阳，是指迫汗损伤心阳，心阳外亡，心神浮越，所以惊狂烦躁卧起不安。心阳亏虚是本，心神浮越为标，治疗时以补心阳治本，镇心神治标。桂枝去芍药加蜀漆牡蛎龙骨救逆汤中，桂枝、甘草配伍，辛甘化阳，可以温补心阳；生姜、大枣和中健脾胃，以促化源，助补阳气；至虚之处便是受邪之地，心阳虚易致痰浊蒙蔽心窍，加蜀漆涤痰，先安未受邪之地，诸邪所来之源，是既病防变的治疗方法；龙骨、牡蛎重镇安神，用以治疗神情失常的惊狂卧起不安；去芍药则因其苦而微寒，不利阳气恢复。

第 113 条说："形作伤寒，其脉不弦紧而弱，弱者必渴，被火必谵语，弱者发热，脉浮，解之当汗出愈。"本条提示了以下几个问题：第一，火法的禁忌证，暗示火法在当时也是一种很常用的治病方法，而且也有它的禁忌证；第二，温病与伤寒在脉象上的区别；第三，温病也可以使用汗法，而这里的汗法既非辛温发汗，也非必须汗出，而是向外发散，其也属于汗法的范畴。

形作伤寒，已经告诉我们像是伤寒而并非伤寒，脉象是浮弱的而不是浮紧的，所以它不是伤寒。但浮弱为什么不是中风呢？因为有口渴的存在，可以与中风证进行鉴别，即从脉象浮弱判断并非表实伤寒证，而从脉象浮弱兼有口渴，可判断并非表虚中风证，从脉象和口渴将伤寒与温病区别开来。发热、口渴、脉象浮弱，属于温病初期的外感风热证，治疗仍旧采用发汗的方法，而这里的发汗，应当是以辛凉解表，发散外邪之法。风寒表证使用火法发汗，如果方法得当，程度适可，也许能收到一定的疗效，但发生火逆证的机会也相当大。而风热外感虽有头疼、发热、微恶寒等表证，却断然不能采用火法治疗，否则火法之热与外感邪热相合，使体内邪热更甚，病人定会出现谵语等热炽神伤的火逆变证。

第 114 条说："太阳病，以火熏之，不得汗。其人必躁，到经不解，必清血。名为火邪。"太阳病分为太阳表实伤寒证、太阳表虚中风证、太阳温病、太阳风湿表证等，其治疗方法各不相同。属于寒证的也可以用火法进行发汗，只要方法得当，掌握适度，也可以达到治疗的目的，但火法是一种极难控制火候的民间土法，所以往往出现火逆变证。太阳病采用熏法发汗，没有达到汗出的效果，病人出现烦躁，是由于所感外邪不能外散，又加之火气入里所致。如果迁延日久，邪气深入，损伤血脉，会出现大便下

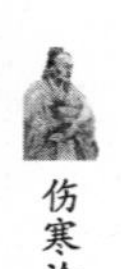

血，这就是火邪所致。“到经不解”的“经”，一指时间偏长；一指部位偏里；一指从经入腑。此处清血，即大便下血，病在大肠，因其属于火逆证，并非六经病，故而不说是病在阳明。

第 115 条说：“脉浮热甚，而反灸之，此为实，实以虚治，因火而动，必咽燥吐血。”脉浮为病在表，浮紧为伤寒，浮缓为中风，浮弱为温病。脉浮高热，是表邪较甚，属于实证，应以散邪为法，反而用灸法治疗，灸法用于虚寒证，将实证按照治疗虚证的方法进行治疗，邪热更甚，热邪耗津动血，故见咽干口燥，甚或吐血。

第 116 条说：“微数之脉，慎不可灸，因火为邪，则为烦逆，追虚逐实，血散脉中，火气虽微，内攻有力，焦骨伤筋，血难复也。脉浮，宜以汗解。用火灸之，邪无从出，因火而盛，病从腰以下必重而痹，名火逆也。欲自解者，必当先烦，烦乃有汗而解，何以知之？脉浮，故知汗出解。”本条举脉略证，指出微数脉、浮脉均不可用灸法以及误用灸法后会出现的症状。

微数脉，是指脉微而数，微脉与细脉是在形体上的区别，这里微数脉象提示体内阴血不足且兼有内热，凡阴血不足兼有内热的病人，慎不可使用灸法，妄用火法，火邪内入，扰乱心神，就会出现烦逆之证。血本虚而更用火法，劫伤阴血，称作追虚；热本实邪，而更用火法，使内热更盛，称作逐实。这种使用火法而致“虚虚实实”的治疗失误，会导致火毒内攻，血气流溢，失其常度；灸法虽在体表，但火毒内入，阴血被火热炙灼而消耗，筋骨失却滋润濡养，称作焦骨伤筋。所以阴血不足内有热邪而见微数脉象的，一定不能使用灸法。

脉浮多为邪气在表，如果是风寒在表，应该用麻黄汤、桂枝汤等发汗解表，如果误用火法灸之，邪气不仅不能外散，反而因借火气而更盛入里，耗伤阴津营血，使机体失于濡润，所以会出现腰以下沉重和麻木不仁，这就是火逆证的一种。病人脉浮，邪气在表，不曾误治而病人出现烦躁，说明体内正气欲驱邪外出，正气胜邪，周身作汗，邪气随汗外出，其病即可痊愈。

第 117 条说：“烧针令其汗，针处被寒，核起而赤者，必发奔豚。气从少腹上冲心者，灸其核上各一壮，与桂枝加桂汤，更加桂二两也。”本证为奔豚证，在本章第八节中已经介绍了何为奔豚，同是奔豚证，临床表现虽多相似，但病理机制则各不相同。本条奔豚的发生，其病因有两条，一是误用烧针迫汗，损伤了心阳之气；二是烧针的针眼又受寒邪，外寒引动肾寒之气。心阳损伤，破坏了心肾之间的平衡关系，心阳不能制约肾气，而导致肾寒之气浮动，加之针处受寒，外寒引动肾寒之气上冲，所以病人感觉有气从少腹直冲心胸，形成肾气奔豚证。治疗时，先在原针眼受寒起核的地方施以灸法，将局部寒气驱除，后用桂枝汤，再加桂枝二两。桂枝汤加重桂枝，使原方中的桂枝芍药配比发生了变化，其功能既能发散在表的风寒邪气，更能温通心阳、平降冲逆以治疗冲逆之气。

第 118 条说："火逆下之，因烧针烦躁者，桂枝甘草龙骨牡蛎汤主之。""火逆下之"，是原本用火法治疗失误而形成火逆证后，又使用下法攻下，属于一误再误，提示火逆证非津亏即阳虚，而下法既可伤阴也可伤阳，是犯了虚虚之误，使虚者更虚。在比较全面地提出火逆证的原因之后，本条又提示了火逆证的治疗禁忌，即火逆证不可用下法治疗。"因烧针烦躁"是使用烧针迫汗，损伤心阳，惊扰心神，致使心神不安而烦躁。治疗用桂枝甘草龙骨牡蛎汤，其中桂枝、甘草辛甘化阳，温补心阳以治本，龙骨、牡蛎重镇安神以治标。

本条桂枝甘草龙骨牡蛎汤证与第 112 条桂枝去芍药加蜀漆牡蛎龙骨救逆汤证，两者病因、病机、症状都基本相同，而且用药也大部分一样，只是本证较轻，而第 112 条较重，都是火法治疗失误所致的火逆证。

第 119 条说："太阳伤寒者，加温针必惊也。"太阳伤寒表实证，宜用麻黄汤发散风寒，如果用温针，必然会损伤心阳，惊扰心神而致烦惊、谵语等症。

张仲景将火逆证作为一类证候在《伤寒论》第 110 条至第 119 条中提出，可见当时火法应用非常普遍。在这 10 条原文中，主要涉及以下几方面内容：①介绍了火法的种类，分别有熨法、熏法、灸法、烧针、温针，同时也提到了火劫、火迫。此二者是对火法的笼统说法，大致是说用火法劫汗、迫汗，而不一定局限于火法中的某一种。②提出了火逆证的病机，均为伤及阴津或者阳气，犹以损伤心阳之气最为常见，所以其症状表现多在阴津不足或心神失常方面。③治疗方面仅就心阳受伤提出了补益心阳、重镇安神或者平冲降逆的治疗方法，而对阴津损伤者除了期待机体自行恢复

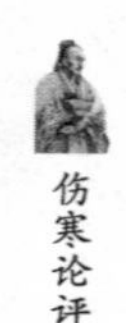

外，没有给出方药，后世多以养阴生津清热为法。

附原文：

110. 太阳病二日，反躁，凡熨其背而大汗出，大热入胃，胃中水竭，躁烦，必发谵语；十余日振栗自下利者，此为欲解也。故其汗从腰以下不得汗，欲小便不得，反呕，欲失溲，足下恶风，大便硬，小便当数，而反不数及不多，大便已，头卓然而痛，其人足心必热，谷气下流故也。

111. 太阳病中风，以火劫发汗。邪风被火热，血气流溢，失其常度。两阳相熏灼，其身发黄，阳盛则欲衄，阴虚小便难。阴阳俱虚竭，身体则枯燥，但头汗出，剂颈而还，腹满微喘，口干咽烂，或不大便，久则谵语，甚则至哕，手足躁扰，捻衣摸床，小便利者，其人可治。

112. 伤寒脉浮，医以火迫劫之，亡阳，必惊狂，卧起不安者，桂枝去芍药加蜀漆牡蛎龙骨救逆汤主之。

桂枝三两，去皮　甘草二两，炙　生姜三两，切　大枣十二枚，擘　牡蛎五两，熬　蜀漆三两，洗去腥　龙骨四两

上七味，以水一斗二升，先煮蜀漆，减二升，内诸药，煮取三升，去滓，温服一升。本云，桂枝汤，今去芍药，加蜀漆、牡蛎、龙骨。

113. 形作伤寒，其脉不弦紧而弱，弱者必渴，被火必谵语，弱者发热，脉浮，解之当汗出愈。

114. 太阳病，以火熏之，不得汗。其人必躁，到经不解，必清血。名为火邪。

115. 脉浮热甚，而反灸之，此为实，实以虚治，因火而动，必咽燥吐血。

116. 微数之脉，慎不可灸，因火为邪，则为烦逆，追虚逐实，血散脉中，火气虽微，内攻有力，焦骨伤筋，血难复也。脉浮，宜以汗解。用火灸之，邪无从出，因火而盛，病从腰以下必重而痹，名火逆也。欲自解者，必当先烦，烦乃有汗而解，何以知之？脉浮，故知汗出解。

117. 烧针令其汗，针处被寒，核起而赤者，必发奔豚。气从少腹上冲心者，灸其核上各一壮，与桂枝加桂汤，更加桂二两也。

桂枝五两，去皮　芍药三两　生姜三两，切　甘草二两，炙　大枣

十二枚，擘

上五味，以水七升，煮取三升，去滓，温服一升。本云，桂枝汤，今加桂满五两。所以加桂者，以能泄奔豚气也。

118. 火逆下之，因烧针烦躁者，桂枝甘草龙骨牡蛎汤主之。

桂枝一两，去皮　甘草二两，炙　牡蛎二两，熬　龙骨二两

上四味，以水五升，煮取二升半，去滓。温服八合，日三服。

119. 太阳伤寒者，加温针必惊也。

第十五节　误吐大多损胃气　水停也可小便利

——蓄血证的辨证治疗

创新点：①第121条的“不欲近衣”与第11条的“不欲近衣”怕风寒而又不愿衣服挨近皮肤的表现相同，但后者“不欲近衣”是温病内热汗出，皮肤湿冷，所以不欲近衣；而前者是误吐阳虚而烦，肌肉虚热而不欲近衣。②抵当汤是以主药水蛭的古别名“至掌”命名衍化而来，从俗名蚂蟥，到通名水蛭，又到古名至掌，再到通假名抵当，因以水蛭为主药被命名为抵当汤。“不可余药”中“余（其他）药”是指抵当汤和桃核承气汤，两者一是因为药力太猛，一是因为作用太轻，用药太轻而误病，用药太猛而损正，故在条文中予以强调。③“太阳病，小便利者，以饮水多，必心下悸；小便少者，必苦里急也。”提示水饮内停常见小便不利但也有小便自利者，并根据小便不利可以判断水停部位。

金元四大家中的攻邪派代表人物张从正提出：“夫病之一物，非人身素有之也。或自外而入，或由内而生，皆邪气也。邪气加诸身，速攻之可也，速去之可也。”攻邪之法，唯有汗、吐、下三者。而这三法可兼众法，上一节提到的灸、蒸、熏、渫、洗、熨、烙、针刺、砭射、导引、按摩，凡是能够发汗解表散邪的，可以统统归属于汗法的范畴，而并非只有用发汗方药才叫汗法。而如涌吐、引涎、漉涎、嚏气、追泪，凡是能够使邪气上行的，可以统称为吐法。至于泻下利尿、催生下乳、磨积逐水、破经泄气，

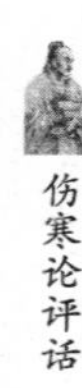

凡是能够使邪气下行的，可以统称为下法。

汗法是为祛除表邪而设，火法是汗法中的非药物发汗治疗外感的一种民间疗法，由于其火候难以掌握，所以极其容易产生变证，形成火逆证，而火逆证大多损伤人体阴津和心阳之气，在上节中已经详细介绍。汗法是祛除在表的邪气，而吐法则是祛除在体内上部的邪气，由于是通过呕吐而除邪，所以最易伤及脾胃之气。

原文第 120 条提到："太阳病，当恶寒发热，今自汗出，反不恶寒发热。关上脉细数者，以医吐之过也。一二日吐之者，腹中饥，口不能食；三四日吐之者，不喜糜粥，欲食冷食，朝食暮吐，以医吐之所致也，此为小逆。"发热、恶寒，兼有自汗出，若脉浮，必是太阳病表虚中风证；仅自汗出，而无恶寒发热，就一定不是表证，因为有一分发热恶寒才有一分表证，且见关上脉象细而数，推测其本为外感风寒，而误用吐法，是医生治疗失误所致。

如果是在太阳病初期的一两天内误用吐法，因为邪气较浅，损伤较轻，伤及胃气使胃不能受纳，而脾气尚能运化，因脾能运化所以病人感觉腹中饥饿，但胃不能受纳，所以口不能食，即饥不欲食。如果太阳病日久（三四日为约略数，表示时间较长）而误用吐法，由于邪气久踞，耗伤正气，误吐更伤正气，胃阳受损的程度较重，导致胃中虚冷，不能腐熟，虚阳躁动，所以欲进冷食；此时胃病及脾，脾失健运，不能腐熟消磨水谷，且胃气不能息息和降，反而会出现上逆，所以朝食暮吐，是表证误吐或当吐而吐之太过所致，是一种治疗失误。一般而言，胃阳虚而难以腐熟传递，多朝食暮吐或暮食朝吐；若胃热气逆则大多食已即吐。所以本处的朝食暮吐是误用吐法后胃阳虚寒所致。

《伤寒论·辨太阳病脉证并治上》第 1 条开宗明义指出："太阳之为病，脉浮，头项强痛而恶寒。""而"字后面的恶寒，是太阳病的必备症状，脉象可以是浮缓，可以是浮紧，也可以是浮数；症状可以有发热，也可以未发热，但恶寒是一定有的。第 121 条说："太阳病吐之，但太阳病当恶寒，今反不恶寒，不欲近衣，此为吐之内烦也。"太阳病当恶寒而反不恶寒，没有恶寒的症状表现就一定不是太阳表证，病人不仅不恶寒，反而不欲近衣，是因为误用吐法，损伤胃阳之气，胃主一身肌肉，胃阳亏虚，虚阳躁扰，而致病人不欲近衣，是不欲近衣，而不是拒绝得衣，说明仍旧是虚阳所致，而不是实热使然。本条与第 11 条的“不欲近衣”表现相同，但第 11 条是风温内热，汗出皮肤湿冷，所以不欲近衣；本条是肌肉虚热而不欲近衣，是误吐阳虚而烦所致。第 11 条与第 121 条“不欲近衣”的比较见表 4。

表 4　不欲近衣的鉴别

症状	原文条号	病因	证候	原因	病理
不欲近衣	11	外感风热	太阳风温	内热皮肤湿冷	温热内蓄
	121	表证误吐	胃阳虚躁	肌肉虚热	阳气浮越

第 122 条说：“病人脉数，数为热，当消谷引食，而反吐者，此以发汗，令阳气微，膈气虚，脉乃数也。数为客热，不能消谷。以胃中虚冷，故吐也。”

一般而言，数脉主热，这里的热既表示症状的热，即发热的病人多见数脉；也表示病理的热，即内有热的病人也多见到数脉，如果是实热则脉见到洪大而数，阴虚有热则见到脉细而数，阳虚则见到脉微而数。“阳气微，膈气虚”是指胃阳受损而虚微，胃阳虚微而反浮躁便现于脉，则“脉乃数也”，其数必数而无力。

病人脉数，提示内有热邪，如果是胃热，则应该消谷善饥而多食，反而出现呕吐，应当辨其所吐之物，如果酸腐热臭，则是胃中邪热，如果是清谷不化，则是胃中虚寒。本条的脉数反而呕吐，是发汗太过，损伤胃阳之气，阳虚无力鼓动脉搏，所以脉虚而数。因数是一种假象，并非真阳之热，所以不能腐熟消化水谷。由于胃中虚寒，胃气上逆，所以才出现呕吐。

第 123 条说：“太阳病，过经十余日，心下温温欲吐，而胸中痛，大便反溏，腹微满，郁郁微烦。先此时自极吐下者，与调胃承气汤。若不尔者，不可与。但欲呕，胸中痛，微溏者，此非柴胡汤证，以呕故知极吐下也。”太阳病“过经”十余日，邪气从太阳经经过阳明经到阳明腑胃或肠的经传过程，出现了类似腑实可下的症状，而致医者误用吐下，可见本条是邪自太阳始，过阳明经而入于阳明胃。从其误用吐下后出现“温温欲吐、胸中痛、腹满、微烦”等症状看来，应该是邪热在阳明之腑并吐下后所致。热在阳明之腑，应当有大便秘结，而此时不仅没有便秘，反而出现大便溏，说明是误下误吐，损伤阳明胃肠，气机升降失常，上下反作，虽有热而不致便秘，故有气滞的腹满、腹中痛，气逆的呕吐，气陷的便溏。治疗用调胃承气汤，目的在于清泻热邪，调理胃肠，调畅气机。如果不是经过吐下后，也就是说不是热在阳明胃肠的，就不能使用调胃承气汤治疗。虽然本证出现了但欲呕、胸中痛、大便溏，与柴胡证的部分症状类似，但并不是柴胡证，是过度吐下所导致的。

太阳之腑包括足太阳膀胱和手太阳小肠，所以邪气如果顺着经络入里，客于太阳之腑，就有邪在足太阳膀胱，导致寒水互结的蓄水证，如本章第九节“蓄水分轻证重证　变证有火逆水逆”中已经介绍的五苓散证，如果邪气结于手太阳小肠，就会形成血热互结的蓄血证，也就是本节即将讨论的桃核承气汤证和抵当汤证。

太阳之表的邪气为什么会入腑？入腑后为什么又会形成气分寒结、血分热结的截然不同的蓄水证和蓄血证呢？

在《伤寒论》的传变理论中，后世只总结归纳了传经的形式，包括了循经传、越经传、首尾传、表里传等，是邪气从一经传递到另一经的传变模式。而对一经中邪气从经入腑的传递则几乎没有涉及，邪气从经入腑，由经证变化形成腑证，或者经腑同病，这种传变方式为了与传经进行区别，称作“经传”，即为同经中的经腑传递，前面已经提及。太阳经表邪从经入腑的经传方式称为“随经”，阳明经邪气从经传入阳明之腑，或者从阳明经经过而入阳明之腑的经传方式称为“过经”。而少阳经、三阴经多为经腑同病，其经传方式并不明显。

太阳经的表邪为什么会传递到腑呢？其原因大概有以下几个方面：一是邪气在表，失于治疗，发汗不及时而致邪气从经入腑；一是虽然进行了解表发汗的治疗，但发汗解表的程度不够恰当而使邪气入腑；一是治疗方法的失误，误用了吐下等治法，而致邪气乘势入腑。不管是哪种原因，其与传经的因素相同，即与治疗的当否、感邪的轻重和正气的强弱密切相关，同时还与内有留邪与否有密切关系。

虽然同为太阳经之腑，但由于膀胱和小肠的生理特性不同，所以邪气从经入腑后，就有寒水互结在膀胱和血热互结在小肠的区别。足太阳膀胱与足少阴肾相互为表里，肾阳之气是膀胱气化的动力源泉且多易亏虚，表寒循太阳经入里结于膀胱气分，碍及气化，导致气津互化失常，气不化津而致口渴消渴，津不化气而致小便不利；手太阳小肠与手少阴心相互为表里，心属火多热，太阳风温之邪不解，循经入里，结于小肠血分，因心主血，血热则反过来碍及心神，故可见到如狂、发狂等精神症状。

第106条前半截说："太阳病不解，热结膀胱，其人如狂，血自下，下者愈。"太阳温病不解，邪热随经入里，结于小肠血分，血分有热，血热扰乱心神，所以病人如狂，如狂而非发狂，说明邪气初入，蕴结尚浅，如果病人出现自行下血，邪热随血下行，疾病就可能痊愈。按照表里先后的治疗原则，表里同病，里实轻者先治表，待表邪已去，单单剩下少腹结滞硬满的里实轻证，就可以泻下血热，用桃核承气汤治疗。正如原文后半截所说："其外不解者，尚未可攻，当先解其外。外解已，但少腹急结者，乃可攻之，宜桃核承气汤。"

桃核承气汤由桃仁、桂枝、大黄、芒硝和甘草5味药物组成，桃仁能够活血祛瘀，桂枝可以通经活血，大黄、芒硝可以清泄热邪，甘草调和诸药。全方具有清热泄实，活血祛瘀的功能，服用后可使病人出现轻微下利。

蓄血证的部位，在原文第106条中，明确提出是"热结膀胱"，是太阳病表邪不解随经入里，化热结于膀胱；而第124条说是"热在下焦"。但是根据蓄血证和蓄水证的临床表现进行对照，这里的"热结膀胱"显然有误，"热在下焦"过于笼统，其实应该是热结小肠血分。其理由有如下几条：①张仲景对于人体解剖部位的认识，并不像现代医学中的解剖学那样准确，文中的"胸中""心中"有时是指的胃脘，而"胃中"则是指大肠，比如说"胃中有燥屎五六枚"，显然是指的大便干结在大肠。所以这里的膀胱应该是指小肠。②如果是热结在膀胱，必定引起小便的失常而出现小便不利，而第125条明确指出"小便自利，其人如狂者，血证谛也"。③本证的治疗用药为桃核承气汤，其中桃仁、桂枝入于血分，大黄、芒硝走于肠道，其功能是清泻血分热邪，方后也注明说"日三服，当微利"。微利是指有轻微的下利，也肯定是自肠道而下利。且治疗蓄血重证的抵当丸还有"晬时当下血，若不下者，更服"的方后注或者叫医嘱，这里的"晬时当下血"也是说大便下血。④第126条的抵当丸证说"伤寒有热，少腹满，应小便不

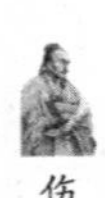

利，今反利者，为有血也”，将小便利否作为区别蓄水还是蓄血的关键，蓄水证小便不利是水结膀胱，蓄血证小便自利其病位就一定不是在膀胱，而是在小肠。⑤第124条提到“以热在下焦，少腹当硬满，小便自利者，下血乃愈”。同是蓄血证，这里说是“热在下焦”，而不是“热结膀胱”，可知张仲景的解剖概念比较笼统，以下焦或者膀胱指代少腹部位，也就是小肠所在的部位。综合各种理由，可以推断蓄血证的病位应是手太阳小肠。

第124条说:“太阳病六七日，表证仍在，脉微而沉，反不结胸，其人发狂者，以热在下焦，少腹当硬满，小便自利者，下血乃愈。所以然者，以太阳随经，瘀热在里故也，抵当汤主之。”太阳病六七天了，还有表证存在，说明太阳之表还有邪气。邪在太阳之表，脉象应该见浮，脉象不浮而是微沉，说明邪气入里且深入；脉象沉而微弱应该是结胸证，反而没有结胸证的表现，并且见到病人精神错乱发狂，这是太阳经邪气通过经传“随经”入里化热，血热互结于下焦也就是小肠血分，由于热邪结聚，气机滞塞，所以出现少腹硬满，由于心主血主神志，血分有热，血热直接影响到心神，所以病人精神错乱而发狂。这都是太阳邪气通过“经传”入腑，形成瘀热在里所致，因其瘀热是在手太阳小肠，与足太阳膀胱无涉，所以是小便自利。血热在小肠以泻下血热的治法进行治疗，所以用抵当汤。

第125条说:“太阳病身黄，脉沉结，少腹硬，小便不利者，为无血也。小便自利，其人如狂者，血证谛也，抵当汤主之。”太阳病脉象应该是浮紧，或者浮缓，或者浮数，此时见到周身发黄，而脉象是沉结，即脉搏深藏且搏动不流畅，反映了病位在里，气血郁滞的病机，可见虽然冠以太阳病，但明显已经不是太阳病，既然不是太阳病，为何又冠以太阳病之名呢？这主要是为了说明此时的证候是由太阳病经证“经传”而来，是太阳表邪“随经”入里，结于小肠血分，血中有热，蒸腾煎熬，血色现于体表，所以出现了周身发黄。这里的发黄与黄疸的发黄不仅病机截然不同，就是发黄的症状也有明显区别。黄疸的发黄除了周身皮肤发黄以外，最典型的是目黄、小便黄；而本证的发黄仅仅限于皮肤发黄，眼睛和小便并没有什么改变。同时由于热入小肠，血分瘀热，下焦气滞，所以有少腹硬满的症状。少腹硬满，若病在膀胱，应当有小便不利，如果是小便自利，同时病人精神错乱发狂，就一定是蓄血证而不是蓄水证，正如原文所说“小便不利者，为无血也；小便自利，其人如狂者，血证谛也”。既然是蓄血证，与第124条所述相同，其治疗就应攻逐瘀热，方用抵当汤。

抵当汤由水蛭、虻虫、桃仁、大黄4味药物组成，水蛭、虻虫直入血分，破结逐瘀，桃仁活血化瘀，大黄清泄热邪。全方具有攻逐瘀热的功能，药效以泄下为度，所以方后注明说“温服一升，不下，更服”。抵当汤与桃核承气汤组方机理相同，只是性猛药峻，功专力宏，适用于蓄血重证；而桃核承气汤则适用于蓄血轻证。

治疗蓄血重证所用的抵当汤为什么叫抵当汤呢？历代医家对比有很多不同的看法，有说抵当是抵挡抗拒的意思，有说抵当是最为恰当的意思，也有说抵当是直达病所的意思，其实这些都不够准确。《伤寒论》除了土瓜根汤有名无方外，其余共计113方的来源大致分为三个方面：一是继承前人医著中的方剂，比如第三章第五节“仲景并非群方祖　桂枝汤即小阳旦”中提到的来自伊尹《汤液经》的青龙、白虎、朱雀、玄武、阴旦、阳旦等六神方以及六神方的加减化裁所成的方剂；二是作者自己通过长期临床实践总结的疗效明显的方剂，比如桂枝汤加减方、麻黄汤加减方、麻桂合方等；三是从民间采撷的土单验方，如蜜煎导、猪胆汁导、烧裈散等方。

而这些方剂的命名大体遵循以下规律：

①以功效命名：回逆散、回逆汤类（习惯称作四逆汤）、陷胸汤、泻心汤、建中汤、承气汤；

②以主药或别名命名：桂枝汤、大小柴胡汤、茵陈蒿汤、乌梅丸、炙甘草汤；抵当汤、白通汤；

③以组方药物的总数及特性药名命名：五苓散、三物白散；

④以某方加减某药命名：桂枝加厚朴杏子汤、桂枝去芍药汤、桂枝去芍药加附子汤；

⑤以全方用量比例命名：麻桂各半汤、桂二麻一汤、桂二越一汤；

⑥以特殊制备方法：蜜煎导、猪胆汁导、烧裈散；

⑦以形象比喻命名：桃花汤；

⑧以方位星宿命名：青龙汤、白虎汤。

关于抵当汤的命名，应该是以主药水蛭的古别名“至掌”衍化而来。在《尔雅·释虫》中记载：“蛭蝚，至掌。”汉代许慎的《说文解字·虫部》

中解释为:“蛭蝚，至掌也。”就是说蛭蝚就是至掌。梁代陶弘景的《名医别录》中说:“水蛭……一名蚑，一名至掌。”至掌通名水蛭，俗名蚂蟥。在训诂学中“至掌”与“抵当”同音通假，以“抵当”代替“至掌”，从俗名蚂蟥，到通名水蛭，又到古名至掌，再到通假名抵当，其中很可能还有在传抄中“掌”与“當”的混淆因素，是古文字衍变以及《伤寒论》流转传抄中形成的，虽然深究其名称的由来没有太大的实际意义，但我们可以作一个了解，以便更全面的掌握《伤寒论》方剂的命名法则。

虽然同样是太阳表热，随经入里，通过经传而成蓄血证，但却有轻重缓急之分。蓄血轻证，其人如狂，少腹急结，治疗宜活血清热，用桃核承气汤；蓄血重证，病人发狂、周身发黄、少腹硬满、脉象沉结，治疗宜攻逐瘀热，用抵当汤。

若瘀热已久，病情缓而郁滞重，峻猛方剂犹如虎狼之师，攻逐瘀热的同时，也会损伤正气，所以需要峻药缓图，实证缓治，改汤为丸。丸者缓也，有如抽丝剥茧，慢慢祛除瘀热，这就是抵当汤改做抵当丸的深意。正如原文第126条“伤寒有热，少腹满，应小便不利，今反利者，为有血也，当下之，不可余药，宜抵当丸”所说，少腹满、小便利，显然是邪热瘀结在小肠，但由于时日较久，虽瘀热较深，但病势从没有发狂、身黄等症状表现上看，应该是比较缓和，所以治疗不用抵当汤，而是将抵当汤减水蛭、虻虫各三十个为二十个，加桃仁二十个为二十五个，大黄用量不变。减少水蛭、虻虫是减轻了攻逐瘀热的力量，增加桃仁的分量是加强了活血的力度，并改做丸剂。除了剂型改变减缓药力，药量改变调整作用以外，每次服用的量也进行了适当的调整，由抵当汤的“煮取三升，去滓，温服一升”改为抵当丸的“捣分四丸，以水一升煮一丸，取七合服之”，即抵当汤每次服用的是该方的三分之一，而抵当丸的每次服药量不足该方的四分之一。剂型作用的减缓，用药量的改变，服药量的减少，决定了抵当丸的作用缓和而持久，所以方后有“晬时当下血，若不下者，更服”的医嘱。

关于原文中“不可余药”四字，后世争论很多，其焦点在一“余”字，约有三种说法：①只能用抵当丸治疗，不能用其他药物。②不可剩下药渣滓，即连药渣全部服尽。③不需要蓄血症状完备以后再给药。第②种说法是服药注意事项，《伤寒论》惯例是放在方后注中的，此处是在条文中，可见不是服药注意事项。第③种说法更不合理，因为明文说是“不可余药”，怎么会和症状联系起来呢？已经确诊为“有血也”即是蓄血证，所以才“不可余药”的，与症状完备与否无关。第①种说法比较符合实际，“余”在这里作“其他”解，如《后汉书·祢衡传》说：“大儿孔文举，小儿杨德祖。余子碌碌，莫足数也。”《史记·平原君虞卿列传》中说：“得十九人，余无可取者，无以满二十人。”两处的“余”字均是“其他”的意思。“不可余药”即不可用其他药物，只能用抵当丸，也有强调病情较缓，深恐医者孟浪，错用抵当汤峻猛之剂的意思在里面。

作者为什么在这里强调只能用抵当丸呢？因为治疗蓄血证有三种药物，蓄血轻证用桃核承气汤，蓄血重证用抵当汤。本证虽为蓄血重证，但证轻势缓，病程日久，邪结较深，用抵当汤猛攻峻下，不仅不能治病还反伤正气。用桃核承气汤病重药轻，难以胜任。只有用抵当丸，峻药缓攻，稳便祛邪，所以“不可余药”。这里的“余（其他）药”其实就是指抵当汤和桃核承气汤，两者一是因为药力太猛，一是因药力太轻，作者深恐后人用药太轻而误病，或者用药太猛而损正，故在条文中予以强调。

原文第127条说：“太阳病，小便利者，以饮水多，必心下悸；小便少者，必苦里急也。”本条既无证候又无方药，虽然简单，却提出了有用的辨证信息。首先，水饮内停常见小便不利但也有小便自利者，紧接第124～126条的抵当汤证和抵当丸证的小便自利为蓄血证，虽然一再提出太阳腑证小便不利者为蓄水，小便自利者为蓄血，但小便利也可见于水饮内停；其次，指出根据小便不利可以判断水停部位；第三，体现了中医临床辨证的灵活性，即在太阳腑证辨证时，小便利否是蓄水证和蓄血证的辨证关键之一，而在内有停水时，小便利否是辨别水停部位的关键。

太阳病表证通过经传，邪气循经入里，既可以形成蓄水，也可以形成蓄血，而蓄水和蓄血以小便是否通利和精神是否正常为鉴别要点。虽然都是由太阳病经传而来，虽然都可能有少腹满、少腹急结、苦里急等症状表现，但由于蓄水是寒水互结于膀胱气分，气化失常，故有小便不利；而蓄血是血热互结于小肠血分，血热扰神，故有如狂发狂。故太阳腑证中小便不利、精神正常的就一定是蓄水证，而小便正常、如狂发狂的就一定是蓄血证。

小便是否通利不仅是鉴别蓄水证和蓄血证的关键，而且也可以通过小便是否通利来判断体内水停的部位。由于太阳表证者饮水过多可导致水饮内停，那么太阳表证者为什么要饮那么多水呢？其实太阳表证者饮水，也是当时的一种民间治疗方法，称作“水法”，前面已经做过介绍，即强“灌”大量热水令病人发汗，饮水过多，超出了病人机体的承受能力，体内的气化功能因此失常，从而使水饮停留于体内，但由于人的体质不同，其停留的部位也就不同。如果停留在中焦胃脘，没有影响到膀胱的气化，小便就自然通利，但由于水停胃中，必然导致悸动不安，此心下悸非心脏之心，而是心下面部位即胃脘，悸是跳动而非慌乱，是指动作而不是心情，心下悸即胃中有水悸动不安。如果水饮停滞在下焦膀胱，气化就会失常，小便自然就会不利而且量少。饮入了大量的水，而排出的相对又少，聚集在下焦膀胱，肯定会出现少腹里急的症状，所以说“必苦里急”。

附原文：

106. 太阳病不解，热结膀胱，其人如狂，血自下，下者愈。其外不解者，尚未可攻，当先解其外。外解已，但少腹急结者，乃可攻之，宜桃核承气汤。

桃仁五十个，去皮尖　大黄四两　桂枝二两，去皮　甘草二两，炙　芒消二两

上五味，以水七升，煮取二升半，去滓。内芒消，更上火微沸，下火。先食温服五合，日三服，当微利。

120. 太阳病，当恶寒发热，今自汗出，反不恶寒发热。关上脉细数者，以医吐之过也。一二日吐之者，腹中饥，口不能食；三四日吐之者，不喜糜粥，欲食冷食，朝食暮吐，以医吐之所致也，此为小逆。

121. 太阳病吐之，但太阳病当恶寒，今反不恶寒，不欲近衣，此为吐之内烦也。

122. 病人脉数。数为热，当消谷引食，而反吐者，此以发汗，令阳气微，膈气虚，脉乃数也。数为客热，不能消谷，以胃中虚冷，故吐也。

123. 太阳病，过经十余日，心下温温欲吐，而胸中痛，大便反溏，腹微满，郁郁微烦。先此时自极吐下者，与调胃承气汤。若不尔者，不可与。

但欲呕，胸中痛，微溏者，此非柴胡汤证，以呕故知极吐下也，调胃承气汤。

124. 太阳病六七日，表证仍在，脉微而沉，反不结胸，其人发狂者，以热在下焦，少腹当硬满，小便自利者，下血乃愈。所以然者，以太阳随经，瘀热在里故也，抵当汤主之。

水蛭，熬　虻虫去翅足，熬，各三十个　桃仁二十个，去皮尖　大黄三两，酒洗

上四味，以水五升，煮取三升，去滓，温服一升。不下，更服。

125. 太阳病身黄，脉沉结，少腹硬，小便不利者，为无血也。小便自利，其人如狂者，血证谛也，抵当汤主之。

126. 伤寒有热，少腹满，应小便不利，今反利者，为有血也，当下之，不可余药，宜抵当丸。

水蛭二十个，熬　虻虫二十个，去翅足，熬　桃仁二十五个，去皮尖　大黄三两

上四味，捣分四丸，以水一升煮一丸，取七合服之。晬时当下血，若不下者，更服。

127. 太阳病，小便利者，以饮水多，必心下悸；小便少者，必苦里急也。

第四章　辨太阳病脉证并治下

第一节　日晡潮热非申时　发于阴阳分寒热

——结胸证的成因证治

创新点：①“日晡”是一个时段而不是一个时辰，十六时段的每个时段约90分钟，日晡时段是14:15～15:45，所以日晡并非申时。由于“日晡”时温度最高、阳气最旺，人体的正气阳气也最高涨，能与邪气相争而症状表现更明显，尤其是发热被称作“日晡潮热”。临床上见“日晡潮热”的疾病有很多，并非为阳明病独有症状。②第131条的“病发于阳、病发于阴”是第7条“病有发热恶寒者，发于阳也；无热恶寒者，发于阴也”的缩略语，发于阴的病是指表寒证，阴是指风寒邪气；发于阳的病是指表热证，阳是指风热邪气。

变证的产生，是由感邪的性质和多少、误治的方法和时机、正气的强弱和留邪所决定的。感受不同性质的邪气，影响变证的寒热；感受邪气的多少，影响变证的轻重；误治的时间决定变证的病时；误治的方法决定变证产生的病候；正气的强弱决定变证是否产生；有无留邪决定变证的病位。同是泻下，下早可以祛除邪气，下迟未必不能治病；温病下不厌早，是恐热邪耗津；伤寒下不厌迟，是恐下早伤气。同是误下，既可以形成结胸，也可以形成痞证。本节重点讨论结胸证证候成因及诊断治疗，痞证留至以后章节中详细介绍。

结胸是指外邪入里与内邪结于胸中的病证。依据邪气的性质和症状的轻重又分为大结胸证、小结胸证和寒实结胸证。

大结胸证主要因为太阳表热证误下或失治，邪气入里与已有停痰留饮互结而成。如第131条所说："病发于阳，而反下之，热入因作结胸；病发于阴，而反下之，因作痞也。所以成结胸者，以下之太早故也。"这里需要深入讨论的是病发于阴、病发于阳的阴、阳，到底所指为何？这个问题在前面虽然已经提及，但比较简略，此处再做一详细分析。

要弄清这一问题，应与第7条的"病有发热恶寒者，发于阳也；无热恶寒者，发于阴也。发于阳，七日愈；发于阴，六日愈。以阳数七，阴数六故也"结合起来理解。从行文来看，两条的阴阳含义相同。第131条的"病发于阳、病发于阴"是第7条"病有发热恶寒者，发于阳也；无热恶寒者，发于阴也"的缩略语，这里的"病"是指的什么病呢？从发热恶寒以及"反下之"的"反"字可以体会出，这里的病显然是指表证。但表证有表寒证和表热证，表寒证又有伤寒表实证和中风表虚证。从两条条文的内在含义，以及其他条文的佐证来看，发于阴的病应该是表寒证，阴是指风寒邪气，发于阳的病应该是指表热证，阳是指风热邪气。其理由如下：

①太阳病篇的第1、2、3、6条是太阳病表证的概念和分类，定义了表寒证和表热证，而第7条则是太阳病表证的成因，因此发于阳、发于阴是对太阳表证发病成因的概括。这里的阴、阳应该是指病因属性，寒邪属阴，热邪属阳，风虽为阳邪，但风不单独致病，而是挟他邪而为病，挟寒邪袭人则为寒证，挟热邪袭人则为热证。所以发热恶寒者，是风热阳邪致病；无热恶寒者，是风寒阴邪致病。故此处是对寒、热邪气致病的概括，不应该是单纯指风寒邪气。

②恶寒是太阳表证的必备症状，所以第1条开宗明义"太阳之为病，脉浮，头项强痛而恶寒"，"而"字后特别强调的症状是"恶寒"。所以风寒表证初起可以有发热也可以无发热，但必定是先恶寒；而风热表证初起也一定有恶寒，是发热恶寒并见，只是恶寒症状存在的时间较短，并随病情发展而消失。至于第6条的"太阳病，发热而渴，不恶寒者为温病"，其不恶寒，吴鞠通在《温病条辨·卷一·上焦》说："仲景所云不恶风寒者，非

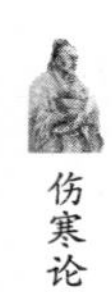

全不恶风寒也，其先亦恶风寒，迨既热之后，乃不恶风寒耳，古文简质，且对太阳中风热时亦恶风寒言之，故不暇详耳。”王孟英在《温热经纬·卷三·叶香岩外感温热》也说：“凡温病初感，发热而微恶寒者，邪在卫分，不恶寒而恶热，小便色黄，已入气分矣。”可以认为发热而渴，不恶寒者是温病的发展，并非是温病的最初起。一发病就发热恶寒的是表热证，是感受温热邪气所致，所以说是发于阳；刚发病时无热恶寒的是表寒证，是感受风寒邪气所致，所以说是发于阴。

③第 131 条说：“病发于阳，而反下之，热入因作结胸；病发于阴，而反下之，因作痞也。所以成结胸者，以下之太早故也。”同样是误下，形成了结胸和痞证两个截然不同的结果，说明其原始证候不同。结胸是热自外来，水由内生，水热互结，其病在水分，所以治疗以泻热逐水为法。痞证的病机是寒自外来，热自中生，寒热互结，其病在气分，所以治疗以寒热并用、辛开苦降为法。从结胸和痞证的病机可以反推其成因，结胸证是表热误下，邪热入里，病发于阳是指感受风热邪气而成表热证，所以原文强调说“热入”，其意恐人误为寒邪，特加注明；痞证是表寒误下，寒邪内入，病发于阴是指感受风寒邪气而成表寒证，因伤寒以论“寒”为主，理解为寒自在理中，故不需强调。

④第 134 条说：“太阳病，脉浮而动数，浮则为风，数则为热，动则为痛，数则为虚。头痛发热，微盗汗出，而反恶寒者，表未解也。”原文明确指出，脉浮为风，脉数为热，脉象浮数是为风热。又说数则为虚，这里的“虚”，是和有形实邪相对而言的，是属于无形的邪热，提示不能使用攻下方法治疗，若反而攻下，就会“动数变迟”。表未解之前显属风热表证，医反下之后，变成了结胸，说明结胸是由表热证误下而成。那么依据“病发于阳，而反下之，热入因作结胸”推断，“病发于阳”就是指感受温热邪气而产生表热证，阳指温热邪气，病指表热证。同理可推，“病发于阴，而反下之，因作痞也”的病是指表寒证，阴是指风寒邪气。条文首提太阳病，而且脉浮为太阳病本脉，动为阴阳相搏主痛，浮为阳盛主热，动数之脉与浮并见，为风热在表，里无实邪，所以说“数则为虚”。头痛发热恶寒是表未解，微盗汗出是风热入卫、营卫失调、迫营外泄。表证未解而误下，在表之热邪内陷，与水饮相结，则心下因硬，膈内拒痛。水热互结，

气机升降被阻，故短气。邪热扰心碍胃，则烦躁懊侬。宜用大陷胸汤泻热逐水。

⑤在“病发于阳，而反下之，热入因作结胸；病发于阴，而反下之，因作痞也”原文中，结胸就明确指出是热入，其热自何处而来？肯定是反下而使表热入里。但痞证就不提“热入”，可见其不是热入，既然不是热入，就可以推断是属于寒了，其寒自何处而来？也一定是反下而使表寒入里。所以原文也早就交代了结胸与痞证的发病原因，分别是表寒和表热误下后形成的。

⑥第 139 条说：“太阳病，二三日，不能卧，但欲起，心下必结，脉微弱者，此本有寒分也。反下之，若利止，必作结胸；未止者，四日复下之，此作协热利也。”其内容也可反证这里的太阳病是感受邪热而成的表热证。本条既有表证，又有停饮，在未下之前，停饮被称作“寒分”，也就是饮邪属阴的意思，而误下之后的两种结果，即结胸和协热利都是水热互结所致。水饮是原有的阴邪，那热自何处而来呢？内本无热，表寒因误下入里也很难化热，只能说明是原有的表热因误下入里与水饮互结，也反过来证明这里的太阳病是“病发于阳”的表热证。

⑦原文第 140 条说太阳病不当下而误下之后所出现的变证多多，有脉细数的头痛、脉紧的咽痛、脉沉滑的协热下利、脉浮滑的便血、脉弦的两胁拘急、脉浮的结胸证，无一不是热邪入里的结果。而这入里的邪热从何而来呢？其实就是表热，也就是感受热邪而成的太阳表热证的原有热邪。那么“病发于阳”所指的就应该是感受温热病邪所成的表热证了。

⑧临床上风寒感冒痊愈的时间，大多比风热感冒时间短，风寒感冒往往在汗出后即可痊愈，而风热外感本身即有汗出，并不因汗出而祛邪。同时，风热犯肺往往咳嗽难愈，甚至可以迁延月余。第 7 条所说的“发于阳，七日愈；发于阴，六日愈”正说明了感受温热邪气的表热证痊愈较慢，用时较长；而感受风寒邪气的表寒证痊愈较快，用时较短。现在所说的普通感冒或叫细菌性感冒多属风寒型，治疗容易，病程较短，痊愈较快；而病毒性感冒则多属风热型，治疗复杂，病程较长，痊愈较慢。这也说明了“发于阳，七日愈；发于阴，六日愈”的道理。

大结胸证临床表现因邪结程度不同而有轻重的区别，除了局部主要症

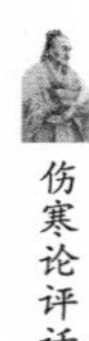

状外，还可见到全身性症状。

局部症状表现为：①心下因硬，按之痛；②膈内痛，心下痛，按之石硬；③从心下至少腹，硬满而痛不可近。由于实邪结聚于胸膈，导致气滞不通，所以以硬、痛为主要反映。从心下因硬、按之痛到膈内拒痛、心下痛、按之石硬再到从心下至少腹硬满而痛不可近，无论是他觉触诊的硬、石硬、硬满，还是病人自觉的按之痛、拒痛、痛不可近，都是邪气结聚，气滞不通逐渐加重的表现，其病机相同，但程度不同。

大结胸证出现症状的范围较大，上至胸膈，下至少腹，均可有之。除了局部症状外，尚有其他全身性的身、心症状表现。

“项亦强，如柔痉状”，本处项强并不是邪结项部，所以说“如柔痉状”，而非真的是柔痉。由于邪结部位较高，影响气机的运行，津液不能输布，筋脉失养，故见项部强急。说明项强是由结胸牵涉到的症状，并非邪结于颈项。

“胃中空虚，客气动膈，短气躁烦，心中懊侬”，表证误下，邪气乘虚侵犯胸膈，气机因而不通，所以短气；邪热与水饮互结于胸膈，心神被扰而见躁烦；胃气因误下而虚，加之心神不舒，所以心中懊侬。懊侬，南阳方言读 wǎ nóng，是一种心身合一的症状表现，既有心理上的厌恶，也有生理上的不良反应，是比恶心较轻的一个症状，既可见于疾病过程中的一种表现，也可以是日常生活中的一过性反应，比如看到一种肮脏的东西，就会感到懊侬。

“但结胸，无大热者，此为水结在胸胁也，但头微汗出”，由于水与热结，热在水中，虽因内有热邪而发热，但热因水护，所以发热不高而无大热，且因热邪郁蒸向上，故不能周身出汗而只见但头微汗出。

“不大便五六日，舌上燥而渴，日晡所小有潮热”，太阳温病表证，反复发汗后又进行攻下，损伤津液，邪热内陷，邪热又与水饮互结，机体津液生化机制发生障碍，气机升降也因此不畅，津液不能布达于上，所以舌苔干燥且口渴；实热内结，腑气不通，气津不降，故五六日不大便；水热互结，热邪不散，蒸腾于内，至日晡时更甚，所以见日晡潮热。日晡是一个时间段而不是一个时辰，具体内容已在第二章第六节“治表解肌调营卫治里补中和阴阳”中介绍。

“寸脉浮，关脉沉，脉沉而紧”，结胸证根据其病情轻重不同，脉象也有所不同。寸脉候上焦，关脉候中焦，寸浮说明邪热在上焦，关沉说明有停痰留饮，是邪热与停痰留饮相结。沉紧脉象也反映了内有饮邪。

由于大结胸证是邪热与留饮结于胸膈，所以治疗时以泻热逐饮为法。方用大陷胸汤，方中大黄苦寒泄热；芒硝既能助大黄泄热，又能软坚散结；甘遂能够峻逐水饮，与大黄相配伍，其驱逐水饮的力量更强。

结胸证水热互结，病势偏上，津液不能滋养而见颈项强如柔痉，其心下疼痛稍缓者，治疗以大陷胸丸。方以大陷胸汤泄热逐饮，更加葶苈子、杏仁泻肺降气，调理治节，开水之上源。之所以改汤为丸，是欲取其峻药缓图的效果，达到既能泄热逐饮，又不损伤正气的目的。对结胸病势较缓者，尤为适宜。

小结胸证的表现是正在心下，按之则痛，不按则不痛，其症状明显轻于大结胸证；脉象浮滑，浮脉主热，滑脉主有痰，浮滑为有痰热内蕴。因有痰热，阻遏气机而致气机不畅，故有正在心下、按之则痛的表现。治疗以小陷胸汤，方中以黄连清热，半夏、瓜蒌祛痰，痰清热散，结胸证自然就会痊愈。

按照常理，痰稠厚而饮清稀，痰日久而饮日新，痰坚结而饮流动，痰热互结应该比饮热互结病情深重，但为什么痰热互结的小陷胸汤证反而比饮热互结的大陷胸汤证轻呢？

根据症状表现和治疗方药分析，不仅两者痰和饮的量不同，而且其所停留部位也不相同。饮热互结的大陷胸汤证其饮邪充满胸中，饮邪量大，部位在膈上，气机阻塞，所以从胸中到少腹，硬满疼痛不可近；而痰热互结的小陷胸汤证其邪在胃中，痰邪量少，局部气机不畅，所以是正在心下，按之则痛。从邪气的角度看，一个是饮无形量大而流动不居；一个是痰成形量小而稳定不移。从部位的角度看，一个在膈上，阻遏心肺之气的敷布；一个在胃中，局部的气机不畅。所以饮热互结的大陷胸汤证比痰热互结的小陷胸汤证范围广、病情重、病势急。

结胸证的治疗禁忌和预后如第132条所说：“结胸证，其脉浮大者，不可下，下之则死。”已成结胸，其浮脉一定不是表证，脉象浮大而非沉迟，“脉浮大”应理解为浮大无力之脉，并非阳明病之大脉。脉浮大无力提示正

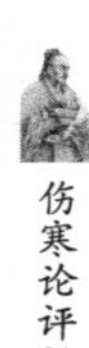

气衰微，且有向外浮越之势，此时纵然有结胸之证也不可轻率施以下法。若下之必更伤正气，外浮之气无所依附，则有外脱危象发生之虞，故警告说“下之则死”。

第133条说：“结胸证悉具，烦躁者亦死。”既是“结胸证悉具”，其“烦躁”必是结胸证的表现之一。结胸是邪热入里，水热邪搏，热扰心神，轻则“心中懊侬”，重则心烦，但本条烦躁不是热扰神明的表现。“结胸证悉具”可知结胸时间较长，正邪斗争若有烦躁出现，则表明正不胜邪，因而躁扰不宁，往往提示正气散乱浮越，所以此时不下亦死，下之更死。

第132条和133条均属辨结胸预后，前者脉浮大，不当下而下之，必死；后者当下而未下，以致结胸证悉具，又增烦躁，失去救治良机。可见结胸证变化迅速，辨证准确后应及时治疗，失治、误治所造成的结果是相同的。

第129条说：“何为脏结？答曰：如结胸状，饮食如故，时时下利，寸脉浮，关脉小细沉紧，名曰脏结。舌上白胎滑者，难治。”脏结的临床表现有如结胸，即胸腹硬满，疼痛拒按；所不同为饮食如故、下利等。

“饮食如故”作为阴性症状提出，意在提示脏结与结胸的不同。脏结在症状上有“如结胸状”的特点。结胸证除心下、胸胁，甚或至少腹的硬满疼痛等症之外，由于邪结胸膈之间，便有胃中空虚、心中懊侬等胸膈之间脏气不和的表现。由于膈胃相邻，热邪与饮邪互结于胸膈，必然影响胃之通降，胃气不降，失于受纳，则会影响饮食。脏结除了按之疼痛与结胸相似之外，其他表现不尽相同。“饮食如故”的鉴别意义在于提示病变部位不在胸膈及胃脘，病人的饮食欲望未受影响，故曰“饮食如故”。此点可作为结胸和脏结的鉴别要点之一。

因脏结为脏器虚衰，阴寒凝结所致，故治疗以温阳补虚祛寒为法，在第130条中说：“脏结，无阳证，不往来寒热，其人反静，舌上胎滑者，不可攻也。”“不往来寒热”是在脏结基础上所见之症，而脏结属于阴证，当然是“无阳证”，“不往来寒热”多指无少阳证，是对前句的进一步说明。两句联系起来看，应是脏结无阳证，包括不往来寒热之证，即无阳证包括无少阳证。由于脏结的表现根本不具备类似太阳病、阳明病的表现，所以用一个无阳证完全可以概括说明。但是脏结有类似少阳病的表现，如167条中“病胁下素有痞”，这不是少阳经气不利的表现，而是脏结日久深重、气血郁滞、脉络闭阻的表现，所以用无少阳病常见症之一的“往来寒热”来提示脏结无阳证也包括无少阳证。其人不烦躁而反静，不燥渴而舌上苔滑，说明里有寒气而无热邪，故治疗不可攻下。若舌苔白而滑，说明脏器虚衰，阴寒凝结，脏结为邪结寒实之证，白苔且滑是脏器虚衰之象。寒结为实非攻不去，脏器虚衰又不耐攻伐，所以说“难治”。

第139条说：“太阳病，二三日，不能卧，但欲起，心下必结，脉微弱者，此本有寒分也。反下之，若利止，必作结胸；未止者，四日复下之，此作协热利也。”患太阳病两三天，病人不能躺卧，只想站立，是由于病人本来胸中有停饮，阻遏气机致使气机不畅，所以病人感觉心下结胀，欲站立以便呼吸；由于饮邪阻滞，胸阳敷布受碍，所以脉象微弱。此病为外有表热内有停饮，与小青龙汤证所不同的是，其表证属热而非寒，治疗宜依据表里先后原则，决定先治表还是先治里，还是表里同治。如果误用攻下，虽误下却不下利，表热入里与停饮互结，必然形成结胸；如果误下后下利不止，再行攻下，就会形成协表热下利证。

第140条说：“太阳病，下之，其脉促，不结胸者，此为欲解也；脉浮者，必结胸；脉紧者，必咽痛；脉弦者，必两胁拘急；脉细数者，头痛未止；脉沉紧者，必欲呕；脉沉滑者，协热利；脉浮滑者，必下血。”太阳病不当下，误下后会产生诸多变证，但下后也有不产生变证者。下后脉促，为正气旺盛，奋与邪争，有驱邪外出之势，此为表证将解；若正气不支，邪气内转，在上者，脉细数为头痛、脉紧为咽痛；在下者，脉沉滑为协热下利、脉浮滑为便血；在中者，脉弦为两胁拘急、脉浮为结胸。本条采用例举笔法，以脉测证，列举了表热入里会出现的种种变证，但不要局限在脉象上，临床上要依据症状表现，结合脉象进行辨证施治。

第141条说：“病在阳，应以汗解之，反以冷水潠之，若灌之，其热被劫不得去，弥更益烦，肉上粟起，意欲饮水，反不渴者，服文蛤散。若不差者，与五苓散。寒实结胸，无热证者，与三物小陷胸汤，白散亦可服。”病在阳是指其病在表，属于表证，应当用发汗解表的方法治疗。若使用“水法”治疗，以冷水淋浴，以热水灌饮，表邪不解，发热不止，邪郁气阻，病人更加心烦，肌表起粟；水饮内停，气津互化失常，形成“水逆证”，病人口欲饮水反而不渴，以文蛤散治疗。文蛤一味，味咸质燥，可以渗散水气，治疗寒水郁遏表热，肌表水气消散，郁遏之热发散则烦躁可除，肌粟可消。如果仍旧不愈，以五苓散祛除水饮，兼以驱散表邪。先服文蛤散，继服五苓散，是水逆证的常用救治方法。

本条提出了一个现代使用比较广泛的“物理降温”的措施及其弊端，即欲以“冷水潠之”，企图达到降温的目的，颇似现代的冰块、冷敷降温，其结果只是治其标，不仅不能够根除疾病，反而会变生他证。

寒实结胸应有心下硬痛等结胸证的特征，只是病性与水热结胸截然相反，故口不渴不燥，舌苔白腻滑润，脉象沉迟等。其与水热结胸不同，是寒邪与痰饮互结，治疗以白散方散寒破水饮。方中桔梗开提肺气，贝母消郁结之痰，巴豆辛热散寒实而破水饮，寒散饮消，结胸自愈。

第142条说：“太阳与少阳并病，头项强痛，或眩冒，时如结胸，心下痞硬者，当刺大椎第一间，肺俞、肝俞，慎不可发汗。发汗则谵语，脉弦，五日谵语不止，当刺期门。”太阳病未罢，又见少阳病，称为太阳少阳并病。头项强痛是太阳经气不畅，头眩昏冒、心下胸中痞硬如结胸，是少阳枢机不利。虽有太阳表证，但以少阳证为主，邪入少阳，禁用汗吐下法，所以说慎不可发汗。以针刺大椎、肺俞、肝俞穴，以解太阳少阳邪气。如果误用发汗，虽太阳邪气可有缓解，却使少阳邪热更盛，肝胆气盛火旺，热盛伤神而见谵语、脉弦。至四五日谵语仍不停止，说明肝胆邪热不因时间的延长而减弱，故需针刺肝之募穴期门以泻肝胆盛火。

在结胸证后列出本条，意在与结胸证进行鉴别，看似条文之间文义不甚连属，实则是提示临床鉴别诊断之法，不可以表面文义而忽略对其研究。

附原文：

128. 问曰：病有结胸，有脏结，其状何如？答曰：按之痛，寸脉浮，关脉沉，名曰结胸也。

129. 何为脏结？答曰：如结胸状，饮食如故，时时下利，寸脉浮，关脉小细沉紧，名曰脏结。舌上白胎滑者，难治。

130. 脏结，无阳证，不往来寒热，其人反静，舌上胎滑者，不可攻也。

131. 病发于阳，而反下之，热入因作结胸；病发于阴，而反下之，因作痞也。所以成结胸者，以下之太早故也。结胸者，项亦强，如柔痉状，下之则和，宜大陷胸丸。

132. 结胸证，其脉浮大者，不可下，下之则死。

133. 结胸证悉具，烦躁者亦死。

134. 太阳病，脉浮而动数，浮则为风，数则为热，动则为痛，数则为虚。头痛发热，微盗汗出，而反恶寒者，表未解也。医反下之，动数变迟，膈内拒痛；胃中空虚，客气动膈，短气躁烦，心中懊侬；阳气内陷，心下因硬，则为结胸，大陷胸汤主之。若不结胸，但头汗出，余处无汗，剂颈而还，小便不利，身必发黄。

135. 伤寒六七日，结胸热实，脉沉而紧，心下痛，按之石硬者，大陷胸汤主之。

136. 伤寒十余日，热结在里，复往来寒热者，与大柴胡汤。但结胸，无大热者，此为水结在胸胁也，但头微汗出者，大陷胸汤主之。

137. 太阳病，重发汗而复下之，不大便五六日，舌上燥而渴，日晡所小有潮热，从心下至少腹硬满而痛不可近者，大陷胸汤主之。

138. 小结胸病，正在心下，按之则痛，脉浮滑者，小陷胸汤主之。

139. 太阳病，二三日，不能卧，但欲起，心下必结，脉微弱者，此本有寒分也。反下之，若利止，必作结胸；未止者，四日复下之，此作协热利也。

140. 太阳病，下之，其脉促，不结胸者，此为欲解也；脉浮者，必结胸；脉紧者，必咽痛；脉弦者，必两胁拘急；脉细数者，头痛未止；脉沉紧者，必欲呕；脉沉滑者，协热利；脉浮滑者，必下血。

141. 病在阳，应以汗解之，反以冷水潠之，若灌之，其热被劫不得去，弥更益烦，肉上粟起，意欲饮水，反不渴者，服文蛤散。若不差者，与五苓散。寒实结胸，无热证者，与三物小陷胸汤，白散亦可服。

142. 太阳与少阳并病，头项强痛，或眩冒，时如结胸，心下痞硬者，当刺大椎第一间，肺俞、肝俞，慎不可发汗。发汗则谵语，脉弦，五日谵语不止，当刺期门。

第二节　热入血室非邪热　结胸形成有四因

——热入血室证治及结胸证成因

创新点：①“热入血室”与“热入因作结胸”的“热入”似同实不同，“热入因作结胸”是病因病机，热是外来表热；而“热入血室”是证候，热是病人正邪相争时产生的热，不是外来的邪热，也不是风寒所化热，这种热进入血室，与经血相搏，形成“热入血室”证。②“无犯胃气及上二焦”，热入血室证病位在下焦胞宫，与胃气及上、中焦无关。胃气包括下焦的大小肠，所以在上二焦的基础上提出胃气加以强调，一则表明重视胃气的一贯思想，二则提示病虽在下焦，但与胃气系统的脏腑无关。③第148条中的“半在里半在外”指部分表证和阳郁的里证，并非病位；用小柴胡汤是调理枢机、疏通阳郁，而不是和解少阳；本证“可与小柴胡汤”说明不是小柴胡汤的主证，少阳的半表半里之说与本条无关。④大结胸证的形成分别由太阳表热证、少阳热证、太阳少阳并病三者误下，致邪热入里和伤寒日久不解化热入里，与素体停痰留饮搏结而成。⑤女子胞作为奇恒之腑之一，与其他奇恒之腑“藏精而不泻”特点不同，不管是经血还是胎儿，都是要有规律的、有时限的藏泻交替，绝对不是藏而不泻。所以说《素问·五脏别论》关于奇恒之腑特点的归纳是错误的。

原文第143条至第145条，记载了妇人经期前后感冒风寒与常人不同的病证及治疗方法。历代医家对这3条条文的理解不同，众说纷纭，莫衷一是，其焦点集中在血室的部位、热入血室是否仅见于妇人及上二焦所指为何等几个方面。

关于对“血室”的认识，历代注家所持观点各异，大致有以下几种说法。①部位说，包括了血室是冲脉、肝脏说、子宫（胞中、女子胞）、肝脏及其经脉等；②功能说，包括功能器官、功能概括；③病理说，如热或水邪与血互结。在不同说法中，以血室即为子宫（胞中、女子胞）的说法符合原文精神和临床实际。其理由为：①血室，从字面上看，应该是一个有空间的、储藏和排放血液的腔隙性器官，而人体中符合这样条件的器官有三个，心脏、肝脏、子宫，显然血室不是心脏和肝脏；②与经水有直接关系的自然是子宫；③ 3 条原文都提到了妇人，而子宫是妇人所独有的器官；④ 3 条原文也同样记载在《金匮要略·妇人杂病脉证并治第二十二》中。

因此，“血室”即是胞宫是一个不争的事实，那么为什么后世的医家会有如此多的不同认识呢？因为在《伤寒论》的阳明病篇第 216 条中也提到了热入血室，“阳明病，下血谵语者，此为热入血室，但头汗出，当刺期门，随其实而泻之，濈然汗出者愈”。后人大多据此认为血室不仅妇人有，男人也有，因此对“血室”的实质也就有了诸多不同的看法。其实这条原文也原封不动的记载在《金匮要略·妇人杂病脉证并治第二十二》中，说明“热入血室”一病仅能见于妇人，是妇人所独有的疾病，而且不仅伤寒中风表证期间月经来潮可以形成“热入血室”证，而且阳明病期间月经来潮也可以形成“热入血室”证。

至于第 216 条所言“热入血室”，并未提及妇女经水问题，目的是为了将阳明病谵语与热入血室的谵语作鉴别。阳明病的发热也可在妇女月经来潮之时入于血室，其辨证要点除谵语外还有月经下血。所以阳明病列出第 216 条的目的，不在于说明男子女子都有热入血室的发生，而是为了说明“谵语”一症不独见于阳明实热证。

另外，“热入血室”的“热”到底是指什么呢？“热入血室”与第 131 条的“热入因作结胸”看起来有点相似，实际大不相同。“热入因作结胸”是讲病因病机，这个热是外来的表热，是邪气；而“热入血室”是一个证候，这个热是病人正邪相争时产生的热，表现在体表就是症状的发热，在体内是病机的热，这个热可以引发多种继发病变，但不是外来的邪热，也不是风寒所化的热，如果这种热与经血相搏，影响到正常行经，就形成了“热入血室”证。

热入血室的形成有两个必备条件，一是机体正在发热；二是正在月经下血。因此，经期感冒或者感冒期间月经来潮是热入血室证的发病基础。

原文中提到的“无犯胃气及上二焦”，也同样存在很多不同的认识，但要真正理解这句话，首先要理解胃气和三焦的概念。胃气以胃为主，与胃有密切关系，但不仅限于胃，是人体整个消化功能的总称。从中医理论角度看，它涉及了脾胃、肝胆、肠道等很多相关脏腑，是一个功能组合，遍布了人体的三焦。“热入血室”病位在下焦，与胃气无关，与上焦、中焦也

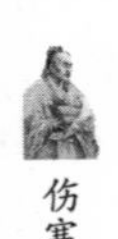

无关，虽然胃气以中焦脾胃为主，但也与上焦心肺、下焦大、小肠等有关。如果不提胃气单讲上二焦，会遗漏下焦的脏腑；如果单讲胃气不提上二焦，会遗漏上焦的心肺，所以原文在上二焦的基础上将胃气单独提出加以强调，一则表明了《伤寒论》重视胃气的一贯思想，二则也提示医生病虽在下焦，但只是在胞宫，与下焦其他脏腑无关，尤其与胃气系统的脏腑如大、小肠无关，治疗时应予注意。

这里需要提出的是，在《素问·五脏别论》篇中说："脑、髓、骨、脉、胆、女子胞，此六者，地气之所生也，皆藏于阴而象于地，故藏而不泻，名曰奇恒之腑。奇恒者，异于寻常也。"将女子胞，也就是胞宫或者子宫，归为奇恒之腑，由于其形态中空类似六腑，功能主藏精又类似五脏，所以称为奇恒之腑，但对其特点的归纳则与事实大相径庭。实际6个奇恒之腑中脑、髓、骨、脉四者的特点是藏精而不泻，而胆和女子胞两者则是藏精应时而泻。其中胆既属于奇恒之腑，同时也是六腑之一，其特点是类五脏可藏精，似六腑可排泄；尤其是胞宫，不管是经血，还是胎儿，都是要有规律的、有时限的藏泻交替，绝对不是藏而不泻。所以说，《素问·五脏别论》关于奇恒之腑特点的归纳是不完善的。

第143条说："妇人中风，发热恶寒，经水适来，得之七八日，热除而脉迟身凉，胸胁下满，如结胸状，谵语者，此为热入血室也。当刺期门，随其实而取之。"妇人中风，发热恶寒，经水适来，可有两种情况，一种是妇人在月经正来的时候，感受风寒邪气，形成了中风证；一种是感受了风寒邪气，发为中风证，此时又赶上月经来潮。不管是先外感风寒后月经来潮，还是先月经来潮后感冒风寒，此时所指的是感冒中风与月经来潮同时存在，延续至七八天，病人已经退烧，脉象由发热时的数脉变迟，其迟约有两层含义，一者是与其前的数脉相比而言变迟，但属正常息数，并非真正迟脉；一者为真正迟脉，一息三至。根据其后述症状，胁下满，如结胸状等判断，应该是迟脉，因热入血室，气血流行受阻，气机因而不畅，脉搏因此变迟，结胸证即多见迟脉，既是如结胸状，这里脉迟就是迟脉了。体内热气已入血室，弥散于体表的热相对减少，所以热除、身凉；血液藏储和排放的器官为心、肝、胞宫，三者互相关联，热在血室（胞宫），则碍及心、肝，肝气不舒，所以胸胁下满、如结胸状；热在血室，心血热而心神被扰，所以病人谵语，皆是热在血室，累及心肝所致。期门穴为足厥阴肝之募穴，属交会穴之一，足太阳、厥阴、阴维之会，功能疏肝理气活血。刺期门以疏通肝经，可使内热外散。

第 144 条说："妇人中风七八日，续得寒热，发作有时，经水适断者，此为热入血室，其血必结，故使如疟状，发作有时，小柴胡汤主之。"本条需要充分理解"续得寒热"和"经水适断"两个词句。其"续得寒热"是原来的发热恶寒的延续，还是原来的发热恶寒接着变成了寒热发作有时呢？从发作有时的文意和治疗用方小柴胡汤来看，其寒热已经不是中风的发热恶寒，已经是热入血室证的寒热发作有时了，所以"续得寒热"是原来的发热恶寒接着变成了寒热发作有时。其"经水适断"的"适"，与文意有关的有切合、相合，刚巧，方才、适才三层意思。究竟是因中风而经水刚巧断还是经水刚断时刚巧中风，是月经先来后中风期间方才中断或者中风期间月经来潮后方才中断呢？从"续得寒热"和"其血必结"推理，应该是妇人感冒中风后，月经应时来潮，又因感冒发热，热入血室，热气与经血互结而使经水中断，血热互结，枢机郁滞，热气于出入间交替，故使寒热如疟，发作有时，其发病顺序如下图 5 所示。

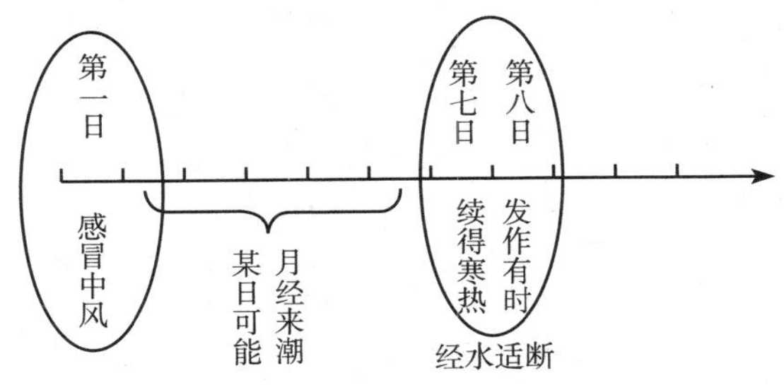

图 5　热入血室发病示意图

治疗以小柴胡汤调理气机、和调阴阳、疏散寒热，可使未尽的经血继续通行，而血中之热随经血而下，其寒热时作自然可以痊愈。后世医家于小柴胡汤中加入桃仁、红花等活血行血的药物，临床运用未尝不可，但依原文而论，用小柴胡汤为辨证施治，若加活血药物，就属于对症治疗，未必切合经义。本证寒热如疟、发作有时使用小柴胡汤治疗，是对第 101 条"伤寒中风，有柴胡证，但见一证便是，不必悉具"的注脚，同时也进一步

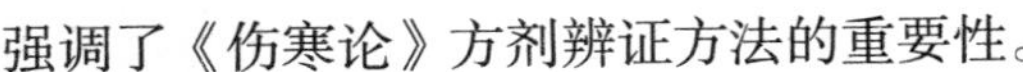

强调了《伤寒论》方剂辨证方法的重要性。

除了上述两条经期中风外，还有经期伤寒，虽然都是经期感冒感受风寒邪气，但因有偏于风盛还是寒盛的不同，其证候仍旧有所区别。妇人伤寒期间机体正在发热，月经恰好来潮，体内的阳热之气进入血室，使血分的寒热平衡失调而致血热，由于心主血，血分的热仍影响到了心神，致使心神失常而出现谵语，如见鬼状。之所以会昼日明了，暮则谵语，是由疾病的日节律所决定的，即疾病体现“旦慧、昼安、夕加、夜甚”的规律。白天发热较轻，阳气主外而敷布体表及四肢百骸、脏腑经脉，血分的热基本趋于常态，所以昼日明了。到了晚间，一则病情加重，发热更甚；二则阳气并入阴分，使血分的热气更盛而致谵语如见鬼状。

治疗时因其病在下焦胞宫，与上、中二焦无关，虽然与胃气有关的脾胃系统所属的大小肠也在下焦，但与本证无关。故而在治疗时不要犯及上、中焦和下焦的胃气系统，疾病就可痊愈。言外之意就是，仅从血室（胞宫）着眼，不要损及无辜。由于热在血室，而月经正在来潮，随着经血的外行，热会随之而出，热气外泄之后谵语如见鬼状自可停止。

有中风期间的热入血室，也有伤寒期间的热入血室，其病机都是体内的热气进入正在行经的胞宫，血和热搏结在一起。治疗大致有三种方法：一是不要损伤胃气和上、中焦，任其行经，让热气与经血相伴排出体外；二是针刺肝经募穴期门，使血分的热气从肝经外泄；三是服用小柴胡汤，调理枢机，和调寒热，分离血分热气。三种治疗方法的共同点就是让血分中的阳热外散，从而达到治疗热入血室证的目的。

原文在结胸证之后插入热入血室证，目的不完全在于讨论该证的证治，其重点是提示妇科经期的伤寒、中风与普通的伤寒、中风有不同之处，说明妇人经期既会有普通的伤寒、中风，也会有因伤寒、中风而继发的热入血室证，而热入血室证应该属于伤寒、中风的兼证范畴。

如果邪气在太阳之表，治疗不当或者失于治疗，邪气就可以向里传递，而在太阳之里，既可以传递给阳明，也可以传递给少阳。第146条说：“伤寒六七日，发热，微恶寒，支节烦疼，微呕，心下支结，外证未去者，柴胡桂枝汤主之。”伤寒六七日，表明患病时间较长，提示疾病可能已经有所传变，发热、微恶寒、支节烦疼，与“头痛发热，身疼腰痛，骨节疼痛，恶风无汗而喘”比较起来，显然轻得多，这种情况，既是经过七八日后邪气衰减的结果，也是部分邪气去表入里的结果。从“微呕、心下支结”来看，呕是少阳病的代表症状，但微呕较心烦喜呕轻得多；心下支结是胸胁苦满的轻浅表现，可见部分邪气已从太阳之表进入少阳，并引起了少阳的轻度病变，属于一经证候未罢又发生了另一经的病变，为并病的范畴。太阳、少阳两经并病，以柴胡桂枝汤治疗，两经同治，双管齐下。以小柴胡汤和桂枝汤各自药物用量的一半，疏散表邪、和解少阳。这里用小柴胡汤既能够调理少阳枢机，恢复机体气机的升降机制，又能够协助疏散邪气，使其从表而出。

第 148 条说：“伤寒五六日，头汗出，微恶寒，手足冷，心下满，口不欲食，大便硬，脉细者，此为阳微结，必有表，复有里也。脉沉，亦在里也。汗出为阳微，假令纯阴结，不得复有外证，悉入在里，此为半在里半在外也。脉虽沉紧，不得为少阴病。所以然者，阴不得有汗，今头汗出，故知非少阴也，可与小柴胡汤。设不了了者，得屎而解。”外感以至于五六天未愈，必是失治或者误治，其传变的可能性极大，汗出、恶寒应是表证未解，而今头汗出、微恶寒，虽仍可认定为有表证，但已非纯表证。阳气需要走上窍、实四肢、敷布表里、温煦脏腑，如果阳郁而不伸，气机的升降出入也随之而郁，阳郁不能达于四肢而致手足冷；气机郁而不畅导致心下满；脾胃升降失常，受纳运化受阻而见不欲食；阳热内郁伤津导致大便硬。脉象沉细或沉紧，则是因为阳郁不伸，脉道不畅。尽管属于阳郁不伸，但手足冷而不至于四肢厥逆，心下满而不至于苦满硬痛，口不欲食而不至于呕吐，大便硬而不至于秘结不通，说明阳郁较轻，故而称作“阳微结”，既有表证，又有里证。汗出也是阳微结的表现，如果是纯阴结，就不会再有汗出等表证出现，而是全部为里虚寒证，病已属于少阴的纯阴结。因有头汗出一症，证实本证并非少阴的纯阴结。

治疗可予小柴胡汤调理气机、和调阴阳，使阳郁得以伸展，疾病自然痊愈。如果服用小柴胡汤后，大部分症状已经消失，但还没有完全复原的，大便通畅后就可以彻底痊愈，因大便通畅说明整体气机已经通畅，升降出入恢复正常，所以疾病就彻底痊愈了。

后世的“少阳为半表半里”的说法，大多出于此处，这是一种误解。

这里有必要对所谓的“少阳半表半里”的说法予以澄清。首先，这里所说的半在里半在外，指的是部分表证和阳郁的里证，而并非指病位；其次，用小柴胡汤的目的是调理枢机、疏通阳郁，而不是所谓的和解少阳；第三，本证也不是小柴胡汤的主证，所以原文用“可与小柴胡汤”，言外之意，只要是调理气机升降出入的，其他的方剂也可以使用。

太阳病位在表、阳明病位在里是大家所公认的，也符合《伤寒论》原文意旨。而少阳病病位在“半表半里”的说法，不仅不符合原意，而且也缺乏可信的理由。主要表现在以下几个方面。

1. 少阳病病位“半表半里”的说法是错误的

①偷换概念　自成无己提出“半表半里”以后，历代医家多有承传者，但持否定意见的也不在少数。成无己依据的是第148条“……此为阳微结，必有表，复有里也。脉沉，亦在里也。汗出，为阳微；假令纯阴结，不得复有外证，悉入在里，此为半在里半在外也”。按照原文，是指“阳微结”这个证候的“头汗出、微恶寒、手足冷”是属于表证，而“心下满、口不欲食、大便硬”是属于里证，既有表证，又有里证，是一半在里，一半在外，这是阳微结的证候特征，是症状表现的位置归属，并不是病理病位，更与少阳病没有关系。

②混淆病证　将“阳微结”与少阳病等同起来，主要是因“可与小柴胡汤”一句原文引起。前面已经阐述过，少阳病可以归属于柴胡汤证，但柴胡汤证不等于就是少阳病，使用小柴胡汤可以治疗包括少阳病在内的很多种疾病，当然也可以治疗“阳微结”证。但不能因为“阳微结”用小柴胡汤治疗，就成了少阳病，并因此就推断“阳微结”症状一半属里、一半属表是少阳病病位的“半表半里”，显然混淆了病证的概念。

③概念不清　表里的概念是相对的，非表即里，非里即表，没有半表半里之说，即便是一半症状属表一半症状属里，也不代表病位是半表半里，半表半里的提法具有概念性错误。在《伤寒论》中，表里相对的概念，在不同的位置有不同所指。第56条的“伤寒、不大便六七日，头痛有热者，与承气汤；其小便清者，知不在里，仍在表也，当须发汗”是以太阳为表，以阳明为里。第93条的“身疼痛者，急当救里；后身疼痛，清便自调者，急当救表”是以太阳为表，以少阴为里。第128条的“太阳病六七日，表

证仍在，以太阳随经，瘀热在里故也”是以太阳经证为表，太阳腑证为里。第157条的“汗出不恶寒者，此表解里未和也”是以太阳为表，胸中停饮为里。第168条的“表里不解者，桂枝人参汤主之”是以太阳为表，以太阴为里。可见《伤寒论》中，“表”的概念均是指“太阳证”或者“经证”，而“里”的概念则随证候不同而不同。

2.“半表半里”可作为少阳病症状的表述

①“半表半里”来自原文第148条，指的是“阳微结”证的症状一半属于里证，而另一半属于表证，其表里、里外的概念是证候的症状表现，并非病理上的实质病位；而且条文中提出的表里、里外的概念，是指症状的归属。

②太阳病、阳明病、太阴病的经证、腑证均有明确的证候表现，而少阳病的经证伤寒、中风证候表现也很明显，但腑证的表现并没有单独的条文或者单独且明显的证候，比如第266条说：“本太阳病不解，转入少阳者，胁下硬满，干呕不能食，往来寒热，尚未吐下，脉沉紧者，与小柴胡汤。”明显是属于用小柴胡汤治疗的少阳病证候，但其表现往来寒热、胁下硬满属于经证，而干呕不能食则属于腑证，不管是属于经证还是腑证，也还都是少阳病。因此可以说，少阳病的“半表半里”可以是指证候的症状一半在经表、一半在腑里。

③从症状表现的角度，可以将少阳病的主要证候称作半表半里证，且其表里也只是经、腑相对而言的，与第128条“太阳病六七日，表证仍在，以太阳随经，瘀热在里故也”的经证、腑证相对而称为表里类似，但与《伤寒论》中其他的以太阳病为表，其他经病为里的证候概念不同。所以说，“半表半里”可以作为少阳病主证症状表现的表述，而不能作为少阳病的病位来概括少阳病。

3.从经络分布和传经理论可以认为少阳经居中，但不能说是“半表半里”

①根据十二经络在人体体表四肢的分布，是太阳经分布在四肢外侧的后面，阳明经分布在四肢外侧的前面，而少阳经则居于中间，然而这只是经络的分布位置，并且非常明确的是居于中间。所以从经络分布看，前就是前，后就是后，中间就是中间，不能是半前半后，故不能说成是“半表

半里”。

②依照研究《伤寒论》的开阖枢功能理论，太阳为开，阳明为阖，而少阳为枢，自然是枢居于开阖之间，才能够枢转。所谓枢转，就是向外可以转递给太阳，向内可以转递给阳明，所起到的作用是转递功能。枢是指枢机功能，并不是少阳经所处的位置，所以不能说少阳的枢机作用是半开半阖，也就更不能说是“半表半里”了。

③按照伤寒病传经理论，所谓的三二一传，是按照阳的多少，太阳为三阳，阳明为二阳，少阳为一阳，太阳传给阳明，阳明传给少阳。但不论从理论上还是临床上，断然没有阳明病传给少阳形成少阳病的明例，即“阳明居中主土，万物所归，无所复传”。如果是依据三一二传的传变方式，则是太阳传给少阳，少阳传给阳明，临床上此类例子倒是不少见。但太阳病更容易传给阳明，这说明三阳病的传变是一个平面传递的层次，而不是一个线性传递的层次。因此从病理传变的角度看，少阳不可能传递给太阳，但可传递给阳明，也不支持少阳病病位为“半表半里”说法。

第149条说：“伤寒五六日，呕而发热者，柴胡汤证具，而以他药下之，柴胡证仍在者，复与柴胡汤。此虽已下之，不为逆，必蒸蒸而振，却发热汗出而解。若心下满而硬痛者，此为结胸也，大陷胸汤主之。但满而不痛者，此为痞，柴胡不中与之，宜半夏泻心汤。”“伤寒五六日”后，出现了三种不同的证候，因此需要采用不同的治疗方法：一是柴胡证仍在者，复与柴胡汤；二是伤寒五六日，呕而发热者，柴胡汤证具，而以他药下之，若心下满而硬痛者，大陷胸汤主之；三是但满而不痛者，宜半夏泻心汤。

具有往来寒热、心烦喜呕等小柴胡汤证候的症状，反而用其他攻下的药物治疗，但在泻下后小柴胡汤证仍在，还可以用小柴胡汤进行治疗，证候不因误下而发生变化。治疗虽然错误而病证不变不算大错，仍以原证治疗，服用小柴胡汤后，正气得到扶助，气机得以调畅，正气奋起抗邪，正邪交争，病人出现战栗汗出而疾病痊愈。

柴胡证泻下后若出现心下满而硬痛的，是误下邪陷，与停饮互结，结合其他脉证，如果是属于结胸证，以大陷胸汤治疗。

仅仅心下满而不痛的，是寒热搏结，邪气壅滞，气机闭塞，是痞证，虽与小柴胡汤证的胸胁苦满类似，但已非小柴胡汤证，不宜用小柴胡汤，而应以半夏泻心汤辛开苦降、疏通气机进行治疗。方中干姜、半夏温热以暖寒，黄连、黄芩苦寒可清热，四味药物温凉相伍、调理寒热、辛开苦降、舒畅气机；人参、炙甘草、大枣，甘温补脾、健益中焦、强健脾胃枢机斡旋功能，多头并进，可使气机通畅、痞满消除。

太阳病在表，宜汗不宜下；少阳病更是禁用汗、吐、下三法。如第 146 条所说，太阳少阳并病，治疗以柴胡桂枝汤，若误用泻下方法治疗，邪气反而乘泻下之势入里，如与已有停痰留饮相结，则会形成结胸证，出现心下硬满，水热邪气阻遏胸胃，则饮食水浆难下，扰乱心神而病人心烦，且因误下而损伤肠道，致使传导失职而见下利不止。如第 150 条说："太阳、少阳并病，而反下之，成结胸，心下硬，下利不止，水浆不下，其人心烦。"

第 151 条说："脉浮而紧，而复下之，紧反入里，则作痞。按之自濡，但气痞耳。"脉浮主表，脉紧主寒，脉浮而紧，有表寒无疑，既是表寒证，就应辛温发汗解表，反而用泻下的方法治疗，表寒乘泻下之势而入里，寒邪入里，寒热不调，气机不畅，发生痞证，因其并非有形实邪，是气机痞塞所致，所以按压时感觉濡软不实，属于气痞证。

《伤寒论》在介绍大结胸证的成因时，称为"热入因作结胸"，而在介绍痞证的成因时，则说"紧反入里，则作痞"。此处的"紧"是以脉象指代寒邪，可见结胸证和痞证两者，一是表热入里与留饮搏结而成结胸证，一是表寒入里，寒凝气滞而成痞证。

从第 149 条至第 151 条，反复提出了结胸证的形成和治疗，并再次与痞证的成因进行比对。结胸证分为大结胸证、小结胸证和寒实结胸证，而大结胸证的形成归纳起来有四种情况：①太阳表热证误下邪热入里与留饮互结而成；②少阳热证误下，邪热与留饮互结而成；③太阳少阳并病误下，邪热与留饮互结而成；④伤寒日久不解，化热入里与停痰留饮搏结而成，如第 135 条和第 136 条为伤寒六七日至十余日转变为大结胸证。

大结胸证形成的关键因素一是体内素有停痰留饮，二是太阳病或少阳病或太阳少阳合病误下或表证失治。即既有外来邪热，又有内在停饮，是内外因相互作用的结果。

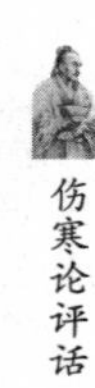

附原文：

143. 妇人中风，发热恶寒，经水适来，得之七八日，热除而脉迟身凉，胸胁下满，如结胸状，谵语者，此为热入血室也。当刺期门，随其实而取之。

144. 妇人中风七八日，续得寒热，发作有时，经水适断者，此为热入血室，其血必结，故使如疟状，发作有时，小柴胡汤主之。

145. 妇人伤寒，发热，经水适来，昼日明了，暮则谵语，如见鬼状者，此为热入血室，无犯胃气及上二焦，必自愈。

146. 伤寒六七日，发热，微恶寒，支节烦疼，微呕，心下支结，外证未去者，柴胡桂枝汤主之。

148. 伤寒五六日，头汗出，微恶寒，手足冷，心下满，口不欲食，大便硬，脉细者，此为阳微结，必有表，复有里也。脉沉，亦在里也。汗出为阳微，假令纯阴结，不得复有外证，悉入在里，此为半在里半在外也。脉虽沉紧，不得为少阴病。所以然者，阴不得有汗，今头汗出，故知非少阴也，可与小柴胡汤。设不了了者，得屎而解。

149. 伤寒五六日，呕而发热者，柴胡汤证具，而以他药下之，柴胡证仍在者，复与柴胡汤。此虽已下之，不为逆，必蒸蒸而振，却发热汗出而解。若心下满而硬痛者，此为结胸也，大陷胸汤主之。但满而不痛者，此为痞，柴胡不中与之，宜半夏泻心汤。

150. 太阳、少阳并病，而反下之，成结胸，心下硬，下利不止，水浆不下，其人心烦。

151. 脉浮而紧，而复下之，紧反入里，则作痞。按之自濡，但气痞耳。

第三节　大黄黄连即泻心　气机滞塞生痞证

——痞证的辨证论治

创新点：①第153条复加烧针后胸烦并非是热盛，而是阳虚，是虚阳不能温养心神而致的胸烦，其胸烦实则是心烦。烦是一种心理表现，而胸则是一个部位概念，心居胸中，故以胸烦代心烦。②大黄黄连泻心汤证是邪热纯在中焦，并未涉及上焦，故不用以清肺热为主的黄芩。附子泻心汤证除有中焦热盛、气滞不畅而致的心下痞满外，还有上焦有热、肺热盛而宣泄太过的汗出，由于汗出过多，表阳之气随汗损伤，表阳不足，固表的功能减弱或丧失，则汗出更多，汗出多则更伤表阳，汗出与表阳损伤互为因果，恶性循环。所以治疗时既用黄芩清肺热以治疗汗出，又用熟附子温阳固表以止汗。③大黄、黄连用麻沸汤二升渍之须臾。"麻沸汤"是指将水烧到大量冒气泡但还未沸腾的状态，此时水面上泛起一层小水泡，水温大约80℃～90℃；"须臾"是一个约略的时间名词，虽是约略时间，但也有大致的长短，大约是半个时辰以内，也就50分钟左右不到1个小时的时间。

素有停痰留饮，复感外邪，并经误下或失治，邪气入里与水饮搏结，即可形成结胸证，但并非所有停痰留饮的外感病人，都会形成结胸证。原文第152条说："太阳中风，下利呕逆，表解者，乃可攻之。其人漐漐汗出，发作有时，头痛，心下痞硬满，引胁下痛，干呕短气，汗出不恶寒者，此表解里未和也。十枣汤主之。"即是胸中有水饮停留，又外感邪气，但其治疗却是按照表里先后的治疗原则，待表解以后再攻逐水饮，说明其并未形成结胸证。太阳中风证，头痛发热，汗出恶风，且由于气机开泄太过，向上向外过度，可能会出现鼻鸣干呕症状。本条说太阳中风，下利，呕逆，呕逆与下利并见，是气机的升降均已失常，并非是单纯的开泄太过，向上向外过度，而是由于内停水饮，阻遏气机，升降反作，清气当升而反降故见下利，浊气当降而反升故见呕逆，是里有水饮又复外感表邪，可采用解表的方法先治疗表证，宜用桂枝汤。

病人表解之后见漐漐汗出、发作有时、头痛、干呕，仍疑似中风表证，但其汗出时有时无，不似中风证的连续汗出，且不发热恶寒，"有一分发热恶寒，便有一分表证"，凡无发热恶寒的一定不是表证，究其病机，属于饮邪内停，走窜上下，充斥表里，泛滥为患。饮邪走表，则见漐漐汗出、发作有时而不恶寒；饮邪阻遏气机，中焦气滞不畅，则见心下痞满引胁下痛；饮气上冲，清阳不升则会头痛；饮溢胸中，肺气不畅可致短气；饮停于胃，胃气上逆就会干呕。

证属水饮内停，治疗就当攻逐水饮。方中用芫花、甘遂、大戟三味泻

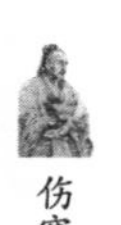

水峻药制成散剂，“散者，散也”，意在大力攻逐水饮。但又恐药力过峻，损伤胃气，又以大枣十枚煎汤冲服，用来固护胃气，使其攻邪而不伤正气，泻饮而不损脾胃。同时方后嘱咐按照人体强弱，用量可以增减，即身体比较壮实的每次服一钱匕，大约2克；而身体比较羸弱的服半钱匕，并根据泻下的情况决定是否增加用量和继续服用，且以糜粥护养胃气。

第153条说：“太阳病，医发汗，遂发热恶寒，因复下之，心下痞，表里俱虚，阴阳气并竭，无阳则阴独，复加烧针，因胸烦，面色青黄，肤瞤者，难治。今色微黄，手足温者，易愈。”太阳病，当属表证，表证本有发热恶寒，治疗即当发汗，而发汗后“遂发热恶寒”，其“遂”不是表示发汗后的结果，而是发汗前的继续。由于发汗不当，“发汗不彻，不足言”，汗出太少，邪气驻留，就会继续发热恶寒；但若汗出太多，“令如水流漓，病必不除”，虽多汗徒伤津液而邪气流连，也照样继续发热恶寒。故此处提示表证发汗，切忌太过与不及，要恰到好处。

发汗病邪未去，而且又损伤了表卫之气；又行泻下治疗，导致邪气入里，结滞于中焦脾胃，气机痞塞不通而见心下痞。发汗不当虚其表，泻下失误虚其里，使表里阴阳之气俱虚，表邪入里而全成里证，故原文说“表里俱虚，阴阳气并竭，无阳则阴独”。这里的表里和阴阳是互文，阴阳气是指表气和里气，无阳则阴独则是对表证和里证而言，“无阳则阴独”就是无表证只有里证。

此案一误因发汗不当，二误因错用泻下，三误因使用烧针，即医者见发汗、泻下后病仍不解，本已表里阳气亏虚，又使用烧针劫汗，使阳气更虚。阳气者，精则养神，虚阳难以温养心神，所以可以见到病人胸烦。其胸烦实则是心烦，烦是一种心理表现，而胸则是一个部位概念，心居胸中，故以胸烦代心烦。此时如果见到面色青黄，肤瞤，多是病情深重，比较难治。因脾主肌肉四肢，脾阳虚弱，土衰木盛，肝气乘脾，既有脾阳虚不能温养肌肉，又有肝气盛而风动，所以出现肌肤跳动。面色青黄是肝色盖过脾色，若泻肝盛之气，恐累及到脾阳，而补益脾阳又怕壅郁肝气，所以说“难治”。如果肤色微黄，手足自温，则显示脾气受伤较轻，且未受肝木所乘，故而易于治疗和痊愈。

一般而言，误用烧针，大多引起邪热内盛，本条为什么使阳气更虚呢？因为烧针是一种发汗方式，汗是生于阴出于阳，阳加于阴谓之汗，所以汗出既可损阴，也可伤阳。其烧针劫汗是伤阴还是损阳，则取决于烧针前的寒热虚实体质，本证经过汗下损伤了阳气，阳气已经大虚，再加烧针劫汗，汗出势必更伤阳气，所以在原有阳虚的基础上阳气更加亏虚。

第154条说："心下痞，按之濡，其脉关上浮者，大黄黄连泻心汤主之。"痞满多为气滞不畅，中焦滞塞所致，因属于气滞，多为无形，所以触按感觉濡软，痞满伴有关脉浮，关脉候脾胃中焦，浮则为热盛，热盛鼓动血行所以可见脉浮。心下硬满，按之疼痛，关脉见沉脉者，是有形实热，是水热互结于心下，为水热互结的大结胸证。心下痞满，按之濡软，其脉关上见浮脉者，是无形虚热，为热伤气滞、中焦气机不畅所致。治疗以大黄黄连泻心汤。方中大黄、黄连味苦性寒，功能清热，妙在以麻沸汤浸泡须臾，除去渣滓分温内服。大黄、黄连气厚味重，经煎煮后取其厚味，走下焦肠道而具泻下实邪作用；以麻沸汤浸渍取其薄味，走中焦脾胃而除无形邪热。故本方不用煎煮之法，而以将沸而未沸的麻沸汤浸泡约半个时辰，绞汁去滓内服。

在大黄黄连泻心汤中，需要说明的是药物组成、"麻沸汤"和"须臾"。

大黄黄连泻心汤原文记载由大黄、黄连两味药物组成，而后世的整理以及注释书籍中，根据附子泻心汤中有黄芩的记载，认为该方中应该有黄芩，但是根据《伤寒论》方剂命名的习惯和两种证候的病机，是不应该加入黄芩的。首先，《伤寒论》的方剂大致有三个来源，一个是来自民间验方，比如蜜煎导方、苦酒汤、烧裈散等；一个是古方直接或者化裁应用，比如桂枝汤、小青龙汤、白虎汤等由六神方衍化而来的，这一类方剂大多有一个简洁响亮的名字；一个是作者长期临床使用，疗效明显而固定的方剂，这一类方剂凡是药味较少者，大多是将全部药物的名称作为方剂的名字，比如茯苓桂枝白术甘草汤，麻黄杏仁甘草石膏汤等。大黄黄连泻心汤是将全部药物加上功能而命名的，如果有黄芩的话，其药味数量并不多，一定会命名为大黄黄连黄芩泻心汤，而不会在方剂名称中省去黄芩反而在方中有黄芩。其次，本证病机是热在中焦，内热过盛而导致热伤气滞，气机不畅而致心下痞按之濡，故使用作用偏于中焦的黄连，伍以可以推热下行的大黄，使中焦邪热向中下消散。黄芩作用偏于上焦心肺，本证不干心

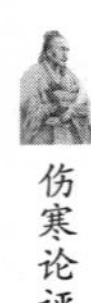

肺，故本方应无黄芩。

关于“麻沸汤”的解释，一般是指将水烧到大量冒气泡但还未沸腾的时候，水面上泛起一层小水泡，也就是水温大约 80℃～ 90℃时候，泡茶一般即用此热度的水。北魏贾思勰《齐民要术 · 作菹藏生菜法》载：“以青蒿、韭白各一行，作麻沸汤浇之，便成。”明代李时珍《本草纲目 · 水 · 热汤》（释名）也记载了“百沸汤、麻沸汤、太和汤”，本方用麻沸汤浸渍大黄、黄连，主要是取其轻清之性，以治疗无形之热。

有实验表明，大黄经煎煮法处理后总蒽醌的溶出量比浸渍法明显增多，两种处理方法对游离蒽醌的溶出率随时间变化基本稳定，结合蒽醌的溶出量在煎煮和浸渍过程中均有所下降，因此认为大黄在用浸渍和煎煮两种方法处理时，可导致其蒽醌类成分含量发生明显变化。大黄黄连泻心汤用浸渍与煎煮两种方法处理对疗效有明显影响，浸渍剂对胃热型胃溃疡大鼠具有明显的抗炎和促进胃黏膜修复作用；而煎煮剂虽与浸渍剂具有相似的抗炎效果，但其促进胃黏膜修复作用较浸渍剂差，说明浸渍剂对胃黏膜的作用比较强。大黄泻下的作用主要是由蒽醌成分作用的结果，适度煎煮后蒽醌总量增多，泻下作用增强。但煎煮剂修复胃黏膜的作用则不如浸渍剂，说明浸渍剂作用偏于胃部，而煎煮剂的作用则偏于肠道。这大概是张仲景使用浸渍剂治疗心下痞的有力证据吧！

“须臾”是一个约略的时间名词，虽是约略时间，但也有大致的长短，大约是半个时辰以内，也就 50 分钟左右不到一个小时的时间。根据印度《僧只律》中记载，1 刹那为 1 念，20 念为 1 瞬，20 瞬为 1 弹指，20 弹指为 1 罗预，20 罗预为 1 须臾，30 须臾为 1 昼夜，而 1 昼夜 24 小时计有 86400 秒。按此推算，1 刹那只有 0.018 秒；1 瞬间等于 0.36 秒；1 弹指等于 7.2 秒；1 罗预等于 144 秒，1 须臾等于 86400 秒 /30=2880 秒，也就是 1 须臾等于 48 分钟。一日 24 个小时为 12 个时辰，一个时辰为 2 个小时，半个时辰为 60 分钟，一须臾与半个时辰的说法大致吻合。

第 155 条说：“心下痞，而复恶寒汗出者，附子泻心汤主之。”心下痞，又兼恶寒汗出，从其用方可以看出本证既有内热气滞的心下痞，又有表气虚的恶寒汗出，治疗用附子泻心汤。方中大黄、黄连清泄中焦之热以消痞。陈修园说：“最妙在不用煮而用渍，仅得其无形之气，不重其有形之味，使气味俱薄，能降而即能升。所谓圣而不可知之谓神也。”成无己认为：“大黄黄连之苦寒，以导泻心下之虚热。但以麻沸汤渍服者，取其气薄，而泄虚热。”该方中以麻沸汤浸渍须臾，意在取其气之轻扬，薄其味之重浊，使其更有利于清心下热结而消痞，而不在于泻下燥结以荡实。莫枚士明确地指出，此证虽寒痞并见，而痞经大下，仅为余疾不尽，故三味但泡不煎，欲其不甚着力耳。所以，浸泡时间亦不宜过长，掌握好“须臾”的时间。

痞在中焦，为什么使用清上焦肺热的黄芩呢，附子泻心汤证与大黄黄连泻心汤证又有什么区别呢？

由于附子泻心汤中有黄芩，所以后世医家大多认为大黄黄连泻心汤中也应该有黄芩，其实两证是有区别的。大黄黄连泻心汤证，之所以不用黄芩，是邪热纯在中焦，并未涉及上焦，故不用以清肺热为主的黄芩。而附子泻心汤证，除了中焦热盛、气滞不畅而致的心下痞满外，还有上焦肺中有热，肺热而宣泄太过则汗出，由于汗出过多，表阳之气随汗损伤，表气不足，固表的功能减弱或丧失，则汗出更多，汗出多则更伤表气，汗出与表气损伤互为因果，恶性循环。所以治疗时既用黄芩清肺热以治疗汗出，又用熟附子温阳固表以止汗。

本来因为误下，以至外寒入里与内热互结而成心下痞，与前面的自生内热的大黄黄连泻心汤证、附子泻心汤证不同，寒热错杂的痞证治疗以辛开苦降的生姜泻心汤、半夏泻心汤以及甘草泻心汤等。给予泻心汤治疗，痞证不解，说明不是寒热错杂致痞，病人还有口渴口燥、心烦以及小便不利，证属水气不化、寒水互结、阻遏气机而致气机不畅，出现心下痞，故用泻心汤治疗无效，需要化气行水利小便，以五苓散治疗，属于痞证的又一类型。所以第156条说：“本以下之，故心下痞，与泻心汤，痞不解。其人渴而口燥烦、小便不利者，五苓散主之。”

痞证以心下痞满为主要表现，以中焦气机滞塞、运行不畅为主要病机，但引起痞满的原因却不尽相同，但凡能够导致气机不畅，均可引起痞满，有因中焦热盛而致的热痞、中焦虚寒的寒痞、寒热互结的寒热痞、水气阻滞的水痞、气滞不通的气痞等等，其中以寒热错杂的寒热痞最为多见。寒热错杂痞证，多是因汗吐下误治之后，致使外寒内入，寒热互结所致。

第157条说："伤寒汗出，解之后，胃中不和，心下痞硬，干噫食臭，胁下有水气，腹中雷鸣，下利者，生姜泻心汤主之。"伤寒表证，汗出后表证解除，但出现了胃中不和，心下痞硬满，打嗝有酸腐食臭，胃中有水饮，腹中漉漉作响似雷鸣，且有下利，是由于汗出表虽解，但中焦寒热互结，加之水气停滞，气机升降失常，升降反作，当升者不升而反降，当降者不降而反升。寒热阻郁中焦，胃气不和，脾失运化，致水气停留，气机不畅则心下痞硬满，腹中雷鸣；胃气不降而反上逆，所以干噫食臭；脾不升清而反下降所以下利不止。治疗宜辛开苦降，升清降浊，用生姜泻心汤。方中黄芩、黄连苦寒清热降浊，降逆气，止噫食臭；干姜、生姜辛温祛寒升清，治疗下利；人参、甘草补中和胃；生姜、半夏和胃止呕去水。全方寒温并用，攻补同施，升降相辅，适于寒热错杂、气机滞塞的痞证。本证以心下痞硬为主，但胁下有水气，腹中雷鸣，漉漉有声，是水气偏盛，故方中用生姜四两，重在散水气，是痞证中兼水气的证治。

而第158条说："伤寒中风，医反下之，其人下利，日数十行，谷不化，腹中雷鸣，心下痞硬而满，干呕，心烦不得安。医见心下痞，谓病不尽，复下之，其痞益甚。此非结热，但以胃中虚，客气上逆，故使硬也。甘草泻心汤主之。"中风证应当以桂枝汤发汗解表，反而用攻下治法，导致病人下利，一日数十次，并且完谷不化，腹中漉漉有声，心下痞硬而满，干呕，心烦不安，是中焦痞塞，气机失常，升降反作，上下失序，是痞证的重证。医者见到仍有心下痞，认为是实邪不尽，再一次进行攻下，使其痞塞更加厉害。本证的痞硬满，并非热结中焦的热伤气滞，而是中焦虚衰，脾胃枢机不通，邪气阻滞，所以才导致了心下痞硬满。治疗以甘草泻心汤，该方与生姜泻心汤的区别在于无生姜而重用甘草，无生姜是因本证没有停饮，虽也有腹中雷鸣，是清气下陷所致；重用甘草，意在加强泻心汤的补虚益气作用。可见生姜泻心汤证在痞满的基础上兼有停饮，而甘草泻心汤证是在痞满的基础上偏于气虚。

原文第159条说："伤寒服汤药，下利不止，心下痞硬，服泻心汤已，复以他药下之，利不止。医以理中与之，利益甚。理中者，理中焦，此利在下焦，赤石脂禹余粮汤主之。复不止者，当利其小便。"本条是痞、利的三焦辨证案例，虽同是下利，既有在中焦、下焦的病位区别，还有因虚、因水的病机各异，所以辨证治疗时，又有温中、涩肠、利水的不同。

伤寒服汤药，下利不止，必是不当下而误下，或者当下而下之太过，致使中气受伤而下陷，因此下利不止，同时中焦气滞而致心下痞硬满，根据证候，治疗以相应的泻心汤。如果辨证准确，服泻心汤后疾病应该好转。若又以其他泻下的药物攻下，导致下利不止，医者用理中汤止利无效，下利仍不止，理中汤是温养中焦的，此下利是下利日久，大肠滑脱，病在下焦，治疗应该收涩止利，用赤石脂禹余粮汤。赤石脂味甘酸性温，禹余粮味甘涩性平，两药均入大肠经，功能收涩固脱，擅长治疗久泄久利、滑脱不禁之证。用赤石脂禹余粮汤治疗，下利仍旧不止的，应该不是滑脱不禁的下利，可能是水气过剩所致，水湿内盛的下利，治疗则宜利其小便。本条是一个病案的整个救治过程，其中涉及了三焦辨证以及大小便互关的关系，即下利有中焦、下焦之辨；利小便即所以实大便。

第160条说："伤寒吐下后，发汗，虚烦，脉甚微，八九日心下痞硬、胁下痛，气上冲咽喉，眩冒，经脉动惕者，久而成痿。"伤寒里实证，病在上用吐法治疗，病在里用下法治疗，先行吐下，又用发汗，势必原为表证，先误用吐下，病情不解，才又使用汗法，此证连续使用汗吐下法治疗，先后失序，损伤中焦脾胃之气。阳气虚弱，不能养神，故见烦躁。此虚烦与栀子豉汤的"虚烦"有着本质上的区别，本证的虚烦是阳气的虚弱，不能温养心神而致烦躁，是真正的虚；而栀子豉汤证的"虚烦"，是相对于内有有形实邪而言，其虚是指无形之热，如果和本证的阳虚相比，仍旧属于实证。由于气阳不足，鼓动无力，不能帅血而行，所以出现脉象微弱；延至八九天，中虚气滞，气机不通病人见心下痞硬，不通则痛所以胁下痛。气滞而致浊气不降，反而上逆，浊气上干清阳，所以出现气上冲咽喉，眩冒；脾胃主一身肌肉，脾胃虚衰，肌肉失于温养，所以出现跳动不安，时间久则成为痿废。

本条所述病证与第67条的茯苓桂枝白术甘草汤证，无论是病因、病机和症状、脉象等方面，均有诸多相同之处。67条有心下逆满，气上冲胸，头眩，身为振振摇；而本条有心下痞硬，气上冲咽喉，眩冒，经脉动惕。心下逆满到心下痞硬，气上冲胸到气上冲咽喉，头眩到眩冒，身为振振摇到经脉动惕，可见本条症状比第67条症状较为严重，其病机均为中虚气滞，只是轻重不同，所以本证的治疗也可以使用茯苓桂枝白术甘草汤。

第 161 条说："伤寒发汗，若吐、若下，解后，心下痞硬，噫气不除者，旋覆代赭汤主之。"伤寒表证，经过汗、吐、下后，表证虽解，但中气也受到损伤，中虚气滞，气机不畅或者滞塞不通，就会出现心下痞硬；由于气机滞塞，升降失常，胃气不降反而上逆，所以出现噫气不止，治疗以旋覆代赭汤。方中以人参、大枣健中补虚；半夏、生姜和中降胃；旋覆花、代赭石下气降逆，六味药物补虚降逆，标本同治。本证与生姜泻心汤证均有心下痞硬和噫气的症状，两证的区别在于生姜泻心汤证为中虚气滞、水饮停聚、气机失常、升降反作，所以心下痞硬、干噫食臭、雷鸣下利；而本证仅为中虚气滞、气机上逆，所以有心下痞硬、噫气不止。

第 163 条说："太阳病，外证未除，而数下之，遂协热而利，利下不止，心下痞硬，表里不解者，桂枝人参汤主之。"本太阳表证不解，应该以适当的方法解表，却反复使用泻下的治疗方法，于是在太阳表热未解的情况下，中焦脾胃之气受损，中虚气滞，升降失常，所以出现心下痞硬、下利不止的症状，是以中虚为主，兼有表邪不散，治疗用桂枝人参汤，即理中汤中加入桂枝，甘草增至四两，以理中汤温中补虚，以桂枝解表。关于"协热而利"一词，后世有诸多解释，其实这里的"协"为协同、共同的意思；热和利是两个症状，即表证的发热和里证的下利，意思就是表证的发热和里证的下利同时存在，也就是后面"表里不解"的意思。

第 164 条说："伤寒大下后，复发汗，心下痞，恶寒者，表未解也，不可攻痞，当先解表，表解乃可攻痞，解表宜桂枝汤，攻痞宜大黄黄连泻心汤。"伤寒病一般是先表后里，治疗一般也是先汗后下，如果先下后汗，汗下失序，则不仅表证不解，还会损伤里气，按照伤寒病治疗的表里先后原则，表里同病，里证轻者先治表后治里，所以本条心下痞、恶寒的表里同病，先解表用桂枝汤，表解之后清里热用大黄黄连泻心汤。但要注意辨证，其心下痞有多种，需辨清属于因热盛气滞而成痞者，方可用大黄黄连泻心汤，如果属于寒热错杂或者是水饮致痞等则不可用。

如果是少阳气机滞塞，升降反作，出现心下痞硬、呕吐下利的，则用大柴胡汤通降气滞、疏利气机。所以第 165 条说："伤寒发热，汗出不解，心中痞硬，呕吐而下利者，大柴胡汤主之”。

第166条说：“病如桂枝证，头不痛，项不强，寸脉微浮，胸中痞硬，气上冲喉咽不得息者，此为胸有寒也。当吐之，宜瓜蒂散。”病如桂枝证，既然用一“如”字，肯定就不是桂枝证，只是有个别症状类似于太阳中风桂枝证。太阳病以头项强痛恶寒为主症，头不痛项不强，又不恶寒，只是脉象稍微有些浮。一般而言，寸脉浮大多说明病在上焦胸中，见到胸中痞硬，且有气息上冲咽喉不止，这是胸中有痰邪，阻遏了气机，以至于气机不能和降而上冲咽喉，因邪在上焦胸中。《内经》中说，“其在上者，因而越之”，所以用瓜蒂散涌吐痰邪。

除了以上所说的痞证以外，还有脏结证也可以见到痞。病人素有痞疾，留邪日久损伤正气，正气伤则邪气更盛，邪结既久，脉络瘀滞，气机不通，所以胁下痞结疼痛，累及肚脐周围，下连少腹部，甚则连及阴筋，这是一种叫作“脏结”的因虚致实的虚实夹杂证候，治疗起来颇为棘手。这里的气上冲咽喉一症，与第160条的气上冲咽喉症状表现虽然相似，但病因病机则不相同，第166条是痰邪郁阻胸中，气机不降而反上逆；第160条则是中焦虚弱，气机滞塞，升降反作而致气上冲咽喉，第166条的脏结是虚中夹实，第160条则是纯属中虚。关于“阴筋”一词，大多解释为阴茎，如此一来该病则只可能见于男性，其实脏结是不论男女都可以发生的证候，所以阴筋应该是阴部的经筋，是男女均有的组织，该病也可以见于女性。

本节主要介绍了各种痞证的辨证论治，归纳起来，痞证可分为寒热虚实，以及寒热错杂为病。有因热致痞的大黄黄连泻心汤证；内热表虚的附子泻心汤证；水气不化的五苓散证；寒热错杂的半夏、生姜、甘草三泻心汤证；痰气内结的旋覆代赭汤证；饮停胸中的十枣汤证；中虚气滞的桂枝人参汤证；痰郁胸膈的瓜蒂散证，以及脏结等。不论何种证候出现心下痞硬，均为气机阻滞、升降失常所致，治疗时则要弄清导致其失常的原因，祛除引起气机阻滞的因素，痞证自然会解除。

附原文：

152. 太阳中风，下利呕逆，表解者，乃可攻之。其人漐漐汗出，发作有时，头痛，心下痞硬满，引胁下痛，干呕短气，汗出不恶寒者，此表解里未和也。十枣汤主之。

十枣汤方

芫花，熬　甘遂　大戟

上三味，等分，各别捣为散。以水一升半，先煮大枣肥者十枚，取八合，去滓，内药末。强人服一钱匕，羸人服半钱，温服之，平旦服。若下少病不除者，明日更服加半钱。得快下利后，糜粥自养。

153. 太阳病，医发汗，遂发热恶寒，因复下之，心下痞，表里俱虚，阴阳气并竭，无阳则阴独，复加烧针，因胸烦，面色青黄，肤瞤者，难治。今色微黄，手足温者，易愈。

154. 心下痞，按之濡，其脉关上浮者，大黄黄连泻心汤主之。

大黄黄连泻心汤方

大黄二两　黄连一两

上二味，以麻沸汤二升渍之，须臾，绞去滓。分温再服。

155. 心下痞，而复恶寒汗出者，附子泻心汤主之。

附子泻心汤方

大黄二两　黄连一两　黄芩一两　附子一枚，炮，去皮，破，别煮取汁

上四味，切三味，以麻沸汤二升渍之，须臾，绞去滓，内附子汁。分温再服。

156. 本以下之，故心下痞，与泻心汤，痞不解。其人渴而口燥烦、小便不利者，五苓散主之。一方云，忍之一日乃愈。

157. 伤寒汗出，解之后，胃中不和，心下痞硬，干噫食臭，胁下有水气，腹中雷鸣，下利者，生姜泻心汤主之。

生姜泻心汤方

生姜四两，切　甘草三两，炙　人参三两　干姜一两　黄芩三两　半夏半升，洗　黄连一两　大枣十二枚，擘

上八味，以水一斗，煮取六升，去滓，再煎取三升。温服一升，日三服。附子泻心汤，本云加附子。半夏泻心汤、甘草泻心汤，同体别名耳。生姜泻心汤，本云理中人参黄芩汤，去桂枝、术，加黄连并泻肝法。

158. 伤寒中风，医反下之，其人下利，日数十行，谷不化，腹中雷鸣，

心下痞硬而满，干呕，心烦不得安。医见心下痞，谓病不尽，复下之，其痞益甚。此非结热，但以胃中虚，客气上逆，故使硬也。甘草泻心汤主之。

甘草泻心汤方

甘草四两，炙　黄芩三两　干姜三两　半夏半升，洗　大枣十二枚，擘　黄连一两

上六味，以水一斗，煮取六升，去滓，再煎取三升。温服一升，日三服。

159. 伤寒服汤药，下利不止，心下痞硬，服泻心汤已，复以他药下之，利不止。医以理中与之，利益甚。理中者，理中焦，此利在下焦，赤石脂禹余粮汤主之。复不止者，当利其小便。

赤石脂禹余粮汤方

赤石脂一斤，碎　太乙禹余粮一斤，碎

上二味，以水六升，煮取二升，去滓。分温三服。

160. 伤寒吐下后，发汗，虚烦，脉甚微，八九日心下痞硬、胁下痛，气上冲咽喉，眩冒，经脉动惕者，久而成痿。

161. 伤寒发汗，若吐、若下，解后，心下痞硬，噫气不除者，旋覆代赭汤主之。

旋覆代赭汤方

旋覆花三两　人参二两　生姜五两　代赭一两　甘草三两，炙　半夏半升，洗　大枣十二枚，擘

上七味，以水一斗，煮取六升，去滓，再煎取三升。温服一升，日三服。

163. 太阳病，外证未除，而数下之，遂协热而利，利下不止，心下痞硬，表里不解者，桂枝人参汤主之。

桂枝人参汤方

桂枝四两，别切　甘草四两，炙　白术三两　人参三两　干姜三两

上五味，以水九升，先煮四味，取五升，内桂，更煮取三升，去滓。温服一升，日再夜一服。

164. 伤寒大下后，复发汗，心下痞，恶寒者，表未解也，不可攻痞，当先解表，表解乃可攻痞，解表宜桂枝汤，攻痞宜大黄黄连泻心汤。

165. 伤寒发热，汗出不解，心中痞硬，呕吐而下利者，大柴胡汤主之。

166. 病如桂枝证，头不痛，项不强，寸脉微浮，胸中痞硬，气上冲喉咽不得息者，此为胸有寒也。当吐之，宜瓜蒂散。

瓜蒂散方

瓜蒂一分，熬黄　赤小豆一分

上二味，各别捣筛，为散已，合治之，取一钱匕。以香豉一合，用热汤七合，煮作稀糜，去滓。取汁和散，温顿服之。不吐者，少少加，得快吐，乃止。诸亡血、虚家，不可与瓜蒂散。

167. 病胁下素有痞，连在脐旁，痛引少腹，入阴筋者，此名脏结，死。

第四节　变证性质看体质　风湿初期属表证

——变证及风湿表证的辨证治疗

创新点：①麻黄杏仁甘草石膏汤证说明表证经过汗、下后，如果表证已去，就不能再用解表的方法治疗；误治后的变证，并不取决于误治的方法，而是取决于病人的体质。汗出与无大热两者为共同伴随症状，因为汗出时体温会随汗弥散，故凡是汗出的就一定不会有大热，凡是有高烧的就一定不会有汗出。太阳经主表，太阴肺经主皮毛，太阳篇中，凡咳、喘、短气等均涉及太阴肺病，太阳病的证候概括了太阴肺经。②综合《伤寒杂病论》全文，太阳表证大致可分为伤寒、中风、温病、风湿和中暍五种。而大多医家在讨论太阳表证时，多局限在伤寒、中风和温病，甚至一些医家只认为伤寒和中风是太阳表证。③炙甘草汤组方具有三大特色，即重用大枣、重用生地黄、清酒煎煮，临床运用该方时必须注意到这三大特色，否则就很难收到相应的疗效。

第 162 条说："下后，不可更行桂枝汤，若汗出而喘，无大热者，可与麻黄杏子甘草石膏汤。"与前面第 63 条的"发汗后，不可更行桂枝汤，汗出而喘，无大热者，可与麻黄杏仁甘草石膏汤"只有一字之差，共同反映了如下几个意思：

①表证经过汗后或者是下后，如果表证已去，就不能再用解表的方法治疗了。但如果表证仍在，则仍旧可以用解表的方法治疗。只要表证不去，即可一汗再汗。同样，泻下和涌吐也是如此，只要邪气仍在，就可以一下再下，或者一吐再吐，其关键在于认准证候病机。

②误治后的变证，并不取决于误治的方法，而是取决于病人的体质。汗法、吐法、下法、水法、火法等祛邪的方法，虽然各有侧重，但最终产生疗效或者发生变证，则依据病人的体质不同而发生变化。所以无论是发汗还是泻下，均可以导致太阴肺经邪热的麻黄杏子甘草石膏汤证。

③汗出与无大热两者为共同伴随症状，因为汗出时体温会随汗弥散，故凡是汗出的就一定不会有大热；而体温高时，一则因无汗而温度高，二则体温高蒸发津液，所以凡是有高烧的就一定不会有汗出。

④六经中五脏疾病证候，只有肺经没有体现，而在太阳篇中，诸多咳、喘、短气等均为太阴肺病，因太阳主一身之表，而肺又主皮毛，两经所主相同，故多以足太阳膀胱经的证候概括足太阴肺经。太阳表证失治、误治的传变千变万化，其中传入太阴肺即是传变之一。

本证以发汗或泻下治疗后，表邪或里实已去，邪热郁阻于太阴肺经，导致太阴肺宣降失常。肺主治节，调节一身津液，肺热治节失司，津液失控，所以汗出溱溱；肺气失宣，不降反而上逆，故见喘息不止；因汗出量多，体温弥散，所以无大热。治疗以麻黄杏子甘草石膏汤，方中麻黄辛温发越，杏仁苦平降气，两药相伍，一宣一降，升降肺气，调畅气机；麻黄与石膏配伍，抑其温热，扬其升发，取二者升散发越热邪的功能，用以祛邪。待邪热消散，肺气升降正常，则汗出、咳喘自然痊愈。

《伤寒论》方证层次非常分明，从表至里，从虚到实，各有不同。从麻黄汤证、桂枝汤证纯表证→桂枝麻黄各半汤证→桂枝二麻黄一汤证→桂枝二越婢一汤证→大青龙汤证→麻黄杏子甘草石膏汤证→白虎汤证→白虎加人参汤证→竹叶石膏汤证，是一个表邪渐减、里热渐增的过程，又是一个里热渐盛到正气渐虚的过程，从表寒盛→里热盛→正气虚。这里的正气是指气阴，体现了伤寒病从表邪盛到正气虚的一个整体性衍化过程，这个过程提示我们：①治疗外感要尽早，将邪气消散于初表阶段，以免其进一步衍化；②虽然伤寒以伤阳、温病以伤阴为其特点，但阴阳居于同等重要地

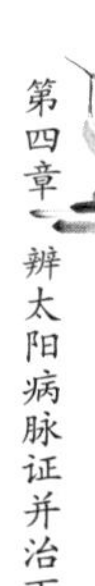

位，时时要顾及机体的阴津和阳气，不仅治疗温病时“存得一分津液，便有一分生机”，治疗伤寒时，阴津和阳气，甚至包括胃气，都要时时顾及。

白虎加人参汤证，是介于白虎汤证和竹叶石膏汤证之间的一个证候，既有邪热实邪，又有气阴两虚。白虎加人参汤证的形成，多由于体质盛实之人，罹患外感表证，失治误治，损伤正气，邪热渐盛，耗灼气阴，故而导致既有邪热过盛，又有气阴两虚的虚实夹杂证候。因白虎加人参汤证多因表证变化而来，如果“脉浮，发热无汗，其表不解”的，不可用白虎汤治疗，只有表证全无，纯属里热证的才能用白虎汤。

第 168 条提到“伤寒若吐若下后，七八日不解，热结在里”，出现“表里俱热，时时恶风，大渴，舌上干燥而烦，欲饮水数升”，第 169 条说“无大热，口燥渴，心烦，背微恶寒”，第 170 条说“渴欲饮水，无表证”。“表里俱热”虽同用一个热字，但表热是指的发热症状，而里热则是指的内热病机；由于热盛耗津、汗出伤气，以至于气阴两虚、表气不固，所以出现时时恶风或者背微恶寒的症状；汗出致体温弥散故无大热，“无大热”一症既说明汗出较多而表热弥散，又说明内热证候的汗出与高热不会同时出现；由于汗出过多，津液耗伤太过，所以病人口干舌燥，大渴欲饮水；其心烦既因内热盛扰动心神是心烦之本，又因口干燥而渴是心烦之标。总之是由于内热过盛，气阴两伤，既有邪实的一面，又有正虚的一面，故治疗时既要祛邪清内热，又要扶正补气阴，清内热用白虎汤，补气阴用人参。

无论是白虎汤或者是白虎加人参汤，其中粳米一味，虽是一般食物，但在该方中却起关键作用，其主要起到增加药汤中石膏含量，从而增加清热作用，现代使用白虎汤时，大多不放入粳米，其效果要大打折扣。石膏的水溶解度是一定的，它不因煎煮时间而改变，即便是暂时溶解到水中，在短时间内仍旧会以结晶析出。但是在由粳米煎煮后形成的混悬液中，石膏可以细粉状存在，所以在同等量药液中，石膏的含量就明显增加，因此其作用也就明显增强。由于白虎汤和白虎加人参汤是大寒之剂，所以在寒冷季节或者是体虚之人，要慎重服用，以免因过于寒凉而导致其他变证的发生。

人体是一个有机的整体，脏腑经络密切相关，在伤寒病的发生和发展中，一经的病变常常会涉及另一经，从而表现出合病、并病及传经的病证，或两经或三经同时发病，出现相应的证候。无先后次第之分者，称之为“合病”。如太阳经病证和阳明经证同时出现，称“太阳阳明合病”；三阳经同病的为“三阳合病”。凡一经之病，治不彻底，或一经之证未罢，又见他经证候的，称为“并病”，有先后次第之分。如少阳病未愈，而又进一步发展涉及阳明，称“少阳阳明并病”。

第171条说：“太阳少阳并病，心下硬，颈项强而眩者，当刺大椎、肺俞、肝俞，慎勿下之。”第172条说：“太阳与少阳合病，自下利者，与黄芩汤；若呕者，黄芩加半夏生姜汤主之。”前条是太阳少阳并病，后条是太阳少阳合病，无论是并病还是合病，均具备两经的症状表现。

太阳少阳并病心下硬满、眩晕，是少阳气机不畅，风火上扰；颈项强为太阳经气不舒，尚可伴有恶寒发热。尽管仍旧有表证表邪，但部分邪气已经进入少阳所以不能够发汗；邪气虽然入里，但未成实，所以也不能泻下，故用针刺治疗。针刺大椎、肺俞两穴，用以清散表邪；针刺肝俞，用以散泻少阳胆经邪气，因少阳厥阴互为表里，肝胆相连，故以泻肝达到舒胆的目的。

太阳少阳合病，两经同时受邪，既有太阳的头痛项强、发热恶寒，又有少阳的口苦胁满。本证以少阳邪气偏重，少阳邪热迫及胃肠，木盛乘土，升降失常，传导失职，升降反作，所以见自下利，或者呕吐，且应有腹痛等症。治疗以黄芩汤，方中黄芩清少阳胆热，芍药养肝阴助疏泄、调畅气机，炙甘草、大枣健脾补中和胃。全方标本兼治，脏腑同调。如果兼有呕吐，加半夏、生姜和胃降逆止呕。

第173条说：“伤寒，胸中有热，胃中有邪气，腹中痛，欲呕吐者，黄连汤主之。”这里的“伤寒”是指在伤寒病过程的变证，或者叫并发症，从症状上看，类似于胃肠炎症。原文中提到的“胸中有热，胃中有邪气”，正确的解读应该是“胃中有热，肠中有寒”，因胃中有热，热上气逆，胃气上逆，所以病人总想呕吐；肠道有寒，寒邪收引拘急而主痛，所以腹中痛。此证是一个寒热错杂，上热下寒的证候，故其治疗既要清胃热，又要温肠寒。清胃热用黄连，温肠寒用干姜，清热祛寒，实为治标。而之所以会出现胃热肠寒的寒热错杂现象，关键在于中焦脾的健运斡旋功能失常，所以

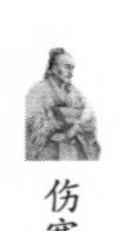

脾虚才是其根本，所以用人参、炙甘草、大枣健中补脾，调节阴阳，谐和寒热，补益脾气，实为治本。标本同治，是对本证的辨证论治。另外，桂枝配干姜温阳祛寒而止痛，半夏配干姜和胃降逆而止呕，是对本证的对症治疗。本方虽只有 7 味常用药物，却是对症治疗和辨证施治相结合，治标与治本同时运用的典范。

与《难经·五十八难》中“伤寒有五，有中风，有伤寒，有湿温，有热病，有温病”不同，综合《伤寒杂病论》全文，太阳表证大致可分为伤寒、中风、温病、风湿和中暍五种。而大多医家在讨论太阳表证时，多局限在伤寒、中风和温病，甚至一些医家只认为伤寒和中风是太阳表证。如《伤寒论译释》将《伤寒论》中的风湿证归属为类似证中。

原文第 174 条说：“伤寒八九日，风湿相搏，身体疼烦，不能自转侧，不呕，不渴，脉浮虚而涩者，桂枝附子汤主之。若其人大便硬，小便自利者，去桂加白术汤主之。”第 175 条说：“风湿相搏，骨节疼烦，掣痛不得屈伸，近之则痛剧，汗出短气，小便不利，恶风不欲去衣，或身微肿者，甘草附子汤主之。”就是太阳风湿表证，由表渐次入里的衍变过程。风邪挟湿，侵袭人体，由于湿邪腻滞，故虽病已八九日，风湿之邪仍旧滞留肌表，留着皮肤肌肉，太阳经气不舒，营卫之气郁阻不畅，故见身体疼烦，不能转侧；风湿邪气留表，阻滞经脉气血，所以见脉象浮虚而涩；邪未内传，阳明、少阳无邪，所以不呕、不渴。张仲景以不呕、不渴提示风湿邪气，稽留肌表，尚未内传少阳、阳明。治疗以桂枝附子汤，方中以桂枝散表化气行湿、附子温经补阳除湿，两者相伍，除湿解表；生姜、大枣调和营卫；炙甘草健脾和中。

如果病人大便硬，小便自利，说明其化气功能正常，湿邪出路畅通，故去桂枝，加白术助附子温阳除湿。桂枝附子汤证和去桂枝加白术汤证两者相较，前者风湿邪气偏于肌表，所以用桂枝化气去湿解表；后者风湿邪气虽仍属表证，但已从皮表进入皮里，分布于肌腠经脉之间，故去解表的桂枝，加入能够燥湿搜湿的白术，可见后者是风湿表证稍偏里者。

第 175 条的甘草附子汤证见骨节疼烦，掣痛不得屈伸，近之则痛剧，汗出短气，小便不利，恶风不欲去衣，或身微肿。风湿之邪流注骨节，郁闭营卫、阻滞气血，故见骨节烦疼，掣痛不得屈伸，因疼甚而近之则痛剧；

卫阳被遏，肌表失于温煦，表虚不固，所以汗出、恶风不欲去衣；湿邪阻滞气机，影响气化，故见短气、小便不利；湿气留滞肌肉关节而见身微肿。治疗以甘草附子汤，方中附子辛热温经助阳；白术苦温健脾化湿；桂枝辛甘温合白术附子同用，能够温表阳壮卫气，温里阳而除湿邪；甘草补益中气，缓和药性。全方有补卫气固肌表、止汗出解恶寒、温经助阳、化气利湿、止痛消肿、利小便的功能，是一首针对表阳虚、里湿盛的良方。

第175条和第174条两条同是风湿致病，但认真审视，两者有病位表里、病情轻重的不同。两条原文三个证候，从病位由表至里和从病情由轻至重的顺序是：桂枝附子汤证→去桂加白术汤证→甘草附子汤证。桂枝附子汤证是风湿邪气在太阳经和肌表；去桂加白术汤证是风湿之邪在肌腠经络；而甘草附子汤证则是风湿邪气除了在肌肉关节外，尚有部分风湿邪气进入脏腑，碍及气机和气化。故三证在治疗时，因为湿邪需要温化，所以附子为共用药物，而解表化气的桂枝和健脾除湿的白术，则是根据证候的不同决定是单用还是合用。桂枝附子汤证风湿在太阳经表，故用桂枝解表散邪；去桂枝加白术汤是风湿在肌腠，故用白术健脾化湿；甘草附子汤证为风湿邪气既在肌肉关节，也侵入脏腑气机，故桂枝、白术同用，伍附子共除表里之邪。

第176条曰："伤寒脉浮而滑，此以表有热，里有寒，白虎汤主之。"本条历来争议较多，尤其在"表有热，里有寒"的理解上，古今注家意见很不一致，大约有近十种说法：①传里而未入腑说；②表里误倒说；③寒热误倒说；④"寒"当作"邪"说；⑤表里俱热说；⑥寒伏于里，更增里热说；⑦里有热，表无寒说；⑧"寒"作"实"解说；⑨"寒"为"痰"假借说。

本条原文只提出脉象浮而滑，但对白虎汤证的临床表现均未言及，并以"表有热，里有寒"概括病机，如此矛盾，遂致后人迷惑不解。若作"表寒里热"或"表里俱热"或单纯"里热"理解均与"白虎汤主之"较为贴切。本条究竟是否是错文，历代医家都对"里有寒"持否定态度，如果无里热的病机存在，是断然不会用白虎汤的。若以方测证，可知本条确系里热为主，热势蒸腾充斥内外，可致表里俱热，有邪热而无结实，所以脉象浮滑，只是原文中"表有热，里有寒"字句，以致注家纷争。有人

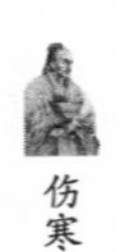

认为此处表里有误，有人认为“寒”字有误等，不管是表里有误，还是寒字有误，既然使用白虎汤治疗，那就一定是里有邪热，否则将无法解释。因“里有热邪”，里热炽盛，充斥外达，故肌表热甚，故曰“表有热”。此表为肌表之表，而非表证之表；此热必是发热而恶热，既是自觉症状也是他觉症状，与表证的他觉发热自觉恶寒不同。邪热炽盛，表里俱热，当用白虎汤治疗。

原文第 177 条说：“伤寒，脉结代，心动悸，炙甘草汤主之。”第 178 条说：“脉按之来缓，时一止复来者，名曰结。又脉来动而中止，更来小数，中有还者反动，名曰结，阴也；脉来动而中止，不能自还，因而复动者，名曰代，阴也。得此脉者，必难治。”

什么叫作结脉、代脉呢？

结脉是往来缓，时一止，复来。《脉诀》中说：“或来或去，聚而却还，与结无关。”累累如循长竿曰阴结，蔼蔼如车盖曰阳结。结甚则积甚，结微则气微，浮中见结是外有痛积，伏脉而结是内有积聚。

代脉是动而中止，不能自还，因而复动。促结之脉止无常数，或二动三动，一止即来。代脉之止有常数，必依数而止，还入尺中，良久方来也。《脉经》中说：“代脉散者死，主泄及便脓血。”

对于“伤寒，脉结代，心动悸”，历代医家有诸多不同认识，大致分为两大类，一类为主虚说，包括血气虚衰说、阴虚而真气不相续说、病后皆然说、心气虚说、心阴心阳不足说等；另一类为虚实夹杂说，包括正亏邪伏说和阳虚阴实说。综合各种不同认识，本条“脉结代，心动悸”的产生原因还是以虚为主，以方测证，夹实之说似乎证据不足。原文说“伤寒，脉结代，心动悸”，提示这种素有脉结代、心动悸的病人，易感受寒邪而诱发。“脉结代，心动悸”的形成与虚相关，无论气血阴阳，病后皆离不开虚。而在本虚之外还有寒邪影响了脉气流通，所以脉搏不相连续，而出现了脉结代、心动悸。当然，结代脉并不完全主虚，也有因痰实阻滞、瘀血凝结、气血流行不畅而产生，也有因禀赋异常、体健无病或妊娠数月等见结代之脉的，当据具体情况做出正确的处理。

关于病理性的结代脉，在第 178 条中有详细介绍，并说明此二脉皆属阴，得之难治，加之还有心动悸的表现，这正是心血虚而真气不续的征兆。

从使用炙甘草汤治疗脉结代、心动悸来看，本证心动悸是心血不足、心阳虚弱、心失濡养固护所致。而脉结代是心阳不足，主血无力的表现，以炙甘草汤补血益气、通阳复脉，故后世又称其为“复脉汤”。

炙甘草汤中桂枝、炙甘草辛甘化阳，温补心阳之气；阿胶、麦冬、生地黄、麻仁味甘养阴，补益心肝营血。以上两组药物，阴阳气血双补，是资其流。人参、炙甘草、大枣健中补脾，以滋气血生化之源，是开其源。开源资流，营卫气血阴阳得以补充，化源健旺，动力充沛，其脉结代、心动悸自然就会痊愈。从其方中用药剂量来看，大枣30枚，生地黄1斤，都是《伤寒论》中绝无仅有的。在《伤寒论》中，大枣一般多为12枚，但也有4枚、5枚或者14枚、15枚的，在当归四逆汤中大枣用到了25枚，而炙甘草汤中就用到了30枚。大枣既能补气，又能补津，是养脾阴的主要药物，后世叶天士就将芍药、蜂蜜、大枣作为养脾阴的三大王牌药物，气血阴阳的不足，大枣应是首选。生地黄有通血脉、益气力、主伤中、逐血痹、补阴养血的功能，重用生地黄，其目的即在于通脉、复脉，所以后世有人将炙甘草汤又称其为“复脉汤”。

炙甘草汤组方具有三大特色：①重用大枣；②重用生地黄；③清酒煎煮。在临床运用上要了解其特色并加以运用。

附原文：

162. 下后，不可更行桂枝汤，若汗出而喘，无大热者，可与麻黄杏子甘草石膏汤。

168. 伤寒若吐若下后，七八日不解，热结在里，表里俱热，时时恶风，大渴，舌上干燥而烦，欲饮水数升者，白虎加人参汤主之。

169. 伤寒无大热，口燥渴，心烦，背微恶寒者，白虎加人参汤主之。

170. 伤寒脉浮，发热无汗，其表不解，不可与白虎汤。渴欲饮水，无表证者，白虎加人参汤主之。

171. 太阳少阳并病，心下硬，颈项强而眩者，当刺大椎、肺俞、肝俞，慎勿下之。

172. 太阳与少阳合病，自下利者，与黄芩汤；若呕者，黄芩加半夏生姜汤主之。

173. 伤寒，胸中有热，胃中有邪气，腹中痛，欲呕吐者，黄连汤主之。

174. 伤寒八九日，风湿相搏，身体疼烦，不能自转侧，不呕，不渴，脉浮虚而涩者，桂枝附子汤主之。若其人大便硬，小便自利者，去桂加白术汤主之。

175. 风湿相搏，骨节疼烦，掣痛不得屈伸，近之则痛剧，汗出短气，小便不利，恶风不欲去衣，或身微肿者，甘草附子汤主之。

177. 伤寒，脉结代，心动悸，炙甘草汤主之。

178. 脉按之来缓，时一止复来者，名曰结。又脉来动而中止，更来小数，中有还者反动，名曰结，阴也；脉来动而中止，不能自还，因而复动者，名曰代，阴也。得此脉者，必难治。

第五节　太阳发病分阴阳　表证寒热有五种

——太阳病综述

创新点：①太阳病从整体上可以分为经证、腑证、兼证、类证和变证五大类，而太阳经证又分为寒证（伤寒、中风、风湿）、热证（温病、中暍）两大类。②寒热在骨髓，在皮肤，与真寒假热、真热假寒表现截然不同，它们的区别在于：寒热的概念不同；寒热的程度不同；寒热的范围不同；寒热的感觉不同。③发于阳、发于阴是指感受邪气的性质，也是病人最初始症状的发生因素。结合太阳表证的病证分类，发于阳是感受风热暑气，发于阴是感受风寒湿邪，是通过对疾病初起表证阶段的症状表现，反过去推测受邪性质，并将发病归结为两大类。这种病因和发病归类的方法，能够执简驭繁，提示我们，从发热恶寒的有无即可简单的判断所感受邪气的性质。

太阳病是《伤寒论》的重要篇幅，在398条原文中占了178条，其一经的内容占了六经总数的45%。同时，少阳经的绝大部分内容、太阴肺经的内容以及其他经的个别内容，都出现在太阳病脉证并治中。尤其是在太阳病内容中，记载了大量的热病过程中的合并症、并发症、后遗症等，被称作“变证”。太阳病本身的经证、腑证是《伤寒论》的核心内容，但这些变证则是临床上非常实用的证治理论，所以在学习中也同样不可轻视或者忽略。前面用了大量篇幅介绍了太阳病的理法方药、脉因证治，本节将对太阳病的主要内容进行简要的综述。

一、太阳病的基本症状

太阳病的基本症状，指的是太阳病一开始被称作“经证”时候的基本症状。在《伤寒论》开篇第一条就指出“太阳之为病，脉浮，头项强痛而恶寒。”

这里的“脉浮”指出病在表，是属于表证，是大体的病位，也是辨证的基本思路。即凡太阳病初期，不论其为何种病证，都是在表，属于表证，包括了后面涉及的伤寒、中风、温病、风湿、中暍等。

“头项强痛”则是指详细的病位，是在太阳经。太阳经起于目锐眦，上额交巅，入络脑，还出别下项，夹脊抵腰，内入属小肠、膀胱。以“头项强痛”代指太阳经病位，并非只有这一个症状，而是示症举例。

“恶寒”一症放在“而”字之后，按照《伤寒论》的撰文惯例，是强调该症状的重要性，后面条文中大凡放在“而”字后面的症状，也都具有全证中最重要症状的意思。作为寒性表证的伤寒、中风具有恶寒症状，自然不必说，所以原文第 3 条的伤寒就有“必恶寒”的肯定答案；而风湿则有“汗出恶风者”“恶风不欲去衣”，也具有恶风或恶寒的症状；即便是热性的表证也仍旧具备“恶寒”的症状，太阳中暍，“发热恶寒，身重而疼痛，其脉弦细芤迟”“太阳中热者，暍是也。汗出恶寒，身热而渴”，可知“恶寒”是所有表证的必备症状，即一开始都有恶寒的症状，但是随着疾病的发展变化，“恶寒”一症就有可能消失，所以有《伤寒论》第六条“太阳病，发热而渴，不恶寒者，为温病”，这里的不恶寒，是医生见到病人时，病人未必有恶寒表现，但疾病一开始必定有恶寒，否则作者不会将一个不可能出现的症状再单独提出来，之所以强调不恶寒，就是说病人原有恶寒，在就诊时已经不恶寒了，而开始时是肯定有恶寒症状的，强调了表热证与表寒证的不同。阳明经证一开始也有恶寒，但很快就会恶寒自罢而反恶热，这是由阳明病特点所决定的。

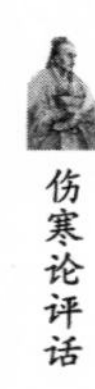

二、太阳病的分类

太阳病从整体上可以分为经证、腑证、兼证、类证和变证五大类。

1. 太阳病经证

太阳病经证，或称作表证，是按照邪气的性质和特性进行分类的，而邪气的特性又是根据症状表现反推而得到的，从这个意义上讲，太阳经证也是根据证候进行分类的。

太阳经证分为寒证和热证两类：寒证又可分为伤寒、中风、风湿；热证分为温病、中暍。这里的“温病”不是现代概念上的温病，但雷同于现在《温病学》中的风温，而第6条中所提到的“若发汗已，身灼热者，名风温”中的“风温”，则是《温病学》中的温病热入气分证的前身，其实《伤寒论》第6条就是现代《温病学》风温的卫、气、营、血几个不同病理阶段的整个演变过程，只是名称不同而已。“中暍”一病出现在《金匮要略·痉湿暍病脉证第二》中，并都冠以“太阳病”，“太阳中暍，发热恶寒，身重而疼痛，其脉弦细芤迟”“太阳中热者，暍是也。汗出恶寒，身热而渴，白虎加人参汤主之”。说明“中暍”这种感受外邪所致的疾病，一开始也是从太阳经表证开始的。

2. 太阳病腑证

太阳病腑证是由经证不解，邪气循经入腑，导致太阳经所连属的脏腑功能发生病变而形成的证候。由于手太阳经连属小肠，足太阳经连属膀胱，所以太阳腑证就有寒邪入腑，影响膀胱气化，水道不利的蓄水证。即五苓散证；也有热邪入腑，导致小肠血热郁阻，血瘀不行的蓄血证，因其血热轻重有别，瘀阻程度不同，病情轻重各异，病程长短不一，所以就有桃核承气汤证、抵当汤证和抵当丸证的轻重缓急的不同。

3. 太阳病兼证

太阳病兼证主要是指以太阳病为主，兼有其他合并症或者原发疾病，无论是兼有太阳病以外的症状，或者是兼有与太阳病表证证候病理不相一致的病机，都可以称之为兼证。对于兼证的治疗，以太阳本经证候为主，依据所兼症状或病机，进行随症加减或者辨证加减用药。

由于一些兼证与变证难以区分，所以《伤寒论》中，只有中风证和伤寒证的兼证比较明确和突出。

在中风证的兼证中有兼有项背强几几的桂枝加葛根汤证；兼有喘的桂枝加厚朴杏子汤证；兼有阴阳两虚的恶风、小便难、四肢微急、难以屈伸的桂枝加附子汤证；表证误下后胸阳不展的桂枝去芍药汤证；发汗所致的营血亏虚的身疼痛、脉沉迟的桂枝加芍药生姜各一两人参三两新加汤证。

伤寒证有三大兼证，包括兼有项背强几几的葛根汤证，外寒内热、客寒包火的大青龙汤证和外寒内饮的小青龙汤证。

4. 太阳病类证

所谓太阳病类证，即相类而非是，乍一看似乎是太阳病，但认真分析起来，则并非太阳病，虽然具有类似太阳病的个别症状，而病机则与太阳病截然不同。其实这种类似证临床上应该有很多，而在《伤寒论》中，作者仅举出十枣汤证和瓜蒂散证两个证候以作示例，其目的在于提示临床上要认真辨证，决断于疑似之间，切不能被个别假象蒙蔽，以至于辨证失误，治疗失当，造成医疗事故。我们后学应以此为例，举一反三。

5. 太阳病变证

太阳病变证是在太阳病过程中，失治、误治而导致疾病发生变化，其结果既不是经证，也不是腑证，而是伤寒过程中的并发症、后遗症和夹杂症，由于感邪性质、轻重、新久不同，误治的方法多种多样，正气的盛衰消长也随时间而变化，所以变证就有寒热、虚实的不同；同时还因于脏腑的功能、特点、喜恶的不同，所以变证又有不同脏腑的阴阳虚实的变化，在前文已经逐个述及，本节不再详细赘言。

三、太阳病的发病

这里主要是依据《伤寒论》原文第 7 条，再次深入探讨一下太阳表证发病的机理。

“病有发热恶寒者，发于阳也；无热恶寒者，发于阴也。发于阳，七日愈；发于阴，六日愈。以阳数七，阴数六故也。”本条是历代医家争论最多的内容之一。争论的焦点在于“发于阴”“发于阳”的阴阳所指为何？为什么“发于阳，七日愈”，而“发于阴，六日愈”？“阳数七，阴数六”与太阳病有什么关系?

“病有发热恶寒者，发于阳”，是指大凡感受温热性质邪气的病人，初期都具有发热恶寒的症状，反过来说就是一发病就出现发热恶寒的，多是由温热性质的邪气所引起，比如风热外感的初期就有发热恶寒，中暍即现在所说的中暑，一开始也具有发热恶寒。需要说明的是，温热性质的邪气引起的表证开始的恶寒会随着疾病的进展而很快消失，所以在临床上见到的较少，这就需要在问诊时，询问病人一开始的病情。阳明经表证肯定是热证，但一开始也有恶寒，因阳明病多实多热，所以旋即恶寒自罢而反恶热。

“无热恶寒者，发于阴也”，是指大凡感受寒凉性质邪气的病人，初期都恶寒，但未必一定发热，反过来说就是发病后如果仅有恶寒症状的，多是由寒凉性质的邪气所引起，比如伤寒，一开始“或已发热，或未发热，必恶寒”。寒凉性质的邪气，比如寒、湿等侵袭人体，一开始体内正气反应不及，所以症状就表现为恶寒，待正气集结，奋力抗邪，正邪交争时就会出现发热。

发于阳、发于阴是指感受邪气的性质，也是病人最初始症状发生的因素。本条原文通过对疾病初起，或者说表证阶段的症状表现，反过去推测受邪性质，并将发病归结为两大类，这种病因和发病归类的方法，能够执简驭繁，提示我们，从得病初起发热、恶寒症状的有无，即可简单的判断所感受邪气的性质。

四、太阳病的临床表现

太阳病的表现纷繁复杂，有表证也有里证，有经证还有腑证。但《伤寒论》在第11条提出“病人身大热，反欲得衣者，热在皮肤，寒在骨髓也；身大寒，反不欲近衣者，寒在皮肤，热在骨髓也”，是以举例的形式，指出了太阳表寒证和表热证临床表现的不同。这里不是简单地说出症状，而是将症状的具体表现，即医生他觉的温度体征和病人的自我感觉的差异，详细的叙述出来，用以进行辨证时的鉴别。指出太阳表寒证病人他觉体温很高，但病人自觉怕冷，甚则包裹数层衣被仍旧鼓颌寒战不止，甚则会说骨缝及心坎里怕冷，所以说是热在皮表，寒在骨髓。表热证由于汗出，随着汗液的发散，体表的温度也会下降，所以他觉皮肤是凉的，这和生理情况下感觉寒冷时体表热，而感觉酷热时体表凉一样，因是风温表证，里也有热，表里俱热，尽管皮表因汗出而温度较低，皮肤冰凉，但病人并不感觉怕冷。同时因为体表汗出而潮湿黏腻，不希望衣物贴近皮肤，所以不欲近衣，这是因为只是皮肤发凉，而内在仍旧是热的缘故，这就是“寒在皮肤，热在骨髓”的道理。

本条的寒热在骨髓，在皮肤，并非多数医家说的真寒假热，或者真热假寒，两者表现截然不同，它们的区别在于：

①寒热的概念不同。本条的寒、热是病人的自觉症状和他觉体征；寒热真假的寒、热一个是内在病机，一个是外在症状。第 11 条原文表述的寒热是四诊所得的客观材料，即外在体温升高的发热与内在的病人怕冷，两者成正相关关系，体温越高怕冷越重，体温偏低的皮肤发凉，与汗出的程度成正比；寒热真假的寒、热既有四诊的客观材料，即外在的所谓“假寒”“假热”，也有根据四诊材料做出的主观推断，即内在病机的真寒、真热。

②寒热的程度不同。本条皮肤的寒、热体征，温度有明显变化，即病人自觉怕冷时，体温非常高，而皮肤因汗出温度偏低时病人则感觉到热；寒热真假的寒、热温度变化不明显，即虽有自觉寒或热的情况，但实际体温没有变化或者变化不大。

③寒热的范围不同。本条的寒、热表现，不管是病人自觉症状或是医生他觉体征，都是全身性的，不局限于某一部位。而寒热真假中，真寒假热的体表发热，除了温度不高外，其范围也多在躯干或头面，有时四肢反而是冰冷的；真热假寒的寒，则明显局限于四肢，出现四肢厥冷的情况，而胸腹反而会出现温度偏高。

④寒热的感觉不同。本条的寒、热，体表的表现与病人的感觉刚刚相反，即表证的体表发热时病人的感觉是怕冷的，而体表发凉时病人的感觉是发热的，而且可能是呈正相关的。真寒假热病人虽头面低热、面赤，手足却是逆冷的；而真热假寒的病人虽有四肢厥冷的情况，胸腹却是灼热的。

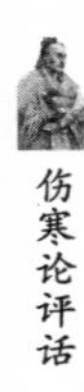

五、太阳病的转归

对太阳病的转归的判断，以原文为例，有经传、传经、不传经和痊愈几种。

太阳经为一身之表，六经之藩篱，邪气袭人，太阳经首当其冲，而太阳病的传变也就非常广泛，首要的会传给阳明、少阳，也会传给三阴。如果罹患伤寒，不论是一天或者数天，只要脉象仍旧是表证的脉象，没有发生变化，就说明太阳病没有发生传变，当然这里是以脉代证，就是说表证的脉象和症状没有变化，就确定疾病没有传变。但如果脉象由浮紧、浮缓、浮数等变为沉迟、沉数洪大等，且症状也出现了烦躁、想呕吐等，说明疾病已往阳明、少阳传变了。

按照《素问·热论》的说法，热病日传一经，一日太阳，二日阳明，三日少阳，但若在二、三日，没有见到阳明、少阳的脉象和症状，则说明没有发生传变。传变与否取决于脉象和症状的变化，日数虽有参考价值，但不是传变中的决定因素。

伤寒六日一候，太阳病头痛等症状至七日以上可自愈，是邪气在六日一候之后逐渐衰减，因而疾病痊愈。如果邪气未尽，继续第二个六日一候，就针刺足阳明的穴位，补充阳明之气，阻断邪气去路，使邪气从太阳外出而使疾病痊愈。

所谓“经传”，是笔者提出的关于传经的一个新概念。传经，是从一经传递到另一经，比如从太阳传到阳明或者少阳。而“经传”则是在同一经中，由经证变为腑证的传变方式，如太阳经表证通过“随经”的“经传”方式，传变为太阳腑证，即蓄水证与蓄血证，就是太阳经表寒证和表热证“经传”的结果。

原文第10条说：“风家，表解而不了了者，十二日愈。”风家，应该是指感受风邪而致病的中风证病人，这里是以举例的方式，提出表证，不仅仅是中风表证，也包括其他表证。邪气祛除、症状消失后，可能仍旧存在有病人感觉不大清爽，精神不够振奋，身体未完全复原的情况，被称作“不了了”，这个“不了了”，其实就是病后恢复阶段，体力尚未完全恢复的表现。“表解”和“愈”两者不是一个概念，两者是基础和结果的关系，有先后次序，表解在先，痊愈在后，表解是痊愈的基础，痊愈是表解的结果，只有邪去才能表解，只有表解才能使正气彻底恢复，正气恢复才会彻底痊愈。那为什么是“十二日愈”呢？如果是六日表解，十二日愈，有六天的恢复时间，彻底痊愈是很自然的事情。但如果第十日、第十一日，甚至是第十二日表解，恢复时间很短，甚至就没有恢复时间，也是第十二日愈。其实这里的“表解不了了，十二日愈”，除了有在表解之后需要恢复时间的意思之外，还有邪气消长、正气盈虚的时间规律，邪气消长、正气盈虚都是以六日为一周期，或者称作“一候”，风家表解之后，到第二个周期末，邪气消除殆尽，正气充盈运行，所以就会彻底痊愈了。在临床上我们也可以经常见到，感冒周期多在 7 天左右解除，而真正完全复原则需要两周左右，这是对第 8 条“头痛至七日以上自愈者，以行其经尽故也”，以及第 10 条“表解而不了了者，十二日愈”的较好注解。

六、太阳病欲解时

太阳病的欲解时间在巳至未上，也就是上午 9 点至下午 3 点之间，这个时段是人体之气在太阳经运行的时间，也是自然之气从弱至旺的时段。由于人体之气至于太阳，加上自然之气旺盛，内外之气相互资助，合力祛除外邪，就有邪解的可能。“欲解”和“解”不同，欲解就是有邪解的趋势，但太阳是否能够邪解，不仅需要太阳经气本身旺盛，还需要时值一日之中太阳气旺的时段，更取决于正气的盛衰和邪气的多寡，所以“欲解”不是“必解”，更不是“已解”，只是太阳病在上午 9 点至下午 3 点之间有解除的趋势。同时，“解”与“愈”之间还存在着一定的差距，“愈”一定是全解，而“解”则不是痊愈，需要有一个恢复的时间，那么“欲解”距离“痊愈”的时间会更长一些。

第五章　辨阳明病脉证并治

第一节　胃家实者有实邪　日晡发热病欲解

——阳明病总论（一）

创新点：①“胃家”，既包括了阳明经，也包括了阳明腑；既包含了足阳明胃，也包含了手阳明大肠，所以胃家实，是邪气实，邪气实不仅仅是热邪，也包括了寒邪、湿邪等。②阳明病可自他经传来，尤其是太阳病、少阳病等皆可传变至阳明病。而阳明病本身存在着“经传”情况，即邪气自他经而至，可从阳明经传变至阳明腑而成阳明腑实证，原文称之为“过经”，即过阳明之经而到阳明之腑。③“发潮热”是阳明病“欲解”的前提和条件，阳明病的欲解是发潮热的一种结果。但由于病情的千变万化，因人、因时等的不同，不是每一个阳明病病人，或者每一次阳明病欲解都要经过发潮热；同样也并不是发潮热就一定会出现欲解的结果。④“固瘕”病的形成是肠热胃寒所致，肠热耗津，胃寒津不化，所以出现大便先硬后溏，其肠热为实热，胃寒为实寒，治疗应该清肠热祛胃寒。

阳明病是伤寒病中邪气旺、正气实的阶段。由于阳明经为多气、多血之经，所以感邪之后所呈现的证候也是多实、多热。若其热在气分，则形成邪热，无论是其经证的无形之热，还是腑证的有形之热，多为实热证。若其热在血分，则又可形成血分的实热，出现血热妄行、瘀热不畅等病证。

从气化的角度而言，阳明之本是燥热之气，而其标则属阳，本燥标阳，中见之气为太阴的寒湿，所以阳明经在从化时，既不从其本燥化，也不从其标阳化，而是从中见之气太阴寒湿而化，但由于太阴寒湿总是气化不及，所以湿气与本燥或者标阳相合而多成湿热证，这也是阳明病湿热证产生的内在机理。阳明病属于多实多热，但需分清是在经还是在腑，是有形邪热还是无形邪热，所以治疗时就有当下、不当下、禁汗、禁火等治疗禁忌。本节以及下一节将对阳明病性质、成因、分类、转归、传变以及治疗宜忌等进行介绍。

一、阳明病的性质

阳明病总体而言是“胃家实”，正如原文第 180 条所说：“阳明之为病，胃家实是也。”关于“胃家实是也”，后世争论非常多，争论的问题多集中在本条是否为阳明病提纲和胃家实所指为何，诸如热毒留结、大便硬结、但实不虚、正阳阳明、糟粕结聚、感受实邪、邪盛易实、本经所发、腑证提纲、阳明病提纲等十余种不同说法，都从不同角度和侧面，阐述了胃家实的意义。

其实这里的“胃家实”，是开宗明义指出阳明病的性质。《灵枢·本输第二》说“大肠小肠，皆属于胃”，这里的“胃家”，既包括了阳明经，也包括了阳明腑；既包含了足阳明胃，也包含了手阳明大肠。所以胃家实，是邪气实，邪气实不仅仅是热邪，也包括了寒邪、湿邪等。那么有没有表现为虚的证候呢？在《伤寒论·辨阳明病脉证并治》中，也确实有关于虚证的内容，但一般而言，实在腑，虚在脏，所涉及的虚证也多是脾虚所致。

二、阳明病分类

阳明病的分类，大致有三种方法：

①从其是否兼有他经症状和何经症状进行分类。《伤寒论》原文第 179 条将阳明病分为三类，即“太阳阳明者，脾约是也；正阳阳明者，胃家实是也；少阳阳明者，发汗、利小便已，胃中燥、烦、实，大便难是也”。第 181 条说：“不更衣，内实，大便难者，此名阳明也。”这里的“不更衣”对应第 180 条的“太阳阳明”；“内实”对应正阳阳明；“大便难”对应少阳阳

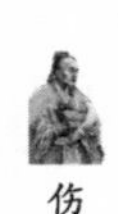

明。第 179 条主要介绍了阳明病的来路和成因。

邪自太阳经传之入腑者，谓之太阳阳明，太阳阳明是由于太阳病过度发汗，或者误用火法治疗，而导致津亏热胜，或者本是太阳表热失于治疗而使邪热传至阳明；阳明经本经受邪，邪热自阳明经传之入腑，与宿食糟粕搏结形成者，谓之正阳阳明，正阳阳明是由于阳热炽盛，有形邪实内结；邪自少阳经传之入腑者，谓之少阳阳明，少阳阳明是由于少阳病误用汗吐下法治疗，损伤了津液，导致津亏液少，肠道失于濡润而致大便不畅。

由于来路和成因不同，阳明病表现出三种轻重不同的类型，其性质总是属于胃中燥热、肠中津亏，故而形成阳明腑证。

太阳阳明、正阳阳明、少阳阳明三个不同的证候类型中，只有正阳阳明才是真正的阳明病，而太阳阳明、少阳阳明则属于并病，太阳阳明是太阳与阳明并病，少阳阳明是少阳与阳明并病。原文第 181 条就举例指出太阳转属阳明，即“问曰：何缘得阳明病？答曰：太阳病，若发汗，若下，若利小便，此亡津液，胃中干燥，因转属阳明。”胃中干燥，就是指太阳表证汗、下、利小便不当，导致胃肠津亏液少，而使大便不通，形成了阳明病。太阳病汗不如法，或者泻下、利小便；少阳病误用汗、吐、下利小便等治疗方法，都会损伤津液，导致燥热过盛而病转属阳明，形成并病。

太阳阳明被称之为“脾约”，是由胃气亢盛所致，表现为大便坚硬。胃强则消谷，谷多则脾运化不及，脾不能为胃行其津液，肠胃燥热津少，糟粕停滞大肠，故大便坚硬而“不更衣”，加之大便坚硬之前尚有“小便数”的伤津病史，足以证明太阳阳明是谷道津液匮乏而导致大便不通，与正阳阳明的燥热搏结有着程度上的区别。

②根据不同的表现推知感受不同的邪气进行分类。主要是根据症状表现，因发知受，推测是感受了何种邪气，进而对疾病进行分类，可分为阳明中风和阳明中寒两种。第 190 条说：“阳明病，若能食，名中风；不能食，名中寒。”第 191 条说：“阳明病，若中寒者，不能食，小便不利，手足濈然汗出，此欲作固瘕，必大便初硬后溏。所以然者，以胃中冷，水谷不别故也。”能食的为中风，因风为阳邪，阳明虽中风，但不伤及阳气，胃阳之气未伤，能够正常消谷化饮，所以能食；寒为阴邪，易伤阳气，阳明中寒，胃阳受伤，不能够消化水谷，所以不能食。阳明中寒不唯不能食，由于阳

明主肌肉四肢，寒邪伤阳，水谷不化，不能正常走入水道，反而偏渗四肢，所以小便不利而手足濈然汗出；阳明本为阳盛，中寒后胃中冷而肠中热，所以大便先硬后溏，实为肠热胃寒所致，肠热耗津，胃寒津不化，其冷为真寒，其热为真热，治疗以祛胃寒清肠热为法。

六经皆有表证，也就是说六经均有中风和伤寒。只是太阳伤寒称之为“伤寒”，而其他经的伤寒则称之为“中寒”，一伤一中，体现出了层次的差别。除太阳外，其余五经的中风、中寒虽有提及，但都非常简略，因证治方药不完善，所以后世医家提及甚少。其原因就是这五经稍偏于里，其中风、中寒的表现也是稍纵即逝，所以就不似太阳中风、伤寒一般辨证、治法、方药完备，这也正是太阳之所以为六经之表的原因。

③根据证候分类。阳明病若根据证候分类，首先分为寒热两大类，其寒为实寒，热为实热，阳明病不存在虚寒虚热的说法。寒证包括胃寒食谷欲呕的吴茱萸汤证、寒湿发黄证等。而热证由于阳明经的“两阳合明，谓之阳明”“其从化不从本燥标阳而从中气寒湿”“阳明为多气多血之经”等三大生理特点，所以其热证表现为邪热、湿热和血热三大类。

邪热证分为有形邪热和无形邪热，无形邪热有热郁上焦胸膈的栀子豉汤证、中焦气分热盛的白虎汤类证和下焦热盛阴伤的猪苓汤证；有形邪热有太阳阳明并病的太阳阳明脾约证、正阳阳明证和少阳阳明证，正阳阳明证又分为大承气汤证、小承气汤证和调胃承气汤证。

湿热证包括湿热偏表的麻黄连轺赤小豆汤证、湿热里实的茵陈蒿汤证和湿热并重的栀子柏皮汤证。

血热证分为衄血证、蓄血证和瘀血证。

三、阳明病的成因

第 179 条说：“少阳阳明者，发汗、利小便已……”第 181 条说：“太阳病，若发汗，若下，若利小便，此亡津液，胃中干燥，因转属阳明。”第 185 条说：“本太阳初得病时，发其汗，汗先出不彻，因转属阳明也。”第 187 条说：“伤寒脉浮而缓，手足自温者，是为系在太阴。太阴者，身当发黄，若小便自利者，不能发黄。至七八日大便硬者，为阳明病也。”第 188 条说：“伤寒转系阳明者，其人濈然微汗出也。”总结五条原文，可以看出阳

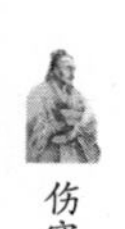

明病的成因有如下几条：

①少阳病误用发汗、利小便，伤津化燥生热，病入阳明；

②太阳病发汗太过、又利小便，伤津化燥，转属阳明；

③太阳病发汗不彻，邪气入于阳明化热而成；

④太阴病过用燥热药物，热自里出表而形成阳明病；

⑤阳明本经受邪而成阳明病。

不论阳明病形成的原因有几种，其归根结底有两个原因：津伤、热盛。津伤可使热更盛，热盛则使津更伤，两者又可互为因果，乃至形成阳明病。津伤、热盛，若无宿邪停留，一般会形成阳明无形邪热、湿热或者血热证，如本有宿食，与燥热搏结则会形成有形邪热证。

他经病传经到阳明，又有从阳明经经传到阳明腑的方式。

四、阳明病的临床表现

阳明病的临床表现，归纳原文第179条至第202条，可分为以下三类。

①阳明邪热证：在体表的症状为始虽恶寒，二日自止；身热、汗自出，不恶寒反恶热；濈然汗出，潮热发作有时。内在症状为烦、不更衣、内实、大便难；脉象为大脉。

②阳明湿热证：第199条说："阳明病，无汗，小便不利，心中懊憹者，身必发黄。"这是阳明湿热证的成因和表现。

③阳明血热证：第202条说："阳明病，口燥，但欲漱水，不欲咽者，此必衄。"这是阳明血热证的临床表现。

以上症状和脉象只是对阳明病临床表现的举例，由于证候的不同，其相关症状还有很多，但以上症状基本概括了阳明病的一般现象。

由于阳明经为多气多血之经，故而阳明发病也多热多实。邪中阳明经，一开始也会出现短暂的恶寒，这是正邪交争的表现，但随即恶寒就会自罢，而出现发热恶热，是阳明内热蒸腾于肌表所致；由于热邪蒸腾，故必伴有汗出，由于热邪的蒸腾，所以阳明汗出濈濈然连绵不断；由于内热盛而扰乱心神，所以有烦躁不安，甚至有更严重的神志失常症状。根据津伤程度和燥结的轻重不同，会出现大便难、不更衣、内实等，并伴随有不同程度和部位的腹痛。阳明邪热证是因热盛而致，所以见脉大，这里的大脉代表了比如洪、滑、实等一类盛实的脉象，这一类脉象既有正气盛的一面，更有邪气实的一面。

阳明湿热证以发黄为主要临床特征，其发黄应属阳黄的范畴，即身黄、目黄、小便黄，黄色莹亮如橘皮色。从第199条原文可以看出，发黄是有湿热蕴郁不解所致。阳明病热邪盛，如果有濈然汗出，尚可发散部分邪热，阳明病见无汗、小便不利，是热邪不得外散、湿邪不得下泄所致。湿与热蕴郁体内，胶结不散，阻遏胃脘而见心中懊侬、郁滞肝胆、疏泄失常，则出现发黄。

邪热与血搏结，会形成血热证或瘀血证、蓄血证。口燥，但欲漱水不欲咽，是邪热蒸腾血中津液，阴分有热所致，张仲景以此代表阳明血热证。

五、阳明病的传变

阳明病可由太阳病、少阳病、太阴病传变而来，或者阳明经自身受邪而成，阳明病有经证，有腑证，一般而言，无形邪热证为阳明病的经证，有形邪热证则是阳明病的腑证。至于湿热证和血热证，则既有经证也有腑证，如湿热偏表的麻黄连轺赤小豆汤证即属经证，而茵陈蒿汤证即属于腑证。

阳明病虽然来路较广，但病证并不复杂，其传变正如第184条所说“阳明居中，主土也，万物所归，无所复传”。由于阳明经胃肠五行属土，为万物所归，所以病到阳明，就不会再传递到其他经，故而其他五经的疾病极少是由阳明病传递而来的。但是阳明病在治疗时，过多使用吐下法，尤其是寒性药物的攻下，会导致胃家极寒而形成胃寒证，但其临床表现则多属于中焦虚寒。依照“实则阳明，虚则太阴”的惯例，都将其归属于太阴病，这可以算是阳明病传递到太阴的一种情况。

在《伤寒论》原文中，张仲景明确提出了“传经”的传变方式，同时也提出了“经传”，虽然没有明确的提出“经传”的传变方式，但是通过“随经”和“过经”指出了这种传变方式。“随经”是太阳经由经证到腑证的传变，而“过经”则是阳明经由经证到腑证的传变，由于二者都属于同一经的邪气由经到腑的传递，为了与两经之间的传递方式“传经”进行区别，我们姑且称之为“经传”，“传经”和“经传”两者都属于伤寒病证的

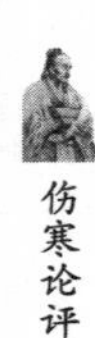

传变方式。

太阳经的经传之所以称作“随经”，是因为太阳经自感邪气，循着太阳经顺势而入太阳腑，从本经进入本腑；而阳明病的“经传”之所以称作“过经”，是因为其多是从太阳经或者少阳经而来的传经邪气，经过或者越过阳明经而进入足阳明胃或者手阳明大肠。不论是太阳病的“随经”，还是阳明病的“过经”，都属于“经传”。

阳明病虽然没有传经的情况，至少原文中没有提到阳明病传经，但是有“经传”的情况，即通过“过经”的“经传”方式，由经证传变为腑证，这在原文第 103 条、第 105 条、第 123 条和第 217 条中都有所反映。具体为什么说是经传？如何经传？经传结果如何？会在相关条文中进行详细介绍。

六、阳明病欲解时

第 193 条说：“阳明病欲解时，从申至戌上。”将十二时辰与十二时制对照，从申至戌大约在下午 3 点至 9 点之间。

阳明病为什么会在申至戌上（下午 3 ～ 9 点间）欲解呢？因为人体的生命活动受自然界的影响，也存在着年节律、季节律、月节律和日节律。正气的流注、邪气的盛衰、病情的轻重等，无不受着这些节律的影响，所以在《素问·生气通天论篇第三》中说：“故阳气者，一日而主外，平旦人气生，日中而阳气隆，日西而阳气已虚，气门乃闭。”《素问·脏气法时论篇第二十二》也有“肝病者，平旦慧，下晡甚，夜半静”“心病者，日中慧，夜半甚，平旦静”的说法。医家常说的“旦慧、昼安、夕加、夜甚”，是指疾病的一般规律，根据患病脏腑不同，其临床的表现也不同。究竟什么时候减轻，什么时候加重，取决于患病脏腑和自然界阳气流转的相应关系。在申、酉、戌这三个时辰，人体正气响应自然界之气，正气流注于阳明，阳明气旺于此时，阳明气旺自然就有力抗邪，就有驱邪外出而病解的可能。这里的“欲解时”，只是说明这个时辰“欲解”，而非“必解”，就是可能会“解”，这种判断是建立在中医统一整体观的“天人相应”的基础上的。

既然阳明病在申至戌上有欲解的可能，那为什么又在日晡时分出现潮热呢？这是病情加重的表现，还是病情减轻的表现呢？这里我们需要弄清以下两个问题：

其一，潮热的潮，即形容发热如潮汐一样定时。当月球在椭圆形轨道上运行，由于速度而对地球产生引力，至离地球最近的时候其引力也最大，致使海水的运动也发生变化，从而形成潮汐，所以潮汐的形成是较大引力和阻力相互作用的结果。就疾病而言，如果正气相对偏弱，不能与邪气抗争的时候，表现出的症状就较为平和，而当正气稍旺时就有能力与邪气抗争，表现出的症状就相对较为明显。下午 2 点 15 分～ 5 点 15 分，即“日晡所”包括“晡时”和“下晡”两个时段，机体受自然界影响，阳明之气旺盛，能够与邪气抗争，正邪交争，所以一到日晡时段体温就升高，就形成了潮热。

其二，“十二时辰”的“申至戌上”是下午的 3 点～ 9 点，计 6 个小时，而“十六时段”的“日晡所”，是“晡时”和“下晡”两个时段的约合时间，是下午的 2 点 15 分至 5 点 15 分，计 3 个小时，故“日晡所”和“申至戌上”不是等同的时间概念。如此看来，“日晡所发潮热”的时间，既是自然界之气的旺盛时段，也是人体正气流注到阳明的初早期，也就是阳明之气的最旺阶段，此时由于阳明之气的旺盛，可与邪气交争，正邪抗争的剧烈，因而引起了发热，会出现两种后果，即欲解（病向痊愈方向过渡）和不解（下次继续潮热）。若正气占上风，祛除邪气，则疾病欲解；若邪气占上风，正气不支，则邪气稽留，待到下次阳明之气旺盛时，发生又一次的交争而发热即潮热。

既然下午 2 点多到 5 点多，是正气旺盛与邪气交争的时段，那为什么“发潮热”的时间比“欲解时”的时间早而且短呢？“日晡所发潮热”的下午 2 点～ 5 点，是正气从太阳向阳明流转，正邪开始相争的时段，正邪相争的一开始胜负未分，所以尽管下午 2 点多就开始发潮热，但在 3 点前不会出现“欲解”的情况；待正邪相持一段时间，如果正气胜邪，邪气退却，就会出现“欲解”，但这里的“解”，并不是戛然而解，一下子就恢复到正常状态。所以“发潮热”后的下午 6 点～ 9 点则是恶战之后的打扫战场时间，虽然正气获胜，但后续仍旧需要一个相当长的时间去恢复，所以反映阳明之气旺盛的“日晡所发潮热”时段就比“欲解”的时段出现的早而且短。

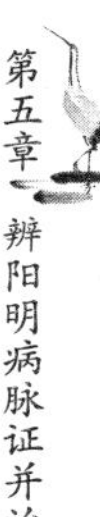

“发潮热”是阳明病“欲解”的前提和条件，阳明病的欲解是发潮热的一种结果。但由于病情的千变万化，因人、因时等的不同，不是每一个阳明病病人，或者每一次阳明病欲解都要经过发潮热；同样也并不是发潮热就一定会出现欲解的结果。即发潮热可能出现欲解，也可能不会出现欲解；欲解的时候可能有发潮热的症状，也可能不会出现发潮热的症状。两者的关系只是说明了正邪交争的过程和结果，是阳明病的一种表现。

这里的“欲解”和太阳病欲解一样，也是一种判断性的将来时，是一种推断。意思是说阳明病要是邪解的话，应该是在申至戌上，因这个时段既是阳明经气旺盛的时段，也是自然之气运行至阳明旺盛的时段，人体内外之气的旺盛，给机体抗邪提供了坚实的基础，所以既会表现出症状凸显的情况，也有可能出现疾病欲解的转归。

附原文：

179. 问曰：病有太阳阳明，有正阳阳明，有少阳阳明，何谓也？答曰：太阳阳明者，脾约是也；正阳阳明者，胃家实是也；少阳阳明者，发汗、利小便已，胃中燥、烦、实，大便难是也。

180. 阳明之为病，胃家实是也。

181. 问曰：何缘得阳明病？答曰：太阳病，若发汗，若下，若利小便，此亡津液，胃中干燥，因转属阳明。不更衣，内实，大便难者，此名阳明也。

182. 问曰：阳明病外证云何？答曰：身热，汗自出，不恶寒，反恶热也。

183. 问曰：病有得之一日，不发热而恶寒者，何也？答曰：虽得之一日，恶寒将自罢，即自汗出而恶热也。

184. 问曰：恶寒何故自罢？答曰：阳明居中，主土也，万物所归，无所复传，始虽恶寒，二日自止，此为阳明病也。

185. 本太阳初得病时，发其汗，汗先出不彻，因转属阳明也。伤寒发热无汗，呕不能食，而反汗出濈濈然者，是转属阳明也。

186. 伤寒三日，阳明脉大。

187. 伤寒脉浮而缓，手足自温者，是为系在太阴。太阴者，身当发黄，若小便自利者，不能发黄。至七八日大便硬者，为阳明病也。

188. 伤寒转系阳明者，其人濈然微汗出也。

190. 阳明病，若能食，名中风；不能食，名中寒。

191. 阳明病，若中寒者，不能食，小便不利，手足濈然汗出，此欲作固瘕，必大便初硬后溏。所以然者，以胃中冷，水谷不别故也。

193. 阳明病欲解时，从申至戌上。

199. 阳明病，无汗，小便不利，心中懊憹者，身必发黄。

202. 阳明病，口燥，但欲漱水，不欲咽者，此必衄。

第二节　三阳病皆有盗汗　汗溲便正负相关

——阳明病总论（二）

创新点：①汗、小便、大便与津液都有着密切关系，它们的正常与否都取决于津液的正常与否，而且人体津液的量是保持在一个相对平衡的状态，过多可能就产生了水湿，过少就形成了干燥；汗孔和前阴、后阴三个代谢的途径任何一方的偏多或者偏少，都可能会导致其他两方的偏多或者偏少，因此就形成了正相关、负相关关系，以及正、负相关关系的互相转化。了解三者的关系及转化的内在机理，在临床上诊断和治疗与此三者相关的病证时，就可以开阔思路、另辟蹊径，取得预想之外的效果。②三阳病皆有盗汗的出现，太阳风热表证出现的盗汗，是风热邪气在病人入睡后行于阴分，营卫不和，津液外泄而致盗汗；阳明病但见浮脉，是仅有邪热而无有形实邪，邪热炽盛，当入睡后热邪随阳气入于阴分，蒸腾津液，迫津外泄，所以会见到盗汗；少阳热盛，枢机不利，气机不畅，阴阳失和，而导致睡眠汗出。三阳病盗汗的病理不同，故治疗时方法各异，太阳病盗汗宜发散外邪，阳明盗汗宜清散内热，而少阳盗汗则宜调和阴阳。

一、阳明病治禁

第189条为三阳合病，条文一开始冠以“阳明中风”有三点意义：①确

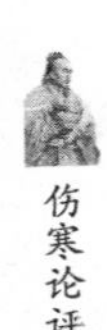

定不是阳明中寒，“能食者为中风”，既是中风能食，提示腹满不是寒盛气滞，能食而腹满，应是由于热盛气滞所为，恐人以为中寒，确定了感邪性质；②提示本条虽属三阳合病，但以阳明为主，“阳明中风”属于无形邪热，邪气在经，确定了受邪部位；③因症状中有“腹满微喘”，颇似重证大承气汤证，恐有人误以为实，所以先以“阳明中风”界定，为后面的腹满而喘属无形邪热作注脚，确定了病机。由于是三阳合病，所以发热恶寒，脉浮而紧，是太阳经证，但这个脉象又并非单纯的太阳浮紧，其中阳明的热盛，鼓动血行，脉也可见浮；少阳邪盛，脉呈弦象，紧脉与弦脉属于类似脉象，《濒湖脉学》所谓“紧言其力弦言象”，所以这里的浮紧脉象是三阳合病的共同脉象；邪在少阳，风火过旺，耗伤津液，胆气上腾，所以口苦咽干，即“少阳之为病，口苦、咽干、目眩也”；因阳明热盛，热伤气滞，气滞不通而腹满，因腹满而碍及肺气的宣降，所以见喘，其喘的出现，“聚于肺，关于胃”，即所谓的“肺胃相关”。因邪气在表宜发散，邪在少阳宜和解，阳明无形邪热宜清散，此三阳合病均不宜攻下，如果误下，徒伤中气，中焦气机不通，致使腹满加剧；下伤津液，气化不及，所以见小便不利。

第194条说：“阳明病，不能食，攻其热必哕，所以然者，胃中虚冷故也。以其人本虚，攻其热必哕。”按照第190条“阳明病，若能食，名中风，不能食，名中寒”所说，不能食者为中寒，本条所指为阳明中寒，内无实邪，且所中为寒邪，必定损伤阳气而致阳气不足，故称“虚冷”，以冷为因，以虚为果。若误用苦寒攻下，致使中焦胃气大伤，则势必胃气上逆而成哕，所谓哕，即“有声有物谓之呕，有物无声谓之吐，有声无物谓之哕”。清代陈修园说“呕吐哕，皆属胃”，这里的哕，是一种干呕，并不是“病久者其声哕”的所谓呃逆，因所伤为寒，且胃中无宿食，故有呕之声而无吐之物。

第195条说：“阳明病，脉迟，食难用饱，饱则微烦头眩，必小便难，此欲作谷瘅。虽下之，腹满如故，所以然者，脉迟故也。”阳明病脉迟，如果是沉迟有力，则说明里实已成，本条脉迟，伴有“食难用饱”，即不能吃饱，如果按照正常饭量吃饱的话，会出现微烦头眩的症状。“食难用饱”与阳明中寒的“不能食”，虽然有程度上的差别，但应该同属于中寒所致，只是“食难用饱”较“不能食”症情较轻，如果强食，则食谷不化、清气不升、上窍失养、浊气不降、干扰心神，所以可以见到微烦头眩。由于中焦的寒邪伤阳，脾胃阳气不足，水谷精微不被运化而成水湿，水湿停留而致小便难，湿邪停滞体内，阻遏肝胆疏泄，导致周身发黄，就形成了“谷瘅”。对于阳明中寒，水湿内停的病证，切不可使用泻下的方法治疗，如果误下，不仅原有的因中寒气滞不畅而产生的腹满症状不能消除，还会发生其他更重的症状，之所以如此，是因为脉迟的原因，也就是说是因为中寒的缘故。本条原文在原有的阳明中寒、不能食的基础上，又补充了阳明中寒者脉迟。

阳明病多实多热，不能使用火法治疗，如果误用火法，使内热加剧，若又不能周身作汗，散除热邪，仅仅额上微汗出且兼有小便不利，是热不得散，湿不得利，内热与湿蕴结，蒸腾于上所致；湿热郁蒸，必定导致肝胆枢机不利，疏泄失常，所以发黄自在理中，正如第200条所说：“阳明病，被火，额上微汗出，而小便不利者，必发黄。”

如果在伤寒病过程中，呕吐的现象比较明显，病机趋势向上，即便是见到有阳明证可下之征，也不可逆病机趋势而贸然攻下，即第204条所说：“伤寒呕多，虽有阳明证，不可攻之。”

阳明病如果仅见心下硬满，是指胃中硬满，是脾胃气机不舒，而致脾胃气机不舒的原因有虚也有实，且阳明病攻下的指征是燥屎在肠而非在胃，所以不可攻之。如果误用攻下，可使胃肠之气大伤而导致下利不止，形成危重证候，如果下利能够停止，疾病的预后就比较乐观。

如果阳明病脸面发红，即原文所说“面合色赤”，说明是无形邪热尚在经中，邪热蒸腾向上，未至腑实，切不可攻下。如果发热的同时，又兼小便不利，极易湿热相合且蕴郁，而致发黄。

从第189条到第206条的相关条文中，列出了阳明病的治疗禁忌，包括：

①三阳合病，腑未成实，禁用攻下；

②阳明中寒，阳有所伤，禁用攻下；

③阳明中寒，内有湿邪，忌用泻下；

④阳明病多热多实，不论是经证、腑证，皆禁用火法迫汗；

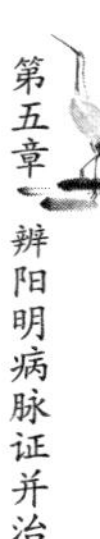

⑤伤寒病过程中，呕吐较多者，病机趋势向上，即使有阳明证，也忌用泻下；

⑥阳明病无形邪热在经，忌用攻下。

二、阳明病汗、小便、大便之间的关系

第 192 条说："阳明病，初欲食，小便反不利，大便自调，其人骨节疼，翕翕如有热状，奄然发狂，濈然汗出而解者，此水不胜谷气，与汗共并，脉紧则愈。""阳明病，初欲食"，这一"初"字，反映了阳明病的动态变化，即之前病人可能是不欲食的。按照能食者为中风，不能食者为中寒来判断，一开始为阳明中寒，经过一段时间的治疗或者机体的自身恢复，病人开始想吃饭了，这标志着寒邪渐去，疾病向愈的趋势。但病人尚见有小便不利、大便自调、骨节疼、发热等症状，说明病人虽然寒气已去，但水湿停留。水湿阻遏气化而致小便不利；津液未伤而水湿犹在故大便自调；水湿阻遏肌肉、关节，营卫之气运行不畅所以见骨节疼、翕翕发热。如果此时再见到脉象紧而有力、病人奄然发狂、周身汗出的话，疾病即可痊愈，这是阳明胃气恢复，正气旺盛，驱除水湿之气和汗液一起外出的结果。奄然，有忽然、奄忽、不明等多层意思，这里是忽然的意思；谷气，在这里是指胃气、营卫之气，前文的"初欲食"即说明了胃气的恢复，与后文的"水不胜谷气"相互照应。小便不利是水气停留，而"濈然汗出而解"是水湿从汗而散，可见治疗水湿内停除了利小便外，发汗也是一种途径，汗与小便之间也存在着相关关系。

第 203 条说："阳明病，本自汗出，医更重发汗，病已差，尚微烦不了了者，此必大便硬故也。以亡津液，胃中干燥，故令大便硬。当问其小便日几行，若本小便日三四行，今日再行，故知大便不久出。今为小便数少，以津液当还入胃中，故知不久必大便也。"本条原文虽然拗口，但意思却比较简单：阳明病本来就有汗出，医生又用发汗方法治疗，虽然基本痊愈了，但病人还觉着有点烦躁，这是因为汗多伤津，肠道干燥，大便不通畅所致；诊断时应当看其小便的变化情况，如果原来一天三、四次，现在变成一天两次，小便次数减少了，体内的津液会逐渐恢复，大便不久就通畅了。这里的"胃中干燥""津液当还入胃中"，两处"胃中"都是指的大肠；后文

还有“胃中有燥屎”“胃中必有燥屎五六枚也”的提法，燥屎绝对不会停在胃中，显然“胃中”指的是肠道。本条原文指出了大小便之间的相关关系。

汗出、小便以及大便和津液都有着密切关系，津液在人体有着一定的量，过多可能成为水湿，过少则形成燥证，所以汗、溲、便三者以津液为基础，就存在着相互关联的关系。

汗与溲、便的关系，在生理上有汗多则溲少，汗少则溲多的相反关系。暑天汗多时小便就少，而冬天天冷时小便就多，这是汗与小便两者的相反关系。太阳病发汗过多，伤津化燥可以形成“不更衣”的太阳阳明证；少阳病误用发汗损伤津液，也可以形成少阳阳明证的“大便难”。第192条中的湿气内停、小便不利，可以通过汗出而使湿气不从小便而从汗而外出，都说明了汗与大小便之间的相关关系。

至于大、小便之间的关系，则更为密切，存在着正相关、负相关和正负相关相互转换的关系。

负相关关系，是指大便、小便失常出现在同一证候中，并且表现相反，两者互相关联，互为因果。即小便数者，大便干结或不通；或者大便泄泻，而小便不利或者短少。这种大便、小便负相关的现象，多出现在津液代谢失常的病变中，它表现在两个方面：一者为阳明热盛津伤，多见小便利数而大便秘结。由于津液不足，偏走小肠而小便数，大肠失润而大便干结不通，小便次数越多大便愈干燥。二者为水湿停蓄，多见泄泻同时小便不利，是由于脾运失常或肾关失调，导致水液下趋至大肠而见泄泻，小便越是不利，水湿停留越多，泄泻就越重，对于水湿停留泄泻的治疗，需利水通小便，就是常说的“利小便即所以实大便”。

所谓正相关，是大便、小便二者出现同步病变，即大便泄泻的同时，也见到小便利数；或者大便不通时兼有小便不利。这种正相关的关系，多出现在阴阳偏极的一类病变之中。其一，阳衰阴盛，肾关不固，因而导致下利清谷，小便数而清长。其二，是阳邪过盛，阴津耗竭，小便气化无源，大便肠道失润，二便出现闭则同闭的现象。阴津耗竭，既有小便难，又有不大便，二者同为津液枯竭所导致，有同步相关的关系。

临床上二便的正负相关关系，随着病情的变化，可以发生转化，即负相关的关系可转为正相关的关系；而正相关的关系也可转为负相关的关系。

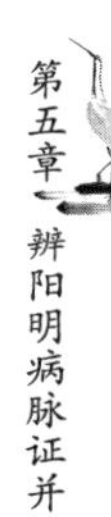

例如阳明腑实初起的小便频数、大便秘结的负相关关系，随病情深重，热灼津亏，则会出现小便告竭，大便闭结的正相关关系；而小便不利大便泄泻的病人，日久亦可形成关格之证而见大小便不通。二便的正相关关系，有时也可转为负相关关系，如虚寒泄泻，日久不愈，津液遂伤，泄泻未愈又见小便不利。

由于汗、小便、大便与津液都有着密切关系，它们的正常与否都取决于津液的正常与否，而且人体津液的量是保持在一个相对平衡的状态，过多可能就产生了水湿，过少就形成了干燥；汗孔和前阴、后阴三个代谢的途径任何一方的偏多或者偏少，都可能会导致其他两方的偏多或者偏少，因此就形成了它们之间的正相关、负相关关系，以及正、负相关关系的互相转化。了解三者的关系及转化的内在机理，在临床上诊断和治疗与此三者相关的病证时，就可以开阔思路、另辟蹊径，取得预想之外的效果。

三、阳明病特例

阳明病多实多热，是由其生理特点所决定的。但疾病发展千变万化，有时也可能出现虚证或者寒证。第 196 条说：“阳明病，法多汗，反无汗，其身如虫行皮中状者，此以久虚故也。”即是阳明的虚证。一般情况下，阳明病不论“汗出濈然”还是“濈濈然汗出”，都是形容阳明病的汗出既是主症又且量大。如果反而出现无汗，而且其周身发痒，就像许多虫子在皮里爬行一般，这是由于津液久虚，不能作汗所致。津液为化汗之源，因津液不足，不能化汗，当出汗而不能出，所以感觉身痒如虫子爬行。在太阳病表郁证中也有身痒的现象出现，但两者无论是病性和病理都截然不同。表郁证的身痒，是因为邪郁肌表，不能外散，营卫郁阻，运行不畅，属于邪实，治疗宜解表散邪；本证的身痒，是津液不足，不能化汗，欲出不能，属于津亏，治疗宜滋阴补津。

第 197 条说：“阳明病，反无汗而小便利，二三日呕而咳，手足厥者，必苦头痛。若不咳不呕，手足不厥者，头不痛。”阳明病实热证以汗出多、不恶寒反恶热为其特点。这里“反无汗而小便利”，第一，“反无汗”说明本条所指虽是阳明病，但并不是实热证；第二，明确提出“小便利”，说明虽有水液代谢病变，但病变不在下焦；第三，暗示本证是阳明有寒，水饮停聚于中焦，有可能波及上焦。

第196条反无汗，伴有身痒如虫行皮中，是津液久虚而不能作汗。本条伴有咳、呕、厥，是津液过盛而成水饮，水饮停聚中焦，胃气不得和降，反而上逆，所以呕吐；饮邪上干，肺失宣降，所以咳；脾胃主肌肉四肢，饮阻中焦，阳气不能通行，所以四肢厥逆；饮邪中阻，清阳不升，浊阴上干清窍，所以头痛。如果不咳、不呕，手足也不厥逆，说明中焦并无停饮，所以不会头痛。

第196条和第197条两条原文虽都是阳明病，但所反映的截然不同，一为中风，一为中寒，一属津亏，一属饮停，是机体津液代谢失常的两个方面。为什么阳明病会出现津液的代谢障碍呢？因为胃为津液之府，与脾互为表里，脾主运化水湿，所以阳明病极易出现津液代谢的失常。

第198条说："阳明病，但头眩，不恶寒，故能食而咳，其人咽必痛。若不咳者，咽不痛。""不恶寒"是阳明热病的特征，能食则是阳明中风的诊断标志，从能食、不恶寒可知是阳明本有内热，外感风邪，内外合邪，风火相煽，风热上扰，所以头眩；风热犯肺，肺失宣肃，所以咳嗽，邪气上行，所以咽痛。如果不咳，则是阳明风热未犯及肺经，自然就不会咽痛。

阳明病的特点是汗出、不恶寒反恶热。第197条"反无汗而小便利"，应是阳明中寒，寒邪伤阳，水气内停，是本有水湿不化，又复感寒邪；本条"不恶寒，能食而咳"，属于阳明内热，外感风邪。风火相煽，是本有内热较盛，又外感风邪。

第201条说："阳明病，脉浮而紧者，必潮热，发作有时。但浮者，必盗汗出。"脉浮而紧，一般多为伤寒表证，但本条冠以"阳明病"，可知已非表证，而是阳明实热邪结。这里的脉浮是热盛的表现，而紧脉则是指脉象的力度，其力度较强而现紧脉，说明邪气结滞，因邪实结滞，热邪亢盛，所以脉象浮紧；正邪交争必然会出现潮热发作有时，是阳明腑实证已经形成。如果但见浮脉，是仅有邪热而无有形实邪，邪热炽盛，当入睡后热邪随阳气入于阴分，蒸腾津液，迫津外泄，所以会见到盗汗。

一般都认为盗汗是内伤杂病所见，其实外感病中也可见到盗汗症状。内伤杂病的盗汗，多为病程较长，有脏腑阴虚的表现；而外感盗汗，自然应有外感病史，病程较短，也可随病情发展迅速消失。

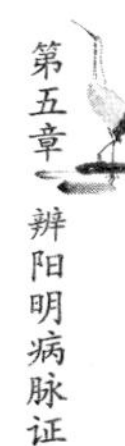

在《伤寒论》的记载中，三阳病皆有盗汗的出现，如第134条说："太阳病，脉浮而动数，浮则为风，数则为热，动则为痛，数则为虚。头痛发热，微盗汗出，而反恶寒者，表未解也。"即是太阳风热表证出现的盗汗，是风热邪气在病人入睡后行于阴分，营卫不和，津液外泄而致盗汗；第268条说："三阳合病，脉浮大，上关上，但欲眠睡，目合则汗。"则是三阳合病，少阳热盛，枢机不利，气机不畅，阴阳失和，而导致睡眠汗出。三阳病虽然都有盗汗，但其盗汗的病理则不相同，所以治疗时太阳病盗汗宜发散外邪，阳明盗汗宜清散内热，而少阳盗汗则宜和畅气机、调和阴阳。

四、阳明病预后

语言错乱，根据表现不同，又分为谵语、郑声、独语、错语等几种。

谵语是指神识不清、语无伦次、声高有力的症状，属实证。多见于外感热病，阳明实热证或温邪内入心包、邪热扰乱心神等。谵语为实，实者，邪实也。如伤寒阳明实热，上乘于心，心神被热邪所扰，则神魂昏乱而谵妄不休者，是实邪为病。实邪为病，其声音高亢，其气势粗壮，脉搏有力，声色俱厉，登高骂詈，狂呼躁扰等。谵语的发病，有因燥屎停滞在肠的，有瘀血留阻在脏的，也有火盛热极所致的，也有伴见腹胀便秘、口疮咽烂的。

郑声原指春秋战国时期郑国的音乐。因与孔子等儒家提倡的雅乐不同，故受儒家排斥，此后，凡与雅乐相悖的音乐，甚至一般的民间音乐，均被崇"雅"黜"俗"者斥为"郑声"；后世一般将不是正规的、档次偏低的、民间粗俗的音乐称之为"郑声"，属于不正常的声音。医学上的"郑声"，指神识不清、语言重复、时断时续、语声低弱模糊的症状。多因久病脏气衰竭，心神散乱所致，多属虚证。见于多种疾病的晚期、危重阶段。郑声属虚，虚指神虚。伤寒病过程中元神失守，为邪所乘，神志昏沉而错乱不正，此正虚邪乘所致。因虚为病，其声音必然偏低，其气息也偏短，其脉搏也必然是无力的，其面色也必然是萎黄憔悴的。凡是自言自语，喃喃不全，或者如见鬼怪，或者惊恐不休，或者问之不应、答之不符之类都属于郑声。郑声的产生，有因过汗亡阳的，有因大下亡阴的；也有焦思抑郁，竭尽心气所致的；也有劳力内伤，致损脾肾所致的；还有日用消耗，暗残中气所致的。与谵语狂妄，不听人劝阻不同，郑声的病人遏之即止，不像实邪所致而难以制服，是正气不足所导致的。

独语指自言自语，喃喃不休，见人语止，首尾不续的症状。多因心气虚弱，神气不足，或气郁痰阻，蒙蔽心神所致，属阴证。常见于癫病、郁病。

错语指病人神识清楚而语言时有错乱，语后自知言错的症状。证有虚实之分，虚证多因心气虚弱，神气不足所致；实证多为痰湿、瘀血、气滞阻碍心窍所致。

《伤寒论》阳明病在以上四种语言错乱的表现中，提到了谵语、郑声和独语三种，并可以此判断疾病的预后。第210条说：“夫实则谵语，虚则郑声。郑声者，重语也。直视、谵语、喘满者死，下利者亦死。”阳明病人出现邪气盛实，出现直视、谵语、喘满和下利，均属于死症。由于阳明邪热亢极，热炽灼阴，五脏阴精之气消灼殆尽，不能向上荣养于目，所以出现直视不眴；火热扰乱心神，所以出现谵语妄言；阴精竭绝，阳失依附，气机滞塞，所以喘而胸腹满闷。如果再见下利，则是中气衰败，气机下陷。一派邪盛正衰气象，其病陷于不治，所以成为死症。

第211条说：“发汗多，若重发汗者，亡其阳，谵语。脉短者死，脉自和者不死。”这里的“发汗多”，可能是表证当汗，但发汗过多，一是一次发汗，汗出过多；一是多次发汗，汗出过多。也可能是阳明病汗出过多，一是阳明病不能发汗而误用发汗使汗出过多；一是阳明病自身汗出过多。不管是何种情况，如果又一次发汗，使汗出过多，阳气反复损伤以至于亡阳，心阳亡而心神不守，故而出现谵语。如果脉象短小，说明阳气将绝，不能鼓动血行和脉搏，所以是死症；但如果脉象自和，就是还具有胃、神、根，说明阳气虽然受到重创，但尚不至于将绝的程度，极有恢复的可能，所以预后较好，尚可挽治。

虽然有“实则谵语，虚则郑声”的说法，但本条的谵语，明显属于虚证。这里主要是提示我们，一是谵语和郑声，在理论上很好区分，但临床上并不一定界限明显，所以诊断和辨证时要极其细心；二是即便虚证，也有可能会出现类似实证谵语的假象，所谓“至虚有盛候”，切不可被其表面假象所迷惑，要抛开假象，看其本质。

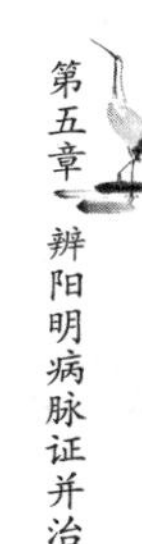

附原文：

189. 阳明中风，口苦咽干，腹满微喘，发热恶寒，脉浮而紧，若下之，则腹满小便难也。

192. 阳明病，初欲食，小便反不利，大便自调，其人骨节疼，翕翕如有热状，奄然发狂，濈然汗出而解者，此水不胜谷气，与汗共并，脉紧则愈。

194. 阳明病，不能食，攻其热必哕，所以然者，胃中虚冷故也。以其人本虚，攻其热必哕。

195. 阳明病，脉迟，食难用饱，饱则微烦头眩，必小便难，此欲作谷瘅。虽下之，腹满如故，所以然者，脉迟故也。

196. 阳明病，法多汗，反无汗，其身如虫行皮中状者，此以久虚故也。

197. 阳明病，反无汗而小便利，二三日呕而咳，手足厥者，必苦头痛。若不咳不呕，手足不厥者，头不痛。

198. 阳明病，但头眩，不恶寒，故能食而咳，其人咽必痛。若不咳者，咽不痛。

200. 阳明病，被火，额上微汗出，而小便不利者，必发黄。

201. 阳明病，脉浮而紧者，必潮热，发作有时。但浮者，必盗汗出。

203. 阳明病，本自汗出，医更重发汗，病已差，尚微烦不了了者，此必大便硬故也。以亡津液，胃中干燥，故令大便硬。当问其小便日几行，若本小便日三四行，今日再行，故知大便不久出。今为小便数少，以津液当还入胃中，故知不久必大便也。

204. 伤寒呕多，虽有阳明证，不可攻之。

205. 阳明病，心下硬满者，不可攻之。攻之利遂不止者死，利止者愈。

206. 阳明病，面合色赤，不可攻之。必发热，色黄者，小便不利也。

210. 夫实则谵语，虚则郑声。郑声者，重语也。直视、谵语、喘满者死，下利者亦死。

211. 发汗多，若重发汗者，亡其阳，谵语。脉短者死，脉自和者不死。

第三节　客寒包火发阳明　起手三法非本证

——阳明经表证和无形邪热的证治

创新点：①《伤寒论》原文第221条所述阳明病早期亦属于外寒内热，客寒包火，与大青龙汤证有相似之处，其脉浮紧、身重、烦躁、喘等症状与大青龙汤证类同。而所不同者，大青龙汤证恶寒、无汗，是外寒初袭，表寒较重；本证则是恶热、汗出，是外邪将尽，里热已炽。大青龙汤证是太阳表寒里热证，而本证是阳明表寒里热证；大青龙汤证以表寒重为主，而本证则是表寒将尽，里热已炽。大青龙汤证治疗以辛温解表，发散表寒；本证宜辛凉清里，清宣里热。②阳明病的初期，应以阳明中风和阳明伤寒为多，但由于阳明经多气、多血的生理特点和阳明病多热、多实的病理特征，阳明中风证和阳明伤寒证多为一过性证候。六经在体表都各有分布，都具有感受外邪的可能性，不独太阳经才能够感受外邪，只是太阳经气，也就是卫气布散于表，所分布的面积较大而偏于外侧、背部等阳位，所以太阳经感受外邪的机会也就远远的高于其他五经，太阳经的病证也以表证为多。

所谓阳明经表证，是指邪气初袭阳明经，病发初起，邪气尚在经表，因而呈现表证。太阳有中风、伤寒的表证，同样阳明也有中风和伤寒的表证，对于阳明经表证的治疗，在原文第232条至第235条中，提出汗出的用桂枝汤治疗，而无汗的用麻黄汤治疗。第232条“脉但浮，无余证者，与麻黄汤。若不尿，腹满加哕者，不治”是紧接着第231条“阳明少阳合病”而言的，“无余证”是指少阳证已经不存在，“脉但浮”并非是只有“脉浮”一种表现，是指仅剩下阳明表证，所以治疗用麻黄汤，与第235条“阳明病，脉浮，无汗而喘者，发汗则愈，宜麻黄汤”前后照应。

第234条说：“阳明病，脉迟，汗出多，微恶寒者，表未解也，可发汗，宜桂枝汤。”阳明病汗出多，应该是阳明热证的特点，阳明病且有始恶寒，单从汗出多、恶寒来看，似乎是阳明热证初期，结合脉迟，本证就具备了中风证的特点，属于阳明中风，治疗用桂枝汤。

从以上阳明中风证、伤寒证的临床表现和治疗用方桂枝汤、麻黄汤来

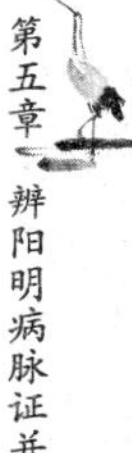

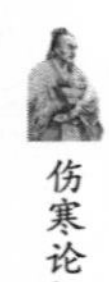

看，提示了以下几个问题：

第一,六经皆有表证。人体的经络不论是何经，在体表都有其分布的范围，而其经气的盛衰也不是整齐划一的，根据其所连属脏腑的正气盛衰，经气也表现出相应的盛衰，经气不足的经络就会被外邪侵袭，邪气初伤经气，就会表现为表证。太阳经受邪就成为太阳经表证，同理，阳明经受邪就形成阳明经表证，其他各经皆仿此，如太阴经感受风寒就会成为太阴中风或者太阴伤寒。但以太阳经在最外，为六经之表，所以太阳经受邪的机会最多，临床上也表现为太阳病表证最多。

第二，桂枝汤、麻黄汤是为表证而设，但不是单为太阳表证而设，并反映出方证相对的概念。方证相对即指方与证相对应，方剂与证候浑然一体，相互对应。每一首方剂总有与之相对应的主治病证；每一病证亦必有与之相对应的主治方剂。这个病证并不局限于某一经或者某一脏腑，相应的证候与相应的方剂相接轨，证候可以方剂命名，方剂因证候而确立，方随证变，有是证则用是方，“据证验方，即方用药”，遣方不受病名约束，这也是“桂枝汤证”“小柴胡汤证”命名的根据。

阳明经表证是阳明病最初期的证候，也是临床上不大常见的证候，因为阳明病多为热证，其表邪所致的表证发热、恶寒，会随即发生变化，成为一过性的既往证候，而成为阳明里热证，如果病人内无宿食、停痰、留饮，则会形成阳明无形热证，并因治疗的缘故，可能会伤及气阴和津液，也可能会大热虽去，余热停留。因此阳明病无形热证，既有邪热炽盛、气阴损伤的中焦气分热证，也有余热不尽、留扰胸膈的上焦气分热证，还有津伤热结、小便不利的下焦热证。以栀子豉汤轻清上焦余热，以白虎及白虎加参汤清散中焦炽热，以猪苓汤清利下焦水热。

由于这三张方子分别治疗阳明初期上、中、下三焦无形邪热，所以被后世医家称之为“阳明起手三法”，意即治疗阳明病，最初期以此三种方法为主。

阳明起手第一法，轻清上焦余热。原文第 221 条说：“阳明病，脉浮而紧，咽燥口苦，腹满而喘，发热汗出，不恶寒反恶热，身重。若发汗则躁，心愦愦反谵语。若加温针，必怵惕、烦躁不得眠。若下之，则胃中空虚，客气动膈，心中懊侬，舌上胎者，栀子豉汤主之。”本条后世医家有将其解释为三阳合病者，以“脉浮而紧”为太阳伤寒；以“咽燥口苦”为少阳邪热；其余“腹满而喘，发热汗出，不恶寒反恶热，身重”为阳明热盛。

其实本条从开始到“身重”，是阳明经伤寒表证寒邪将尽的末期和阳明内热证初期的表现，阳明表邪将尽，阳明内热已炽。若发汗、若加温针、若下之是三种不同误治和误下后的救治方药。

阳明经伤寒表证如第235条所说：“阳明病，脉浮，无汗而喘者，发汗则愈，宜麻黄汤。”既有无汗，又用麻黄汤进行治疗，其脉象可知是浮而兼紧，脉象浮紧，喘而无汗，是阳明经表伤寒证的一般表现，但第221条虽见脉象浮紧，却不见无汗而喘，而是咽燥口苦、腹满而喘、发热汗出、恶热身重。可见此证原是阳明经伤寒表证，脉紧未去，里热已显。因内热较盛，故有咽燥口苦、阳明内热、热盛伤气、气滞不通，所以有腹满、喘和身重；因其阳明内热已显，所以不恶寒反而恶热。此证早期亦属于外寒内热，客寒包火，与大青龙汤证有相似之处，其脉浮紧、身重烦躁、喘等症状与大青龙汤证，无论从病机上还是临床表现上都有类同的地方；而所不同者，大青龙汤证恶寒、无汗，是外寒初袭，表寒较重；本证则是恶热、汗出，是外寒将尽，里热已炽。大青龙汤证是太阳表寒里热证；而本证是阳明表寒里热证。大青龙汤证表寒、里热均较明显；而本证则是表寒已去而未尽，里热之象已经明显。大青龙汤证客寒包火，以表寒为主；本证客寒包火，以里热为主。大青龙汤证治疗以辛温解表，发散表寒为主；本证宜辛凉清里，清宣里热，故不宜发汗、温针和泻下。虽同是客寒包火，但有病在太阳和阳明的不同，所以就有了表寒为主和里热为主的区别。

因其是表寒将解，内热已炽，所以不能用发汗的方法治疗，若误用发汗，更伤津液，助长热邪，津液伤则见燥象，热盛伤神则见心愦愦反谵语。愦愦，有烦乱及神志不清两层意思，这里既有烦乱，也有神志不清，所以病人出现谵语。

若用温针治疗，温针属于火法，火法多能助长热邪，使原本邪热更加厉害，热盛扰乱神志，所以有怵惕、烦躁、不得眠。怵惕，有恐惧不安、惊惕不宁的意思。《广雅》中解释怵惕，恐惧也。唐玄宗《谒陵大赦文》中载，“有来雍雍，载怀怵惕之思；至止肃肃，如闻叹息之声”。怵惕烦躁不得眠，即是神志不安的表现，因怵惕而烦躁，因烦躁而不眠。在《内经》

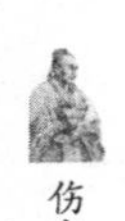

“病机十九条”中，属于火、热的有9条，几乎占据一半，而9条属于火热的病机中，与精神神志有关的有5条，占据了火热病机的大半。也就是说“病机十九条”中与精神情志相关的占四分之一，可见火热与神志的关系密切相关。

虽然本证属于内热亢盛，但毕竟是无形邪热，不当用泻下治疗，因胃肠中既无宿食留滞，更无燥屎结存，若误用攻下，徒伤胃气，反而使胃肠邪热上行以扰胸膈，所以有“胃中空虚，客气动膈”之说。邪热扰动胸膈，出现心中懊恼；邪热蒸腾所以见舌上黄苔。懊恼一词，在南阳方言中，应读作 wǎ nóng，读作 ào nǎo 或者 ǎo nóng 都不合适。懊恼（wā nóng）既是心理症状，又是生理症状，即心烦与恶心的合并表现，想呕吐又不能呕吐的说不出的一个症状，南阳人在形容看到或者接触到肮脏的东西时的一种反应，比如常说“像吃个蝇子一样懊恼”。所以这里的“懊恼”是无形邪热扰动心神，伤及胃气的双重表现，单纯解释为“心烦”的心理症状或者是“恶心”的生理症状都不够贴切。正因为是无形余热上扰胸膈，所以治疗时，采用轻清宣散的枳实栀子豉汤，发越胸胃之间的邪热。

第228条说：“阳明病，下之，其外有热，手足温，不结胸，心中懊恼，饥不能食，但头汗出者，栀子豉汤主之。”“阳明病，下之”后，出现后面所述证候，其原因有两种，一种是阳明无形邪热不当下而误用下法治疗；一种是阳明有形邪热当下而下法不当，邪未尽去。两种误治使余热稽留。

“其外有热”，外热是指发热的症状，内热是指热证的病机。外热可因内热而产生，也可因感寒而产生；内热可出现外热，也可以不出现外热。这里的外热，应该是指体表发热，应是内热所引起。

“手足温”，不是手足濈然汗出，也不是手足厥逆，以此来说明外热的病机和病情。首先，其外热不是虚阳外越的发热，虚阳外越的发热将伴有手足厥逆；其次，其外热不是阳明腑实证的发热，阳明腑实证的发热伴有手足濈然汗出；第三，其外热也不是热厥证的发热，热厥证的发热必伴有手足厥冷；第四，其手足温不是太阴病，太阴病的手足温不伴有外热。“手足温”三字基本给本条的证候寒热、虚实性质下了定论。

“不结胸”，在前文有“病发于阳而反下之，热入因作结胸；病发于阴而反下之，因作痞也”，这里提到“不结胸”，可以确定不是表热证误下所致，既然不是表热证误下，就可以确定本证是阳明无形邪热证而误用泻下治疗所导致。“不结胸”三字给本证的病因下了结论。

阳明无形邪热误下之后，导致余热留扰胸膈，所以出现“心中懊憹”；徒伤胃气，而脾气尚健，能运化而不能受纳，所以见饥不能食；由于余热蒸腾向上，尚不能周身作汗，故而但头汗出。治疗用枳实栀子豉汤轻清余热除烦。

“手足温，不结胸，心中懊憹，头汗出”，简短十三个字，对于本证的病因、病性、病位、病势以及汗出的量等因、性、位、量等关键证素进行了界定。

阳明起手第二法，清散中焦气分邪热。第219条说：“三阳合病，腹满身重，难以转侧，口不仁，面垢，谵语，遗尿。发汗则谵语。下之则额上生汗，手足逆冷。若自汗出者，白虎汤主之。”“三阳合病”，应该是太阳、阳明和少阳三阳经合而为病，但从后续症状来看，只是阳明经气分热盛，那么为什么条首冠以“三阳合病”呢？可见本证是三阳合病的发展，一开始可能是三阳经同时受邪，起病即同时出现各经主症，但经过一个短暂的时间，太阳和少阳的症状相继消失，而只有阳明经症状独具。为什么本是三阳合病就只剩下阳明经病症状表现呢？这是因为邪在太阳和少阳，都是不稳定的，会很快发生传变，而太阳经的邪气和少阳经的邪气都可以传输到阳明，但阳明经居中主土，万物所归，无所复传，所以就只剩下阳明经的症状表现了。这既是六经病传变规律的反映，也是阳明生理、病理特点的反映。读本条原文时，不可因“三阳合病”而印定眼目，非要在后续症状表现中找出太阳和少阳的症状表现。

邪热在阳明气分，热邪亢盛，一则伤气阴，二则伤气机。由于气机损伤，升降失常，气机不畅，机体营卫之气不能周流敷布，加之气阴损伤而减少，充养机体的作用被削弱，所以出现腹满、身重难以转侧；热邪向上蒸腾，出现口不仁、面垢，即口中麻木无感觉，面部有油汗，看起来不够清爽；如果热邪进一步亢盛，伤及心神，神不内守，则会出现谵语、遗尿。

因为本证仍旧属于阳明经中焦气分热盛，热邪逼迫津液外泄，所以会出现自汗出，治疗用白虎汤。方中石膏味辛甘性寒、知母味苦性寒，两药相合，用于清热，正如《内经》所谓“热淫于内，治以辛寒，佐以苦甘，以辛散之，以甘缓之”。粳米、甘草既助清热，更护胃气。尤其粳米一味，既能顾护胃气，以防苦寒伤胃，更能增加石膏在药液中的含量，以增强疗效。

本证由于是阳明经气分无形邪热，所以不能够使用发汗和泻下的方法进行治疗。如果再用发汗方法治疗，尤其是辛温发汗，不仅助长热邪，更能耗伤津液，使邪热更盛，津液更亏，病人的谵语症状会比原来更重。如果误用泻下方法治疗，则会使津液耗竭，阴不敛阳，阳气虚脱，虚阳上越，不能温养四肢，所以出现额上汗出，四肢逆冷。

第222条紧接第221条说：“若渴欲饮水，口干舌燥者，白虎加人参汤主之。”阳明客寒包火证，表邪将尽，无形内热亢盛，忌用汗、下、温针治疗，亟需大剂辛寒之剂，以清散阳明经气分邪热。若治疗失误，或者失于治疗，邪热不仅损伤津液，而且耗伤气阴，导致气阴两虚，所以病人口干舌燥，渴欲饮水，以白虎汤辛寒清热，加人参补益气阴。

阳明起手第三法，育阴利水，清下焦虚热。第223条紧接第221条说：“若脉浮，发热，渴欲饮水，小便不利者，猪苓汤主之。”三阳合病，阳明邪热独盛，热炽则津伤，津伤则阴虚，一则有热，二则阴虚，所以发热、渴欲饮水自在理中。那么“脉浮”是什么原因呢？这里的脉浮，并非是邪气在表的表证脉浮，是内热鼓动血行，脉搏波动浮盛而致。在《伤寒论》中，“脉浮”除了是表证的典型脉象以外，热证、虚证也可以见到“脉浮”。

为什么三阳合病，阳明热盛，会发展成为阴虚水结证而见到小便不利呢？这得从机体水液的代谢说起，人体的水液代谢，主要是由肺、脾、肾三脏和三焦、膀胱两腑协同完成的，当然其余脏腑在人体水液代谢中也会起到一定的作用。而在三脏两腑的水液代谢过程中，又有赖于机体阴阳之气的平衡协调。只有在阴阳相对平衡，气血充沛的情况下，脏腑之间的分工协作，相互配合、互相协调，才能使水液代谢正常进行。阴或者阳的任何一方出现不足，两者之间的平衡状态被打乱，都可以导致水液代谢的失常。水液代谢失常表现在津液的相对或绝对不足以及相对或绝对的过剩。而这两种情况有时还会同时存在，即既有津液的相对不足，出现口渴饮水，也有津液相对过剩而成为水湿之气，停留于体内而出现小便不利。

为什么会出现津液的相对不足和相对过剩的矛盾表现呢？其实是体内的水液代谢失常所导致的，也就是中医所说的“气化失常”，体内的水液不能够化生成津液，而导致津液的不足，脏腑组织失于濡润，所以有口渴饮水的表现；水液不能够化生成生理之津液，反而聚合成病理之水湿，水湿停留，故而出现了小便不利的症状。水湿停留反过来又影响到气化功能，气化不足生理之津液就没有来源，津液越少体内的阴气越亏，阴阳的平衡状态就越紊乱，如此更不能正常的发挥气化功能。这种相互影响、相互加重，其结果只能是津液越来越不足，水湿越来越停留，形成阴虚水热互结证。

所谓阴虚水热互结证，顾名思义，是由于脏腑的阴津不足，引起水液代谢功能失调，从而导致水湿内停，出现小便不利，既有阴虚口渴的病理表现，又有水饮内停、小便不利的病理特征。阴虚水热互结的水停证，是因阴虚而导致水停，阴虚是因，水停是果。

总之，阴虚水热互结，是病理之水湿的蓄积，而脏腑所需的阴津相对亏虚，虽然疾病一方面表现为水液的过剩和蓄积，但另一方面仍旧反映出生理之阴津的匮乏。阴虚越重，脏腑的阴阳越不能协调，其水液代谢的功能就越紊乱，水气停积的也就越多。反过来，由于水气的停积，又碍及了阴津的化生，使已亏之阴得不到补充，这种恶性循环，加重了阴虚和水停的病理。因此，阴虚水停证的病理是脏阴的不足，脏腑赖以维持功能活动的物质基础匮乏，水液代谢不能正常进行，从而导致水液内停。

阳明病以实、热为基本病理特征，而症状表现则是以发热、汗出等为主，内热是阳明无形邪热证的主要病理，热盛火炽，极易煎灼津液，汗出更是伤津的主要途径。阳明病人汗出多而口渴的，既有病理内热的耗伤阴津，也有汗出症状的损失津液，两种途径使体内津液大伤。既然津伤后见口渴，若无小便不利，说明是单纯的伤津，而不是津伤加水停，与第223条的津伤阴虚、水热互结的阴虚水停不同，所以不能够再用利小便的治疗方法给以猪苓汤治疗，因为既然没有水停，利小便会进一步损伤津液。所以原文第224条说：“阳明病，汗出多而渴者，不可与猪苓汤，以汗多胃中燥，猪苓汤复利其小便故也。”胃为津液之腑，汗为津液所化生，汗多自然使胃中津液过度消耗，所以说是“汗多胃中燥”。

所谓的“阳明起手三法”，其实是阳明无形邪热的治疗方法，而并非阳明病的初期会出现这三种证候而用这三种治疗方法。后世医家之所以将其归纳为“阳明起手三法”，是为了说明阳明病早期一般以无形邪热证多见，而有形实热证、血热证、湿热证则出现的会相对较晚一些。况且这三种证候也并非是阳明病本身的必备证候，无论是上焦热郁胸膈，还是中焦气分实热，抑或是下焦阴虚水结，大多是误治、失治而成。

阳明病的初期，应以阳明中风和阳明中寒为多，但由于阳明经多气、多血的生理特点和阳明病多热、多实的病理特征，阳明中风证和阳明中寒证多为一过性证候，有昙花一现的感觉。所以在《伤寒论》中对其的论述，远较太阳中风和太阳伤寒少得多，对其治疗也仅仅提到了桂枝汤和麻黄汤两张方剂，这也是后世认为只有太阳有表证，其他各经无表证的原因所在。其实六经在体表都各有分布，都具有感受外邪的可能性，不独太阳经才能感受外邪，只是太阳经气，也就是卫气布散于表，所分布的面积较大而偏于外侧、背部等阳位，所以太阳经感受外邪的机会也就远远的高于其他五经，太阳经的病证也以表证为多。

附原文：

219. 三阳合病，腹满身重，难以转侧，口不仁，面垢，谵语，遗尿。发汗则谵语。下之则额上生汗，手足逆冷。若自汗出者，白虎汤主之。

221. 阳明病，脉浮而紧，咽燥口苦，腹满而喘，发热汗出，不恶寒反恶热，身重。若发汗则躁，心愦愦反谵语。若加温针，必怵惕、烦躁不得眠。若下之，则胃中空虚，客气动膈，心中懊憹，舌上胎者，栀子豉汤主之。

222. 若渴欲饮水，口干舌燥者，白虎加人参汤主之。

223. 若脉浮，发热，渴欲饮水，小便不利者，猪苓汤主之。

224. 阳明病，汗出多而渴者，不可与猪苓汤，以汗多胃中燥，猪苓汤复利其小便故也。

228. 阳明病，下之，其外有热，手足温，不结胸，心中懊憹，饥不能食，但头汗出者，栀子豉汤主之。

232. 脉但浮，无余证者，与麻黄汤。若不尿，腹满加哕者，不治。

234. 阳明病，脉迟，汗出多，微恶寒者，表未解也，可发汗，宜桂枝汤。

235. 阳明病，脉浮，无汗而喘者，发汗则愈，宜麻黄汤。

第四节　组方精当大承气　急下但只为存阴

——阳明腑实证的辨证施治（一）

创新点：①大承气汤中大黄为刺激性泻下药，芒硝为容积性泻下药，枳实、厚朴则属于调节性泻下药。大黄中的大黄酸能够刺激胃肠蠕动变快；芒硝中的十水合硫酸钠在肠道形成高渗状态；枳实、厚朴对肠道的蠕动及排储进行双向性调节。芒硝形成肠道高渗，水分增多，燥屎得到濡润变软；大黄刺激肠道蠕动的速度变快、幅度变大，促进燥屎下排；枳实、厚朴调节肠道蠕动的节律和幅度，诸药配伍，共奏泻下清热的功效，可见其组方的高度科学性和严谨性。②临床运用大承气汤，既要掌握其使用的指征，还要掌握其使用的时间节点，并需掌握其使用的度。使用指征如“初头硬，后必溏，不可攻之”，必待“屎定硬，乃可攻之”；时间节点如“须下者，过经乃可下之；下之若早，语言必乱”；攻下的度如“若一服利，则止后服”，就是要做到适证、适时、适度。③三急下证从症状看，急下指征并不完全具备，其实是提示既病防变。发热耗津，汗多伤津，其结果必定是津亏热结，燥实阻滞，所以需要早治；发汗病不解，已经损伤了阴津，兼有腹满痛，极有可能是津伤热结，燥屎已成，所以也需要早治。这两条的“急下之”是防止出现阴津耗竭的后果，临床需结合其他症状，藉以确定是否需要急下。

阳明邪热证，除了上一节介绍过阳明起手三法的无形邪热证外，还包括太阳阳明、正阳阳明和少阳阳明三种阳明腑实证。而正阳阳明即为有形实热证的大承气汤证、小承气汤证和调胃承气汤证，关于其分类和成因在第五章第一节“胃家实者有实邪　日晡发热病欲解”中已经做过详细介绍，这里不再赘述。

一、太阳阳明

关于太阳阳明，在《伤寒论》第179条中提到“太阳阳明者，脾约是也”，也就是说，所谓的太阳阳明，其实就是“脾约证”。原文第247条说：“趺阳脉浮而涩，浮则胃气强，涩则小便数，浮涩相抟，大便则硬，其脾为约，麻子仁丸主之。”其脾为约，即是脾约。脾约是由胃气亢盛所致，表现为大便坚硬。胃强则消谷，谷多则脾难克化，脾不能为胃行其津液，肠胃燥热津少，则糟粕停滞大肠，故大便坚硬。加之大便坚硬之前有“小便数”的伤津过程，更证明谷道津液的匮乏。麻子仁丸润肠通便，方证合拍。

对于“脾约”的认识，有多种说法，包括小承气汤证说、胃强脾弱说、肠液素枯说、脾约非一证说、胃强脾不弱说、脾家实说、胃津本虚说、在脾不在胃说等，都从不同角度来阐释脾约证。

从“其脾为约”的句式来看，“为”在这里表示被动句式，就是“脾被约”。“约”的原意，正如《说文解字》中指出“缠束也”，《诗经·小雅》中“约之阁阁”。脾为约，即是脾被约束。那么，脾被谁约束？怎么约束的呢？

病发阳明，自然是被阳明胃肠约束的。关于津液的产生和输布、代谢过程，《内经》指出：“饮入于胃，游溢精气，上输于脾；脾气散精，上归于肺；通调水道，下输膀胱。水精四布，五经并行，合于四时五脏阴阳，揆度以为常也。”胃的“游溢精气”功能，其实就是消化功能，即将水饮中精华游离出来，并集中供应到脾，再由脾的运化输布，运输到肺。由于太阳病发汗太过，津液损伤，胃中热盛，其游溢精气功能受到影响，化生的津液不足，不能供应到脾，脾因津液的来源不足，散精作用受到约束，反过来不能给阳明大肠输布津液，因而使大便硬且难。病根在阳明胃热津伤，病状在阳明大肠津亏便难，是由中间脾被约束无法转输津液所致。本证的命名，既不用病本的胃热，也不用病标的肠干，而是用标本之间的脾约，其用意在于和正阳阳明因胃热肠燥、腑实不通的三承气汤证进行区别。

治疗用麻子仁丸，方中麻子仁、芍药、枳实、大黄、厚朴、杏仁、蜂蜜七味药，其中枳实、大黄、厚朴为小承气汤，用来清热、降气、泻下；其余麻子仁、芍药、杏仁、蜂蜜四味药，看似随手拈来，实则很有深意。方中的小承气汤是治疗病之根本，即清泻阳明胃热，胃热除则津可生，输布有源，解除脾约；而麻子仁、杏仁、蜂蜜则治疗病之标，滋润阳明肠燥，杏仁尚能沉降肺气，肺气通降则能助大肠传导，肠润气降则大便通畅；芍药、蜂蜜两药相合，补益脾阴，脾阴不虚则能转输。一方不仅统治标本，还照顾到了中间的脾气，更精妙者还顾及到了上端的肺气，其组方之全面、用药之严谨、理论之连贯，非后世方剂所能望其项背。

清代的叶天士从脾约证中总结出脾阴不足的滋阴降胃理论，补充了金元时期李东垣的脾阳不足的温阳升脾理论，从麻子仁丸中取芍药、蜂蜜补益脾阴，提出脾阴学说，并以芍药、蜂蜜作为滋养脾阴的不二之选。从此脾胃理论就有了李东垣的后天之本说和温阳升脾说、王汝言的脾阴说、叶天士的滋脾阴降胃说、朱丹溪的脾主阴升阳降说等，使中医的脾胃理论更加丰富起来。

二、正阳阳明

所谓正阳阳明，是指的阳明病有形邪热证中的阳明正证。即大承气汤证、小承气汤证和调胃承气汤证，尽管此三证在病因、病机上虽有区别，也只是程度的轻重不同，临床表现上有所区别。

对于三个承气汤证的理解和三个承气汤的临床使用则需要明确区分。在学习《伤寒论》时，三个承气汤证与三个泻心汤证（半夏泻心汤证、生姜泻心汤证、甘草泻心汤证），都是看起来差别不大，理论上区分比较容易，但在临床辨证使用的实操上，则很难明确区分开来。但如果能够掌握每个汤证的病机特点和证候特色，就不难区别使用，从而收到理想的效果。

《伤寒论·辨阳明病脉证并治》中，有关大承气汤证的原文集中在第212、215、217、220、238～242条和第251～256条，涉及了大承气汤证的病因、病机、病性、症状、治法、方药以及辨证等各个方面，为了系统全面，现将这些条文汇总融合，进行分析。

1. 病因

关于大承气汤证的病因，原文提到了“伤寒若吐若下后不解”（第212条）、“伤寒四五日，脉沉而喘满。沉为在里，而反发其汗，津液越出”（第218条）“大下后”（第241条）、“发热，汗出多”（第253条）、“发汗不解”

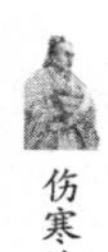

（第 254 条）五条，虽然只记载了 5 条，但已经概括了疾病传变的基本原因，即失治、误治。

第 212 条的“伤寒若吐若下后不解”，是治疗上的失误，吐下之后，邪气未去，津伤热盛，化燥成实。

第 218 条说：“伤寒四五日，脉沉而喘满。沉为在里，而反发其汗，津液越出，大便为难；表虚里实，久则谵语。”伤寒已过四五日，脉象不浮反沉，症状有喘且腹满。无论从时间上、脉象上还是症状上，都是里实证的征象，里实证反而用发汗解表的方法治疗，损伤津液，助长热邪，津伤热盛，就注定会形成大便难。相对于里实，表证经发汗后已无邪气，所以称作表虚，是指表无邪气，并非表气虚；邪气全在里实，热盛自然就会出现谵语。其大便难和谵语都是因为误汗所致，“汗出是便难之根，便难是谵语之因”。

第 253 条的“发热，汗多”，虽然是要“急下”的指征，但也是大承气汤证的形成病因。即说明阳明热证出现发热，内热已较亢盛，发热再伴随汗出，津液势必因热炽煎灼和汗出损耗两种途径而出现干涸，津液的干涸是大便难的根源，因发热而汗出，因汗出而胃燥，因胃燥而便难；大便难而不通，热邪不得下泄，使体内邪热更盛。

第 254 条的“发汗不解”，提示了疾病误治的病因。所谓的“发汗不解”，必是不当发汗而误用发汗治疗，这里的发汗也多是以辛温麻、桂之剂，发汗以后，病证不解，反而损伤了津液，使原有证候化热或者原有热证的热邪更盛，热盛津伤，形成阳明腑实证。

第 241 条“大下后”又形成了阳明腑实的大承气汤证，可见原有病证当用攻下，但大下后反而成了大承气汤证。说明当下之证，下法使用不恰当，下之太猛、下之太过，不惟没有泻下实热之邪，反而损伤了机体津液，导致热盛津伤，大便不通。

2. 病机

关于大承气汤证的病机，在第 215 条提到“胃中必有燥屎五六枚也”，第 239、241、242 条都指出了“有燥屎”，同时第 241 条在“有燥屎”的基础上，更进一步揭示“所以然者，本有宿食故也”。其实“有燥屎”是形成大承气汤证一系列症状表现的原因，而“有宿食”是形成有燥屎的原因之一。其最初的病机应该是热盛津伤，加之有宿食停留，津液耗竭，而致大便结实不通，形成阳明腑实证。第 215 条的“胃中必有燥屎五六枚也”，其“胃中”所指应是大肠，《内经》有“大肠小肠皆属胃”的说法。《伤寒论》中的解剖部位，如果按照实体的部位，应该普遍向下错位，比如所说的“心中”，有时指的是胃中，而所说的“胃中”有时则指的是肠道。

3. 病性

第 217 条提到“以表虚里实故也”，表虚是指阳明中风，里实是指阳明腑实，该条所载是表里同病，表邪未尽而里实已成，所以后文有“此为风也。须下者，过经乃可下之”的交代。第 252 条指出“此为实”，这里的“实”确定了病性，一则是邪实，为实热邪气，热炽津涸；二则为腑实，因宿食内停而致燥屎内结，正所谓“阳明之为病，胃家实是也”。

4. 病程

大承气汤证的形成，一则是太阳病失治、误治，转属阳明，经过了阳明邪热阶段，热邪伤津，津伤兼有宿食，结滞而形成燥屎，大便不通则热更稽留，形成正阳阳明大承气汤证；二则是阳明本经受邪，邪热伤津，津伤热盛，大便结实，燥屎内结，热不得泄，形成阳明大承气汤证。不管是哪种原因，其证的形成必定经过一定的时日，所以第 239 条说“不大便五六日”，第 241 条说“六七日不大便”，第 212 条有“不大便五六日，上至十余日”，指出正阳阳明大承气汤证的形成，是在大便不通后的五日至七日之间，也就是说并不是大便不通的当时就形成了大承气汤证，而是经过五至七日时间，燥屎结实，邪热亢盛，适才见到濈然汗出、腹痛、喘冒、谵语等症。如果到十余日，那就是燥结日久，病证笃重，所以才有“发则不识人，循衣摸床，惕而不安，微喘直视”。此时如果脉见弦长，为阴津未绝，正气犹在，尚有生机，可以大承气汤急下存阴；若脉见短涩，则为正虚邪实，热极津枯，预后欠佳。

5. 症状

有关大承气汤证的症状表现，综合相关原文的表述，归纳起来看大致有全身症状、二便症状、精神症状、腹部症状和邻脏症状等五个部分。

全身症状中，“无表里证”一句，是一个偏正词组，其意思是指无表证，说明该证是纯为里热实证；“表虚里实”是阳明中风与阳明腑实共存；

"身微热""时有微热"，正阳阳明腑实证属于邪热亢盛，一般情况下应该有高热，但本证有时则表现为"微热"，说明腑实结滞，邪热结聚，反而不能外透，所以体表只有微热，虽是微热，比起高热可以外散的病机更为严重，是热邪内敛不得外透，有进一步加重的趋势。"汗多"一症，是阳明病的典型症状，既反映了热邪迫津外泄的病机，也反映了津伤热盛，燥屎内结的病因。"潮热"则是阳明腑实证的典型症状，多在午后也就是日晡所，大约在下午两点至五点之间，是阳明经气旺盛之时，正邪交争的明显反映。

二便症状中，"小便不利，大便乍难乍易"，反映了大小便之间的相互关系，体内的津液量是一定的，汗液、小便、大便三者之间，此多彼少。汗多则津液从体表而出，从小便、大便而出的就自然减少；若小便不利，津液会偏从大便而出，所以有大便乍难乍易。"大便难""不大便"，都是燥屎内结，气机不通的表现。从"大便乍难乍易"到"大便难"，再到"不大便"，是燥屎内结的程度逐渐加重。

精神症状有"烦躁、发作有时"，是邪热扰动心神，时轻时重，故而发作有时；"烦不解"是热邪深重，热扰神明。烦躁发作有时到烦不解，也反映了热邪由轻至重的病理表现。"心中懊憹而烦"是邪热郁扰胸膈，与枳实栀子豉汤证的心中懊憹病机相同，既是精神心理反应，也兼有生理上的反应；"语言必乱""谵语""独语如见鬼状"是邪热亢盛，热扰神明，轻则言语错乱，重则胡言乱语即谵语，更重则幻视幻听，独语不止。从心中懊憹而烦到烦不解，再到语言必乱到谵语，再到独语如见鬼状，是病情进一步的加重，更重者则"发则不识人，循衣摸床，惕而不安"，从心情的烦乱到语言的改变，从语言的改变再到动作的改变，是病情逐步加重的表现，此时不仅心神被扰，而且已神明错乱。

腹部症状的"腹满不减，减不足言"，是与《金匮要略·腹满寒疝宿食病脉证治第十》的"腹满时减，复如故，此为寒，当与温药"的太阴脾家虚寒相对而言，其腹满是燥屎内结，气机阻滞，腑气不通，所以说腹满不减，即使有减轻也是非常轻微，不值一提。"腹满痛"是腑气阻滞，气滞不通，不通则痛，其痛表现在整个腹部，其满中加痛；"绕脐痛"其疼痛的部位局限在肚脐周围，与"腹满痛"比较，其范围缩小，说明燥屎结滞时间比较久，病情减缓但病势变深。

所谓邻脏症状，是指因腑实结滞，气机不通，阴津耗竭，影响到其他相关脏腑而出现一系列症状。“喘冒不能卧”是由于阳明大肠燥屎停滞，阻遏气机，阳明大肠经与太阴肺经互为表里，大肠腑气不降，则肺气也因之而上逆，故见喘冒不能卧。“五脏六腑之精气，皆上注于目而为之精”，阳明腑实热盛，阴津耗竭，脏腑之精亏耗，目失所养，所以“目中不了了，睛不和”，既是津亏失养的结果，又是阴虚风动的前兆。“微喘直视”则是同时出现了肺气不降和肝精亏耗，病情比单纯的“喘冒”或者“睛不和”更重一层。

6. 治法用方

关于大承气汤证的治法与用方，在原文中的表述，与其他方剂有明显区别。在使用大承气汤时，除第252～254条三条原文为“急下之”外，尚有“下之愈”“下之则愈”“可攻”“当下之”等。所谓“可攻”“当下之”，都属于口气比较缓和的说法，一则说明大承气汤证应当泻下，二则说明下法最易损伤正气，在运用下法时要辨证准确，运用适当，既不能太过，太过易伤正气，也不能不及，不及则容易留邪，所以后世有“温病下不厌早，伤寒下不厌迟；温病可一下再下，伤寒则一下而止”的说法。原文中用大承气汤多为“宜大承气汤”，宜，有适合、适当的意思，合宜、权宜、适宜、相宜；还有应该、应当、当然的意思。所以不用“大承气汤主之”，而用“宜大承气汤”，既有适当、应该使用大承气汤的意思，又有权宜、衡量的意思，与“当下之”前后呼应，告诫后人在使用大承气汤时要慎重、精准、适当，否则会出现意想不到的变证。只有在第212条出现了“不大便五六日，上至十余日，日晡所发潮热，不恶寒，独语如见鬼状。若剧者，发则不识人，循衣摸床，惕而不安，微喘直视，脉弦者生，涩者死”的紧要关头，亟需攻下热实以存阴保命，才用到了“大承气汤主之”。

至于第252～254条三条表述为“急下之”，则有“既病防变”的意思。第252条伤寒六七日后，见到“目中不了了，睛不和”，是阴津已经耗竭，脏腑精气亏耗，将有阴竭风动之虞，病已危急；“无表里证，大便难，身微热者，此为实也”，大便难，说明燥屎已成；无表证，身微热，说明热邪内聚，里热炽盛，本已阴精亏耗，尚有内热灼阴，所以需要急下撤热存阴。但第253条仅有“发热、汗多者”，第254条仅有“发汗不解，腹满痛”，

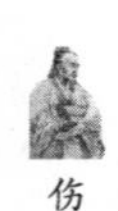

也用大承气汤急下之，从症状表现来看，似乎急下的指征并不具备，其实这里是提示既病防变，发热耗津，汗多伤津，其结果必定是津亏热结、燥屎阻滞，所以结合其他症状需要早治；发汗病不解，已经损伤了阴津，兼有腹满痛，极有可能是津伤热结，燥屎已成，所以也需要早治。这两条的“急下之”是防止出现类似于第252条阴津耗竭的后果，临床需结合其他症状，藉以确定是否需要急下。

7. 辨证

第238条说：“阳明病，下之，心中懊侬而烦，胃中有燥屎者，可攻。腹微满，初头硬，后必溏，不可攻之。若有燥屎者，宜大承气汤。”阳明病若属腑实，固然当下，但并非凡是阳明病都可攻下，若是阳明无形邪热则不应攻下；即使腑实当用攻下，也应掌握攻下适度。若不当攻下而用攻下，或者当用攻下而攻下失度，可出现两种转归：一者实邪未去，燥屎结滞，症见心中懊侬、烦躁不安，是邪热亢盛，扰乱心胸，如果有燥屎的，可再行攻下，有燥屎的指征是症见谵语、潮热、腹痛、不大便；一者病人见大便初硬后溏，是以苦寒峻剂攻下无形之热，伤及阳明胃阳之气，形成阳明中寒证，阳明中寒自然不能再行攻下。

第240条说：“病人烦热，汗出则解，又如疟状，日晡所发热者，属阳明也。”病人烦热，汗出而解，其烦热可能有两种情况，一者有表邪闭郁，邪气不得外散，故病人烦躁且发热，汗出则腠理开泄，邪气外散，所以病解；二者可能内热郁闭，热扰心神，所以烦而且发热，汗出则热邪外透，所以病解。其汗出既有可能是因治疗而汗出，比如有表邪用解表剂，或者是有里热而用解热剂。汗出烦热已解之后，又见到下午发热类似疟疾而准时，是邪传阳明，所以说“属阳明也”。而阳明病，既有阳明腑证，也有阳明经证，究竟是阳明腑证，还是阳明经证，可依据脉象来判断。“脉实者，宜下之；脉浮虚者，宜发汗。下之与大承气汤，发汗宜桂枝汤。”脉实则属于里实，里实者应攻下用大承气汤；脉浮虚者，是病在经表，解表宜用桂枝汤。

需要重点理解的是，病在经表，何以也可见到日晡所发潮热。前面已经详细解释了阳明病发潮热的机理，即邪在阳明，由于阳明经的生理特点，都可在日晡所阳明经气借自然之气旺盛之际而出现发热，不管是经表证还是腑实证，都可以有日晡所发潮热的表现，究竟属于经表证还是腑实证，还是无形邪热证，则应与其他症状表现结合起来诊断。所以只要是阳明病，不管是经证、还是腑证，是无形邪热、还是有形燥实，都可以出现潮热一症。

第 251 条说：“得病二三日，脉弱，无太阳、柴胡证，烦躁、心下硬。至四五日，虽能食，以小承气汤，少少与，微和之，令小安。至六日，与承气汤一升。若不大便六七日，小便少者，虽不受食，但初头硬，后必溏，未定成硬，攻之必溏。须小便利，屎定硬，乃可攻之，宜大承气汤。”得病二三日后，已经不见太阳表证和少阳证，说明邪气已经转入阳明，然而转入阳明脉象即便不见实大有力，也不应见到脉弱，可见这里的脉弱是与阳明腑实的沉实有力相比较，相对为弱，说明腑实未成，病人烦躁，内有热邪，心下硬则为胃肠中有宿食。到第四、五天，病人虽然能食，但恐热邪与宿食搏结而成燥屎，所以用小承气汤，令病人少少的服下，轻清热邪，导气下行，病人可得稍安。到第六天，再与小承气汤一升。虽已不大便六七日，如果小便少，病人虽不能食，似已成燥屎，但因小便少，津液偏渗大肠，大便初硬后溏，若再攻下，势必伤及胃肠之气，而成大便溏泄。故应等到小便通利水湿从小便而出，燥屎形成才可再行攻下。

本条提示两个意思，一者泻下之法，易伤阳损阴，不可轻易即用，须得燥屎已成，才可攻下，故一试再试，以示慎重；二者大凡小便不利者，大便必定不会成硬，说明二便之间存在着互关关系，小便不利，大便即溏，小便通利，大便成硬。

第 256 条说：“阳明少阳合病，必下利。其脉不负者，为顺也；负者，失也。互相克贼，名为负也。脉滑而数者，有宿食也，当下之，宜大承气汤。”阳明少阳合病，少阳木气过旺，木盛乘土，所以下利，如果脉见胃土的和缓而不是风木的弦紧，则为顺证；如果脉见弦象，是为负，也就是少阳风木乘及胃土。如果脉象滑数，是内有宿食，燥屎已成，应当用大承气汤泻下。

第 240 条和第 256 条是以脉象辨是否可下，第 251 条以小便是否通利辨燥屎是否形成。

大承气汤由大黄、芒硝、枳实、厚朴四味药物组成，按照传统的中药药理，大黄属于寒下药物，芒硝属于软坚药物，而枳实、厚朴可以下气。以大黄清热泻下，芒硝软坚泻下，枳实、厚朴降气泻下，诸药配伍，起到泄热、软坚、通腑的作用。按照现代的药理研究，大黄属于刺激性泻下药，芒硝属于容积性泻下药，枳实、厚朴则属于调节性泻下药。大黄中的蒽醌类衍生物，尤其是大黄酸，能够刺激胃肠蠕动变快；芒硝中的十水合硫酸钠（$Na_2SO_4 \cdot 10H_2O$）在肠道形成高渗状态，使肠道外的水分向肠道内集中，增加了肠道的容积；枳实具有使胃肠收缩兴奋、节律有力的作用，厚朴则具有明显的、持久的中枢性肌肉松弛作用，两者结合可以调节肠道的排储功能。肠道内水分增多，干结的大便得到濡润变软，肠道蠕动的速度变快、幅度变大，就有利于燥屎的下排，而枳实、厚朴则能够使肠道的蠕动保持在一个适当的节律和幅度上，不至于过高或者偏低。以现代药理分析大承气汤的药物组成，可见其组方的科学性和严谨性。

临床运用大承气汤，既要掌握其使用的指征，还要掌握其使用的时间节点，并需掌握其使用的度，使用指征如“初头硬，后必溏，不可攻之”（第238条），必待“屎定硬，乃可攻之”（第251条）；时间节点如“须下者，过经乃可下之；下之若早，语言必乱”（第217条）；攻下的度如“若一服利，则止后服”（第212条），就是要做到适证、适时、适度。

附原文：

212. 伤寒若吐若下后不解，不大便五六日，上至十余日，日晡所发潮热，不恶寒，独语如见鬼状。若剧者，发则不识人，循衣摸床，惕而不安，微喘直视，脉弦者生，涩者死。微者，但发热谵语者，大承气汤主之。若一服利，则止后服。

215. 阳明病，谵语有潮热，反不能食者，胃中必有燥屎五六枚也；若能食者，但硬耳。宜大承气汤下之。

217. 汗出谵语者，以有燥屎在胃中，此为风也。须下者，过经乃可下之。下之若早，语言必乱，以表虚里实故也。下之愈，宜大承气汤。

220. 二阳并病，太阳证罢，但发潮热，手足漐漐汗出、大便难而谵语者，下之则愈，宜大承气汤。

238. 阳明病，下之，心中懊憹而烦，胃中有燥屎者，可攻。腹微满，初头硬，后必溏，不可攻之。若有燥屎者，宜大承气汤。

239. 病人不大便五六日，绕脐痛、烦躁、发作有时者，此有燥屎，故使不大便也。

240. 病人烦热，汗出则解，又如疟状，日晡所发热者，属阳明也。脉实者，宜下之；脉浮虚者，宜发汗。下之与大承气汤，发汗宜桂枝汤。

241. 大下后，六七日不大便，烦不解，腹满痛者，此有燥屎也。所以然者，本有宿食故也，宜大承气汤。

242. 病人小便不利，大便乍难乍易，时有微热，喘冒不能卧者，有燥屎也，宜大承气汤。

247. 趺阳脉浮而涩，浮则胃气强，涩则小便数，浮涩相搏，大便则硬，其脾为约，麻子仁丸主之。

250. 太阳病，若吐若下若发汗后，微烦，小便数、大便因硬者，与小承气汤和之愈。

251. 得病二三日，脉弱，无太阳、柴胡证，烦躁、心下硬。至四五日，虽能食，以小承气汤，少少与，微和之，令小安。至六日，与承气汤一升。若不大便六七日，小便少者，虽不受食，但初头硬，后必溏，未定成硬，攻之必溏。须小便利，屎定硬，乃可攻之，宜大承气汤。

252. 伤寒六七日，目中不了了，睛不和，无表里证，大便难，身微热者，此为实也。急下之，宜大承气汤。

253. 阳明病，发热、汗多者，急下之，宜大承气汤。

254. 发汗不解，腹满痛者，急下之，宜大承气汤。

255. 腹满不减，减不足言，当下之，宜大承气汤。

256. 阳明少阳合病，必下利。其脉不负者，为顺也；负者，失也。互相克贼，名为负也。脉滑而数者，有宿食也，当下之，宜大承气汤。

第五节　当下与否看矢气　临床细辨三承气

——阳明腑实证的辨证施治（二）

创新点：①小承气汤使用的三点特色：一是以小承气汤“微和胃气”；

二是以小承气汤测试转矢气与否；三是一服谵语止者，更莫复服。提示三个问题：一是小承气汤证不一定是燥屎内结，很可能是大承气汤证的前奏；二是小承气汤的攻下力量比大承气汤要弱得多；三是小承气汤不在于泄实而是偏重于行气。②调胃承气汤证多是误治后出现的一些变证，属于邪热在胃，并非有燥屎结滞在大肠。所以关于“燥、实、坚”的说法，“燥、实”尚可，“坚”则无从解释，绝不能因方中使用了芒硝，就断定证中有燥屎结滞。调胃承气汤证是邪热还在阳明胃之际，唯恐大肠不能承顺胃气而正常通降，尤须清除胃热以防邪热下传，所以方名叫“调胃承气汤”。“调胃”二字已经明确显示，病在阳明胃而非在阳明大肠，之所以“承气”，仍是秉承既病防变、提前截断的治疗思想。③关于承气汤的命名，“承气”，即帮助阳明大肠承接阳明胃的下降之气，与“亢则害，承乃制”没有关系。④三承气汤证，是阳明胃家邪热亢盛到阳明大肠燥屎内结的一个系统过程。阳明邪热在胃，如不及时清除热邪，就会使邪热进一步加重而耗伤津液，而成阳明大肠燥结，所以尽快用调胃承气汤清泻胃热，截断病情发展。阳明燥屎在肠，潮热、谵语、腹痛，甚则喘冒直视、循衣摸床，说明燥屎已成，所以可用大承气汤攻下燥屎。而从阳明胃家邪热到阳明大肠燥屎过程中，虽见有潮热、谵语、腹满，但尚不能确定腑实燥屎的形成，所以用小承气汤进行试探性治疗。

一、正阳阳明

（一）小承气汤证

《伤寒论·辨阳明病脉证并治》中，关于小承气汤证的原文记载只有4条，而且多是在不能使用大承气汤攻下时，以小承气汤试探性治疗。

第208条指出：“阳明病，脉迟，虽汗出不恶寒者，其身必重，短气腹满而喘，有潮热者，此外欲解，可攻里也。手足濈然汗出者，此大便已硬也，大承气汤主之。若汗多，微发热恶寒者，外未解也，其热不潮，未可与承气汤。若腹大满不通者，可与小承气汤，微和胃气，勿令至大泄下。”阳明病脉迟、汗出，如果恶风恶寒，则可能是阳明中风，邪气在阳明经表所致。阳明病脉迟、汗出，若不恶寒，则可能是阳明里实热证，里热成实，实滞则脉迟，热盛则汗出，里热伤气，气滞不畅则身重、短气，腹满而喘，如果有潮热，则为阳明经表证已解，里实已成，可以攻下泄热；此时若再见手足濈然汗出，说明大便已硬，可用大承气汤泄下。如果汗多，且有发热微恶寒者，是阳明经表证未解，不可攻下。若发热但非潮热的，说明燥屎未成，不可以使用承气汤。如果腹大满气不通的，可给以小承气汤，稍微地调和胃气，不要使病人大量泄下。

“阳明病，潮热、大便微硬者，可与大承气汤”，阳明病潮热，并非仅见于阳明里实的腑实证，但若见到大便硬的，说明燥屎已成，可用大承气汤。那么大便微硬，能否使用大承气汤呢？有潮热、大便微硬，如果再有其他腑实证的见症，即可用大承气汤，是一种超前的治疗方法；但如果“不硬者，不可与之。”

“若不大便六七日”，恐有燥屎形成，要想知道是否已经形成腑实证的燥屎内停；“欲知之法，少与小承气汤”，服用小承气汤；“汤入腹中，转矢气者，此有燥屎也，乃可攻之；若不转矢气者，此但初头硬，后必溏，不可攻之，攻之必胀满不能食也”，服用小承气汤，肠道蠕动，腑气通畅下行，但燥屎不动，气自缝隙而出，所以凡转矢气的为有燥屎，可以攻下；如果不转矢气，是燥屎未成，肠间未有缝隙，气不得行，是肠热脾寒，大便初硬后溏，不可攻下，苦寒攻下更伤中气，脾胃损伤，脾虚不能运化则胀满，胃虚不能受纳则不能食；“欲饮水者，与水则哕”，病人想饮水，如果是胃热津伤，则饮水病解，而此时是胃虚不化，脾寒不运，津液不生，故病人想喝水，但脾胃虚弱，不纳且不运，饮水后胃气更加上逆，所以与水则哕。

本条（第 209 条）“不大便六七日”，以小承气汤测试，有两种结果，一者是服小承气汤后转矢气的，燥屎已成，可以攻下；一种是不转矢气的，是肠热脾寒，初硬后溏。初硬后溏的是肠热脾寒，不当发热，“其后发热者，必大便复硬而少也，以小承气汤和之”，其后发热，是热邪渐盛，大便已硬，但不如大承气汤证的燥屎内结，所以用小承气汤微和之。原文最后再次强调“不转矢气者，慎不可攻也”。

第 213 条说：“阳明病，其人多汗，以津液外出，胃中燥，大便必硬，硬则谵语，小承气汤主之。”阳明病汗出多则津液外出，津液耗伤则胃中干燥，胃燥肠干，大便则硬，大便硬说明里热亢盛，热盛则扰乱神明故谵语，即所谓的“多汗是胃燥之因，便硬是谵语之根。”“若一服谵语止者，更莫复服。”一服谵语停止，则说明里热已经大减，所以不能再服，后世的“温病下不厌早，伤寒下不厌迟；温病可一下再下，伤寒则一下而止”即是从此而来。

第 214 条说：“阳明病，谵语、发潮热、脉滑而疾者，小承气汤主之。”阳明病谵语、发潮热，如果再见脉象沉迟有力，说明腑实已成，此时脉滑而疾，虽反映热邪亢盛，但其燥屎结滞的程度未必深重，即便以小承气汤治疗，也需慎重使用。“因与承气汤一升，腹中转气者，更服一升，若不转气者，勿更与之。”虽以小承气汤“主之”，但仍旧以转气与否作为泻下的指征，转气的可继续服用，不转气的则不能再用。“明日又不大便，脉反微涩者，里虚也，为难治，不可更与承气汤也。”经用小承气汤大便通畅后，第二天大便又不通，反而出现脉见微涩，第 212 条曾说“脉弦者生，涩者死”，脉涩是正虚邪实，热极津枯，所以不能够再次使用承气汤攻下，使用后世温病学家的增液承气汤或可收到一举两得的效果。

总结小承气汤证的证候特征，以汗出、潮热、谵语等为使用指征，类似于大承气汤证，但无循衣摸床、独语如见鬼状的严重精神异常症状，喘冒、直视等邻脏症状，腹痛、绕脐痛的腹部症状等。其证候特点则以“腹大满不通”“恐有燥屎”“脉滑而疾”为着眼点，腹大满不通而不言痛，当以气滞为主；恐有燥屎而非“有燥屎也”，是主观的不确定的判断；脉滑而疾虽属热盛，但终未成沉迟有力，虽有内热则未必燥屎结滞。所以小承气汤证的腑实介于似成未成之间，说其似成，因有潮热、谵语，说其未成，因有腹满不痛、脉滑而疾，所以原文结论是“恐有燥屎”，既然是恐有燥屎，就不是燥屎已成，所以用小承气汤总是慎重试探，以转矢气为可下指征。

小承气汤的使用有三点特色：一是以小承气汤“微和胃气”；二是以小承气汤测试转矢气与否；三是一服谵语止者，更莫复服。这三点特色提示三个问题：一是小承气汤证不一定是燥屎内结，很可能是大承气汤证的前奏；二是小承气汤的攻下力量比大承气汤要弱得多；三是小承气汤不在于泄实而是偏重于行气。

（二）调胃承气汤证

《伤寒论·辨阳明病脉证并治》篇中记载调胃承气汤证的原文只有3条，记述了调胃承气汤证的发病、症状和治疗，对于使用调胃承气汤，原文提到了“可与”“与”和“主之”三个不同层次。

第207条说：“阳明病，不吐不下，心烦者，可与调胃承气汤。”阳明病未经吐、下，正气未受到损伤，而病人见心烦者，是阳明内热亢盛，扰乱心神。之所以“可与调胃承气汤”，是因为本证本属阳明病，未经误治，正气尚旺，阴津未伤，可给与调胃承气汤治疗。出于正反两方面的考虑，一者是阳明病有热，不清热则会热更盛，故以调胃承气汤清泻热邪；一者虽见病人心烦，但无大便不通、腹痛、潮热、谵语，显然没有形成燥屎内结，既不是大承气汤证，也不需用小承气汤试探治疗。因有热邪需要清泻，但无燥屎不需峻下，故“可与”调胃承气汤，并采用“顿服”的服药方法以清泻内热，调和胃气。

太阳病经过三天，经过发汗病仍未解，极有可能发生传变，如果出现蒸蒸发热，则说明病已转入阳明，因阳明内热的发热，才会有如蒸笼冒热气一样，自内向外发热，而称作“蒸蒸发热”，与太阳病的自外向内的“翕翕发热”不同。所以原文第248条说：“太阳病三日，发汗不解，蒸蒸发热者，属胃也，调胃承气汤主之。”这里的“属胃也”，一者是“阳明之为病，胃家实是也”的“胃”，就是指出此时的病证已经是“胃家实”，即阳明实热证；二者是强调邪热在“胃”，并无燥屎在大肠，应属于阳明胃的邪热证。究竟是阳明经无形邪热证、还是阳明腑有形实热证，从太阳病三天，发汗不解来看，尚未达到腑实已成、燥屎内结的阶段，但从用“调胃承气汤主之”，并以顿服的服药形式来看，似乎内热盛实。根据病程、症状和用药等综合分析，本条应属于阳明内热已盛，恐有化燥成实之虞，故用调胃承气汤清泻胃热，寓有既病防变的意思在里面。

第249条说：“伤寒吐后，腹胀满者，与调胃承气汤。”伤寒用吐法治疗，想必原有症状偏于上部，所以医者误用吐法，吐之后出现了腹部胀满，是吐伤中气，中伤气滞不通，故见腹部胀满，用调胃承气汤治疗，清热导滞。

阳明病使用调胃承气汤证，从病因而言，有未经吐下，有经过吐后的，

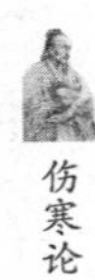

有太阳病三日的，要么病位偏上，要么病程偏短，要么未经误治；从症状看，有心烦、有腹胀满、有蒸蒸发热，尚未见到潮热、谵语、腹痛等阳明燥屎内结的指征；从治疗看，有“可与调胃承气汤”、有“与调胃承气汤”、有“调胃承气汤主之”，无论病因、症状和治疗，都显示该证属于阳明病腑证早期，热邪渐盛，腑实已显，燥屎未成，与后世依照调胃承气汤所用药物总结出的“燥、实、坚”，尤其是“坚”不相吻合。

调胃承气汤证，在《伤寒论·辨太阳病脉证并治》的上、中、下三篇中，出现过5次，分别在第29条、70条、94条、105条和123条，综合这5条原文，也多是误治后出现的一些变证，属于实热在胃，并非有燥屎结滞在大肠。所以关于“燥、实、坚”的说法，“燥、实”尚可，“坚”则无从解释，绝不能因方中使用了芒硝，就断定证中有燥屎结滞。

关于承气汤的命名，自古至今大多医家以五行学说的“亢则害，承乃制”来做解释，即如果某一脏腑之气过于亢盛，就由其接下来我克或者克我的脏腑对其进行制约，从而达到一个动态平衡。其实承气汤以清泄药物泻下肠道实热或者燥屎，跟五行的生克制化没有任何关系。倒是王晋三在《绛雪园古方选注》中的“承气者，以下承上也”，说的几近本意。

从承气汤证的病理来看，是邪热燥屎结滞于阳明大肠，而阳明大肠无论经络走行、所处部位、器官顺序、功能特点等，都在胃的下游，而且承气汤证的燥屎也是结滞在胃的下游大肠。虽然原文中有“胃中有燥屎五六枚”的说法，但很明显这个燥屎是在大肠，胃中是断然不会有燥屎的。

六腑之气是以通为用、以降为顺的，胃气既然已经将糟粕下传到了大肠，而因邪热燥屎致大肠不能继续传导下行，使六腑以降为顺的功能中断，此时需要人为的帮助大肠，完成承接胃气下降的功能，使传导之职得以延续。所以“承气”，即帮助阳明大肠承接阳明胃的下降之气，与“亢则害，承乃制”没有关系。这也是“调胃承气汤”之所以加上“调胃”二字的奥妙所在。

承气汤已经很明显地指出来是为了帮助阳明大肠承接阳明胃的下降之气，而使六腑以降为顺的功能得以延续，而调胃承气汤证明显是邪热在阳明胃，它既不是阳明无形邪热在气分的白虎汤证，也不是阳明有形燥屎内结的大承气汤证，而是介于两者之间的阳明胃的邪热证。热已入腑，在欲形成燥屎而尚未形成之际，邪热尚在胃，在将要下传大肠而尚未传变的关口，即有邪热将要传到大肠形成腑实燥屎的趋势，但邪热还在阳明胃之际，唯恐大肠不能承顺胃气而正常通降，尤须清除胃热以防邪热下传，所以方名叫“调胃承气汤”。“调胃”二字已经明确显示，病在阳明胃而非在阳明大肠，之所以“承气”，仍是秉承既病防变、提前截断的治疗思想。

三个承气汤证，是阳明胃家邪热亢盛到阳明大肠燥屎内结的一个系统过程。阳明邪热在胃，汗出、蒸蒸发热、烦躁、腹胀满，如不及时清除热邪，就会使邪热进一步加重而耗伤津液，病理发生改变而传至阳明大肠，所以尽快用调胃承气汤清泻胃热，截断病情发展。阳明燥热在肠，潮热、谵语、腹痛，甚则喘冒直视、循衣摸床，说明燥屎已成，所以可用大承气汤攻下燥屎。而热邪从阳明胃是否到了大肠而形成了燥屎，虽然出现了潮热、谵语、腹满，但尚不能确定腑实燥屎的形成，所以用小承气汤进行试探性治疗。

调胃承气汤清泻胃热，大承气汤攻下大肠燥屎，小承气汤介于两者之间，在未确定燥屎形成的诊断时，用小承气汤试探性治疗，这就是临床上如何区别使用三承气汤的关键。后世称大承气汤证是“痞、满、燥、实、坚”全备，小承气汤证是“痞、满、实”，调胃承气汤是“燥、实、坚”的说法，虽有一定的道理，但一则临床无法掌握使用，二则也不尽符合三个汤证的实际情况，三则笼统不够确切。关于调胃承气汤证的“燥、实、坚”的说法尤其不符合原文原意，也不符合临床实际，从病情和症状来看，根本没有“坚”的征象，只是后人根据方中药物功能推导出来，没有充分的理论依据。

调胃承气汤和白虎汤都是治疗阳明邪热的方剂，其区别在哪里呢？白虎汤治疗阳明邪热在气分，是全身性的；调胃承气汤治疗阳明邪热在胃中，是局部性的。白虎汤是清散热邪，使邪热从上从外发散，因其热邪在气分，弥漫于阳明经中，弥漫的要随其势而发散；调胃承气汤是清泻热邪，是使热邪从下而泄，因其邪热在胃中，局限于阳明胃腑，局限的要顺其势而通行。

二、少阳阳明

第179条说："少阳阳明者，发汗、利小便已，胃中燥、烦、实，大便难是也。"本条是说少阳病禁用发汗、泻下、利小便的方法治疗，如果误用这三种方法治疗，极易损伤津液，导致津液不足，胃肠干燥，病人出现烦躁的内实、大便难下的证候。而第233条说："阳明病，自汗出，若发汗，小便自利者，此为津液内竭，虽硬不可攻之，当须自欲大便，宜蜜煎导而通之。若土瓜根及大猪胆汁，皆可为导。"本条明确提出是在阳明病自汗出的基础上，误用发汗、利小便的治疗方法，导致津液内竭，肠道失于濡润，大便干结难下，但是并非像阳明腑实证一样，是热盛伤津，津伤热结，燥屎内停所致，而是本身自汗出，津液本已外泄，又加之发汗、利小便，使津液更加亏耗，以至于不能濡润肠道所致。故虽然有大便硬而难出的现象，也不能再用泻下的方法治疗，只有在病人极想大便而无法排出时，顺势进行通导而下。

用蜂蜜经煎熬成型后，纳入肛门，并以手抱紧，不令外出，经过一段时间，肠道得到濡润，干结的大便即可排出，因其并非因热而结，所以不需清热，待干结的大便排除后，接下来就不会再发生大便难的情况了。以猪胆汁内入谷道，其作用与蜜煎略同，但猪胆汁同时具有清热的作用，是蜜煎所不具备的，而其滋养濡润的效果则较蜜煎差些。

虽然本条明确提出是阳明病汗出，又加发汗、利小便，但后世都将其理解为少阳阳明。其实少阳阳明的形成也是由于发汗、利小便，损伤津液所导致的，阳明病以热盛为主要病机，也是禁用发汗、利小便的，两者具有共同之处。但若是阳明病，单纯形成大便干的情况比较少见，这主要是因为阳明素以热盛伤津为多，单纯的津伤证反而极少，而少阳病热邪较轻，则往往容易形成单纯的津伤证，这也是后世之所以将本条归为少阳阳明病的原因之一。不论是阳明病，抑或是少阳病，只要不是经表证，都不能发汗，同时也不能利小便，如果误用了发汗或者利小便的治疗方法，就极有可能形成大便难，都可以用蜜煎或者猪胆汁等制成栓剂进行治疗。反过来，蜜煎或者猪胆汁也可以用于任何原因所导致的大便难的对症治疗，虽有可能属于治标不治本，但对于通畅大便则具有一定的作用。

附原文：

207. 阳明病，不吐不下，心烦者，可与调胃承气汤。

208. 阳明病，脉迟，虽汗出不恶寒者，其身必重，短气腹满而喘，有潮热者，此外欲解，可攻里也。手足濈然汗出者，此大便已硬也，大承气汤主之。若汗多，微发热恶寒者，外未解也，其热不潮，未可与承气汤。若腹大满不通者，可与小承气汤，微和胃气，勿令至大泄下。

209. 阳明病，潮热、大便微硬者，可与大承气汤；不硬者，不可与之。若不大便六七日，恐有燥屎，欲知之法，少与小承气汤，汤入腹中，转矢气者，此有燥屎也，乃可攻之；若不转矢气者，此但初头硬，后必溏，不可攻之，攻之必胀满不能食也。欲饮水者，与水则哕。其后发热者，必大便复硬而少也，以小承气汤和之。不转矢气者，慎不可攻也。

213. 阳明病，其人多汗，以津液外出，胃中燥，大便必硬，硬则谵语，小承气汤主之。若一服谵语止者，更莫复服。

214. 阳明病，谵语、发潮热、脉滑而疾者，小承气汤主之。因与承气汤一升，腹中转气者，更服一升，若不转气者，勿更与之。明日又不大便，脉反微涩者，里虚也，为难治，不可更与承气汤也。

233. 阳明病，自汗出，若发汗，小便自利者，此为津液内竭，虽硬不可攻之，当须自欲大便，宜蜜煎导而通之。若土瓜根及大猪胆汁，皆可为导。

248. 太阳病三日，发汗不解，蒸蒸发热者，属胃也，调胃承气汤主之。

249. 伤寒吐后，腹胀满者，与调胃承气汤。

第六节　喜忘有关血与气　蓄血瘀血证不同

——阳明病血热证、湿热证的辨证治疗

创新点：①阳明蓄血“喜忘”，一则气血并于下，心肺气血虚，不能上奉于脑，脑失所养；二则阳明蓄血在下，肠道传导失司，糟粕停滞，酿生浊毒，浊毒上扰清窍，气血逆乱，脑神受扰，使记忆失常；三则阳明邪热与素有瘀血互结，瘀血不去，新血不生，心神失养，皆可导致神明不清，

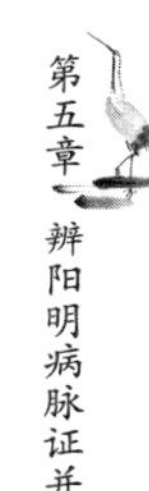

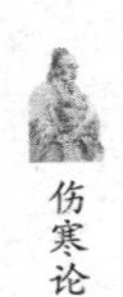

最终导致“善忘”。将阳明病的“喜忘”作为“喜妄”，首先，从文字的角度，“喜”用作动词，“妄”为副词，动词修饰副词，于理不通。其次，阳明蓄血与太阳蓄血不同，太阳蓄血在小肠与手少阴心相表里，直接影响到心神，故有狂妄；阳明蓄血在大肠与手太阴肺相表里，间接影响气血，故有健忘。②阳明瘀血是在阳明病的过程中，热盛伤血，血分津液被耗，而使血行迟滞，形成瘀血，但并非瘀滞不行的死血。所谓阳明蓄血，是肠道本有血行迟滞，与阳明邪热相合，而形成“喜忘”的蓄血证；蓄血与瘀血既有区别，又有联系，瘀血不一定能成为蓄血，但蓄血则一定是由血行瘀滞所导致。一般而言，瘀血在经，蓄血在腑。蓄血有形可证，诸如下血、黑便等；瘀血惟象可辨，诸如舌暗、脉涩等。

因阳明经的特点所致，在阳明病热证中，除了阳明邪热外，尚有阳明血热证和阳明湿热证。

一、血热证

阳明病的血热证分为热入血室证、蓄血证、瘀血证和便血证四种。

（一）热入血室证

第216条说：“阳明病，下血、谵语者，此为热入血室。但头汗出者，刺期门，随其实而泻之，濈然汗出则愈。”在阳明病的过程中，出现下血、谵语等症状，是属于热入血室证。在太阳伤寒、中风的过程中，如果遇到月经适来适断，即可发生热入血室证。同样，在阳明病的过程中，如果遇到月经适来适断，也会出现热入血室证。下血，并非是阳明病下血，而是月经下血，可知为月经适来，内热乘月经适来之虚，侵入胞宫，血分有热，血热扰心，神明失主，故见谵语妄言。由于血分有热，热被血裹，热邪上蒸，不得发散，因此只能见到头汗出而周身不能作汗。肝主藏血，血分有热，所以治疗时针刺肝经募穴，以泻血分邪热，待其周身汗出，热随汗散，其证即可痊愈。

（二）蓄血证（附瘀血证）

太阳表邪随经入腑，既可形成寒水互结的膀胱蓄水证，也可以形成血热互结的小肠蓄血证。而阳明热邪也可过经入腑形成阳明蓄血证。第237

条说："阳明证，其人喜忘者，必有蓄血。所以然者，本有久瘀血，故令喜忘；屎虽硬，大便反易，其色必黑者，宜抵当汤下之。""其人喜忘"，就是好忘事、容易忘事、记忆力差，之所以出现如此临床表现，是内有蓄血的缘故，此本原有瘀血，又与阳明热邪相合，所以使人健忘。由于是蓄血内停，所以大便色黑且硬，但容易排出。

因蓄血内停，蓄血是邪热与瘀血相合，故需泻下瘀热，宜用抵当汤治疗。

关于本条蓄血证，需要弄清以下几个问题：

①到底是"喜忘"还是"喜妄"。后世有很多医家认为"喜忘"即"喜妄"，也就是善妄，经常、容易发狂的意思，较之第106条的"太阳病不解，热结膀胱，其人如狂"和第124条的"太阳病六七日，表证仍在，脉微而沉，反不结胸，其人发狂"等"狂"为重，提示阳明病更易出现狂妄的表现，故以抵当汤重下其瘀。

有人考证《外台秘要》将"喜忘"作"善忘"，"喜""善"互通。《说文解字·心部》说："忘，不识也。从心亡声。""妄，乱也。从女亡声。"忘、妄音同，属同音通假。如《灵枢·本神》曰："魂伤则狂忘不精，不精则不正。"其中"忘"字在《太素》卷六首篇即作"妄"。先秦古籍中亦有此例，如《老子道德经》曰："不知常，忘作凶。"朱谦之《老子校释》曰："忘，妄古通。"《韩非子·解老》曰："前识者，无缘而忘意度也。"《庄子·盗跖》曰："故推正不忘邪。"可见"忘"即"妄"之借字，本条"喜忘"当系"善妄"之讹。"善妄"犹言时常发狂。

这种将"喜忘"作为"喜妄"的说法，首先，从文字的角度就解释不通。"喜"，在《伤寒杂病论》中，共出现过6次，都用作动词，如"不喜甘""喜呕""喜忘""喜唾""喜中风""喜悲伤欲哭"等。"妄"，副词，在《说文解字》中释为"妄，乱也"。《伤寒杂病论》中有"便溺妄出""勿妄治也""妄攻""妄行""不可妄食"等5处，是作为副词修饰动词使用的，如果将"喜忘"解释为"喜妄"反而成了动词修饰副词，于理不通。其次，不能因太阳蓄血有"如狂"和"发狂"，就推导阳明蓄血也一定要有狂妄。两者蓄血的位置不同，一个在小肠，一个在大肠；所连属的脏腑不同，一个与手少阴心相表里，直接影响到心神，一个与手太阴肺相表里，间接影响及气血。第三，不能因都使用抵当汤治疗就归为一种证候，这样就否定了张仲景灵活辨证的思想，“异病同治”的理论就成为虚谈。

②阳明蓄血为什么出现“喜忘”。阳明蓄血喜忘，与阳明经的生理特点密切相关。《素问·调经论》中说“血并于下，气并于上，乱而喜忘”，下焦本有积血之人，适病伤寒而其热乘瘀血秽气，上而乘心，正是《灵枢·大惑论》中所说“上气不足，下气有余，肠胃实而心肺虚，虚则营卫留于下，久之不以时上，故善忘也”。阳明本有瘀血，加之与邪热相合，一则气血并于下，心肺气血虚，不能上奉于脑，脑失所养；二则阳明蓄血在下，肠道传导失司，糟粕不能及时排出，停滞于肠腑而酿生浊毒，浊毒上扰清窍，气血逆乱，脑神受扰，使智能、记忆受到不良影响，记忆失常；三则阳明邪热与素有瘀血互结，瘀血不去，新血不生，心神失养，皆可导致神明不清，最终导致“善忘”。正如《素问·通评虚实论》所谓的“头痛耳鸣，九窍不利，肠胃之所生也”。

③阳明蓄血大便的特点。阳明蓄血证大便的特点是硬而反易排出，大便硬是由于阳明热盛，消灼津液，津伤肠燥，故而大便硬结；“反易”则是肠道瘀血，受热煎熬，血中津液滋腻，濡润大便，通俗地讲，就是血分中的油腻润滑了肠道，故大便虽硬而反容易排出。便硬是津少，反易是油多，这正是肠道蓄血热证的特点。临床上消化道出血的柏油便就具有这种特征。

④阳明蓄血与太阳蓄血的区别。同样是蓄血，同样会出现精神症状，但太阳蓄血见如狂、发狂，而阳明蓄血则见健忘。这是因为两种蓄血所蓄脏腑不同所致。太阳蓄血是瘀热在小肠，手太阳小肠经与手少阴心经相连，互为表里，瘀热在小肠，小肠血分热盛，连累其里少阴心经，扰乱心神，轻则如狂，重则发狂，是小肠瘀热循经入里直接影响心经所致，本实标也实。阳明蓄血是瘀热在阳明大肠，胃肠瘀热，新血不生；加之血气并于下，不能上奉，脑失所养；瘀热在肠，浊气上干，蒙蔽清窍，故阳明蓄血出现健忘，是大肠瘀热、气血不能上奉、浊气上干所致，本实而标虚。

⑤阳明蓄血与瘀血的区别。第257条说“病人无表里证，发热七八日，虽脉浮数者，可下之。假令已下，脉数不解，合热则消谷喜饥，至六七日不大便者，有瘀血，宜抵当汤。”病人无表里证，即既无发热、恶寒的阳明经表证，也无潮热、谵语的阳明腑实里证，又持续发热七八日，虽然脉象

浮数，但仍可泻下治疗。脉不沉实而是浮数，为什么还要泻下呢？病人没有表里证，暗示是无形邪热在阳明，又持续发热七八日，脉象浮数，则显示热邪仍旧亢盛，势必会更加损伤津液，形成腑实，所以要泻下热邪，不使其形成燥屎内结，属于既病防变的治疗措施。攻下之后，脉仍见数象，而且还消谷善饥，说明热邪未解，可见邪热不在气分而是在血分。这种现象又持续六七天，血分的邪热又影响到气分，伤及了津液，出现不大便，其热以在血分为主。故治疗以抵当汤，既能清血分实热，又能杜绝气分热盛。

阳明蓄血和阳明瘀血虽同用抵当汤治疗，但两者又有所不同。所谓阳明蓄血，是肠道本有瘀血，与阳明邪热相合，而形成“喜忘”的蓄血证；而阳明瘀血是在阳明病的过程中，热盛伤血，血分津液被耗，而形成瘀血，有如后世温病学中的热入营血所致热盛血瘀证。

蓄血的“蓄”，有一定的腔隙部位，有空间才能蓄积，是容积性的，所以太阳蓄血在小肠，阳明蓄血在大肠；而瘀血既有经脉之血行迟滞，也有离经之血的瘀积，可以是广泛性的，也可以是局部性的，本条即是血分有热、血行迟滞而成瘀血。

蓄血与瘀血虽有区别，但也有联系，瘀血不一定能成为蓄血，但蓄血则一定是由血行瘀滞所导致的。第237条就是由血行的瘀滞不畅，才转而形成大肠蓄血的。所以阳明蓄血有大便黑而反易，是大肠有瘀血蓄积所致；而第257条虽是阳明瘀血，因其不在大肠蓄积，大肠没有了血中津液的润滑，所以就有了大便不通，即“不大便”。

一般而言，瘀血在经，蓄血在腑。蓄血有形可证，诸如下血、黑便等；瘀血惟象可辨，诸如舌暗、脉涩等。

从第237条的阳明蓄血证和第257条的阳明瘀血证的证候辨析和治疗用药，又提示我们：

①由于阳明大肠蓄血，影响了气血上行，不能奉养清窍，加之浊气上干，清窍被蒙，所以出现健忘。反过来说，失眠、健忘也极有可能是因蓄血或者瘀血引起。因此在临床上治疗失眠、健忘，如果见有类似蓄血或者瘀血的征象，或者用尽其他治疗方法而不能奏效时，也可以采用活血化瘀的治法，或可收到意想不到的疗效，即临床上常说的“百药罔效，活瘀一

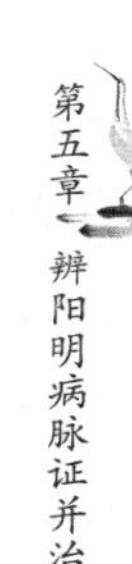

法”。

②血分有热，瘀滞不畅，热不得散，所以发热久久不解，治疗必待血分热解，才能够退解表热。临床上可以活血化瘀的方法，治疗久治不愈的无名发热。活血化瘀兼以清泻热邪，可散血分邪热。气分邪热，弥漫于无形，故易清散；血分热盛，隐匿于有形，故难清除。所以发热久不能退，多为热伏血分，以抵当汤等活血化瘀，分离血分中热邪，退热凉血，血行流畅，则热邪即可消散。

（三）便血证

第257条说：“病人无表里证，发热七八日，虽脉浮数者，可下之。”为什么可以攻下，已如前述。“假令已下，脉数不解”可能会出现两种截然不同的转归：一个是大便不通，即前面提到的阳明瘀血证，即消谷善饥，不大便，为有瘀血，宜用抵当汤治疗；另一个是泻利不止，就是第258条所说“若脉数不解，而下不止，必协热便脓血也”。不是“不大便”，而是“下不止”，即泻利不止。脉数不解、泻利不止，是肠道邪热亢盛，邪热入血，热盛则肉腐，肉腐则为脓，故而见到便脓血。从其病机和症状来看，颇似厥阴病篇的白头翁汤证。

二、湿热证

由于阳明经的生理、病理特点，湿热证是阳明病的主要证类之一。按照标本中气学说，阳明本气为燥气，标气为阳，中见之气为太阴湿气，在气化的过程中，“阳明厥阴不从标本从乎中也”，也就是说，阳明的气化，既不从本燥之气化，也不从标阳之气化，而是从中见之气太阴湿气化。只有在太阴湿气充沛的情况下，才能与阳明的本燥和标阳形成平衡状态，如果太阴湿气不足，阳明本燥过剩，则会形成燥实证，阳明腑实的太阳阳明、正阳阳明和少阳阳明均属于此类证候；如果太阴湿气过盛，与标阳之热相合，即会形成湿热证，阳明湿热证的形成与否，有其特定的条件。

在阳明病热证的情况下，如果能够汗出则热邪外散、小便通利则湿邪下泄，湿热不在体内稽留，就不会形成阳明湿热证。相反，如果无汗或者只有局部汗出，如但头汗出，则邪热不能外越，再加之小便不利，湿邪留滞体内，湿热相合而蕴郁，即可形成阳明湿热证。阳明湿热停滞体内，郁阻肝胆，使胆汁不能正常从胃肠道代谢，反而溢于肌表，出现皮肤发黄。原文第236条说："阳明病，发热汗出者，此为热越，不能发黄也。但头汗出，身无汗，剂颈而还，小便不利，渴引水浆者，此为瘀热在里，身必发黄，茵陈蒿汤主之。"本条就指出了阳明病湿热证发黄的条件，即汗出热越的不能发黄，而但头汗出、身无汗、剂颈而还、小便不利者，身必发黄。

根据湿热郁阻部位和见症不同，阳明湿热证发黄证又分为湿热表闭、湿热里闭和湿热并重三个证候。

（一）湿热表闭证

第262条说："伤寒瘀热在里，身必黄，麻黄连轺赤小豆汤主之。"这里的瘀，与淤相通，有瘀积、停滞的意思，瘀热即湿热瘀积。"在里"提示湿热不能从汗而泄，瘀积在里，既有湿热郁阻肝胆，也有湿热郁阻皮腠。湿热瘀积，阻滞肝胆，胆汁不循肠道，反而溢于肌表，表闭而湿热又不得外散，所以必见发黄；且因湿热郁阻，胆汁浸淫，皮腠气血不畅，所以应有身痒；表闭营卫之气不能调和，可见发热恶寒。由于湿邪郁于肌表，所以治疗应该开泄肌腠、表邪发散、疏通营卫。

麻黄连轺赤小豆汤中，麻黄、杏仁两药相伍，一宣一降，一开一阖，宣降肺气，肺主皮毛，职司汗孔开阖，肺气通调则汗孔开而表邪可散；连轺、赤小豆、生梓白皮均能清热利湿而走表，生梓白皮为梓树（即河柳）贴近木质部分的内层树皮，功能利湿清热；大枣、生姜、甘草能够调和营卫，和中健脾。营卫调和，肺气调畅，肌表开泄，湿热自表而散，则黄可退，痒可止，寒热自调。

（二）湿热里闭证

第260条说："伤寒七八日，身黄如橘子色，小便不利，腹微满者，茵陈蒿汤主之。"本条与第236条的"但头汗出，身无汗，剂颈而还，小便不利，渴引水浆者，此为瘀热在里，身必发黄，茵陈蒿汤主之"同用茵陈蒿汤治疗，应属于同一种证候，虽有汗出但仅限于头部，说明热邪无外散途径。小便不利则湿邪无从排出，湿热郁阻在体内，津液不得化生所以渴引水浆；湿热郁阻，气机不利，所以出现腹满。由于是阳明湿热郁蒸，所以身黄明亮，有如橘子色，是阳黄证的明确指征。

小便不利一症，在阳明湿热发黄中至关重要，一则它既是湿邪停滞，

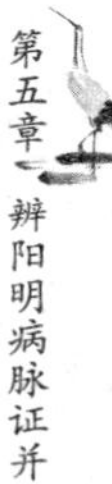

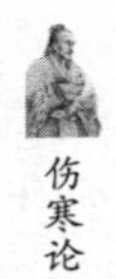

不能下排的病因，又是湿热内停导致的结果。小便不利，使湿气不能排出，聚集停留于体内；湿气的停留，与邪热蕴结，影响气化，又使小便不利。越是小便不利，湿气停留越多，气化也就越是失常，小便就越是不利。二则依照二便互关关系，大凡小便不利的，大便应该泄泻或者便溏，不应出现腹满。但本证却见腹满，可见是湿热阻遏气机，腑气闭塞，不能通畅，故见到大便不通的情况。

本证因为是湿热里闭，所以治疗用茵陈蒿汤。方中栀子能够上清心肺之火，中清胃腑之热，下利肝肾之湿，能够导高分而下行，为清利三焦湿热的要药；大黄开塞通闭，畅行气机，不仅可泄胃肠之实，还能够清胃肠之热，配理气药导气，配活血药通血，配化痰药豁痰，配利湿药泄水；本方配伍之妙在于茵陈，该药能够分离湿热，改变湿热蕴结的病理，将湿热分离，与大黄配伍，使热从大便而泄，与栀子配伍，使湿从小便而出，一药而有前后分消、湿热并除的功效。故临床上以茵陈蒿汤退黄，效果非常理想。

同为“瘀热在里”，湿热郁阻，周身发黄，但麻黄连轺赤小豆汤证是因为表闭汗不出、邪热不散，病证偏表，以发黄、身痒为主要表现；茵陈蒿汤证是因为里闭便不通、湿气不泄，病证偏里，以发黄、腹满为主要表现。

（三）湿热并重

第 261 条说：“伤寒，身黄，发热，栀子柏皮汤主之。”本条叙述简单，主症身黄、发热，其身黄因有发热可以推测属于阳黄，阴黄多为寒湿所致，不会有发热，这里发热，就一定是阳黄无疑。身黄是由于湿热内蕴、胶结不散、郁阻肝胆所致，治疗用栀子柏皮汤。方中栀子清热利湿，黄柏苦寒燥湿，炙甘草健中护脾。全方去湿和清热并重，又恐两味苦寒，故加炙甘草调和健中，不至于祛邪伤正。

附原文：

216. 阳明病，下血、谵语者，此为热入血室。但头汗出者，刺期门，随其实而泻之，濈然汗出则愈。

236. 阳明病，发热汗出者，此为热越，不能发黄也。但头汗出，身无汗，剂颈而还，小便不利，渴引水浆者，此为瘀热在里，身必发黄，茵陈蒿汤主之。

237. 阳明证，其人喜忘者，必有蓄血。所以然者，本有久瘀血，故令喜忘；屎虽硬，大便反易，其色必黑者，宜抵当汤下之。

257. 病人无表里证，发热七八日，虽脉浮数者，可下之。假令已下，脉数不解，合热则消谷喜饥，至六七日不大便者，有瘀血，宜抵当汤。

258. 若脉数不解，而下不止，必协热便脓血也。

260. 伤寒七八日，身黄如橘子色，小便不利，腹微满者，茵陈蒿汤主之。

261. 伤寒，身黄，发热，栀子柏皮汤主之。

262. 伤寒瘀热在里，身必黄，麻黄连轺赤小豆汤主之。

第七节　阳明不仅可蓄水　尚有柴胡气郁证

——阳明病蓄水、气郁等证的辨证治疗

创新点：①阳明经表风寒邪气，过经入腑结于阳明胃，使津液之腑不能正常游溢精气，寒水互结于胃，形成阳明蓄水证。寒气与饮邪互结于胃，与膀胱无碍，故小便数及因小便数而致大便硬，口渴较轻者少少与饮水，重者以化气、行水、生津的五苓散进行治疗。太阳蓄水与阳明蓄水，均以口渴为主症，所蓄部位不同，就有小便数与小便不利的区别。②阳明胃肠虚实更替，以降为顺，以通为用，若邪入阳明，气机郁滞，更替失常，升降无节，不仅阳明胃肠本身的功能失常，也可连带其他经络脏腑的气机不能调畅。不大便是阳明腑实证的见症，但阳明气郁证也可出现不大便。小柴胡汤证可见于六经病的多个病群中，也可见于六经病以外的其他疾病中。③“得汤反剧者，属上焦”，其病名称作“上焦吐”，呕吐虽与胃气上逆密切相关，但有时并非胃家本身病变，而是由其他原因导致的气机逆乱所致。

在阳明病热证中，除了阳明邪热外，因阳明经的特点所致，尚有阳明血热证和阳明湿热证。另外，还有蓄水证、气郁证、阳绝证、虚寒证等。

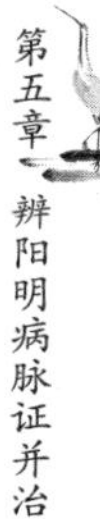

一、蓄水证

太阳蓄水证，是太阳经表寒邪以经传的方式随经入里，与水互结于太阳膀胱，导致膀胱气化失常，因其表邪未尽入里，而寒水已结，所以往往是表里同病，以蓄水为主。如果太阳病误下，邪气入里，可以出现众多变证，但因其表证的性质不同，误下后的辨证性质也就截然不同，即所说的“病发于阳，而反下之，热入因作结胸；病发于阴，而反下之，因作痞也”。如果是太阳感受热邪而成的表热证，误下后可以形成结胸；如果是太阳感受寒邪而成的表寒证，误下后可以形成痞证。第244条说：“太阳病，寸缓、关浮、尺弱，其人发热汗出，复恶寒，不呕，但心下痞者，此以医下之也。如其不下者，病人不恶寒而渴者，此转属阳明也。小便数者，大便必硬，不更衣十日，无所苦也。渴欲饮水，少少与之，但以法救之。渴者，宜五苓散。”本条叙述一开始是风寒表虚证，但因医者误下，所以形成了“但心下痞”的痞证。如果未经误下，病人的发热、恶寒、汗出等表证消失，反而出现了口渴，“此转属阳明也”。从口渴、转属阳明的叙述来看，一般情况下，很容易被看作是阳明实热证，尽管有口渴，但从后续的转归来看，显然不是阳明实热证，而是阳明经表风寒邪气过经入腑结于阳明胃，使阳明胃这个津液之腑不能正常游溢精气，寒水互结于胃，形成了阳明蓄水证。

虽然阳明蓄水在胃，但也影响到了整体的气津互化功能，出现津不化气和气不化津两种病理状态。

津不化气，正常的生理津液变成水湿，水湿从小便排出，小便数多者，大肠反而干燥，所以大便硬。因为并非是邪热伤津而形成的燥屎，所以“不更衣十日，无所苦也”，与阳明腑实燥屎内结的腹痛、潮热、谵语等截然不同。

气不化津，水湿不能形成生理需要的津液，脏腑组织器官缺乏津液的濡润，病人就会渴欲饮水。由于寒水互结于阳明胃，胃的游溢精气功能失常，对水的消化吸收功能减弱，所以即便是口渴，也不能大量饮水，只能是一点点的喝，以暂时解渴，但根本的还是要祛除胃中风寒邪气，恢复胃的游溢精气功能，所以原文中指出“渴欲饮水，少少与之，但以法救之。渴者，宜五苓散”。五苓散中桂枝可以发散风寒邪气，配白术、茯苓化气，配猪苓、泽泻行水，既散邪气，又助气化，且除蓄水，一方而标本、因果同治，是治疗蓄水的登对妙方。

太阳蓄水和阳明蓄水虽同为津液的代谢失常，但因其部位的不同，其表现也就不同。太阳蓄水是寒水互结于太阳之腑膀胱，直接影响到膀胱的气化，所以除了气不化津的口渴外，以小便不利为主要临床表现。而阳明蓄水因为寒水蓄结在胃，所以可以出现小便数而大便硬的情况，尤以胃中水停、气不化津的口渴为主要表现。太阳病和阳明病都有蓄水和蓄血，但因其所连脏腑不同，所以其所蓄部位也就不同。太阳蓄血在小肠，阳明蓄血在大肠；太阳蓄水在膀胱，阳明蓄水在胃，尽管部位不同，其蓄血、蓄水的病机基本类同，所以太阳蓄血、蓄水与阳明的蓄血、蓄水的治疗用方相同。阳明蓄水的第 244 条“渴欲饮水，少少与之，但以法救之。渴者，宜五苓散”与太阳蓄水的第 71 条“……欲得饮水者，少少与饮之，令胃气和则愈；若脉浮、小便不利、微热、消渴者，五苓散主之”两条原文，有着诸多相似之处。

从病因而言，太阳蓄水是太阳经表的风寒邪气随经入里，与足太阳之腑膀胱，寒水互结；阳明蓄水是太阳表寒过经而入足阳明之腑胃，寒气与饮邪互结于胃，两者皆为经传的结果。从病位、症状而言，两者皆有渴欲饮水，是水气内结、气不化津所致。所不同者，太阳蓄水证表邪未尽，故兼有发热、脉浮，水蓄膀胱故而小便不利；阳明蓄水，病本在胃，与膀胱无碍，故可见小便数及因小便数而致的大便硬，从小便的利或数明确揭示了水蓄部位的不同。从治疗措施上看，尽管病因、病位和症状不同，但其病机都是寒水（饮）互结，机体的气津互化停滞、水液代谢功能失常，所以采用相同的治疗措施，即口渴较轻者均采用少少与饮水的治标之法，但从根本上仍旧以能够化气、行水、生津的五苓散进行治疗。五苓散是以改善机体气化功能为主要作用，兼以健脾胃生津液、利水湿助化源，对腔隙性停水具有明显疗效。

太阳蓄水与阳明蓄水，均属于寒水互结，气津互化失常，所以均以口渴为主要见症，但因其所蓄部位不同，就有了小便数与小便不利的明显区别。

二、气郁证

所谓气郁证，是指机体气机郁滞，从而导致诸多症状的产生。气郁可以发生在任何一经或者脏腑，但因各个经络和脏腑的生理特点不同，所以一些经络、脏腑容易出现气机郁滞，而另外一些经络、脏腑则不容易出现郁滞。凡是气机升降明显的脏腑经络，就容易出现郁滞，比如厥阴经、少阳经、肝、胆等经络、脏腑就极易发生气机郁滞的病变。脾胃居于中焦，是气机升降的枢纽，所以也容易发生气机失常的病变。阳明胃肠虚实更替，以降为顺，以通为用，若邪入阳明，气机郁滞，更替失常，升降无节，不仅阳明胃肠本身的功能失常，也可连带其他经络脏腑的气机不能调畅，这是由人体是统一整体的性质所决定的！

原文第229条“阳明病，发潮热、大便溏、小便自可、胸胁满不去者，与小柴胡汤”和原文第230条“阳明病，胁下硬满，不大便而呕，舌上白苔者，可与小柴胡汤。上焦得通，津液得下，胃气因和，身濈然汗出而解”就属于阳明气郁证。由于邪在阳明，日晡时阳明气盛，正邪交争，故而发潮热；阳明气郁，气机不畅，所以有胸胁硬满；阳明气机不畅，肠道虚实更替失常，上见呕吐，下见大便溏或不大便；邪在阳明胃肠，气浊上行，所以舌上白苔厚腻。由于是阳明气郁，气机不畅，治疗以调畅气机为法，方用小柴胡汤。该方调升降、和阴阳、适寒热，可使气郁开解、气机条达、三焦通畅、津液敷布、胃肠和顺、周身汗出、阴阳调和，疾病即可痊愈。

这两条原文，提示了如下几个问题：

①潮热是阳明病的发热特征，但有潮热不一定就是腑实。只要邪居阳明，不管其是否形成腑实证，都极有可能出现潮热，这是由阳明经的特点所决定的，所以阳明气郁证大便溏也仍旧有发潮热。

②不大便是阳明腑实证的见症，但阳明气郁证也可出现不大便，这里的不大便并非腑实燥屎内结，而是气郁不畅、腑气不通。正由于气机的失常，胃肠虚实更替失节，所以既可出现大便溏，也可出现不大便。

③第101条说：“伤寒中风，有柴胡证，但见一证便是，不必悉具。”“胸胁硬满”属于柴胡证中的一个主要见症，阳明病见胸胁硬满，是阳明气郁，不必待其他症状具备，可以径用小柴胡汤，从而证明“但见一

证便是”的“一证”应是小柴胡汤四大主症之一。

④提示小柴胡汤证与少阳病并非一对一的对等关系，而是包容关系，即少阳病的主要证候之一是小柴胡汤证，而小柴胡汤证可见于六经病的多个病群中，也可见于六经病以外的其他疾病中。这是方剂辨证的最初雏形，也是《伤寒论》记述“柴胡证”“桂枝证”的原意所在。

三、阳绝证

关于阳绝证，在《伤寒论》中出现三处，而这三处所表述的概念则不相同。绝有极、最、极端的意思，还有独特的、少有的、独有的意思。在《伤寒论·平脉法》提到:“师曰：寸脉下不至关，为阳绝；尺脉上不至关，为阴绝。此皆不治，决死也。若计其余命生死之期，期以月节克之也。”脉搏只在寸口的寸部出现，而关、尺两处不能察觉到脉动的一种脉象，称作阳绝，反之称为阴绝。成无己认为，这里的阳绝和阴绝是“阴阳偏绝”所致。根据阴阳平衡的理论，阴升阳降，阴阳平衡，若寸脉不至关，是阳独盛而不能降，不与阴相交；尺脉不及关，是阴独盛而不升，不与阳相交。这里的阳绝、阴绝的“绝”是独有、独自的意思，同时也兼有极端的意思。

第245条“脉阳微而汗出少者，为自和也。汗出多者，为太过。阳脉实，因发其汗，出多者，亦为太过。太过者，为阳绝于里，亡津液，大便因硬也”和第246条“脉浮而芤，浮为阳，芤为阴，浮芤相搏，胃气生热，其阳则绝”提到了“阳绝于里”和“其阳则绝”。脉阳微和阳脉实，是指太阳中风的脉浮缓和太阳伤寒的脉浮紧。无论是中风或者伤寒，其汗出都应“遍身漐漐微似有汗者益佳；不可令如水流漓，病必不除”。所以汗出少的为阴阳调和，汗出多的为太过。中风本自汗出，然此汗出与服药后的汗出不同，所以中风病人的自身汗出无论多少，能够达到自和的程度都比较困难，所以脉微汗出也应该理解为通过一定治疗措施后的汗出，汗出少的是阴阳自和，汗出多的为太过，不仅不能够祛除邪气，反而会伤及阴阳之气。阳脉实是指脉象浮紧，因此要用发汗的方法治疗，也应“漐漐微似有汗”，汗多的也属于太过。汗出太过，津液损伤即“亡津液”，阴阳失调，阳热独盛，大便硬而难解，所以称作“阳绝于里”。

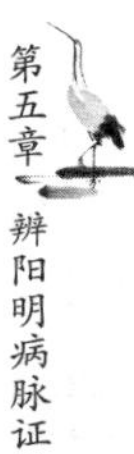

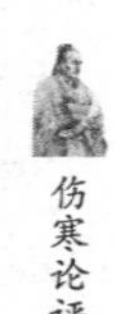

脉浮而芤，脉浮为阳热亢盛，鼓动脉搏；脉芤为阴血不足，脉管失于充盈。脉浮而芤是阳盛津亏，胃肠阳热独盛，所以原文说“胃气生热，其阳则绝”。

这两条原文虽然称作阳绝证，其实应该属于“太阳阳明证”的形成原因，即津伤热盛证，是由于太阳表证汗出过多、伤津生热、阳热独盛所致。而“阳绝”的意思是说，由于阴津的不足而致阳热的亢盛，“绝”有极、最的意思。

四、虚寒证

阳明病虽以热证占主导地位，比如邪热证、实热证、血热证、湿热证，除此之外，还有蓄水证、气郁证、阳绝证。在诸多热证之外，阳明病也同样有虚寒证，后世有许多医家将阳明虚寒证归为太阴病，这种认识是不符合临床实际的。任何一经，任何一脏，任何一腑，由于个人的体质禀赋不同，所处环境不同，所病时间不同，因此就会千差万别，所以尽管原文有“阳明之为病，胃家实是也”的说法，但也有阳明病虚寒证的特例。

第243条说：“食谷欲呕，属阳明也，吴茱萸汤主之。得汤反剧者，属上焦也。”吃了东西就想呕吐，这是胃不受纳所致，原文说“属阳明也”，就是明确指出是阳明胃的病变。由于阳明胃家虚寒，胃气不能息息和降，反而时时上逆，所以就出现了食谷欲呕的症状，治疗用吴茱萸汤。吴茱萸汤由吴茱萸、人参、生姜、大枣四味药物组成，吴茱萸味辛性热，具有降逆止呕、散寒止痛、助阳止泻的作用，常用于因胃寒而引起的呕吐吞酸等症；人参补气健中；生姜、大枣调和胃气。四味药物合用，可以健中暖胃、降逆止呕。

但若服用吴茱萸汤后，呕吐不仅没有停止，反而更加厉害，说明不是因胃寒而引起的呕吐，是上焦有热所致。这里需要解决两个问题：

一是，本条食谷欲呕为什么属于阳明胃家虚寒，为什么就不是阳明胃热呢？

陈修园的《医学三字经》中说“呕吐哕，皆属胃”，呕、吐、哕三者都是胃气上逆所致，病机相同，但临床表现不同。一般来说，有声有物谓之呕，有物无声谓之吐，有声无物谓之哕。

同是呕吐，又有时间的不同，《金匮要略·呕吐哕下利病脉证治第十七》中提到“趺阳脉浮而涩，浮则为虚，涩则伤脾，脾伤则不磨，朝食暮吐，暮食朝吐，宿谷不化，名曰胃反”“脉弦者，虚也，胃气无余，朝食暮吐，变为胃反。寒在于上，医反下之，今脉反弦，故名曰虚”“食已即吐者，大黄甘草汤主之”。朝食暮吐、暮食朝吐，中间相隔大半天时间，正常情况下应该消化的差不多，并从胃传递到肠道了，反而吐出来，肯定是脾虚不能消化所致，这种情况称作“胃反”，是脾家虚寒所致，胃能受纳而脾不运化，即原文所说的“脾伤则不磨”，而致“宿谷不化”。而食已即吐的用大黄甘草汤治疗，应属热无疑，由于胃中有热，胃气不降而不能受纳，所以食已即吐。从时间上来判断，属于脾不运化的则朝食暮吐或者暮食朝吐；属于胃不受纳的则食已即吐。

同是呕吐，又有即吐即呕和欲吐欲呕的不同。即吐即呕是事实上的呕吐，即会完成呕吐的动作，形成呕吐的事实；而欲吐欲呕是病人的一种感觉，它可能形成呕吐的事实，也可能根本不会发生呕吐，只是病人的一种意念。从病机上去体会，前者应该是有气机上逆的结果且程度严重，而后者则是有气机上逆的趋势而上逆的程度比较轻微。

呕吐又有病性寒热的迥异，《内经》病机十九条中就有“诸逆冲上，皆属于火”“诸呕吐酸，暴注下迫，皆属于热”的记载。说明呕吐属于热性的偏多。

可见同是呕吐，尚有临床表现的不同、发生时间的差异、病机轻重的区别，寒热病性的迥异，因此治疗呕吐的方法也随之有所变化。

既然阳明胃寒和阳明胃热都可以导致气机上逆，那么如何区别是胃寒的呕吐还是胃热的呕吐呢？条文中“食谷欲呕，属阳明也”，并未明确是胃寒或者胃热，我们也只是从后文所用方剂吴茱萸汤来推测该证是属于胃寒的呕吐。临床上要区别是胃寒呕吐还是胃热呕吐并不难，一般而言，胃寒的呕吐，呕吐物气味不大，完谷不化，吐势较缓，病人口不渴，舌淡苔白腻，便溏溲清，脉象迟缓；胃热的呕吐，呕吐物酸腐，吐势较猛，病人口渴，舌红苔黄，便干溲赤，脉象数大。如此通过其见症，即可以区别胃寒呕吐和胃热呕吐。

二是上焦与呕吐的关系。条文中说“得汤反剧者，属上焦”。《伤寒论》

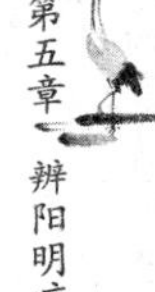

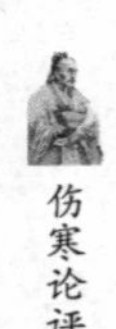

关于三焦病的辨证，虽然着墨不多，但已见三焦辨证方法的雏形。如本条原文呕吐有上焦、中焦之辨;《伤寒论·辨太阳病脉证并治下》第159条中“医以理中与之，利益甚。理中者，理中焦，此利在下焦，赤石脂禹余粮汤主之”，是下利有中焦、下焦之辨。呕吐要辨病在中焦阳明胃，还是在上焦，那么上焦是如何引起呕吐的呢?

关于“得汤反剧者，属上焦”，历代医家的认识不一，但都未揭示其真实内涵。《医宗金鉴》认为是太阳阳明合病，治疗应该用葛根加半夏汤；魏念庭则认为是中焦有寒而上焦有热，应该用吴茱萸汤加入苦寒泄热的药物；程郊倩认为是寒盛格阳，不能下达，可以再次使用吴茱萸汤治疗；陈修园的认识则更加玄虚，认为是寒去生热所致。以上诸种说法不仅没有道出原文的底蕴，有些则更有悖于原意。历版《伤寒论》教科书和《伤寒论译释》对此则一笔带过，只强调了临床辨证的重要性，并未真正解释“得汤反剧”的病理本质。

“属上焦”明确指出病属于上焦，《内经》中“病机十九条”有“诸痿喘呕，皆属于上”的说法，说明呕吐除了中焦胃外，跟上焦也有一定的关系。《素问病机气宜保命集·卷中·吐论第十七》中提出：“吐有三：气积寒也，皆从三焦论之。上焦在胃口，上通于天气，主纳而不出。中焦在中脘，上通天气，下通地气，主腐熟水谷。下焦在脐下，下通地气，主出而不纳。是故上焦吐者，皆从于气，气者天之阳也，其脉浮而洪，其证食已暴吐，渴欲饮水，大便燥结，气上冲而胸发痛，其治当降气和中。中焦吐者，皆从于积，有阴有阳，食与气相假为积而痛，其脉浮而弱，其证或先痛而后吐，或先吐而后痛，治法当以毒药去其积，槟榔木香行其气。下焦吐者，皆从于寒，地道也，其脉沉而迟，其证朝食暮吐，暮食朝吐，小便清利，大便秘而不通，治法当以毒药，通其闭塞，温其寒气，大便渐通。复以中焦药和之，不令大便秘结而自愈也。”可见三焦皆可导致呕吐，就像“五脏六腑皆令人咳，非独肺也”，咳虽属肺，但“聚于肺，关于胃”。“呕吐哕，皆属胃”，但仍旧有三焦吐之证，这充分显示了中医统一整体观和辨证论治两大理论核心。

所以《素问病机气宜保命集》之后的《普济方》《伤寒兼证析义》《脉因证治》《证治汇补》《丹溪手镜》等书，都介绍了三焦吐的病因病机和治法方药。《活法机要》将“上焦吐”的病名明确并固定下来。上焦吐，治疗从气着眼，以桔梗汤调木香散降气和中，对于食已暴吐、渴欲饮水、大便燥结、气上冲而胸发痛、脉浮而洪者效果良好。

“得汤反剧者，属上焦”，其病属于“上焦吐”，意在说明：一者，阳明虽然可有寒证，但毕竟以多实多热为其生理特点，其发生寒证的机会极少，有时极似阳明胃的寒证，但实际上则是受其他脏腑病变的影响所致；二者，呕吐虽与胃气上逆密切相关，但有时并非胃家本身病变，是由其他原因导致的气机逆乱所致，比如过度的生气或者过度的悲伤都可以引起呕吐；三者，上焦心肺郁而气逆，则胃气也可因而上逆，误以为是胃寒呕吐而用吴茱萸汤治疗，其属于以温热补益气郁，不仅郁不得散，反而气逆更甚，故而呕吐“得汤反剧”。

五、寒湿证

第259条说：“伤寒发汗已，身目为黄，所以然者，以寒湿在里不解故也。以为不可下也，于寒湿中求之。”本条大多被归为足太阴脾的病变，其实阳明病湿热较多，也可以出现寒湿。前面介绍过，阳明气化不从标本，而是从中见太阴湿气，如果阳明标本之气皆不足，不能燥化中气之寒湿，使寒湿过盛，则一样可以发生阳明寒湿证。

寒湿内停，郁阻肝胆，疏泄失常，则见身黄、目黄、小便黄，但因其是寒湿所致，所以身黄黄色晦暗如烟熏，或者如熏黄（雄黄中质次颜色灰暗者）之色。阳明寒湿与阳明湿热发黄的黄色明亮如橘子色不同，所以阳明寒湿发黄被称作“阴黄”，阳明湿热发黄被称作“阳黄”。

阳黄是湿热内蕴，所以治疗以清热利湿为法，但需区分偏表偏里、湿重热重的差异；阴黄是寒湿内停，所以治疗时以祛寒燥湿为法，以理中汤、四逆汤配合五苓散、茯苓甘草汤、茯苓桂枝白术甘草汤等进行治疗，切记不能使用攻下的方法，所以原文说“以为不可下也，于寒湿中求之”。

附原文：

218. 伤寒四五日，脉沉而喘满，沉为在里，而反发其汗，津液越出，大便为难，表虚里实，久则谵语。

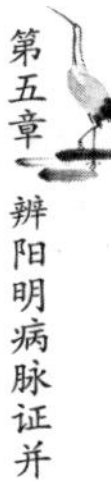

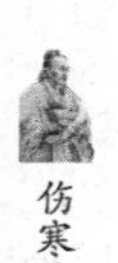

229. 阳明病，发潮热、大便溏、小便自可、胸胁满不去者，与小柴胡汤。

230. 阳明病，胁下硬满，不大便而呕，舌上白胎者，可与小柴胡汤。上焦得通，津液得下，胃气因和，身濈然汗出而解。

243. 食谷欲呕，属阳明也，吴茱萸汤主之。得汤反剧者，属上焦也。

244. 太阳病，寸缓、关浮、尺弱，其人发热汗出，复恶寒，不呕，但心下痞者，此以医下之也。如其不下者，病人不恶寒而渴者，此转属阳明也。小便数者，大便必硬，不更衣十日，无所苦也。渴欲饮水，少少与之，但以法救之。渴者，宜五苓散。

245. 脉阳微而汗出少者，为自和也。汗出多者，为太过。阳脉实，因发其汗，出多者，亦为太过。太过者，为阳绝于里，亡津液，大便因硬也。

246. 脉浮而芤，浮为阳，芤为阴，浮芤相搏，胃气生热，其阳则绝。

258. 若脉数不解，而下不止，必协热便脓血也。

259. 伤寒发汗已，身目为黄，所以然者，以寒湿在里不解故也。以为不可下也，于寒湿中求之。

第六章 辨少阳病脉证并治

少阳并非半表里 寒热往来属自觉

创新点：①从“提纲”一词的含义为主要的、大的方面的意思来衡量，六经提纲中太阳病提纲反映了表证，其他五经病提纲反映了腑证，符合“提纲”的要求，可以作为“六经提纲”，而“口苦、咽干、目眩”则反映了少阳三焦和胆腑的邪热病理，故可以作为少阳病“提纲”。②“往来寒热”一症不是主体（自觉）、客体（他觉）感觉的综合表述，而是主体的单方面感觉，即发热恶寒和发热恶热的交替出现，其中发热（体温升高）是该病人一直存在的他觉体征，而恶寒和恶热是病人的主体感觉，所谓“寒热往来”是从病人主诉而得到的。

《伤寒论·辨少阳病脉证并治》总共有10条原文，列出了少阳病的提纲、脉证、方药、治法、禁忌、变证、传变、欲解时等内容，文字虽然简略，但言简意赅；条目虽仅10条，但其编排有序，结构严谨，含义深刻。由于原文简略，因此关于少阳病的争议就非常多，其争议包括了少阳病提纲、少阳病病位、少阳病主证主方、少阳病与小柴胡汤证的关系等。

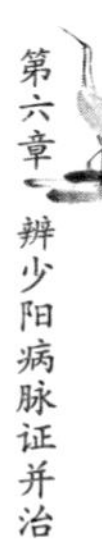

一、少阳病篇为什么条文少且简略

要想弄清楚《伤寒论·辨少阳病脉证并治》的内容为何如此简略，首先要弄清六经病的传变规律，以及六经病各经证候的特点。在前文第三章第十二节“柴胡类证撮其要 病在气机与水道”中，已经阐述了柴胡类证与少阳病的关系，我们可以做出这样的推导：

①柴胡类证虽不全是少阳病，但少阳病均为柴胡类证，也就是说柴胡类证囊括了少阳病，而少阳病证则包含在柴胡类证之中。少阳病和柴胡类证这两种证候群处在一个交集极大的集合中，其交集可达到百分之九十以上，但仍旧不能认为是等同关系。

②太阳病经证是以开阖失常为疾病的主要矛盾，而在太阳病篇的柴胡类证多是以升降失常为病证的主要病理，所以出现在太阳病篇的柴胡类证不应该归属于太阳病；同时所谓的“变证”，都是与六经证候主要病理不相吻合的失治、误治后出现的一类病证，而太阳病篇柴胡类证的病机与少阳病的极度吻合，也不能说成是太阳病变证，且患病日数也符合传变至少阳的时间。所以除了明确提出为“热入血室”的一条外，其他柴胡类证都应该属于少阳病。

③从太阳病篇与柴胡类证相关的条文中可以看出来，其发病的时间少则五六日、六七日，多则十三日不解，说明人体感受邪气已经有了一个相当长的时间，其传变的可能性非常明显。因此，从时间上可以确定是属于太阳病邪气传递给少阳而成为少阳病的。

④既然是属于少阳病证候，为什么列在太阳病篇呢？这是由太阳经所处位置和传变规律所决定，所以太阳病篇中有很多证候都属于其他五经的病证，而这些病证中尤其以少阳病证候和太阴病证候最多，这既不是王叔和编纂时造成的错误，也不是少阳经病变机理单纯。将太阳受邪后传变给少阳而形成的少阳病一系列证候归到太阳篇，是为了强调外感病传变的特殊性和重要性。

⑤因于六经病传经的规律，以及阳明病“居中主土，无所复传”的特性、差后劳复的后遗症不能算作传经，所以在《伤寒论》中，柴胡汤类所治疗的除阳明病、热入血室和差后劳复等热病善后处理以外，应该都归属

于少阳病。

⑥第264条说："少阳中风，两耳无所闻、目赤、胸中满而烦。"第265条说："伤寒，脉弦细、头痛发热者，属少阳。"不管是少阳中风，还是少阳伤寒，显属少阳经表证。而第266条说："本太阳病不解，转入少阳者，胁下硬满，干呕不能食，往来寒热。"本条原文，一则说明少阳病多为太阳病不解，转入少阳，形成少阳病；二则说明少阳病除了少阳中风、少阳伤寒的经表证以外，还有经表证和腑证同时具备的少阳病柴胡证；三则说明少阳病主证与柴胡类证的主要表现类同，暗示太阳病篇的柴胡类证与少阳病的包容关系。

综上所述，少阳病证候与柴胡类证重复，而柴胡类证又不独见于少阳病，所以将柴胡类证放在太阳病篇。既然已经出现在太阳病篇，所以在少阳病篇就略而简述了，这也是汉代行文简朴的一个明显例证。尽管其条文简略，但却表述了应该具备的相关内容，所以学习少阳病篇的少阳病证候内容，要结合太阳病篇的柴胡类证证候。

二、少阳提纲证应该如何理解

《伤寒论·辨少阳病脉证并治》首条，即第263条提出"少阳之为病，口苦、咽干、目眩也"。按照其他各篇的惯例，本条应该是作为少阳病的提纲证列出的，但由于叙证单一，仅仅涉及了少阳病的腑证，所以被后世很多医家所诟病。不仅"少阳病提纲"存在争议，其他各经的所谓提纲也都存在较大争议，我在这里将重点进行讨论。

"六经提纲"的提法，并不始见于《伤寒论》原文中，是柯韵伯在其《伤寒来苏集》中首次明确提出来的，作为肯定六经提纲的首位医家，后世有诸多步其后尘者。截至目前，对于"六经提纲"的认识，既有全面肯定的，也有全面否定的，也有折衷的，还有只承认部分为提纲的，但他们的立论都是将"提纲"二字的概念固化，过度强求"纲"的内涵和外延，所以"六经提纲"的说法就难以完全站得住脚。其实，"纲"是网的汇总，提纲就是提举网的总绳，唐代杜甫《又观打鱼》中道："苍江渔子清晨集，设网提纲万鱼急。"其中，提纲就是拉网的意思。在处理和解决问题时，比喻抓住大的或主要的，也称之为提纲，《宋史·职官志八》中说："提纲而众目

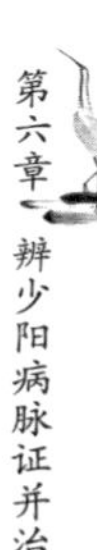

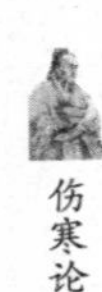

张，振领而群毛理。”唐宋时期称总领提运财物至京也叫提纲，当时谓成批运送货物为纲，唐朝方干《送婺州许录事》中道：“曙星没尽提纲去，暝角吹残锁印归。”宋朝梅尧臣《依韵和许待制病起偶书》中道：“提纲勿用铢铢较，列局缘从物物监。”《水浒传》中第十五回“杨志押送金银担，吴用智取生辰纲”等。在写作、发言、学习、研究、讨论时的内容要点，也称之为提纲。“六经提纲”其实就是主要的、大的内容汇总的意思，既然是主要的、大的，就不可能包括全部内容，只要能够把最主要的涵盖进去就可以了。从这个角度而言，“六经提纲”的说法是应该肯定的。

按照提纲是指主要的、大的方面的意思来衡量，“六经提纲”基本满足这一点。首先，太阳为六经之藩篱、一身之表，邪气首袭，以表证为主，所以“太阳之为病，脉浮，头项强痛而恶寒”，就基本反映了所有表证，包括伤寒、中风、温病、痉证、风湿、中暍等的主要症状，所以经证是太阳病的主要证候，“提纲”也正好反映了太阳经证的主要症状。除了太阳以外，其他五经虽然也有伤寒、中风等经表证，但都是一带而过，有些甚至就不会出现，尤其是传经而来的病证，基本全是腑证，所以其“提纲”就以腑证为主。阳明病以胃家热盛为主，包括无形邪热、有形邪热、湿热、血热等；少阳以胆和三焦邪热为主；太阴以脾家虚寒为主；少阴以心肾阴阳亏虚为主；厥阴以心包和肝的寒热错杂为主。

我们明白了“提纲”一词的内涵和外延，明白了六经病首条冠以“之为病”原文的立意所在，就不会再去无谓的争论“六经提纲”能否作为提纲这一毫无意义的命题了！那么“少阳之为病，口苦，咽干，目眩也”反映了三焦和胆经有热的现象，是少阳病的主要表现，至于少阳中风、少阳伤寒都是少阳病在发展过程中的一过性表现。而少阳病主要证候如小柴胡汤证（包括大柴胡汤证、柴胡加芒硝汤证）、柴胡桂枝干姜汤证、柴胡加龙骨牡蛎汤证等，尽管也有兼夹经表证的存在，但都是少阳三焦和胆二者邪热程度不同的反映。由此看来，“口苦、咽干、目眩”的症状表现以及它所反映出来的少阳邪热，满足作为“少阳提纲”的条件，可以称之为“少阳提纲证”。

三、少阳病篇分论

在《伤寒论》中，涉及柴胡汤类证和少阳病的条文共计有40条，其中《辨少阳病脉证并治》篇共10条，涉及少阳病的证候、治禁、传变和预后。

1. 少阳病提纲证

原文第263条说："少阳之为病，口苦、咽干、目眩也。"少阳发病与其他经一样，既有经证，也有腑证，但鉴于少阳经的生理特点，往往是经证、腑证的症状合并出现，这正是后世将其说成是"半表半里"的原因，但其病位和证候不能用"半表半里"的模糊概念来认识。

根据六经气化理论，少阳以火气为本，火气以少阳为标，少阳火气以潜降为和，厥阴风气以条达为顺，即所谓的肝气宜升、胆气宜降，两经的升降结合，保证了气机的调畅、水道的疏通。

少阳经的气化是从本而化，即从火气而化，少阳从本化以概标，化之太过，则火热亢盛，升降失调，而致相火上炎或枢机不利。所以少阳病以相火不降，枢机不运为主要病理表现。

少阳相火上炎，耗伤津液，胆气上蒸，所以见口苦、咽干；手足少阳脉起于目锐眦，少阳火旺，邪热循经上干空窍，所以目眩。由此可见，"口苦、咽干、目眩"是少阳病病理本质的外在体现，也是少阳病的主要病变机理，所以可以将其视为"提纲证"。

至于出现枢机不利、气机不畅、水道不调，则是少阳病的纵深发展，是相火的过旺影响到了气机的运转，转而以气机的失常为主要矛盾，既有经气的不舒，又有腑气的郁滞，是经腑同病的表现。

2. 少阳病经表证

少阳经包括足少阳胆经和手少阳三焦经，循行于四肢外侧的中间，与头、耳、目相连属，并且布两胁，入胸中，内属于胆和三焦，所以，邪入少阳初起，必定是经络先受邪而病，同时也影响到所连属的脏腑。而且少阳以火热为本，所以经表证即以经表的火热表现为主要证候，但因其有中风与伤寒的不同，故表现又有所区别。

第264条说："少阳中风，两耳无所闻、目赤、胸中满而烦者，……"少阳中风，由于风火相煽，以及风性飘扬，火性炎上，所以见到两耳聋而

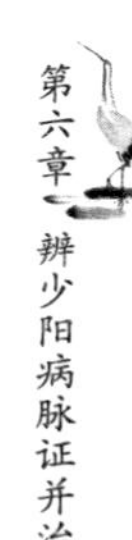

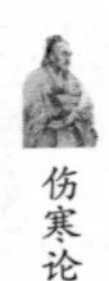

听不到声音；或者耳中风鸣，呼呼作响；或者耳鸣如蝉，吱吱不停。两眼充血红肿而且瘙痒不止。经络不通，火热郁阻，所以可见胸中满而烦，其总的病机为少阳风火过剩。

第 265 条说："伤寒，脉弦细、头痛发热者，属少阳。"脉象弦细，为少阳病脉，且有头痛发热，是属于少阳伤寒。其"头痛发热"还应该伴有恶寒，只是与太阳病、阳明病的头痛发热恶寒有所不同。

三阳皆有头痛，但因其经络循行部位的不同，所以头痛的部位也不同。太阳病头痛以颈项强痛为主，阳明病以前额疼痛为主，而少阳病则是以两颞即太阳穴部位的疼痛为主。

三阳病均有发热，但发热的表现和伴随症状却不同。太阳病发热伴有恶寒，且以恶寒为必见，发热的出现可早可晚；其发热是他觉体征，恶寒是自觉症状；发热有如自外向里，称之为"翕翕发热"；发热恶寒二者呈正相关关系，即发热越高则恶寒越重。阳明病发热也可伴有恶寒，但以发热为主症，始虽有恶寒，会立即自罢而仅余发热；其发热既是自觉症状，也是他觉体征；发热是自里向外，称之为"蒸蒸发热"；发热恶热二者也呈正相关关系，即发热越重则恶热也越重。少阳病也具有发热恶寒，但其体温的升高一直存在，只是病人一阵感觉恶寒，一阵感觉发热，其感觉发热和恶寒交替出现，恶寒时发热恶寒，发热时发热恶热，病人的恶寒与恶热界限明显，称之为"往来寒热"；其"往来寒热"不同于太阳表郁证发热恶寒并见的"一日再发"和"一日二三度发"，也不同于疟疾一日疟、二日疟、间日疟的寒热定时而发，少阳病的发热恶寒、发热恶热、寒热往来、热已而寒、寒已而热一日无定数，且无一定规律。

3. 少阳病主证

原文第 266 条说："本太阳病不解，转入少阳者，胁下硬满，干呕不能食，往来寒热，尚未吐下，脉沉紧者，与小柴胡汤。"太阳病不解转入少阳，形成了少阳病，症见胁下硬满、干呕不能食、往来寒热。从其症状来看，既有胁下硬满的经证，又有往来寒热的表证，还有干呕不能食的腑证；从其干呕不能食来看，少阳腑热已盛，胆气犯胃，三焦不通，胃气上逆，口苦、咽干、目眩自在其中，属于少阳经腑同病。

"往来寒热"，对本症状的临床表现及内在机理的解释，无论是历代医家著作还是历版教科书，都是模糊不清的。关于发热恶寒、发热恶热的临床表现，发热是他觉（客体感觉）的体征，恶寒和恶热是自觉（主体感觉）的症状，对此前面已经解释的较为详尽。而“往来寒热”一症不是主体、客体感觉的综合表述，而是主体的单方面感觉，即发热恶寒和发热恶热的交替出现。发热，即体温升高是该病人一直存在的体征，而恶寒和恶热是病人的主体感觉。所谓“寒热往来”是从病人主诉而得到的，是指病人本身的恶寒和恶热，或者说是病人感觉发冷和发热。往来寒热的形成，是邪气阻遏气机，升降开阖失常，阴阳出入紊乱所致，类似于体温调节中枢的失常而使病人的体温感觉忽冷忽热。

“尚未吐下”，说明病仍在少阳。脉象沉紧，是弦脉的变相，紧脉与弦脉从脉体上相类似，《濒湖脉学》中说：“弦来端直似丝弦，紧则如绳左右弹。紧言其力弦言象，牢脉弦长沉伏间。”这里的脉象沉紧，说明两个问题：①本证的形成是从太阳传来，邪气已经入里，沉主里，说明尽管少阳病既有经证的症状，还有腑证的症状，已经与太阳之表明显不同，所以脉象不浮而沉，也说明少阳病的病位是在里而非“半表半里”。②少阳邪气亢盛，经气郁闭，气机不畅，所以不仅脉象弦，而且更加有力，有似紧脉，说明少阳邪气方盛。

“与柴胡汤”而非“小柴胡汤主之”，一则暗示少阳病可用柴胡汤类治疗，也就是说柴胡汤类证与少阳病不是等同关系；二则“与柴胡汤”不一定必然是小柴胡汤，可根据证候情况选用柴胡汤类。

4. 少阳病变证

原文第 268 条说：“三阳合病，脉浮大，上关上，但欲眠睡，目合则汗。”这里提到了三阳合病。原文第 1 条说：“太阳之为病，脉浮、头项强痛而恶寒。”第 186 条说：“伤寒三日，阳明脉大。”“脉浮大”提示太阳表证和阳明热证的存在；“上关上”体现了少阳脉象，少阳病脉弦细，尤以双关部脉弦明显，强调“上关上”即强调此三阳合病以少阳病为主。

“但欲睡眠，目合则汗”指病人嗜睡，且在睡眠中出汗，即盗汗。第 37 条说：“太阳病，十日以去，脉浮细而嗜卧者，外已解也。”第 134 条说：“太阳病，脉浮而动数……头痛、发热、微盗汗出，而反恶寒者，表未解也。”这两条为太阳病的嗜睡和盗汗。第 201 条说：“阳明病……但浮者，必盗汗出。”第231条说：“阳明中风，……鼻干，不得汗，嗜卧……”这两条是阳明病的嗜卧和盗汗。太阳病的嗜睡是表邪已去，疾病向愈的迹象；阳明病的嗜睡是邪热亢盛，神志昏糊的迹象。太阳病的盗汗，是表热入里，营卫失和，热迫营阴外泄；阳明病的盗汗，是阳热亢盛，热盛而逼阴外泄。但两者不仅盗汗出，而且尚应有自汗出的症状。

第268条的“但欲睡眠，目合则汗”即嗜睡、盗汗，从条文叙述上看，是以少阳病为主，属于少阳病嗜睡、盗汗。由于枢机不利，阴阳出入开阖紊乱，阳不当入阴而入阴故嗜睡，阴不当外出而外出故汗出，其嗜睡不同于太阳病的邪去病愈，也不同于阳明病的热盛神昏；其盗汗不同于太阳病的表热入里，也不同于阳明病的内热亢盛。

可见三阳病均可见到嗜睡、盗汗，但其机理各不相同，因而治疗也就不同，太阳病嗜睡、盗汗以解表祛邪，阳明病嗜睡、盗汗以辛寒清热，少阳病嗜睡盗汗以和解枢机、调理阴阳。

5. 少阳病治禁

少阳病虽然有经证也有腑证，而且更多的是经证与腑证同时存在着，但其证候和病理特点，一是不在肌表，二是不存在里实，三则胸中也并无实邪，而是由于少阳相火旺盛、水道不畅、枢机不利，所以治疗只宜清宣少阳相火、和解枢机、疏利水道，禁用汗、吐、下、温针等攻邪之法。正如原文第264条“……不可吐下，吐下则悸而惊”，第265条“……少阳不可发汗，发汗则谵语……”及第267条“若已吐、下、发汗、温针，谵语，柴胡汤证罢，此为坏病。知犯何逆，以法治之”所说，误用汗、吐、下、温针后，出现谵语，是气机更加逆乱，邪热更盛，心神被扰，此时已经成为“坏病”，要参考治疗失误情况，进行辨证论治。

6. 少阳病转归

少阳病的转归包括传经、欲已和欲解时。少阳病的传经，前文曾提到可自太阳传入，又可传入阳明，但阳明病不会反传给少阳，同样少阳病也不会反传给太阳，但少阳病不仅可以传给阳明，还可以传递给三阴，尤其容易传递给厥阴。虽然三阳病皆可传给三阴，但从阳气多寡而论，少阳居于三阳之末，所以一般认为少阳病更容易向三阴传递。

原文第269条说：“伤寒六七日，无大热，其人躁烦者，此为阳去入阴故也。”伤寒六七日，病过一候，本应向愈，但此时出现“无大热，其人烦躁”，既非太阳病的发热恶寒，也非阳明病的高热恶热，更不是少阳病的寒热往来。“无大热”与“烦躁”并见，有两种截然不同的证候，一者是邪热内郁，热郁在里，热伤心神，所以表无大热而见烦躁，如第 63 条和第 162 条的麻黄杏仁甘草石膏汤证、第 136 条的水热互结的大结胸汤证、第 169 条的白虎加人参汤证。一者是阴寒内盛，逼阳外越，心神失养，是内有真寒、外有假热，所以也可见到其人烦躁无大热，如第 61 条的干姜附子汤证。本条“无大热，其人烦躁者，此为阳去入阴故也”，是邪热内闭，还是寒逼阳越，应结合临床其他症状，才能确定“阳去入阴”究竟是表证变为里证，还是阳热证变为阴寒证。

按照《素问·热论》篇的记载，伤寒一日传一经，伤寒三日，三阳应该传尽，邪气当传到三阴，但传与不传，日数只有参考意义，最终的判断依据仍旧是临床病情表现。病在少阳“干呕不能食”，病在太阴“腹满而吐食不下”，病在少阴“吐利厥逆”，病在厥阴“饥而不欲食”，如果三天后病人“反能食而不呕”，邪气不仅没有传给三阴，也不在少阳，说明少阳不是血弱气尽，而是血旺气盛不受邪或者已经邪尽病解，例示传经不决定于日数而是决定于病情。正如第 270 条“伤寒三日，三阳为尽，三阴当受邪，其人反能食而不呕，此为三阴不受邪也”所说。

伤寒三日，邪气未传三阴，同时也已驱离少阳，脉象由弦脉转为小脉，“脉大为病进，脉小为病退”，少阳脉小，邪气已散，是疾病向愈的佳兆，即所谓“伤寒三日，少阳脉小者，欲已也”。

寅时至辰时是凌晨 3 ～ 9 点的时段，既是自然界一日之中阳气生发的时辰，也是人体一身阳气升发的时辰，还是少阳经气旺盛的时段。人体正气借助自然阳气，祛邪能力增强，有能力祛邪外出，所以第 272 条说:“少阳病欲解时，从寅至辰上。”

附原文：

263. 少阳之为病，口苦、咽干、目眩也。

264. 少阳中风，两耳无所闻、目赤、胸中满而烦者，不可吐下，吐下则悸而惊。

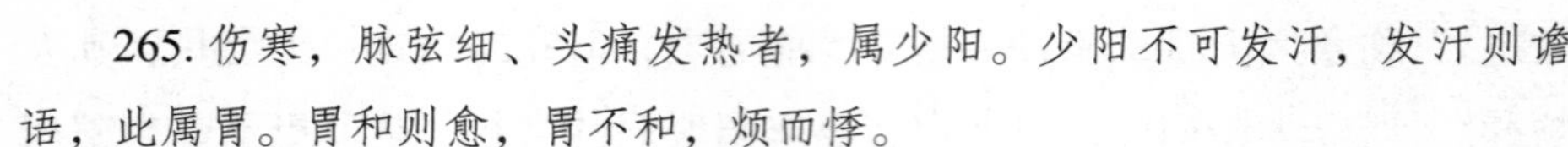

265. 伤寒，脉弦细、头痛发热者，属少阳。少阳不可发汗，发汗则谵语，此属胃。胃和则愈，胃不和，烦而悸。

266. 本太阳病不解，转入少阳者，胁下硬满，干呕不能食，往来寒热，尚未吐下，脉沉紧者，与小柴胡汤。

267. 若已吐、下、发汗、温针，谵语，柴胡汤证罢，此为坏病。知犯何逆，以法治之。

268. 三阳合病，脉浮大，上关上，但欲眠睡，目合则汗。

269. 伤寒六七日，无大热，其人躁烦者，此为阳去入阴故也。

270. 伤寒三日，三阳为尽，三阴当受邪，其人反能食而不呕，此为三阴不受邪也。

271. 伤寒三日，少阳脉小者，欲已也。

272. 少阳病欲解时，从寅至辰上。

第七章　辨太阴病脉证并治

太阳病含肺经病　足太阴病有实证

创新点：①太阴病没有肺病的记载，并非六经病只传足经不传手经，而是由手太阴肺经的生理和病理特点所决定的。很多肺经病的症状是和太阳病同时出现的，《金匮要略》中也分别有专篇论述，所以在太阴篇就不重复列置，详于彼而略于此。②绝大部分方剂是以药物命名、沿袭六神方名称、以方剂的功能命名，而以症状命名方剂的只有所谓“四逆汤”。不管何种原因造成的厥逆，都应以救逆、回逆的方法治疗，依照命名原则，应该叫“回逆汤”，才能与建中、理中、承气、陷胸等命名法则一致起来。要改变厥逆，就要回复到“顺”的阳气敷布状态，所以要“回逆”。回的古体字为“囬”，在《伤寒论》流传和转抄中，既有竹简的损蚀朽腐，也有抄写的失误减笔，致使误“囬”为“四”，因而囬逆汤、囬逆散就成了四逆汤和四逆散。使用“四逆汤”的原文，没有一条明确提出“四逆”，而用“四逆汤”治疗，就有点名义不顺，所以应该叫“囬逆汤”。③四逆散治疗少阴气机郁而不畅，阴阳之气敷布失常，当然不属于脏有“寒”；当归四逆汤所治疗的证候是血虚寒凝，病偏于经脉，也不属于“脏”有寒，排除四逆辈之列。从仅“自利不渴”看，并非戴阳、格阳证，排除白通汤、通脉四逆汤及其加猪胆汁汤数方。太阴虚寒以脾阳不足为主，并非阳气、阴液的同时

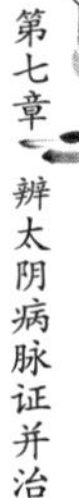

匮乏，茯苓四逆汤、四逆加人参汤也在排除之列，除此以外剩下的“四逆辈”就只有四逆汤和干姜附子汤。自利不渴也有脾气虚弱为主的，以理中汤、小建中汤、大建中汤以及桂枝人参汤治疗。可见，“四逆辈”既不尽是冠有“四逆”名称的四逆汤类，也不排除没有冠以“四逆”名称的建中、理中等方剂。④“大实痛”是在“时痛”的基础上进一步发展的，“时痛”是邪气停滞、经脉不和、气血聚散所致，在此基础上的“大实痛”，就是气血凝滞、经脉不通而成，因此仅以桂枝加芍药汤治疗，其开滞通脉、舒经行气的力量薄弱，所以在此基础上加大黄，增加其除痹、舒挛、止痛的功效。

《伤寒论·辨太阴病脉证并治》共有8条原文，是《伤寒论》六经病中条文最少的一经。原文内容涉及太阴病的提纲证，经证、腑证的证治，脉象，治疗禁忌以及转归等内容。其原文内容与其他经不同，只有足太阴脾经的病证，而无手太阴肺经的病证。其他各经除了共有的经表证以外，尚有各自的腑证，比如太阳病有足太阳膀胱的蓄水证，手太阳小肠的蓄血证；阳明病有足阳明胃的实热证和手阳明大肠的腑实证；少阳病有足少阳胆的气机郁滞证和手少阳三焦的水道不利证；少阴病有足少阴肾和手少阴心的寒热虚实证；厥阴病有足厥阴肝和手厥阴心包的寒热错杂证。唯独太阴病只能看到足太阴脾的内容，这是为什么呢？

《伤寒论·辨太阴病脉证并治》之所以没有关于手太阴肺病的记载，并非像后世所说的六经病只传足经而不传手经，而是由手太阴肺经的生理和病理特点所决定的。手太阴肺经主皮毛，司呼吸，主卫气的宣发敷布，而太阳经主一身之表，又是卫气通行敷布的通道，手太阴肺犹如中央空调的主机，而太阳经则如中央空调的管道，两者有着密不可分的、千丝万缕的关系。太阳经气的敷布离不开肺气的宣发，肺宣发卫气主皮毛，司开阖的功能也离不开太阳经络管道的输送，两者生理功能的连属，必然也会反映在病理表现上，所以手太阴肺经的病变多在太阳病中出现，详于彼而略于此，既然大部分肺经病变都出现在太阳病篇，所以在太阴病篇就略而不述了。

在太阳病中，有很多肺经的症状是和太阳病同时出现的，比如太阳中风的鼻鸣、太阳伤寒的咳喘、太阳兼变证中的小青龙汤证、桂枝加厚朴杏子汤证、麻黄杏仁甘草石膏汤证等，都是手太阴肺经的病变，既有和太阳病共同出现的，也有属于手太阴肺经自身病变的。手太阴肺经的外感病证既然和太阳病连属在一起，而其脏腑病变，比如肺痿肺胀、咳嗽上气等病，又在《金匮要略》中分别有专篇论述，所以在《伤寒论·辨太阴病脉证并治》中就不再重复列置，这就是《伤寒论·辨太阴病脉证并治》中不列手太阴肺经病的缘由。至于足太阴脾经病也很简略的原因，前面已经述及，是其一部分出现在太阳病篇变证中，而大部分属于杂病范畴的太阴脾病则大多出现在《金匮要略》中，在《辨太阴病脉证并治》中只是举例列述了足太阴脾病的提纲证、经表证、主脉、主证、变证以及转归等。

一、太阴病提纲证

第 273 条说："太阴之为病，腹满而吐，食不下，自利益甚，时腹自痛。若下之，必胸下结硬。"太阴为病，这里是指足太阴发病出现腹满、呕吐、食不下、下利日益加重、时不时出现腹痛。由于脾主肌肉四肢和一身之大腹，主运化水谷精微，升清阳，与胃的降浊阴相伍，是一身气机的枢纽。如果邪气伤脾或者脾气自虚，水谷失于运化而食不下；气滞不运，脾虚有寒则腹满、腹痛；脾虚清阳不升则胃气也不能降浊反而上逆，故见呕吐下利，若脾气得不到恢复，日益虚弱则下利会日益加重。

其腹痛为时腹自痛，即时不时地出现腹痛，是间歇性腹痛而不是持续性腹痛。为什么会出现间歇性腹痛呢？《金匮要略·腹满寒疝宿食病脉证治第十》中说："腹满时减，复如故，此为寒，当与温药。""腹满时减"和"时腹自痛"有一个共同的特点，就是同属于"间歇性"的，是由于脾气虚寒不运，属于气分有病，气属无形，时聚时散，气滞时轻时重。气滞轻时则腹满，更轻时则腹满减轻，气滞重而不通时则腹痛，气滞稍轻时则腹痛停止。腹满与腹痛同属于气滞为病，腹满是腹痛之渐，腹痛是腹满之甚，即气滞轻则为腹满，气滞重则为腹痛。

从症状来看，提纲证属于太阴脾家虚寒，其治疗是"当与温药"，其用方"宜服四逆辈"。如果误用下法，结果一定是"胸下结硬"，"胸下"即腹部，脾主一身之大腹，误下使已经虚衰的脾气更虚，寒气更重，寒凝气滞，

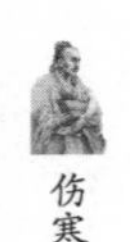

滞塞不通，所以出现“胸下结硬”。

二、太阴经表证

第276条说：“太阴病，脉浮者，可发汗，宜桂枝汤。”太阴中风，除了脉浮以外，可能还有发热恶寒等表证的症状，同时太阴病中风，除了经表证以外，尚应有脾气虚的症状出现。之所以用桂枝汤治疗，是鉴于桂枝汤的特殊作用，桂枝汤具有“外证得之，解肌散风寒；内证得之，补中和阴阳”的作用。所谓“补中和阴阳”，即是补益脾气，太阴中风用桂枝汤治疗，既能外解经表风寒，又能内调脾胃阴阳。

足太阴脾主四肢，太阴中风，邪郁于经，阻遏经气，气血不畅，故见四肢疼痛而烦，其烦因四肢酸痛，无论屈伸均感不适所致。其脉象浮取微而沉取涩，浮取脉微是邪郁在太阴经表，沉取脉涩是邪郁在太阴经里，气血流行不畅，脉象浮微沉涩，正是风邪郁阻太阴经络之脉，若脉象由浮微沉涩转变为长脉，则说明正气胜邪，气血畅通，疾病向痊愈方面发展。《素问·脉要精微论》中说：“夫脉者，血之腑也，长则气治，短则气病。”长脉是经气畅通、血气流畅的表现，所以脉由涩转长，提示疾病就要痊愈了，正如第274条说：“太阴中风，四肢烦疼，阳微阴涩而长者，为欲愈。”

三、太阴病本证

第277条说：“自利不渴者，属太阴，以其脏有寒故也，当温之，宜服四逆辈。”脾既主运化水谷精微，还主运化水湿，而运化水谷精微与运化水湿两者之间，又相辅相成。水谷精微得以正常运化敷布到四肢百骸、脏腑经络，而不至于停滞产生水湿；水湿得以正常运化，则不会影响水谷精微的敷布。若水湿不能正常运化，则有碍水谷精微的运化；水谷精微不能正常运化，则停留而生成水湿。太阴脾家虚寒，水湿不运，水谷精微不能敷布，清阳不升反下陷，湿气内停而上潮，所以病人往往自下利而口不渴，所以说“属太阴”。但“自利而渴者，属少阴也”则是少阴阴伤津亏所致。因为是太阴脾家虚寒，所以治疗大法是“当温之”，即温脾健中，方宜四逆辈。

“四逆辈”所指为何？医家有多种看法。“四逆”是一个症状，“四逆辈”所指是一类方剂，顾名思义，四逆辈是用来治疗具有“四逆”症状的一类证候的。“四逆”所指，正如《辨厥阴病脉证并治》中第337条所说：“凡厥者，阴阳气不相顺接，便为厥。厥者，手足逆冷者是也。”从概念上看，厥就是手足逆冷，手足逆冷就是四逆，所以《伤寒论》中常常将厥和逆混称，如“四逆厥”“厥逆”“厥寒”“厥冷”等。但详细区分，厥与逆又不完全等同，厥以阴阳气不相顺接为主，而四逆是以阳虚不能温养为主。也就是说，“厥”既可因虚而致，也可因实而致，故有气厥、热厥、痰厥、水厥等证；但“逆”则以虚为主，除了第318条的四逆散证外，其他的基本均是虚寒证；“厥逆”并称时应是以虚寒为主的四逆症状。

要弄清“宜服四逆辈”中的“四逆辈”，首先要弄清“四逆”和“四逆汤”。《伤寒论》中使用四逆汤类（不包括四逆散和当归四逆汤，有干姜附子汤、四逆汤、茯苓四逆汤、四逆加人参汤、白通汤、白通加猪胆汁汤、通脉四逆汤、通脉四逆加猪胆汁汤）共有16处，其中症状中有“厥”的3条（29、370、377，条文号，下同），“厥逆”的2条（317、353），“厥冷”的2条（354、388），而使用四逆汤类条文中没有与“厥”或“逆”相关症状的有9条（69、91、92、225、323、324、372、385、389）。可以看出，使用四逆汤类的原文中，与“厥”和“逆”相关条文所占比例较低（有厥、逆症状的7条，无厥、逆症状的则有9条），而没有一条确定有“四逆”症状的。那么“四逆汤”是如何而来的呢?

1.《伤寒论》中，方剂的命名方法大致可以分为三类：①绝大部分方剂是以药物名称为基础为方剂命名，或者以主药命名，或者以部分药物命名，或者以全部药物组成命名，或以方剂加减药物命名；②沿袭六神方名称，如青龙、白虎、真武、阳旦等；③以方剂的功能命名，如建中、理中、承气、陷胸、通脉等。而以症状命名方剂的只有所谓“四逆汤”，可见“四逆汤”的命名值得商榷。

2.《伤寒论》中出现四肢厥逆的除了阴寒内盛、阳气虚衰、四肢逆冷为主外，尚有少阴气机不畅、升降开阖失常、阴阳之气不相顺接、四肢不温的四逆散证，以及血中有寒、四肢厥冷的当归四逆汤证，除厥阴病中的多种厥逆以外，阳虚、血寒、气郁是《伤寒论》中四肢厥逆的主要病理。不管何种原因造成的厥逆，都应以救逆、回逆的方法治疗，依照《伤寒论》

的一般命名原则，应该叫“回逆汤”，这样才能与建中、理中、承气、陷胸等命名法则一致起来。

3. 从文字学和校勘学的角度看，“逆”的最主要义项是“相反”，而“厥”也就是“逆”，厥、逆互训，厥者，逆也，所以有“厥者，手足逆冷者是也”的说法。一般而言，人体的阳气，是从胸腹向四肢发散敷布的，称之为“顺”，所以感觉冷时四肢先凉，而感觉热时则是头胸先热。由于阴寒的相对过盛或者阳气的相对不足，或者人体气机的升降出入失常，不能正常的向四肢发散敷布，就会出现四肢厥冷，称之为“逆”或“厥”，要改变厥逆的症状，就要回复到“顺”的阳气敷布状态，所以要“回逆”，即使“逆”恢复到“顺”的状态。

“回”有回复、返回、返还的意思。回的古体字为“囬”，在《伤寒论》流传和转抄中，既有竹简的损蚀朽腐，又有抄写的失误减笔，致使误“囬”为“四”的可能性极大，因而囬逆汤、囬逆散就成了四逆汤和四逆散。若改正现行“四”字为“囬”字，则“回逆”“通脉回逆”就与建中、理中等其他方剂以功能命名的原则相吻合了。

4. 从前面对使用“四逆汤”的原文统计发现，只有使用四逆散的一条原文明确提到了“四逆”，而使用“四逆汤”的原文只是以厥、厥冷、厥逆、逆冷等表述四肢发凉的症状，没有一条明确提出“四逆”。四逆散证有“四逆”症状而用“四逆散”治疗，尚可说得过去，而所谓的“四逆汤证”没有提到“四逆”症状，而用“四逆汤”治疗，就有点名义不顺。厥即是逆，逆也即是厥，有厥逆而用“回逆汤”治疗，似乎更名正言顺一些。

5. 既然“回逆汤”是治疗以四肢厥寒、厥冷、逆冷为主症的一类病证的方剂，且“回逆汤”又经传抄而误为“四逆汤”，大家又习惯了“四逆汤”的名称，那就不烦改义，我们仍旧可以沿袭其“四逆汤”的名称，这也应该就是“四逆汤”的来历了，也是本书自始至终仍旧使用“四逆”的缘由。

那么，“四逆辈”所指为何呢？东汉许慎《说文解字》中说：“辈，若军发车，百辆为一辈。”其原意是指一批、批量的意思，后引申为“类”。四逆辈即四逆类，指“四逆汤”一类的方剂。有“四逆”字样的除四逆汤外，还有四逆散和当归四逆汤，这里的“四逆辈”包括不包括这两首方剂呢？

其范围到底有多大呢？

1. 从其前后文的连属来看，“以其脏有寒故也，当温之，宜服四逆辈”。因其脏有寒，需要用温法，而四逆散所治疗的是少阴气机郁而不畅，阴阳之气敷布失常，当然不属于脏有“寒”；当归四逆汤所治疗的证候是血虚寒凝，病偏于经脉，也不属于“脏”有寒。一不属于“寒”，一病不在“脏”，既然两方的针对证候与该条条文文意不属，自然是在排除之列。

2. 从其仅有“自利不渴”的症状来看，显然还没有达到阴寒内盛、逼阳外越的戴阳、格阳的程度，虚阳外越的真寒假热，极有可能出现“自利而渴”，因此通脉回阳、交通上下的白通汤、通脉四逆汤及其加猪胆汁汤也不属于本条的“四逆辈”之列。

3. 太阴虚寒仅限于阳气虚衰，尤其以脾阳的不足为重点，并非机体阳气、阴液的同时匮乏，所以具有回阳益阴双重功能的茯苓四逆汤，以及具有回阳救逆、益气生津的四逆加人参汤也不是脾脏有寒、自利不渴证的应证的［dí］方。

4. 去除不属于治疗脾阳虚寒证的四逆散、当归四逆汤，去除以治疗戴阳、格阳为主的白通汤、通脉四逆汤，再去除具有回阳益阴功能的茯苓四逆汤、四逆加人参汤，剩下的“四逆辈”就只有四逆汤和干姜附子汤了，分析干姜附子汤和四逆汤，均是以脾肾双补为主。

肾为先天之本，脾为后天之本，脾与肾先后天之间，具有互相促进作用，所以四逆汤是既可以用于脾家虚寒，也可以用于肾经虚寒的方剂，所以“四逆辈”首先要包括的就是干姜附子汤和四逆汤。虽然脾肾先后天相互关联，但其发病也有孰先孰后、孰主孰次、孰轻孰重的区别，所以尽管以干姜、附子为主药的四逆辈方剂，可以用于自利不渴的脾脏虚寒，但也有以脾气虚弱为主的证候，就可以用治疗脾虚为主的理中汤、小建中汤、大建中汤以及桂枝人参汤。若中焦亏虚，建中无以奏效，见腹满泄泻，则以理中治疗；下利日甚，理中效果不遂，病情似有波及先天肾本，则以四逆汤脾肾并治，双管齐下，这些方剂才是“四逆辈”的范畴。

5. 可见原文的“四逆辈”，既不尽是冠有“四逆”名称的四逆汤类，也不排除没有冠以“四逆”名称的建中、理中等方剂。总之，以补中益气、温阳暖脾、脾肾双补的方剂，可以治疗因脾家虚寒引起的泄泻、腹满等证

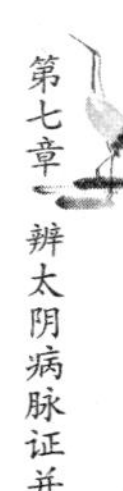

的方剂，统可归之为“四逆辈”。

四、太阴病变证

太阴病以“脏有寒”为主要证候，包括了脾胃虚弱和中焦虚寒。所谓“虚在太阴”，即指太阴病以虚证为主，但有时也会出现实证。第279条说：“本太阳病，医反下之，因尔腹满时痛者，属太阴也，桂枝加芍药汤主之；大实痛者，桂枝加大黄汤主之。”太阳病有经证，有腑证。经证有中风、伤寒、温病、痉证、中暍、风湿等，皆不宜攻下；腑证有蓄水、蓄血，也非苦寒泻下的指征。太阳病“医反下之”，一“反”字说明原证应属于表证不当下，而医者误用下法，表证误下后变为何证，既取决于表证的性质，也取决于下法用药的性质，更取决于病人体质。表热证误下，若内有宿食留痰停饮，则可形成燥结、结胸等证；表寒证误下，若内无实邪，则可形成气血凝滞而出现腹痛。

误下后出现的“腹满时痛”，即是表寒随泻下而趁势入里，导致阴阳不和，气机不畅，经脉不舒，血气涩滞而见到腹满疼痛；因属无形邪滞，气血积聚，故可时聚时散，时通时滞，所以其疼痛也时轻时重、时有时无。治疗以桂枝加芍药汤，桂枝汤具有外散风寒、和营卫，内补中焦、调阴阳的功能，可以促进气血运行，营卫和畅。《神农本草经》中记载芍药“气味苦平无毒，主治邪气腹痛，除血痹，破坚积，寒热，疝瘕，止痛，利小便，益气”。在《伤寒杂病论》中，芍药主要应用于以下几个方面：①除痹止痛，用于邪气腹痛。②破坚积，用于寒热疝瘕。③利尿，用于多种小便不利。④益阴气，用于虚劳虚羸、少气。桂枝汤倍用芍药，就是取其舒挛除痹、缓急止痛的功能，所以能够治疗表证误下、气血涩滞所致的腹满时痛证。

“大实痛者，桂枝加大黄汤主之”，“大实痛”比起“时痛”病情明显比较严重，不仅有症状上的疼痛，还有病机上的“实”。关于“大实痛”，历代医家有“表证未罢，大实大满”说、“表邪入里，腐秽有余”说和“表证已罢，气血壅塞”说。个人以为“气血凝滞”的说法比较接近原文文意。“大实痛”是在“时痛”的基础上进一步发展的，“时痛”是邪气停滞、经脉不和、气血时聚时散所致；在此基础上的“大实痛”，就是气血凝滞、经脉不通而成。因此，仅以桂枝加芍药汤治疗，其开滞通脉、舒经行气的力量薄弱，所以在此基础上加大黄，增加其除痹、舒挛、止痛的功效。

桂枝加大黄汤中加用大黄有三个特点：一是量小，仅有二两；二是与其他药物同煎而非后下；三是不用清酒洗制。这三个特点都提示该方用大黄，其用意不在于泻下攻邪，而在于助芍药除痹舒挛而止痛。

《伤寒杂病论》中用大黄者约有30余方，其配伍药物异常广泛，包括了寒热补泻药（附子、细辛、麻子仁、炙甘草、芒硝、巴豆）；活血祛瘀药（丹皮、桃仁、水蛭、虻虫）；行气通络药（枳实、厚朴、土鳖虫、鳖甲）；利湿除水药（茵陈、栀子、甘遂、葶苈子）等。可见大黄因其配伍不同，可以发挥不同的作用。桂枝加大黄汤就是以大黄配伍芍药，两药共起除痹挛、行气血、止疼痛的疏泄功效。

《伤寒论·辨少阳病脉证并治》中第100条说："伤寒，阳脉涩，阴脉弦，法当腹中急痛，先与小建中汤……"《金匮要略·血痹虚劳病脉证并治第六》中说："虚劳里急，悸，衄，腹中痛，梦失精，四肢酸疼，手足烦热，咽干口燥，小建中汤主之。"《金匮要略·妇人杂病脉证并治第二十二》中说："妇人腹中痛，小建中汤主之。"以上3条使用小建中汤的原文，都提到了腹痛。"阳脉涩，阴脉弦"，涩是气血不畅，弦是经脉拘急，所以会有腹中急痛；虚劳气血不足，脏腑经脉失养而拘急，同样也可以出现腹痛，所以都可用小建中汤健中缓急、补益气血。小建中汤是桂枝汤倍用芍药，又加饴糖一升甘缓滋补、补中有舒、舒挛缓急，是一首以补益气血、健中益脾为主，缓急舒挛为辅的方剂。而桂枝加大黄汤，是桂枝汤倍用芍药，又加大黄二两同煮，是一首以行血除痹、舒挛缓急为主，补益气血为辅的方剂。

桂枝加大黄汤和小建中汤，虽只有一味药之差，但其功效的侧重点则截然不同。前者是邪气所致经脉拘急、气血不畅，其病属实；后者是虚劳所致气血不足、经脉失养，其病属虚。桂枝汤倍用芍药，能够和营卫、调阴阳、缓急舒挛，以止痛为特色，其作用属于中性。加大黄则偏重于疏泄，加饴糖则偏重于滋补。所以前者用于实证腹痛，后者用于虚劳腹痛。由此我们可以看出，《伤寒论》方剂用药的精到之处，至妙至微，叹为观止。

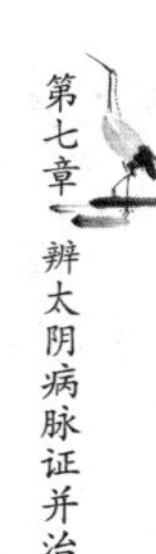

五、太阴病治疗禁忌

太阴病多为脾经虚寒的证候，上面所提到的“实”，也只是气血不畅、气机滞塞、经脉拘挛，是脏腑本身功能的改变，并非有痰瘀水饮等病理产物，所以其“实”是无“邪”之实。“夫病之一物，非人身素有之也。或自外而入，或由内而生，皆邪气也。邪气加诸身，速攻之可也，速去之可也，揽而留之何也？”攻邪之法，无非汗吐下而已。太阴病诸证既然外无表邪，内无实邪，汗吐下三法自属于禁用之列。除此以外，其他一些据证当用的药物，也应该适量损益，如第280条说：“太阴为病，脉弱，其人续自便利，设当行大黄、芍药者，宜减之，以其人胃气弱，易动故也。”

桂枝加大黄汤中虽然用到了具有泻下作用的大黄，但大黄的作用随着不同的使用方法而发生变化，因其用量不同、配伍不同、炮制不同、煎煮不同，其所起的作用就大不相同。用量大的可泻下，用量小的仅清热；配伍利水药泄水，配伍活血药祛瘀；蒸制其药力小，酒洗则药力大；沸渍用于清热，后下适于泻下。桂枝加大黄汤中大黄二两，与其他药物同煮，同时与六两芍药、三两桂枝配伍，发挥其行气活血、舒挛缓急的功能。所以这里用大黄，其意不在清热、更不在泻下，所治疗的“实”，是脏腑“阴实”，即经脉气血的涩滞不畅、拘挛不舒，与阳明的腑实截然不同。

但由于太阴脾的生理特点，即便是当用大黄、芍药一类药物，仍要考虑到其属于寒凉之性，不适于以阳热为喜好的脾的特性；加之病人本就脉弱，经常大便溏泄，是由于中焦虚弱、脾气不健所致，如此体质，脾胃极容易受伤而变生多种疾病，所以“设当行大黄、芍药者，宜减之，以其人胃气弱，易动故也”。

六、太阴病转归

第278条说：“伤寒脉浮而缓，手足自温者，系在太阴。太阴当发身黄，若小便自利者，不能发黄。至七八日，虽暴烦下利，日十余行，必自止，以脾家实，腐秽当去故也。”本条原文提示了三层意思：①太阴脉证表现；②阴黄发病机理；③太阴病愈征兆。

“伤寒脉浮而缓，手足自温者，系在太阴。”伤寒，指广义的伤寒病，从“浮而缓”的脉象上判断，应该是属于太阴中风。从太阴篇条文看，只有太阴中风，无太阴伤寒的记载，这是为什么呢？因为从临床实际上看，寒邪中于太阴，会直接伤及脏腑，形成“直中”。而风邪较轻，侵袭经络，形成太阴中风经表证。“脉浮而缓”是中风的典型脉象，而太阴脾主肌肉四肢，风中太阴，正邪相争，当有发热，然而因太阴多虚，正气不够旺盛，所以其发热表现在四肢手足自温，而非周身发热。结合第 276 条“太阴病，脉浮者，可发汗，宜桂枝汤”以及第 274 条原文“太阴中风，四肢烦疼，阳微阴涩而长者，为欲愈”可以看出，太阴中风以四肢低烧、脉象浮缓为主症。

无论是阳明病发黄，抑或是太阴病发黄，其必备条件是内有湿邪，如果是阳明湿热内蕴，就会发为阳黄，而太阴寒湿内停，就会发为阴黄，这就是“太阴当发身黄”的道理。但如果湿邪有出路，能够及时排出，不至于蕴郁脏腑、阻遏肝胆气机，就不能发黄。所以说“若小便自利者，不能发黄”。

“至七八日，虽暴烦下利，日十余行，必自止，以脾家实，腐秽当去故也。”肺气易实，肾气易虚，而脾气既易虚又较易恢复，脾气恢复之后，其抗邪能力也较强，所以第 274 条说：“太阴中风，四肢烦疼，阳微阴涩而长者，为欲愈。”其四肢疼烦，若是太阳伤寒证，则是邪盛不散、经气不通所致；而太阴中风的“四肢疼烦”，则是正邪抗争、邪去正复的表现。太阴病既没有痊愈，也没有传变，正邪僵持竟至七八日，则说明邪气并非太盛，正气也并非太虚，所以才能在太阴阶段僵持达到七八天，自然就有向愈的趋势。如果出现了暴烦下利，且一日十余次，首先其暴烦，不是少阴的烦躁，少阴病不管是阴虚，抑或是阳虚的烦躁，均不至于暴烦的程度，且少阴病的下利多伴有阳虚或者阴虚的其他症状。本证只有暴烦下利，是脾气恢复，祛邪外出，所以虽然一日下利十余次，必然会自行停止，这是因为脾气恢复，体内所停腐秽之物，随下利而排出体外，正气恢复，体内无邪，疾病自然向愈。

七、太阴病欲解时

第 275 条说“太阴病欲解时，从亥至丑上。”太阴病欲解的时间，大约

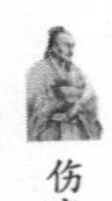

在亥时至丑时之间，即夜间9点至次日3点之间，此时自然界是太阴当令时间，太阴之气旺盛，这里所说的太阴之气是指自然界天体万物运行的正气或者说叫能量，而人体是太阴经气旺盛时刻，体内外旺时之气相互促进，具备了较强的抗邪能力，与太阴经脏发病后经过治疗恢复或者自身得到恢复的正气一起，将盘桓已久的已渐消减的余留邪气，一鼓作气驱除到体外，基本具备了疾病痊愈的条件。但只是说是欲解时，就是说是想要病解的时间，而并非是必定病解的时间，即太阴病病解极有可能是在夜间9点至次日3点之间。其具体病解与否，则既取决于体内正气的强弱，尤其是太阴之气的恢复情况，还要取决于遗留邪气的多寡，只有在邪气偏少，正气偏旺时，才有出现病解的可能。

附原文：

273. 太阴之为病，腹满而吐，食不下，自利益甚，时腹自痛。若下之，必胸下结硬。

274. 太阴中风，四肢烦疼，阳微阴涩而长者，为欲愈。

275. 太阴病，欲解时，从亥至丑上。

276. 太阴病，脉浮者，可发汗，宜桂枝汤。

277. 自利不渴者，属太阴，以其脏有寒故也，当温之，宜服四逆辈。

278. 伤寒脉浮而缓，手足自温者，系在太阴。太阴当发身黄，若小便自利者，不能发黄。至七八日，虽暴烦下利，日十余行，必自止，以脾家实，腐秽当去故也。

279. 本太阳病，医反下之，因尔腹满时痛者，属太阴也，桂枝加芍药汤主之；大实痛者，桂枝加大黄汤主之。

280. 太阴为病，脉弱，其人续自便利，设当行大黄、芍药者，宜减之，以其人胃气弱，易动故也。

第八章　辨少阴病脉证并治

第一节　少阴心肾兼水火　寒热虚实证不同

——少阴病概说

创新点：①按照寒热从化对少阴病进行分类，可分为寒化证和热化证两大类。在寒化证中，尽管都是寒证，但有实寒证和虚寒证之分，其中四逆汤类证即属于实寒证，而其他寒化证则属于虚寒证；在热化证中，尽管都是热证，但有实热证与虚热证之分，其中少阴三急下证、伤津动血证、甘草及桔梗汤证等属于实热证，而黄连阿胶汤证和猪苓汤证则属于虚热证。②少阴三急下证即是少阴邪从热化，热势鸱张，恐有阴竭之虞，故以大承气汤急下存阴。少阴三急下证属于少阴病实热证，而并非少阴兼有阳明，不能因用大承气汤就断为阳明病，即不能以方定病，而是因病遣方。③少阴病实寒证，从方剂中附子的炮制和配伍，即可见其端倪。凡用生附子配伍干姜的四逆类方剂，是以祛寒为主、温阳为辅，主治寒邪偏盛的实寒证；而凡用熟附子，配伍人参、桂枝等药物的，是以温阳为主、祛寒为辅，主治阳虚为主的虚寒证。

少阴经包括手少阴心经和足少阴肾经，由于心主火为君主之官，肾主水为元阴元阳之府，所以少阴经发病既有因火而热、因水而寒，也有因盛而实、因亏而虚；既有表里两感于邪，又有寒邪直中入里；既有阴寒内盛

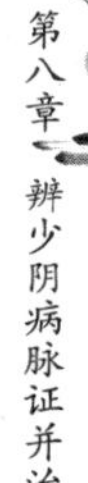

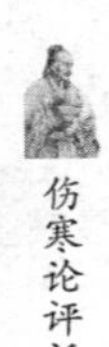

的实寒证，也有阳虚不温的水湿证，尚有寒逼阳越的假热证；既有火热盛极的急下证，也有阴虚有热的虚热证。故少阴经发病是表里寒热，真假虚实证候兼备的一经。所以，少阴病的分类既要考虑到心肾脏腑的功能失常，又要考虑到水火从化的太过不及，还要注意到阴阳的盛衰虚实。

一、少阴病分类

由于少阴病包括了手少阴心经和足少阴肾经，既有心火，又有肾水，同时又有元阴元阳并居，所以是六经中生理、病理最为复杂的一经。少阴病的分类既可依据其寒热从化来分类，划分为寒化证和热化证；也可按照八纲来分类，划分为表热实一类阳证和里寒虚一类阴证；还可以按照脏腑生理、病理来区分，划分为心病证和肾病证。

1. 按照寒热从化分类

按照寒热从化对少阴病进行分类，可分为寒化证和热化证两大类。其中四逆汤类证（本应称作回逆汤，但为遵循习惯，仍旧称为四逆汤，前后文皆同此。包括四逆汤证、通脉四逆汤证、白通及白通加猪胆汁汤证）、真武汤证、附子汤证、吴茱萸汤证、桃花汤证、半夏散及汤证等，属于寒化证；而少阴三急下证、黄连阿胶汤证、猪苓汤证、热移膀胱证、伤津动血证、甘草汤及桔梗汤证等，则属于热化证。

在寒化证中，尽管都是寒证，但有实寒证和虚寒证之分，其中四逆汤类证即属于实寒证，而其他寒化证则属于虚寒证；在热化证中，尽管都是热证，但有实热证与虚热证之分，其中少阴三急下证、伤津动血证、甘草汤及桔梗汤证等属于实热证，而黄连阿胶汤证和猪苓汤证则属于虚热证。

2. 按照八纲分类

依照八纲辨证进行分类，少阴病首先可分为阴阳两大类，表证、热证、实证为阳类，里证、寒证、虚证为阴类。依照表里两纲进行分类，则少阴病中的麻黄附子细辛汤证和麻黄附子甘草汤证为少阴经表证，上述寒热从化分类中的所有证候均属于里证；依照寒热两纲进行分类，则少阴经表证和寒化证均属于寒证，热化证属于热证；按照虚实两纲进行分类，则四逆汤类证属于实寒证，而少阴三急下证则属于实热证；真武汤证、附子汤证、桃花汤证、吴茱萸汤证等属于虚寒证，而黄连阿胶汤证、猪苓汤证、猪肤汤证等则属于虚热证。

在少阴病实寒证中，尚有一种特殊证候，被称作真寒假热证，这就是通脉四逆汤证和白通及白通加猪胆汁汤证。

3. 按照经脏进行分类

依照少阴经及其所连属的脏腑，少阴病可分为少阴经病和少阴脏病。少阴经表证的麻黄附子细辛汤证、麻黄附子甘草汤证以及甘草汤证、桔梗汤证、苦酒汤证、半夏散及汤证均属于少阴经病。少阴脏病又分为手少阴心经病和足少阴肾经病。手少阴心经的病变既有阳虚寒证，如在太阳病变证中的桂枝甘草汤证、桂枝甘草龙骨牡蛎汤证等因太阳病过汗，损伤心阳而致的心阳虚证；也有阴虚热证，如心阴不足的黄连阿胶汤证；还有心阴阳两虚证，如罗列在太阳病篇的炙甘草汤证等。足少阴肾经病变，既有阳气亏虚、水湿停留的真武汤证、附子汤证，阳气亏虚、肾关不固的桃花汤证；还有肾阴不足、水气停留的猪苓汤证。

二、少阴病提纲

第 281 条说：“少阴之为病，脉微细，但欲寐也。”此条作为少阴病的提纲，因其简略而被后世诟病，多认为其不能概括少阴病的大多证候。其实所谓的“六经提纲证”并非一定代表整个六经病系统。一经病的提纲证，与一经病的整个证候系统，就是主与次、常与变的关系，但变是以常为基础，而常的外延就是变。六经病以提纲为架构，构成六经辨证，用六经病概括手足十二脏腑经络构成的六经辨证体系。《伤寒论》以“见病知源”的笔法，通过辨别证候表象推断病机，提纲中“之为病”的意义，在于通过证候揭示一经病的病机，并非囊括所有证候。由于疾病千变万化，欲察其变，先执其常，即“知常达变”的常变思想。《金匮要略》中也有不少疾病用“之为病”的句式，来表述疾病的证候特征，以达到揭示该病典型病机的目的。

“少阴之为病，脉微细，但欲寐”是少阴病的常见表现，而“心中烦不得卧”则属于常中之变。《濒湖脉学》中说“微为阳弱细阴弱，细比于微略较粗”，微细二脉，虽相类而有别。微脉指下感觉模糊，多主虚、主肾阳不足；而细脉指下则感觉形似蛛丝，轮廓清晰，多主阴虚、心血不足。临

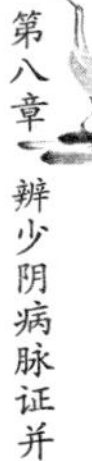

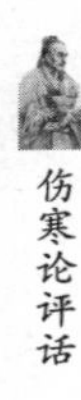

床上凡阳虚者脉多微而迟，阴血虚者脉多细而数。阳虚既可常见精神不振、“但欲寐”，但也有“心烦不得卧”；而“但欲寐”虽多是阳虚证，有时阴虚亦可出现。

少阴病的提纲，提示了少阴病以阳虚或者阴虚为主要证候，也反映了三阴病证候以虚为主的特点，至于少阴病的实热证和实寒证，则是少阴病的常中之变。

三、少阴病脉证

肾主水，为胃之关，为先天之本，与脾胃后天之本相互促进和相互影响，若肾阴不足则中焦也因之虚弱而升降失常，胃气上逆，欲吐不吐，脾气下陷，自利不止。肾阳不足则水液代谢紊乱，气不化津，津液亏少，水湿偏渗，所以会出现下利、口渴、小便清长，如第282条说：“少阴病，欲吐不吐，心烦，但欲寐。五六日自利而渴者，属少阴也。虚故引水自救。若小便色白者，少阴病形悉具，小便白者，以下焦虚有寒，不能制水，故令色白也。”

心烦与但欲寐，看似一对矛盾的表现，因既然心烦就不会总想睡觉，既然总想瞌睡就不应该再见到心烦。这里的心烦、但欲寐，正反映了少阴病阳虚的本质，阳气者，精则养神，由于阳虚，不能温养心神，而致心情烦躁不安，精神萎靡不振。

第283条说：“病人脉阴阳俱紧，反汗出者，亡阳也。此属少阴，法当咽痛而复吐利。”脉阴阳俱紧，应该是浮中沉三候、寸关尺三部皆为紧脉，属于寒盛无疑，寒盛阳虚，不当有汗，反而汗出，是阳亡阴独的危候。阳气欲绝，阴寒独盛，故有吐利；虚阳循经上越，郁阻咽喉，则有咽痛。阳气有卫外而为固的功能，而阳加于阴谓之汗，汗出要消耗阳气，阳气不足不能固表则致汗出，汗出和阳虚互为因果，所以汗出既是亡阳的结果，也是亡阳的原因，阳亡既是汗出的原因，也是汗出的结果。

以上两条是阳虚及阳亡的临床表现和机理，而第284条“少阴病，咳而下利、谵语者，被火气劫故也，小便必难，以强责少阴汗也”则属于少阴病热证。少阴病咳嗽与下利同时出现，要么是阳虚水泛的真武汤证，要么是阴虚水停的猪苓汤证，但无论是真武汤证，或是猪苓汤证，均不会出现谵语。《伤寒论》中记载谵语的有 33 处，多涉及阳明或者血分，以实、热为主，此处的谵语同样是因热而起。少阴病不论是寒化证或者是热化证，均不能采用汗法治疗，更不能用火法迫汗，本证是少阴病以火法劫汗，伤阴增热，热盛伤神耗津，所以出现谵语和小便难。

第 282 条、第 283 条和第 284 条 3 条原文，揭示了少阴病以寒证为主，同时也有热证，隐含了少阴病寒热虚实证共同存在的事实，因此我们在理解少阴病时，就不能局限于虚证的范畴。

前面提到四逆汤类证属于实寒证，少阴三急下证属于实热证，无论从临床用药还是从辨证理论来分析，我们都要根据证候的经腑的生理特点、临床表现、病变机理来理解病证，不能认为凡用承气汤的都是阳明病。

少阴病实寒证，从所使用方剂中附子的炮制和配伍，即可见其端倪。在《伤寒论》中使用生附子的方剂有 8 首：干姜附子汤、茯苓四逆汤、四逆汤、通脉四逆汤、通脉四逆加猪胆汁汤、白通汤、白通加猪胆汁汤、四逆加人参汤。使用熟附子的方剂有 11 首：真武汤、附子汤、甘草附子汤、芍药甘草附子汤、附子泻心汤、桂枝加附子汤、桂枝去芍药加附子汤、桂枝附子汤、桂枝附子去桂枝加白术汤、麻黄附子甘草汤、麻黄附子细辛汤。

通过使用生、熟附子的不同，我们可以看出所治疗的证候虽然同属寒证，但有虚实的不同。生附子能够祛寒救逆、回阳止痛，有较强的祛寒作用。多用于恶寒、四逆、吐利、脉微欲绝等，常配伍干姜、甘草，其所治疗的证候应属于寒实证。而炮附子能够补益阳气、温经止痛，炮附子温阳，通行诸经，故凡阳气不足之证均可用之，补肾阳常配伍肉桂，温经常配伍细辛、桂枝，用于治疗阳虚证。其炮制入药的不同和所配伍药物的不同，决定了生附子和熟附子所主治证候的虚实性质的不同。

附子主要含次乌头碱、乌头碱等多种生物碱，有直接强心和扩张血管、兴奋各种神经末梢的作用，有通过兴奋垂体—肾上腺皮质产生的抗炎作用，还有镇痛、降血脂、抗寒冷和提高对缺氧的耐受力等作用。附子在较长时间的浸泡和煎煮过程中，剧毒性的乌头碱容易被水解成毒性较小乃至很小的苯甲酰乌头胺和乌头胺。所以，熟附子和生附子所主治的病证是有明显区别的。

生附子性猛力峻，以散寒为主、补阳为辅，适用于因寒邪过盛、损伤

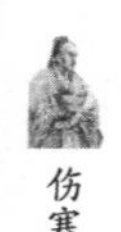

阳气的实寒证，寒去则阳气回复，以祛邪治标、回阳治本，治疗重证、急证的实寒证。炮附子性缓力轻，以补阳为主、祛寒为辅，适用于因阳虚有寒、经脏失煦的虚寒证，阳旺则寒气自除，以补阳治本、祛寒治标，治疗轻证、缓证的虚寒证。

关于少阴病的实热证，比较典型的当属第320条、第321条和第322条，三条中两急下、一可下，都是使用的大承气汤。大承气汤在阳明病篇用于阳明腑实已成，燥实内结而见潮热、谵语、腹痛、大便不通。虽然大承气汤在阳明病中以峻下燥结为主，但其有泄热存阴的功能，可用于热盛损阴的无形热证中，对于邪热炽盛，有伤津耗液之虞的邪热证，可以达到急下存阴的目的。少阴三急下证即是少阴邪从热化，热势鸱张，恐有阴竭之虞，故以大承气汤急下存阴。少阴三急下证属于少阴病实热证，而并非少阴兼有阳明，不能因用大承气汤就断为阳明病，即不能以方定病，而是因病遣方。

四、少阴病治疗禁忌

少阴病属于里证，不论是阴虚或者阳虚，临床治疗时均不能发汗。第285条说："少阴病，脉细沉数，病为在里，不可发汗。"脉细沉数，是少阴阴虚证的典型脉象，里阴虚而有热，治疗宜养阴清热，不能发汗。

第286条说："少阴病，脉微，不可发汗，亡阳故也。阳已虚，尺脉弱涩者，复不可下之。"脉微，是少阴阳虚的典型脉象，阳虚当温补阳气，故不能发汗；亡阳是指阳气损伤，即不论阳气损伤的程度如何，均不能使用发汗的方法治疗。关键在于本条提出下法的禁忌，阳虚的不能发汗，尺脉弱涩属于阴血不足的，也禁用攻下。其含义是说少阴病为里证，一概禁用汗法，但禁下是有条件的，意即阳虚的不可下、阴虚的不可下，但若不是阳虚或者阴虚，有可下之证的应当果断攻下，暗含少阴病有可攻下的实热证，这即是少阴三急下证的伏笔。可见，《伤寒论》作者在少阴病篇一开始就指出了少阴病虚证实证并存的事实，后世将少阴"三急下证"解释为少阴兼阳明或者少阴传阳明，都是没有系统理解条文原意所致。

少阴病以虚证为主，但也有相当多的实证，至于少阴病为什么会有实证，将在具体实证的证候下进行分析介绍。

五、少阴病转归

所有疾病的转归不外乎加重、减轻、痊愈、死亡。决定其转归的主要因素包括治疗当否、正气强弱和邪气轻重。少阴病的转归包括欲解、解、欲愈、自愈以及对病情是否可治的判断。

第 287 条说："少阴病，脉紧，至七八日，自下利，脉暴微，手足反温，脉紧反去者，为欲解也，虽烦、下利，必自愈。"少阴病脉紧，是寒邪较盛，寒主收引，故见脉紧。病情迁延至七八日，应当有两种转归，要么减轻，要么加重，出现脉搏由紧突然变得微弱，紧是寒盛，微是阳虚，由寒盛转为阳虚，是邪气已罢，正虚显现；如果阳虚较重则会出现手足逆冷，此时手足反温，是阳气有恢复的迹象，手足回暖、脉紧反去是寒邪已解，则疾病有向愈的可能；虽然出现心烦、下利，是正气恢复、驱逐邪气的表现，一旦正气彻底恢复，邪气尽散，则疾病即可痊愈。

少阴病下利自止，如果利止脉不出、手足逆冷，是阴阳俱竭，属于死证；但若下利停止，虽然恶寒而卧，但手足不逆冷反而变得温暖，是寒去阳复的佳象，其病可治。所以第 288 条说："少阴病，下利，若利自止，恶寒而踡卧，手足温者，可治。"

第 289 条说："少阴病，恶寒而踡，时自烦，欲去衣被者，可治。"少阴病恶寒而踡，是阳气不足、寒气过盛，如果出现病人有时烦躁，想要去除衣被，是阳气恢复的表现，既然阳气即将恢复，那么病证就容易治疗，所以说"可治"。

少阴中风，邪在于经表，脉象阳微阴浮，是指寸微尺浮，寸脉以候经表，寸微则是经表邪气微弱；尺以候里，尺浮是正气向表，推挡邪气，拒邪入里，提示正气较旺，有驱邪外出的趋势。经表邪气已微，在里正气尚旺，正可胜邪，疾病即将痊愈。正如第 290 条所说："少阴中风，脉阳微阴浮者，为欲愈。"

第 291 条说："少阴病欲解时，从子至寅上。"子时到寅时，应该是夜里 11 点到凌晨 5 点的六个小时时间段，这个时段是人体之气在少阴经运行的时间，也是自然之阴气最旺的时段。人体少阴之气主时，自然界阴气至旺，人体之气得自然之气相助，内外之气相互资助，致使少阴经气处于最

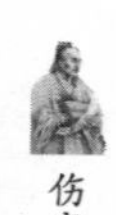

盛时刻，合力祛除外邪，就有邪解的可能。“欲解”和“解”不同，欲解就是有邪解的趋势，但是否能够邪解，不仅需要少阴经气的本身的旺盛，还需要时值一日之中少阴气旺的时段，更取决于正气的盛衰和邪气的多寡，所以“欲解”不是“必解”，更不是“已解”，只是少阴病在深夜11点至凌晨5点之间有解除的趋势。同时，“解”与“愈”之间还存在着一定的差距，“愈”一定是全解，而“解”则不是痊愈，需要有一个恢复的时间，那么“欲解”距离“痊愈”的时间会更长一些。

这里需要澄清的一个概念是“自然界阴气”，阴阳之气，在正常范围内，都是自然界生长化收藏的两种相互促进、相互滋生、相互制约的动力，同样人体的正常阴阳之气，也是人体生长壮老已两种相反相成的动力，并非阳气是人体的动力，一说到阴气，就和阴寒联系到一起。阴阳之气在人体保持动态平衡的状态下，都是人体维持生命活动的动力，只有在平衡被打乱，出现阴阳偏颇时，无论是阳气或者阴气的相对不足或者绝对过亢，才会导致机体病变，即所谓的“阳盛则热，阴盛则寒”“阴虚则内热，阳虚则外寒”。

附原文：

281. 少阴之为病，脉微细，但欲寐也。

282. 少阴病，欲吐不吐，心烦，但欲寐。五六日自利而渴者，属少阴也。虚故引水自救。若小便色白者，少阴病形悉具，小便白者，以下焦虚有寒，不能制水，故令色白也。

283. 病人脉阴阳俱紧，反汗出者，亡阳也。此属少阴，法当咽痛而复吐利。

284. 少阴病，咳而下利、谵语者，被火气劫故也。小便必难，以强责少阴汗也。

285. 少阴病，脉细沉数，病为在里，不可发汗。

286. 少阴病，脉微，不可发汗，亡阳故也。阳已虚，尺脉弱涩者，复不可下之。

287. 少阴病，脉紧，至七八日，自下利，脉暴微，手足反温，脉紧反去者，为欲解也，虽烦、下利，必自愈。

288. 少阴病，下利，若利自止，恶寒而踡卧，手足温者，可治。

289. 少阴病，恶寒而踡，时自烦，欲去衣被者，可治。

290. 少阴中风，脉阳微阴浮者，为欲愈。

291. 少阴病欲解时，从子至寅上。

第二节　少阴虚寒多死证　经证寒热各不同

——少阴死证及经证的辨证论治

创新点：①第 294 条的“厥”是寒邪侵袭，寒凝于足，使用火法迫汗不当，就成了火逆证，火邪入血，迫血妄行，血从口或鼻而出，寒邪凝于足而致的厥不仅没有解除，阴血又从上窍流失，所以称作“下厥上竭”。本条的“厥”，既不是阳虚失温的寒厥，也不是热邪深伏的热厥，而是外感寒邪，寒凝于足的“厥”，因为是“凝于足者为厥”，所以称作“下厥”。②客热咽痛和客寒咽痛都是少阴经咽痛证，所谓客热客寒，即外来的风寒邪气和温热邪气。两种咽痛证是介于少阴经表证和少阴寒化证、热化证之间的病证，是邪气在由经传入脏的经传过程中产生的病证，虽然客寒或者客热仍旧稽留在少阴经，但其病变反映在少阴经循行的所过部位，而不是反映在经表，也不是反映在少阴经所连属的心肾。所以它既不是经表证，不能以辛温或者辛凉解表的方法进行治疗；也不是真正的寒化证或者热化证，所以也不能用苦寒清热泻下或者辛热温经扶阳的方法来治疗。

少阴病同其他经病一样，具有经证和腑证，但由于少阴统领心肾水火之脏，兼具寒热从化，所以无论是少阴经证，抑或是脏证，都有寒热的不同。尽管少阴病寒热虚实证具备，但以寒盛阳衰证居多，而且寒盛阳衰证中又多具死证，所以对少阴死证的判断，原文中也涉及了大量的内容，根据临床症状表现，分析其病理，判断病证是否为死证，是否可治。原文从第 292 条一直到第 300 条，记载了少阴病死证、难治证的不同情况，但这里的“死证”，并非全是不治之症，而是病情比较严重，治疗比较困难的重证。

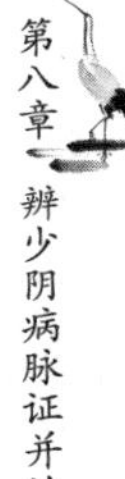

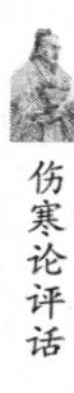

第 292 条说:“少阴病，吐利，手足不逆冷，反发热者，不死。脉不至者，灸少阴七壮。”少阴病兼有呕吐下利，多属少阴寒证，少阴寒证当有恶寒踡卧，不恶寒反而发热，如果再见手足逆冷，一定是寒盛阳亡的格阳证，属于死证；如果不恶寒反发热，但不见手足逆冷，这里的反发热就不是虚阳外越的格阳证，而是阳气恢复的佳象，比较容易治疗，不属于死证。此时如果脉象沉而不至，是阳气恢复的程度不够，可以灸少阴的穴位如太溪、涌泉等，以助阳气的恢复。

一、少阴热证“脏阴溜腑”

第 293 条说:“少阴病，八九日，一身手足尽热者，以热在膀胱，必便血也。”少阴病八九日，表明时间较久，如果本属寒证，经过八九日的长时间迁延，病情一定比较危重。而本条指出一身手足尽热，即是周身发热，这里的发热是他觉客观症状，即体表温度的升高，少阴病八九日，一定不是邪在经表的发热，可见是内热所致的发热，这个内热从何而来呢？这得从少阴的寒热从化说起。邪入少阴，感寒多从寒化，致使寒盛伤阳；感热则从热化，致使热盛伤阴。本证八九日出现一身尽热，不可能是感寒化热，一定是初期感受温热邪气，经过八九日的蕴郁使热邪更盛，所以出现周身发热。由于是热在少阴，连累了与其相表里的太阳膀胱，伤及血分而出现便血，种种现象被后世医家称作“脏阴溜腑”。

二、少阴火逆证

第 294 条说:“少阴病，但厥无汗，而强发之，必动其血，未知从何道出，或从口鼻，或从目出者，是名下厥上竭，为难治。”本条原文未列方治，但因其言辞简略，所以颇难理解，其关键在“厥”和“下厥上竭”两者。

“厥”在赵开美本《伤寒论》中凡 72 见，其中除有 4 处为厥阴经名称所用外，尚有第 105 条的“脉当微厥”以及本条的两处，其余 65 处均属于手足逆冷症状的“厥逆”。“脉当微厥”是脉象和症状的混合表述，意指因阳虚而见脉象微弱，四肢厥冷。本条的“厥”，后世有寒厥、热厥两种截然不同的认识。

厥做名词，本是石块的意思，《说文解字》中有“厥，发石也”的记载。《荀子》中说：“和之璧，井里之厥也，玉人琢之，为天子宝。”厥做动词，为病名，指突然昏倒、手足逆冷等症。《素问·五脏生成篇第十》中说：“卧出而风吹之，血凝于肤者为痹，凝于脉者为泣，凝于足者为厥。此三者，血行而不得反其空，故为痹厥也。”又指磕头、触碰，《孟子》载“若崩厥角稽首”，《史记》载“是以汤武至尊严，不失肃祗；舜在假典，顾省厥遗”。厥做代词，意思为其、他的、她的，宋代苏洵《六国论》载“厥先祖父”，《诗经·商颂·玄鸟》载“方命厥后”。厥做连词，有因而、因此、于是的意思，《史记》载“左丘失明，厥有《国语》”。

第294条的“厥”显然属于动词，从《伤寒论》所用“厥”的普遍性来看，应该是双足逆冷，其原因是寒邪侵袭、寒凝于足，正是《素问·五脏生成篇第十》中“凝于足者为厥”的“厥”。因为是寒邪侵袭，寒邪束表所以无汗，按理说寒邪束表、无汗，几似麻黄汤证，发汗治疗应属正法，其关键在“强”字，“强发之”有似前文说的“劫汗”。这里的劫汗使用的不是麻黄汤发汗解表，而是火法迫汗，使用火法迫汗不当，就成了火逆证，火邪入血，迫血妄行，血从口或鼻而出，寒邪凝于足而致的厥不仅没有解除，阴血又从上窍流失。《汉书·苏武传》有“驰召医，凿地为坎，置煴火，覆武其上，蹈其背，以出血”，就是用火法迫汗而导致的迫血妄行的出血症。本证因感外寒，内无阳虚，所以厥仅见于足，而手则不厥，与大多的四逆厥不同；内无阳虚而外用火劫发汗，致使内热盛而伤血，络上而血上出，所以称作“下厥上竭”。

所以本条的“厥”，既不是阳虚失温的寒厥，也不是热邪深伏的热厥，而是外感寒邪，寒凝于足的“厥”，因为是“凝于足者为厥”，所以称作“下厥”。

三、少阴死证

所谓少阴死证，其实应该是少阴病重证。其中第295条“少阴病，恶寒、身踡而利、手足逆冷者，不治”和第296条“少阴病，吐利躁烦，四逆者死”，均为寒邪内盛，脾肾阳衰，所以见到呕吐下利、恶寒身踡、四肢逆冷。由于脾肾先后天之阳衰微，所以其病危重不治，如果同时又再见到

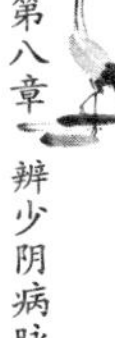

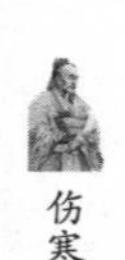

躁烦，是残阳有外越之势，所以是死证。少阴实寒证虽然是以寒盛为主、阳虚为辅，但这种寒盛为主、阳虚为辅的状态会随着病情迁延而发生转化，转变成以阳气虚衰为主的病证。

第297条说："少阴病，下利止而头眩，时时自冒者，死。"少阴病下利停止，如果厥愈足温，脉象转好，则是预后良好的征兆。但下利停止后头目眩晕，时不时出现头目昏冒的情况，则是阳绝阴竭，清窍失养，无物可利，预后凶险的征兆，所以说是死证。第298条说："少阴病，四逆恶寒而身踡、脉不至、不烦而躁者死。"少阴病恶寒身踡、四肢逆冷、脉象微弱，是少阴阳气极虚的表现，病情已是比较危重，倘若摸不到脉搏，病人又躁动不安，是残阳外露，病急至死的死证。一般而言，阳主烦阴主躁，即阳盛有热者烦，阴盛阳虚者躁，单烦不躁多为实热，单躁不烦多为虚寒。在《伤寒论》中单独提出或者强调烦或者躁时，其大抵规律如上述，但有时也会烦躁或躁烦同用，则应根据相伴症状分析其病机，不能生搬硬套阳烦阴躁的模式。第299条说："少阴病，六七日，息高者死。"少阴病六七日，提示患少阴病有一段时日，病程长而病情重，当有恶寒踡卧、呕吐下利、四肢逆冷、脉微欲绝等典型少阴寒盛阳虚的病理存在；此时如果再见到"息高"，即所谓的喘，则是少阴肾气竭绝，不能纳气归根，只有呼气的时候，没有吸气的力量，自然属于死证。

第300条说："少阴病，脉微细沉、但欲卧、汗出不烦、自欲吐，至五六日自利，复烦躁不得卧寐者死。"少阴病，脉微细沉、但欲卧，与少阴病提纲相符，当属于阳虚有寒，所不同者见汗出不烦、自欲吐。从症状看，汗出不烦，定然不是有内热，可知其汗出是阳虚卫外不固，汗出又进一步消耗阳气使阳气更虚；自欲吐，是内有寒邪，胃气不降反而上逆。病情迁延发展，至五六日，不仅浊气不降的呕吐仍在，又增加了清阳下陷的自利，预示肾阳衰微并累及脾阳，并由开始的但欲卧发展成为烦躁不得卧寐，是虚阳躁扰，残阳欲脱的危象，所以也是死证。

四、少阴经证

少阴经证，依据其所处病位和临床表现的不同，可以区分为少阴经表证、少阴经热证和少阴经寒证。所谓少阴经表证，是指少阴经初感邪气，临床上以恶寒、发热、头痛为主要表现，偏于外表的证候；少阴经热证和少阴经寒证是指少阴经循行部位的器官出现的以寒象或热象为主的证候。

（一）少阴经表证

第 301 条说：“少阴病，始得之，反发热，脉沉者，麻黄细辛附子汤主之。”少阴病始得之，是指病程为邪气刚刚侵入少阴，尚在经表。少阴病里证不论是实热证还是虚寒证，多无发热，若虚寒证见到发热，则属于虚阳外越的格阳证发热；少阴病始得之肯定不是格阳证发热，反而发热，是邪气初入少阴，正气起而抗邪，正邪交争所致发热。反发热的“反”字，提示了少阴经表证与里证的区别，即里证多不发热，而经表证则有发热，除发热外，临床上尚可见到恶寒、头痛身痛等症状。脉沉，一则反映病在少阴，虽然也是经表证，但毕竟少阴经是以偏里为主；二则提示有少阴阳虚的病理存在，尽管发热反映了正气尚能抗邪，但从脉沉有阳虚的情况来看，其热度也应不是很高，发热为病在经表，脉沉为里阳不足，这正是少阴外感初期的特点，治疗以麻黄细辛附子汤。方中麻黄用以解表散风寒，熟附子用来温经扶阳气，要在细辛一味，既能够助麻黄辛温发散以除经表之邪，又能够助附子温经补阳气。从药物用量来看，麻黄二两，明显低于麻黄汤、大青龙汤、麻黄杏仁甘草石膏汤等方的用量，也显示出少阴经表证即使需要发汗，也需注意药物用量，不使发汗太过。方中使用熟附子，目的不在祛寒，而是以补阳为主；细辛既补充了麻黄量小发汗力量弱的缺陷，又达到需要发汗的目的，既弥补了熟附子温阳为主弱于温经散寒的不足，又收到了温阳的效果。麻黄细辛附子汤证可以认为是少阴经的伤寒证，其病程短、病情重、病势急，故以麻黄细辛附子汤散寒温阳，同时治疗少阴经表证和阳虚。

第 302 条说：“少阴病，得之二三日，麻黄附子甘草汤微发汗，以二三日无证，故微发汗也。”原文中“二三日无证”的“无证”二字，颇费理解，是无表证，无里证，还是无症状？如果是无症状，又怎么用麻黄附子甘草汤微发汗呢？看来一定是有临床症状的，既然有症状表现，那么到底是经表证还是里虚证呢？结合上条“始得之，反发热，脉沉”，同时还应伴有恶寒头痛来看，这里的“无证”，并非是后世所说的“无里证”，而是继上条之后与上条的发热、脉沉的比较，比上条的经表证、里阳虚都轻一个

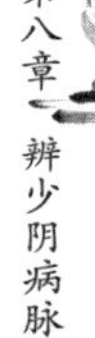

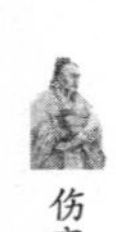

级别，所以用麻黄附子甘草汤微发汗。从用药上看，麻黄、附子不动，以甘草替换细辛，虽然只是一味药物的改变，但其中却隐含着深刻意义。麻黄细辛附子汤中的细辛在方中所起的是增效作用，即增加麻黄的发汗散寒和附子的温经扶阳作用；而麻黄附子甘草汤中的甘草则是起的缓和作用，即缓和了麻黄发散和附子辛燥的性质，使麻黄附子的发散、温阳作用温和而不刚烈，这也反证了麻黄附子甘草汤证比麻黄细辛附子汤证的病情轻、病势缓、病程久，也就是"无证"二字的内在含义。

麻黄细辛附子汤证和麻黄附子甘草汤证两者都属于少阴经表证，用药虽仅一味之差，但从病程看，一新一久；从病情看，一重一轻；从病势看，一急一缓。前者为新感伤寒，病重而势急；后者为久病中风，病轻而势缓。前者是少阴伤寒，后者为少阴中风。

（二）少阴咽痛证

外邪侵袭少阴经，不仅可以出现发热恶寒、头痛脉沉的少阴经表证，而且可以在邪气郁阻少阴经络循行的部位，导致循行部位器官的病变，最典型的症状有咽痛。手少阴心经其支者从心系，上挟咽，系目系；足少阴肾经腰部的直行分支从肾上行，通过肝脏，上经横膈，进入肺中，沿喉咙，上至舌根两侧。两者均交汇于咽部，不论寒热之邪，郁阻于少阴经络，均可导致咽痛，所以有少阴经客热咽痛和少阴经客寒咽痛的区别。

第 311 条说："少阴病二三日，咽痛者，可与甘草汤；不差，与桔梗汤。"外来邪热郁闭于少阴经络，郁阻咽喉，聚而不散，出现咽痛，用生甘草清热解毒，若不能痊愈，再加上桔梗宣肺利咽，用以治疗客热郁聚少阴经络所导致的咽痛证。在赵开美本《伤寒论》中，"甘草"出现 124 次，涉及 70 个方剂，而其中 68 个方剂都使用的是炙甘草，只有甘草汤和桔梗汤使用的是生甘草。生甘草具有清热解毒的功能，而炙甘草则甘缓补虚、健脾和中、调和药性，所以用于治疗少阴经客热咽痛。因少阴咽痛是客热在经，苦寒清热徒伤正气，辛凉解表难以入经，只宜生甘草甘缓清热、解毒利咽，大有"随风潜入夜，润物细无声"的意境，在平和细腻，不知不觉中消除客热，治疗咽痛。

上条是客热郁阻少阴经络，导致其所过部位中最敏感最薄弱的咽部疼痛，而第 313 条中"少阴病，咽中痛，半夏散及汤主之"则是客寒郁阻少阴经络，导致咽痛，治疗以半夏散或汤治疗，方用半夏、桂枝、炙甘草三味。半夏，《神农本草经》谓："味辛平。主伤寒寒热，心下坚，下气，喉咽肿痛，头眩胸张，咳逆，肠鸣，止汗。"其有明确的治疗咽喉肿痛的功效，加上桂枝散寒，炙甘草调和解毒，故可以治疗因客寒郁阻少阴经而致的咽痛。

甘草汤及桔梗汤证的咽痛和半夏散及汤证的咽痛，虽然都是少阴经咽痛证，但是引起咽痛的病因邪气则截然不同。前者为客热，后者为客寒，所谓客热客寒，即外来的风寒邪气和温热邪气。少阴咽痛证是介于少阴经表证和少阴寒化证、热化证之间的病证，是邪气在经传的过程中，即由经传入脏的过程中产生的病证。虽然客寒或者客热仍旧稽留在少阴经中，但其病变反映在少阴经循行的所过部位，而不是反映在经表，也不是反映在少阴经所连属的心肾。所以，它既不是经表证，不能以辛温或者辛凉解表的方法进行治疗；也不是标准的寒化证或者热化证，所以也不能用苦寒清热泻下或者辛热温经扶阳的方法来治疗。

第 310 条："少阴病，下利、咽痛、胸满、心烦，猪肤汤主之。"本条原文中的咽痛、胸满、心烦，均属于少阴经循行部位的症状，而下利则是其病因，不论何种原因引起的少阴病下利日久，必定伤阴，导致阴虚火旺。少阴经的支脉经过胸部，另一个分支和心相连属，形成"心肾相交，水火既济"的关系，在病理上相互影响。少阴浮火循经上扰，出现胸满、心烦、咽喉疼痛，因为是下利日久伤阴，所以不能用寒凉清热养阴的药物治疗，否则会使其下利更加严重；又因是阴虚火旺、虚热在经，单纯养阴难以清除经中之热，直接清热又不能恢复已伤之阴，所以用猪肤、白粉、蜂蜜熬制的膏状药剂，含化以治疗咽痛。猪肤即去掉毛和表皮以及里层的油脂，今称为角质层的部分；白粉即大米粉。用猪皮煮水，除去猪皮，加入蜂蜜，再加炒香的米粉，和令相得，温分六服，在口腔中慢慢含化，起到"清浮火，润喉咙，利咽喉"的作用。

第 312 条说："少阴病，咽中伤、生疮、不能语言、声不出者，苦酒汤主之。"本证尽管也属于少阴病，也是少阴经循行部位的病变，但与客寒咽痛和客热咽痛不同，其并非外来邪气侵袭少阴经所致，而是由于体内痰热，郁阻于少阴经络，导致咽喉溃烂、声带受损，所以发不出声音，不能说话。

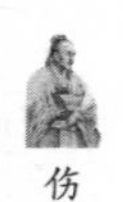

以苦酒汤治疗，方用半夏置苦酒中，放入蛋壳，在火上煮三沸，慢慢含咽，具有敛疮去痰热的功效。

至于“苦酒”究系何物，目前尚难定论。据长沙马王堆出土的《五十二病方》推断，“苦酒”一物远在先秦时即已作药用。

苦酒系指何物？一般认为，苦酒即醋，如陶弘景曰：“酢酒为用无所不入，愈久愈良，以有苦味，俗呼‘苦酒’。”其后李时珍从《陶说》，将“苦酒”之名列于“醋”条“释名”之下。这种说法得到普遍认同。但根据《齐民要术》曾分别载有“作苦酒法”和“作酢法”，可见苦酒与酢并非一物。另外，《周礼》中“醇酒”郑注曰“苦酒”，说明在汉代时苦酒并非指醋。唐代以降，苦酒渐被淘汰，其后才将苦酒等同于醋。如果把这种后起的概念强加于张仲景，恐于理难通。《金匮要略·水气病篇》黄芪芍药桂枝苦酒汤方后细注云：“一方用美酒醯代苦酒。”本句意谓在缺乏苦酒的时候，可以用美酒醯代替。美酒醯即醋。醋可以代苦酒，则证明苦酒不是醋。《释名·释饮食》载：“苦酒：淳毒甚者，酢苦也。”即又酸又苦。从其记载似可看出，苦酒是介于酒和醋之间，大概是做酸了的酒，俗语中有“做醋不酸做酒酸”，大致是形容一个人能力较差，办事不得力的意思。据此推测“苦酒”应该是因做酒技术不够过硬而变味的酒。

同是少阴咽痛，但有外感所致和内伤所致的不同，外感所致的咽痛又有客热咽痛和客寒咽痛的不同；内伤咽痛又有痰热咽痛和虚火咽痛的区别。所以在临床上治疗咽痛时不能一味地清热养阴泻火，要认真分辨属于何种咽痛。

附原文：

292. 少阴病，吐利，手足不逆冷，反发热者，不死。脉不至者，灸少阴七壮。

293. 少阴病，八九日，一身手足尽热者，以热在膀胱，必便血也。

294. 少阴病，但厥无汗，而强发之，必动其血，未知从何道出，或从口鼻，或从目出者，是名下厥上竭，为难治。

295. 少阴病，恶寒、身蜷而利、手足逆冷者，不治。

296. 少阴病，吐利躁烦，四逆者死。

297. 少阴病，下利止而头眩，时时自冒者，死。

298. 少阴病，四逆恶寒而身踡、脉不至、不烦而躁者死。

299. 少阴病，六七日，息高者死。

300. 少阴病，脉微细沉、但欲卧、汗出不烦、自欲吐，至五六日自利，复烦躁不得卧寐者死。

301. 少阴病，始得之，反发热，脉沉者，麻黄细辛附子汤主之。

302. 少阴病，得之二三日，麻黄附子甘草汤微发汗，以二三日无证，故微发汗也。

311. 少阴病二三日，咽痛者，可与甘草汤；不差，与桔梗汤。

312. 少阴病，咽中伤、生疮、不能语言、声不出者，苦酒汤主之。

313. 少阴病，咽中痛，半夏散及汤主之。

第三节　少阴寒化有虚实　经方加减道理深

——少阴寒化证的辨证论治

创新点：①实寒证是以寒盛为主，寒盛伤阳而致阳虚，寒盛阳虚是主要矛盾，而寒盛则是主要矛盾的主要方面，甚则寒盛逼阳外越上浮而形成格阳戴阳证。虚寒证是体质素虚，因阳虚而生寒，阳虚有寒是主要矛盾，而阳虚则是矛盾的主要方面，且因阳虚而派生诸多例如寒湿弥漫、水饮停留、滑脱便脓血等相关病机。②戴阳证是阴寒内盛，逼阳上越，阳气外越较少，仅限于头面上部，故仅见面红如妆；格阳证是阴寒盛极，逼阳外越，阳气大量外浮，体表头面均有，故见发热不恶寒，其人面色赤。戴阳也是阴寒与阳气格拒，所以戴阳实质上也是格阳；格阳证阳气也上浮头面，所以格阳证也包含了戴阳。③《伤寒论》方剂加减用药有其规律、方式和模式。其规律为随症加减，即不论其证候病机如何，只针对症状加减用药；辨证加减是根据主证病机，结合症状，加减与病机相应的药物。其方式为固定方式，即将主方进行加减后形成固定方剂；灵活方式是在主方的基础上根据临床症状表现加减不同药物。其模式分为平行模式，即在原方基础上加减药物或用量；递进模式即在原方加用药物，其后依次去掉前面加入

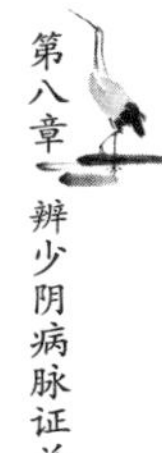

的药物再另加其他药物。

少阴经连属心肾水火二脏，本热而标阴，标本异气，故邪入少阴，既可从本热化，亦可从标寒化，少阴寒化证即是病从少阴标化寒的一类病证，因病人的体质强弱、病邪的轻重程度不同，因此即便都是寒化证，也有实寒证和虚寒证的不同。一般而言，实寒证是以寒盛为主，兼有阳虚，寒盛伤阳而致阳虚，阳虚之后使寒邪更盛。在这个病情逐渐加重的过程中，寒盛阳虚是主要矛盾，而寒盛则是主要矛盾的主要方面，甚则寒盛逼阳外越上浮而形成格阳、戴阳证。虚寒证是体质素虚，因阳虚而生寒，寒多时又反过来损伤阳气使阳气更虚。在这个过程中，阳虚有寒是主要矛盾，而阳虚则是矛盾的主要方面，且因阳虚而派生诸多例如寒湿弥漫、水饮停留、滑脱便脓血等相关病机。

少阴从标化寒的寒证，其寒既有实寒，也有虚寒。实寒证以寒邪盛极为主要病机，诸如恶寒身疼、下利清谷、四肢逆冷等四逆辈所治证候，便是从标寒化、寒邪盛极、损伤阳气的病理表现，故治以“急温之”之法，用生附子、干姜等大辛大热之品，散寒回阳。故若是真阳式微，当以纯阳之品辅以补阴之药徐徐生之，而非辛散燥烈之药所能胜任。虚寒证则以阳虚为主要病机，且以经络脏腑症状表现为多，治疗多用熟附子以温补阳气治本，消除脏腑症状以治标。

一、虚寒证

虚寒证包括了阳虚寒湿浸淫肌肉经脉的附子汤证、虚寒便脓血的桃花汤证、肾寒犯胃的吴茱萸汤证和水湿停留的真武汤证。

1. 寒湿浸淫证

第 304 条说：“少阴病，得之一二日，口中和，其背恶寒者，当灸之，附子汤主之。”第 305 条说：“少阴病，身体痛，手足寒，骨节痛，脉沉者，附子汤主之。”少阴病始得之，口中和、背恶寒，一则提示证非热化，二则提示并非寒盛而是素禀阳虚，三则提示既非寒邪在经表也非在脏腑。“当灸之”提示病在经脉肌肉，是由于阳气不足，经脉肌肉失于温养所致。身体痛、手足寒、骨节痛，是阳虚失温，寒湿之气浸淫经脉肌肉，脉沉为阳虚鼓动无力，故治疗以附子汤。

附子汤以炮附子二枚、茯苓三两、人参二两、白术四两、芍药三两。其中炮附子温经补阳，白术、茯苓相伍利水祛湿，人参、白术补气健脾祛湿，芍药一味既能够搜罗经脉肌肉中的水湿之气，又能够缓急舒挛而治疗疼痛。

在《伤寒论》中以熟附子温补阳气，而唯独治疗寒湿浸淫经脉肌肉的附子汤和治疗风湿在表的甘草附子汤是用熟附子二枚，温阳祛寒仅用熟附子一枚，温阳祛湿则用熟附子二枚，多用熟附子一枚，正是因湿邪性质所决定。湿邪黏滞，胶滞难散，用药量小则难以祛除，故治疗寒湿用熟附子二枚。

附子汤证与麻黄细辛附子汤证、麻黄附子甘草汤证，前者是寒湿之气浸淫经脉肌肉，后者是寒邪初入少阴经表。从病因上看，一为寒邪，一为寒湿；从病位上来看，一在少阴经表偏表，一在经脉肌肉偏里；从症状上看，虽然都有脉沉，但前者身体骨节痛，后者反发热；虽然治疗都用附子温经补阳，但前者伍茯苓、白术重在利水除湿，后者配麻黄、细辛重在温经解表。

附子汤证和真武汤证虽然用药仅差一味，但一在经脉，一在脏腑；虽都与湿邪有关，但一为湿气，一为水饮。麻黄细辛附子汤证、附子汤证和真武汤证三者的病位，从表入里，渐次深入，从经表到经脉再到脏腑，感邪分寒邪、寒湿、水饮，其感邪类似但层次不同，故其临床表现及治疗用药既有相同又有所区别。

2. 虚寒便脓血证

虚寒便脓血证见于第306条“少阴病，下利便脓血者，桃花汤主之。”和第307条“少阴病，二三日至四五日，腹痛，小便不利，下利不止，便脓血者，桃花汤主之。”少阴病下利不止，二三日至四五日，说明病程较长，病情迁延不愈，是便脓血的原因。因其肾经虚寒，“肾为胃之关”，这里的“胃”指的是肠道，即“大肠小肠皆属胃”的意思，因为肾寒而致肠寒下利，下利日久，伤及肠道血分，所以出现腹痛、便脓血。治疗以桃花汤，方用赤石脂一斤（一半全用，一半筛末）、干姜一两、粳米一升，以水七升，煮米令熟去滓，温服七合，内赤石脂末方寸匕，日三服。方中赤石

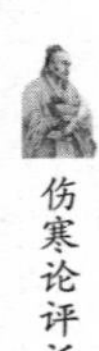

脂涩肠固脱，干姜温中阳，粳米益胃气。本方的特色有二：一是赤石脂量大，且一半煎汤，一半服散，增加其服入量，加强其涩肠固脱的功能；二是粳米既能形成悬浮液含载矿物类药粉增加其服入量，又能养胃益气保护胃以免受到赤石脂损伤，令赤石脂直接下行入肠道而发挥涩肠固脱的作用。

方名桃花汤历来被认为有两层意思，一是粳米与赤石脂同煮至米熟，米色被赤石脂染得粉红，有如桃花；一是说本方能够温中固脱，使阳回利止，有如春意渐浓、桃花盛开的意蕴。一从药物外形，一从药物效果，两说似可并存。

值得提出的是，少阴虚寒滑脱便脓血证，涩肠固脱治标自然是必须的，但为什么没有温补肾阳而仅从中焦脾胃着眼呢？从用药很难看出其少阴虚寒严重到下利不止而便脓血的程度。其实，本方除去“补后天所以养先天”的用意以外，其“急则治其标”思路应该是主流，即先止利，待利止后再慢慢的温补少阴阳气，如不止利则温补阳气难以收到理想效果，所以止利为先，继而还要温补阳气。后世医家的“此证乃因虚以见寒，非大寒者，故不必用热药，惟用甘辛温之剂以镇固之耳”的说法，似有随文演绎之嫌，于临床则未必切合。

3. 肾寒犯胃证

第309条说：“少阴病，吐利，手足逆冷，烦躁欲死者，吴茱萸汤主之。”从文字看，本条与第296条“少阴病，吐、利、躁烦、四逆者，死。”其表现极其相似，但病机则截然不同。第296条为寒邪内盛，脾肾阳衰，所以见到呕吐下利、恶寒身蜷、四肢逆冷，由于脾肾先后天之阳衰微，所以其病危重不治，如果同时又再见到躁烦，是残阳有外越之势，所以是死证。第309条是由于肾阳不足，寒邪犯胃，中焦升降反作，浊气不降而反上逆，清气不升而反下陷，所以吐利交作；由于阳气不足，加之中焦气机逆乱、已虚之阳不能敷布温养四肢，所以出现四肢逆冷；烦躁欲死是因气机逆乱、吐利不止所致，与296条的残阳欲越不同。

本证肾阳虚为本，寒邪犯胃为标，本虚而标急，所以急则治其标，用吴茱萸汤。以吴茱萸一升、人参二两、生姜六两、大枣十二枚。方中吴茱萸温肝暖胃抑木扶土，人参健脾补中，生姜、大枣补益中焦，以治标为要。本方在《伤寒论》中凡三用，一在阳明病篇，一在少阴病篇，一在厥阴病篇，虽病机不同，但临床表现类似，所以异病同治，其区别将在厥阴病中予以介绍。

4. 水湿停留证

水湿停留证即真武汤证，本证在太阳病第 82 条中曾出现过，两处虽然都用真武汤进行治疗，但两者有着明显区别。第 316 条说：“少阴病，二三日不已，至四五日，腹痛，小便不利，四肢沉重疼痛，自下利者，此为有水气。其人或咳，或小便利，或下利，或呕者，真武汤主之。”少阴病二三日不已至于四五日，是提示病程有所迁延和发展，时间比较长，病情自然也就较重。肾阳不足，水气不化，水饮停留于体内，因水饮无形，变动不居，随处流动，无论是腔隙、经脉均可受邪，所以表里上下、三焦内外均可看到水湿浸渍的影子。水气上行犯肺则咳；水饮停胃则呕；水蓄下焦则小便不利且下利；水湿停于里则腹痛，弥漫于经脉肌肉则四肢沉重疼痛。治疗用真武汤，以茯苓三两、芍药三两、白术二两、生姜三两、炮附子一枚，以水八升，煮取三升，去滓，温服七合，日三服。方中茯苓利腔隙之水，生姜散皮肤之水，芍药搜利经脉肌肉之水，附子温肾补阳以固先天，白术健脾益气以补后天。药虽只有五味，但其功能齐全，既补先天，亦补后天，既散皮肤肌表之水，又利脏腑腔隙之水，尤以芍药泻孙络、搜利经脉肌肉之水，先天后天齐补，表里内外之水同利，故可通利表里、上中下三焦水气。

真武汤与附子汤虽然只有生姜与人参一味药的差异，其所治却大为不同。从邪气而言，则有水饮与寒湿的不同；从病位而言，则有表里内外与经脉肌肉的区别；真武汤所利为有形之水饮，附子汤所散为无形之湿气。附子汤重用附子二枚配人参，意在温阳补气，合芍药可散经脉中寒湿；真武汤用附子一枚配生姜、伍茯苓、合芍药，意在温阳利水，散表里内外之水饮。

至于太阳病篇第 82 条真武汤证与少阴病篇第 316 条的真武汤证的区别，前者有如夏天高温之后，天气骤变，乌云蔽日，气压骤降，湿气弥漫，暴雨将至，亟需防汛、修堤筑坝、疏浚沟渠，是未病先防之举；后者有如秋冬之际，雨水绵绵，沟满河平，满地水流，内涝已经形成，亟需排涝、补堤固坝、通畅河流、排除积水，是已病防变之法。详细内容在第三章第

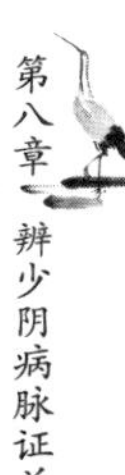

十一节“肾虚水泛有新久　表里辨治分先后”中已有介绍，此不赘述。

以上诸证均是因少阴阳气不足所导致，不论寒湿弥漫，或者是水饮停留，不论是寒气犯胃，或者是便下脓血，治疗均以炮附子为主药，温经补阳以治本。

二、实寒证

所谓少阴实寒证，是指以寒盛为主、阳虚为辅，表现为一派寒象的证候。此类证候的形成，或感受寒邪，或邪从寒化，或阳虚生寒。寒邪伤阳也罢，阳虚寒盛也罢，其主要矛盾和矛盾的主要方面是寒盛，其治疗均需大辛大热以祛寒，绝非一般温阳、补阳药物所能胜任，所以生附子、干姜为必用之药。由于寒盛，加之阳气已虚，过盛的寒邪易逼阳外越或者上浮，又形成了戴阳、格阳证，其治疗则尤须回阳通脉。

1. 寒盛证

寒盛证的形成，既可因无形的阴寒之邪，也可因于有形的寒饮。综合原文第 323 条“少阴病，脉沉者，急温之，宜四逆汤”、第 324 条“少阴病，饮食入口则吐，心中温温欲吐，复不能吐。始得之，手足寒、脉弦迟者，此胸中实，不可下也，当吐之；若膈上有寒饮，干呕者，不可吐也，当温之，宜四逆汤”和第 325 条“少阴病，下利，脉微涩，呕而汗出，必数更衣，反少者，当温其上，灸之”三条原文的描述，我们可以看出，其病因、病机和临床表现，均以寒邪过盛为病。

寒盛证的脉象，有“脉沉”“脉弦迟”和“脉微涩”等，脉沉主里；脉迟主寒；脉弦与脉紧类似，主寒主痛；脉微而涩则主阳虚阴少。从三条原文的脉象叙述来看，是一个递进的关系，第 323 条“脉沉”是病在里有寒；第 324 条“脉弦迟”是不仅病在里有寒，且寒盛而痛；第 325 条“脉微涩”则是内寒盛吐利而致阳虚阴少。临床表现也是一种递进关系，第 323 条只提出脉沉即需“急温之”，并无提出其他症状；第 324 条提出病人食入即吐，或者想吐又吐不出，这是两种不同情况，即如果进食则食入即吐，而在没有进食的时候，则“温温欲吐，复不能吐”，是因为胃中无物而不能吐，都是因为内寒盛而胃气上逆所致。由于寒饮阻于胸中膈上，致使气机逆乱，胸阳被阻而不能达于四肢，故见手足寒而干呕不能食。一般情况下治疗膈上有寒饮，“其病在上者，因而越之”，应使用吐法，但本证是因寒而致饮停，吐法更易损伤阳气，所以“当温之，宜四逆汤”。

少阴病呕吐、下利、数更衣，加之汗出，必定损伤阳气和阴液，若脉见微涩，足证阴液阳气已经损伤。如果下利的次数反而减少，即不是数更衣而是反少，就是说下利的次数和量都减少，可有两种截然不同的情况，一是寒去阳复，病情好转；一是阳虚阴竭，病情加重。第 325 条显然属于后者，所以使用灸法以祛寒回阳。

此三条原文虽然一为无形内寒盛实，一为有形寒饮停滞，一为吐利阳虚液少，但其治则基本相同，即以一“温”字概括，无论是用四逆汤祛寒回阳，还是用灸法祛寒补阳，都是以祛除寒邪为主，达到回阳的目的。这一“温”字也反过来证实了四逆汤证的实寒性质，属于“寒者热之”“治寒以热”，故用大辛大热的生附子、干姜。如果是阳虚为主，则属于“虚者补之”，应用“补”字，使用善长补阳的熟附子、肉桂、胡芦巴等。

2. 戴阳证

“戴”的含义，《说文解字》中释“分物得增益曰戴”。段玉裁注：“引申之凡加于上皆曰戴。”指加在头、颈、面、肩上、胸以上的事物均为戴。所以《尔雅》说：“戴，覆也。”《孝经・援神契》中曰：“抱戴。”顾名思义，“戴阳”即阳在头面的意思。

所谓“戴阳证”，是指因寒邪内盛，逼阳外越，因阳气具有向外、向上的特性，外越之阳，浮腾向上，集于头面，而见面红如妆的证候。戴阳证既可见于寒逼阳越的实寒证，也可见于回光返照的残阳外露证，但前者属实，后者为虚。

第 314 条说：“少阴病，下利，白通汤主之。”第 315 条说“少阴病，下利脉微者，与白通汤；利不止，厥逆无脉，干呕烦者，白通加猪胆汁汤主之。服汤脉暴出者死，微续者生。”少阴病下利、脉微，是少阴病实寒四逆汤证恶寒踡卧、手足厥逆、呕吐泄泻、下利清谷、脉微欲绝的简略表述。从症状的描述上看，并无阳气外越上浮的面赤表现，但从治疗用方中葱白通阳的作用来看，可以确定本证是阳气被阴寒逼迫上越的戴阳证，即除了典型的实寒四逆汤证的临床表现外，应有阳气上越的面红如妆等症状。治疗时用四逆汤以葱白四茎替换原方中甘草，除了原有的祛寒回阳功能外，

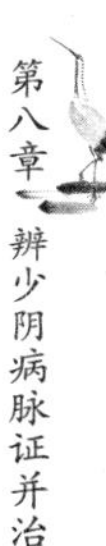

加入葱白以通阳气，使上越之阳回复归位，故其名为白通汤，以葱白通阳之意。从此方主治可以看出，本证的上越之阳是因阴寒所逼而上越，并非是虚阳至极而外越，否则应该以桂枝、附子大补阳气，而不能再用葱白以通透。故知其证以寒盛为主要矛盾，而阳气并不太虚，也反证四逆汤证是以寒盛为主的实寒证，而非以阳虚为主的虚寒证。

寒盛阳越，形成戴阳证，以白通汤治疗。服用白通汤后，不惟下利没有停止，且厥逆仍在，而且原本的脉微变为无脉，原有的呕吐转为干呕，呕吐是有声有物，而干呕则是有声无物，且陡增烦躁。此种现象既不是药不中病，也不是病情加重，而是内寒太盛，突然服入大辛大热药物，寒热相互格拒，一时气机滞塞，脉搏深伏。所以出现了无脉、干呕、烦躁，解救之法仍用白通汤，加入猪胆汁寒凉之品，反佐热药，即所谓的“治寒以寒”“甚者从之”。服用白通加猪胆汁汤后，如果脉搏骤然暴出，是内寒暴发，阳气突泄的危象；如果脉搏时断时续，慢慢增强，则是阴寒渐退，阳气回归的佳兆，所以说“服汤脉暴出者死，微续者生”。

3. 格阳证

格，本意为树木的枝杈，司马相如《上林赋》：“夭娇枝格，偃蹇杪颠。”引申为阻止、搁置。《史记·孙子吴起列传》附《孙膑传》谓：“形格势禁，则自为解耳。”即格拒，格格不入的意思。格阳证是指因阴寒内盛，格拒阳气，使阳气不得归位，反而外越，出现一系列寒盛于内、浮阳于外的临床表现。

第317条说：“少阴病，下利清谷，里寒外热，手足厥逆，脉微欲绝，身反不恶寒，其人面色赤，或腹痛，或干呕，或咽痛，或利止脉不出者，通脉四逆汤主之。”少阴病，下利清谷，手足厥逆，脉微欲绝，是少阴实寒四逆汤证的典型证候，同时原文直接点出其病机是“里寒”，而非阳虚。本证与四逆汤证不同之处在于点出病机为里寒的同时，指出了外热，这里的“外热”不是病机，而是症状，是体表发热。此热自何来呢？是内寒逼阳外越所致。正因为内寒逼阳外越，阳气浮越于表，所以才有了发热，既然发热了就“身反不恶寒”，可见这里的发热与纯虚证的阳虚发热是有所区别的。纯虚证的阳虚发热，尽管体表温度有所升高，但病人仍旧是恶寒的。除了外热、身反不恶寒外，阳气浮越的表现还有“其人面色赤”，这就是阳气上浮的戴阳证表现。

格阳证何以又出现了戴阳证的表现呢？有两点原因：一是阳气向上向外的特性所决定的，既然阴寒内盛，逼阳外越，阳气既然已经浮越到肌表，就必定会向上浮腾，所以格阳证既有发热身反不恶寒，也有其人面色赤。二是外越的阳气的多少所决定的，戴阳证中阳气浮越的较少，依据阳气的特性向上，所以集中在上部头面而成戴阳；而格阳证中阳气大量外越浮腾，分布在了体表上下，所以格阳证中也有戴阳的表现，这在方剂用药中也可得到证实。

戴阳证是阴寒内盛，逼阳上越，阳气外越较少，仅限于头面上部，故仅见面红如妆；格阳证是阴寒盛极，逼阳外越，阳气大量外浮，体表头面均有，故见发热不恶寒，其人面色赤。戴阳证也是阴寒与阳气格拒，所以戴阳证实质也是格阳；格阳证阳气也上浮头面，所以格阳证也包含了戴阳，格阳证、戴阳证只是为了区别两证的不同而已。戴阳证以祛寒为主、通阳为辅，故以四逆汤甘草易葱白；格阳证以祛寒为主、回阳为辅，故以四逆汤加重药物用量。

格阳证的治疗以通脉四逆汤，方用炙甘草二两、生附子大者一枚、干姜三两（强人可四两），从药量来看，与白通汤的葱白四茎、干姜一两、生附子一枚比较，明显药物用量较大，说明格阳证无论是阴寒的程度，还是阳越的程度，都比戴阳证重，所以格阳证自然就包含了戴阳证。

在方药加减中，“面色赤者，加葱九茎”，这分明是白通汤的方意，面色赤是戴阳证的特征表现，加葱白九茎，又明显多于白通汤的葱白四茎，其通阳的力量更强更大；“腹中痛者，去葱，加芍药二两”，即面色赤的戴阳证表现消失，而见“腹中痛”，是阴寒内盛，寒主收引而痛，则去掉通阳的葱白，加入芍药缓急舒挛而止痛；呕者，加生姜二两和胃止呕；咽痛者，是寒邪逼阳上行，循经积聚于咽喉，故去芍药，加桔梗一两利咽止痛；利止脉不出者，是气阴大伤，故去桔梗，加人参二两补益气阴以复脉。

《伤寒论》方剂加减用药有其规律、方式和模式。

规律分为随症加减和辨证加减两种。随症加减即不论其证候病机如何，只针对症状加减用药，如通脉四逆汤证腹痛加芍药，小青龙汤证口渴去半

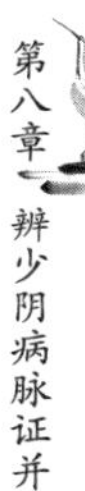

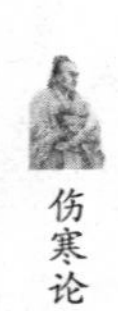

夏加天花粉；辨证加减是根据主证病机，结合症状，加减与病机相应的药物，如小柴胡汤证心下悸、小便不利去黄芩加茯苓，理中丸渴欲得水加白术足前成四两半。

方式分为固定加减和灵活加减两种。固定加减即将主方进行加减后形成固定方剂，这种情况在《伤寒论》中普遍存在，比如桂枝类方、麻黄类方等；灵活方式则是在主方的基础上根据临床症状表现加减不同药物，这种情况比较少，大约有小青龙汤、小柴胡汤、真武汤、四逆散、通脉四逆汤、理中丸等六个方剂。

模式分为平行模式和递进模式。所谓平行模式，即加减原方中药物的用量，或者去掉原方中原有药物而另加相应药物，如四逆散、理中丸的加减用药。递进模式，即根据症状在原方基础上加用药物，其后依次去掉前面加入的药物再另加其他药物，以通脉四逆汤的加减用药最为典型。

掌握《伤寒论》方剂加减规律、方式和模式，可在临床上灵活运用经方，以应对千变万化的疾病。

附原文：

304. 少阴病，得之一二日，口中和，其背恶寒者，当灸之，附子汤主之。

305. 少阴病，身体痛，手足寒，骨节痛，脉沉者，附子汤主之。

306. 少阴病，下利便脓血者，桃花汤主之。

307. 少阴病，二三日至四五日，腹痛，小便不利，下利不止，便脓血者，桃花汤主之。

309. 少阴病，吐利，手足逆冷，烦躁欲死者，吴茱萸汤主之。

314. 少阴病，下利，白通汤主之。

315. 少阴病，下利脉微者，与白通汤；利不止，厥逆无脉，干呕烦者，白通加猪胆汁汤主之。服汤脉暴出者死，微续者生。

316. 少阴病，二三日不已，至四五日，腹痛，小便不利，四肢沉重疼痛，自下利者，此为有水气。其人或咳，或小便利，或下利，或呕者，真武汤主之。

317. 少阴病，下利清谷，里寒外热，手足厥逆，脉微欲绝，身反不恶寒，其人面色赤，或腹痛，或干呕，或咽痛，或利止脉不出者，通脉四逆汤主之。

323. 少阴病，脉沉者，急温之，宜四逆汤。

324. 少阴病，饮食入口则吐，心中温温欲吐，复不能吐。始得之，手足寒、脉弦迟者，此胸中实，不可下也，当吐之；若膈上有寒饮，干呕者，不可吐也，当温之，宜四逆汤。

325. 少阴病，下利，脉微涩，呕而汗出，必数更衣，反少者，当温其上，灸之。

第四节　四逆散证因气郁　少阴急下属温病

——少阴热化证的辨证论治

创新点：①四逆散证的四逆，是由于少阴气机不利，枢转不力，不能发挥其枢转阴阳的功能，而致阴阳之气敷布异常，阳气不能达于四肢；由于气机的不畅，水道亦因之失常，肺气不降则咳，心气不布则悸，水道不畅则小便不利，气滞不通则腹痛、泄利下重。②第 321 条说："少阴病，自利清水，色纯青，心下必痛，口干燥者，可下之，宜大承气汤。"本证既非"热结旁流"，更非阳明腑实，是由于手少阴心与手太阳小肠互为表里，心火亢盛，下移小肠，小肠不能泌别清浊，致使正常走入肠道的胆汁也随之而下，所以自利清水色纯青；由于泌别清浊失职，水分不能化生津液，自利清水同时而见口干燥；热伤气滞，气机滞塞而心下疼痛。其总的病机是热邪亢盛，火移小肠，泌别失职，气机滞塞。③少阴三急下证，则是邪从少阴本而热化的实热证，邪热鸱张，火势愈旺，伤津损气的结果会越来越严重，故用大承气汤急除邪热、釜底抽薪。其病机重在热，是热极而津伤。"急下之"就是要及早、快速地泄下热邪，与病情的性质有关，与燥屎有无无关，所以不能因为用大承气汤，就非和阳明拉上关系。这里的"急下之"正是后世温病学家"温病下不厌早"的理论渊源，"少阴三急下证"是与伤寒、中风截然不同的温病。

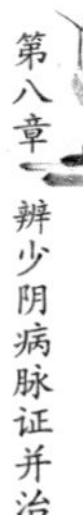

少阴经连属心肾水火二脏，本热而标阴，标本异气，故邪入少阴，既可从本热化，亦可从标寒化，因而少阴气化失常，既可出现从本化热的热证，又可出现从标化寒的寒证，所以少阴病既有寒证，也有热证。寒证中有虚寒证和实寒证，热证中有虚热证也有实热证。实寒证和实热证以邪实为主，正虚为次；虚寒证和虚热证以正虚为主，邪气为次。在少阴病中，尚有四逆散证，以枢机不利为主要病机，其寒热之象并不明显，也姑且列入本节介绍。

一、气机不利证

第318条说："少阴病，四逆，其人或咳，或悸，或小便不利，或腹中痛，或泄利下重者，四逆散主之。"关于本条所列证候，历代有许多争议，主要集中在证候的病机及归属方面。

对其病机的认识有：①属于热厥；②属于肝胃气滞；③属于阳为阴郁。

对其证候的归属有：①少厥二阴热邪；②脾胃不和；③土气郁结；④清阳之气不外达；⑤三阳传厥阴合病；⑥少阴病连累少阳；⑦太阳初受寒邪，未郁为热，而便入少阴之证；⑧肝气郁滞；⑨肝阳郁结等。

以上认识都认为，四逆散证不属于少阴病。也有部分医家认为，四逆散证属于少阴表热证或少阴阳郁，亦或阳虚为本、复感外邪。

那么四逆散证归属及病机究竟是什么呢？这需要结合六经的生理特点和病理特性来进行分析。

少阴居于阴分之中，为一阴之初生，连心火肾水之脏，藏心血肾精，与全身各经脉脏器有着密切的联系。在三阴经中，太阴为开，厥阴为阖，少阴为枢。少阴在三阴的枢机作用，一则可以枢转阴阳，使阴阳气血之气均衡地分布于周身表里上下；二则可以枢转气机，使心火下降，肾水上腾，心肾交泰；三则能调和寒热，维持平衡，不致过寒过热；四则能枢转水道，清升浊降，维持正常的津液代谢。

如果少阴枢机不利，则心肾不交，水火不济，阴阳不和，寒热不调，津液代谢失常，水湿停留而弥漫表里三焦，从而出现四逆、咳、悸、小便不利、腹痛、泻利、下重等症状的四逆散证。

少阴四逆散证的四逆与四逆汤证的四逆其机理上截然不同，四逆散证的四逆，是由于少阴气机不利，枢转不力，不能发挥其枢转阴阳的功能，而致阴阳之气敷布异常，阳气不能达于四肢，故而出现四肢厥逆，即所谓的“厥者，阴阳气不相顺接”；由于气机的不畅，不惟阴阳难以畅达，而且水道亦因之失常，肺气不降则咳，心气不布则悸，水道不畅则小便不利，气滞不通则腹痛，尤其是泻利下重是气机不通的典型表现，其泻利是因气机不通，清浊反位，当升而不能升反而下降。由于中间的气机滞塞，使向上向外的升提、敷布和向下二便的排泄都失于常态。

在四逆散的加减中，咳者，加五味子、干姜，《伤寒论》止咳多用干姜、细辛、五味子，意在温肺、敛肺以止咳，之所以不用细辛，是本证并无寒邪；悸者加桂枝养心通脉，敷布心气；小便不利者加茯苓利水；腹中痛者加附子温脾止痛；泄利下重者加薤白理气、通阳、散结。

四逆散用柴胡升提，用枳实沉降，更用芍药养肝之体，助肝之用，条达舒畅气机。四逆散和小柴胡汤两者调理升降的机制相同，而梳理气机的思路则异。柴胡类方是补益脾胃，借补益中焦气机枢纽以增强斡旋气机的功能；而四逆散则以补益肝经，借肝的升发疏泄条达以增强舒畅气机的功能。虽然用药有所区别，但调畅气机的机制则无二致。尤其大柴胡汤，其中就包含了四逆散四味药物中的柴胡、芍药、枳实三味主药。可见两者的功能与主治的相通点，也反映了三阴之枢和三阳之枢的生理功能、病理机制、治疗方法等方面都有异曲同工之处。

二、热证

少阴热证分为虚热和实热两大类，虚热为阴的相对不足，实热是阳的绝对过盛，正是《内经》所谓“阳盛则热”和“阴虚则内热”的注脚。

（一）虚热证

少阴经连属心肾，故其虚热证也有心阴不足和肾阴不足的区别，其临床表现则有不同侧重。

第303条说：“少阴病，得之二三日以上，心中烦，不得卧，黄连阿胶汤主之。”少阴病二三日以上，提示已经有一段病程，既不是初得病的经表证，也不是得之一二日的经证，其病已发展到少阴所络属的脏腑，症见心中烦、不得卧，是心阴不足、阴虚火旺、虚火扰动心神而致心中烦躁，烦

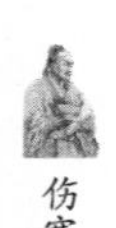

致不能卧眠。则虽是阴虚为本，有热为标，然而火已较旺，治疗时单纯养阴已经不能灭火，故治疗用黄连阿胶汤。方用黄连四两、黄芩二两、芍药二两、鸡子黄二枚、阿胶三两，以黄连、黄芩苦寒清热坚阴，芍药、鸡子黄、阿胶补益心肾之阴，补水灭火，标本同治。

黄连阿胶汤是《汤液经》六神方中的小朱雀汤加黄芩而成。朱雀在四方之神中为南方之神，属火，五脏中归心。朱雀汤原本即是治疗以“天行热病，心气不足，内生烦热，坐卧不安”的心经病变的，《伤寒论》将其加入黄芩，用来治疗手少阴心经阴虚有热，其清热功能则更胜一筹。

第 319 条说：“少阴病，下利六七日，咳而呕渴，心烦不得眠者，猪苓汤主之。”少阴病，下利六、七日，时日已久，非阳虚即阴亏，症见心烦、不得眠，如果是阳虚，虽也可以见到心烦，但往往与但欲寐同见，本证心烦不是与但欲寐同见而是不得眠，知非阳虚，而属于阴虚所致；除了阴虚所致的心烦不得眠，尚有咳嗽、呕吐、口渴。根据治疗用猪苓汤，以方测证，应是阴虚水停，水饮停聚，流动不居，犯肺则咳，犯胃则呕；水停则津液不生而口渴。猪苓汤以猪苓、茯苓、阿胶、泽泻、滑石各一两，主药猪苓、茯苓、泽泻、滑石利水清热以治标，阿胶滋肝肾而养阴以治本，共奏育阴清热利水的效果。

本证既有阴虚又有水停，似乎说法有些矛盾，实则是病理之水停和生理之阴虚津亏的共存。关于其机理，已在前面第五章第三节“客寒包火发阳明　起手三法非本证”中，较为详细的进行了分析，可供参考。

那么，阳明病中的猪苓汤证与少阴病的猪苓汤证有何异同呢?

首先，我们看看阳明病猪苓汤证是如何形成的。阳明病猪苓汤证见于第 223 条，其文字是紧接第 221 条和第 222 条两条而来，综合这三条原文，我们可以看出，阳明病猪苓汤证是如何形成的。第 221 条“阳明病……身重”是阳明经伤寒表证寒邪将尽的末期和阳明内热证初期的表现，阳明经表邪将尽，阳明内热已炽。原文提示了三种禁忌，即禁发汗、禁温针、禁攻下；又提出了三种辨证治疗，即舌上有苔的热郁胸膈栀子豉汤证、渴欲饮水的气分热盛的白虎加人参汤证和阴虚水结的猪苓汤证。

阳明病初期，客寒包火，表邪将尽，内热已炽，津液已伤，但尚未积燥成实，所以禁用汗、下、温针的治法。此时若见舌上黄苔，是郁热积郁胸膈，宜用栀子豉汤宣散透邪；若见渴欲饮水、口干舌燥，是邪热成为主要病机，已显气分热盛，强调热盛，提示表邪已尽，所以用白虎加人参汤清宣邪热；若见脉浮、发热、渴欲饮水、小便不利，是水结和有热同时存在，脉浮、发热是有热的征象，小便不利是水结的征象，而渴欲饮水一则津液不足，二则水不化津，既反映了热伤津液，又反映了水停不化。其形成是先期的阳明病客寒包火已有发热汗出的伤津原因，又有咽燥口苦的津伤结果，其津伤的事实早已存在，又见渴欲饮水，如无小便不利则是气分热盛津伤的白虎汤加人参证；兼有小便不利是既有津伤，又有水停，由于少阴内热，耗伤津液，导致少阴肾的阴阳平衡紊乱，水液代谢失常，从而形成水饮内停。

再来看看少阴病猪苓汤证和阳明病猪苓汤证的异同。阳明病猪苓汤证是在短期伤津后，导致水液代谢的紊乱，只是津伤水结的初期，所以除了津伤的口渴和水结的小便不利外，没有水饮泛滥的现象，以津伤为主；而少阴病猪苓汤证是在下利六七日后，津伤的程度比较严重，水停的时间也比较长，停水聚集量大，所以除了津伤兼气不化津的口渴和水结的小便不利外，最为明显的是水饮的泛滥，涉及了肺和胃，有咳嗽和呕吐的症状，以水结为主。归纳起来看，阳明病猪苓汤证病程短、病情浅、津伤轻，水停时间短，水饮结聚量少，尚未涉及多个脏腑，津伤是其主要病机；而少阴病猪苓汤证病程长、病情深、津伤重，水停时间长，水饮结聚量多，已经泛滥于三焦，水泛是其主要病机。

（二）实热证

少阴病的实热证，是《伤寒论》继承《素问·热论》的六经病理论而提出的一类病证，《素问·热论》的六经病，不论是三阳病还是三阴病，均是实热证。《素问·热论》中说："五日少阴受之……故口燥舌干而渴。"这是少阴病从本化热的热证，其热为实热，所以少阴病除了有上述的津伤、阴虚的虚热证以外，尚有化热成实的实热证。

第 308 条说："少阴病，下利便脓血者，可刺。"少阴病便脓血，既有虚寒证，也有实热证。第 306 条和第 307 条桃花汤证的下利便脓血，便是虚寒证。本条之所以紧随其后，其意即在昭示后人，同是下利便脓血，但有虚实两种截然不同的证候。本条的下利便脓血，是由于少阴病邪从本热化，

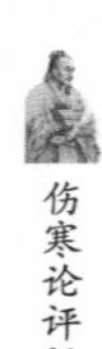

损伤肠道气血，热盛肉腐便成脓血，所以治疗以刺法泄热。寒宜灸，热应刺是针灸治疗的基本法则。

少阴实热证典型证候是大承气汤证，关于少阴病的承气汤证，习惯称之为“少阴三急下证”，现存文献对使用大承气汤，存在两个误区：一是凡用大承气汤，就必定涉及阳明；一是认为凡用大承气汤就一定是下燥屎。这是读书不求甚解，死读书，读死书造成的结果。其实大承气汤既非专为阳明而设，也非专为泻下燥屎而设，但凡病急热甚、气机闭塞、实邪阻滞，均可用大承气汤泄热开闭去实邪，温病学家用大承气汤泻下邪热，不以大便是否秘结作为指征便是明证，故有“伤寒下不厌早，温病下不厌迟”和“伤寒只一泻便止，温病可一下再下”的说法。

在“阳明三急下证”和“少阴三急下证”的六条原文中，除了第252条提到了“大便难”、第322条提到了“不大便”之外，其他四条均未见到与大便相关的明确表述，与其他一些使用大承气汤的条文中频繁出现“燥屎”有明显区别，其大便难和不大便与“燥屎”的表述，其本质意义上是存在差别的。只有跳出大承气汤只用于“泻下阳明燥屎”的教条认识，才能够正确理解“少阴三急下证”的病机和治则。

第320条说：“少阴病，得之二三日，口燥咽干者，急下之，宜大承气汤。”少阴病刚得二三日，就出现咽干口燥，说明少阴病病从热化，热邪亢盛，耗津伤阴。起病之初即见邪热伤阴，足证其热邪凶猛，来势汹汹，如不及早清除热邪，则会热极生风而出现惊痫瘛疭、口噤、角弓反张之类的危候。故以大承气汤急下之，以清除热邪、保存阴津。

第321条说：“少阴病，自利清水，色纯青，心下必痛，口干燥者，可下之，宜大承气汤。”自利不渴属太阴，自利而渴属少阴。自利是少阴的典型症状，尽管同是少阴自利，但有属寒、属热的区别。下利清谷、完谷不化是脾肾阳衰，肾关不固；自利清水色纯青是小肠实热，泌别失职。由于少阴心与手太阳小肠互为表里，心火亢盛，下移小肠，小肠不能泌别清浊，致使正常走入肠道的胆汁也随之而下，所以自利清水色纯青，纯青即黑青；由于泌别清浊失职，水分不能化生津液，自利清水的同时而见口干燥；热伤气滞，气机滞塞而心下疼痛。其总的病机是热邪亢盛，火移小肠，泌别失职，气机滞塞。

现存文献都认为，本条所述为有燥屎结粪滞留肠中，因而形成所谓的“热结旁流”，这种认识并不符合临床实际，其理由有以下几点：

①自利清水说明肠中水分充足，肠中水分充足就难以形成燥屎干结，即便已先有燥屎干结，如果肠中继而聚集大量水分，则原本干结的燥屎也会软化而外排。

②如果是燥屎干结，堵塞肠道，即便是气也难以漏过，更别说是水，阳明病篇以小承气汤试诊“转矢气”，就是通过刺激肠道蠕动，才能使气借机从燥屎的缝隙中漏出。故在没有用药的前提下，水分源源不断的越过燥屎而下利是不太可能的。

③出现下利，必定是肠道受到刺激，比如炎症，使肠道蠕动的速度加快和幅度增大，加之肠道中又有充足的水分，其所存燥屎必定会随着下利而排出体外，一直下利清水而燥屎仍旧滞留肠中的情况不符合临床实践。

④如果是肠中燥屎干结并结聚，表明津伤已达到极致，那就不是条文所说的“口干燥”，而应该是口渴。口干燥和口渴尽管都是津液不足的表现，但既有程度的不同，有时也有机理上的差别，即绝对的津液不足和相对的气不化津在临床上表现不尽相同。

⑤厥阴病篇第 374 条说：“下利谵语者有燥屎也，宜小承气汤。”下利和燥屎同在，即燥屎与稀粪混杂而下，这才是先有燥屎，继而肠道又有水分，所以才出现了下利与燥屎同见的情况。

⑥临床上也会出现大便干结日久不通，利用泻下药物或者摄入大量水分，偶有下利臭水的情况，但只会是一过性症状，并有明显的原因。

⑦本条病在少阴，非阳明传来，何况“阳明居中主土，万物所归，无所复传”，其燥屎从何而来？病在少阴形成燥屎干结，且水分难以软化，其病该有多么日久和多么沉重？而其他两条都说急下之，本条反而说“可下之”，其“口干燥”比第 320 条的“口燥咽干”较轻；其“自利清水、心下必痛”比第 322 条的“腹胀、不大便”较轻，即津伤轻于第 320 条，气滞轻于第 322 条，所以彼两条都言“急下之”，而本条则说“可下之”。

综合以上理由，第 321 条少阴心火过旺、小肠热盛、泌别失职，所以出现自利清水色纯青，这种现象应该是在病人没有进食固体食物的短时间内的表现，并非是燥屎内结的“热结旁流”。关于“热结旁流”一词，《伤

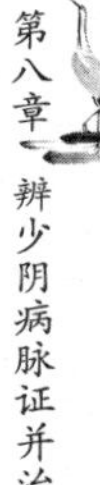

寒论汇注精华》引用萧克协、舒驰远等医家言论，既论之不明，又别有所指，既认为本条属于“热结旁流”，也将第374条所说“下利谵语者有燥屎也，宜小承气汤”归为“热结旁流”。可见其概念不清且不固定，有值得商榷的地方。

第322条说：“少阴病，六七日，腹胀不大便者，急下之，宜大承气汤。”少阴病六七日，足见其时日较久，病程较长，病人出现了腹胀不大便，不大便既可因大便干结而无法排出，也可因气滞不通而无法排便。但在《伤寒论》阳明病篇中，一般因大便干结而不通的表述，多是有“燥屎”且兼“腹满痛、绕脐痛”，本条仅是腹胀不大便，而无其他燥屎指征，其机理是心火亢盛、热伤气滞、小肠气滞不通，故见腹胀满不大便。

第320条至第322条三条原文所叙述的症状表现，均与阳明病篇除了三急下证以外的大承气汤适应证不同。在阳明病篇，用到大承气汤的有16条原文，有10条以上均涉及了“燥屎”“宿食”，并明确提出“屎定硬，乃可攻之”（第251条），“不硬者，不可与之”（第209条）。即便是有燥屎的表现，在使用大承气汤攻下时也是慎之又慎，以小承气汤试了又试。“少与小承气汤，汤入腹中，转矢气者，此有燥屎也，乃可攻之；若不转矢气者，此但初头硬，后必溏，不可攻之”，可见伤寒阳明腑实有燥屎用大承气汤的指征异常明确和严格，更体现了“伤寒下不厌迟”的原则，何独少阴病三急下证并无燥屎的征象，反而急下之呢？

第一，少阴病的三急下证，并非兼有阳明腑实，既非少阴病转出阳明，更非阳明病转入少阴，而是少阴热化证中的实热证，是少阴心火亢盛、热盛伤津、热伤气滞、小肠泌别失职。所以见到口干咽燥、腹胀不大便以及下利清水色纯青，它是与伤寒、中风截然不同的温病。

第二，急与缓相对，既有时间概念，也有速度概念。“急下之”就是要及早，要快速的泻下热邪，与病情的性质有关，与燥屎有无无关，所以不能因为使用了大承气汤，就非得和阳明拉上关系。这里的“急下之”正是后世温病学家“温病下不厌早”理论的渊源。

第三，少阴三急下证则是邪从少阴本而热化的实热证，正是邪热鸱张的时候，火越烧越旺，伤津损气的结果会越来越严重，使用大承气汤使邪热骤除、釜底抽薪。而阳明病三急下证是邪气已经结聚，邪热已至后期，燥屎一下，热亦随解。与阳明燥结不同，少阴病三急下证是邪热积于肠道，故应“急下之”，以泄少阴之热，《内经》所谓“其满三日者，可泄而已”，即此之意。少阴三急下证病机重在热，是热极而津伤；阳明三急下证是燥极而津枯，热是因，燥是果。虽同用大承气汤，少阴用之，意在釜底抽薪以泄热，所以“下不厌早”；阳明用之，旨在荡涤燥结，所以“下不厌迟”。二者热和燥的因果关系及侧重点不同，疾病的性质不同，其发展轨迹也就不同，不能因用承气汤，而以阳明腑实一概而论。

附原文：

303. 少阴病，得之二三日以上，心中烦，不得卧，黄连阿胶汤主之。

308. 少阴病，下利便脓血者，可刺。

318. 少阴病，四逆，其人或咳，或悸，或小便不利，或腹中痛，或泄利下重者，四逆散主之。

319. 少阴病，下利六七日，咳而呕渴，心烦不得眠者，猪苓汤主之。

320. 少阴病，得之二三日，口燥咽干者，急下之，宜大承气汤。

321. 少阴病，自利清水，色纯青，心下必痛，口干燥者，可下之，宜大承气汤。

322. 少阴病，六七日，腹胀不大便者，急下之，宜大承气汤。

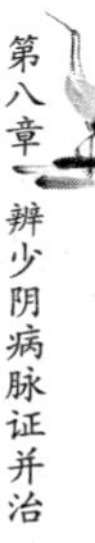

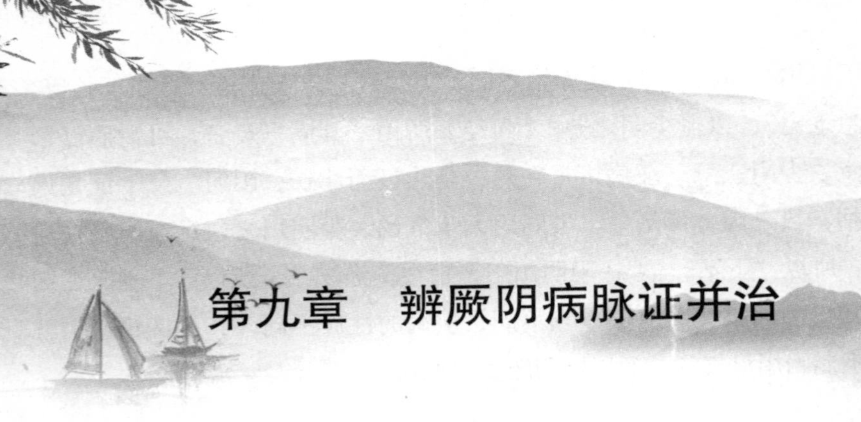

第九章　辨厥阴病脉证并治

第一节　厥阴纷争良有以　经脏从化分寒热

——厥阴病争议的厘定

创新点：①厥阴病篇之所以存在诸多争议，大致有以下几条原因：第一，缺乏明确性，56条原文中只有4条冠以“厥阴病”，其余诸条均未冠“厥阴病”三字。第二，证候复杂性，所列证候繁多，涉及寒热错杂、厥热胜复、呕哕吐利以及诸种厥证，内容庞杂，主线不明。第三，明显差异性，厥阴病篇中证候大实大寒证，寒热两极，差异巨大。②厥阴病证候分类必须反映本经所属经络、脏腑的基本生理、病理特征；必须反映本经所属阴阳气化、气机的生理、病理特征；必须反映本经标本中气从化的规律；必须照顾到本经及所属脏腑与邻经及所属脏腑的关系。③依照六经病证候划分和归类的原则，结合厥阴经所处位置、所连脏腑以及气化特性，来确定厥阴病的证候分类，大致有厥热胜复证、寒热错杂证、四肢厥逆证、呕吐哕利证四类。

《伤寒论·辨厥阴病脉证并治》被众多医家称之为“千古疑案”，争论不休，其争论包括厥阴病的内容、厥阴病的提纲、厥阴病主证、厥阴病的主方、厥阴病的分类、厥阴病的成因、厥阴病的本质、厥阴病的定位等。

厥阴病的内容，原文总共只有56条，而冠有“厥阴病”前提的只有4

条，其他条文则涉及了多种病证，所以就有了错简说，就有了分与合的争论。主张拆分者认为，大部分内容，尤其厥利呕哕等相关条文，不属于厥阴病范畴，所以应该从厥阴篇分离出去；而另一部分人认为，不能以是否冠以“厥阴病”三字来衡量其是否是厥阴病内容，其他五经中的条文，也未必都冠以该经病名，而且即便冠以该经病的条文，也未必都属于该经病，如太阳病篇有很多冠以“太阳病”的条文，却属于杂病范畴，同时冠以“伤寒”的条文，也未必都是属于伤寒的范畴，所以将厥阴病篇的部分内容拆分出去，是没有确切根据的。

厥阴病的提纲，由于第326条的首句“厥阴之为病”与其他五经的首条行文类似，故大部分医家认为该条应为厥阴病提纲。但由于厥阴病情十分复杂，而第326条仅仅是上热下寒一种证候，且仅与蛔厥的乌梅丸证关系密切，不能够包含大部分厥阴病证，所以也有一部分人认为不能将其作为厥阴病提纲。有将第338条“伤寒，脉微而厥，至七八日肤冷，其人躁无暂安时者，此为脏厥，非蛔厥也……”为提纲。还有一部分医家提出修订或者补充第326条的内容，重新形成厥阴病提纲，其中有将第337条“凡阴阳气不相顺接便为厥，厥者，手足逆冷者是也”补充在326条之后，认为其概括了厥阴病的基本特点和病机，以此作为提纲方为全面；有人认为厥热胜复是厥阴病的主要特点之一，应将厥热胜复的内容补充到第326条，以完善厥阴病的提纲；还有人杜撰出“厥阴之为病，热与厥相错见也”或者“厥阴之为病，肝家郁也”作为厥阴病提纲。

关于厥阴病提纲的不同认识，尤其是补充或者重立厥阴病提纲者，是对“提纲”二字的固执理解，认为既然作为一经病的“提纲”，就应该完全包容该经所有内容。其实，“提纲”本身就是提纲挈领的意思，对一经病提出一个笼统的概念，能够反映该经的特征，起到一个提要的作用。第326条说：“厥阴之为病，消渴，气上撞心，心中疼热，饥而不欲食，食则吐蛔，下之利不止。”“心中疼热”“利不止”反映了上热下寒，寒热错杂的病机；“气上撞心”反映了气机郁滞、阴阳不相顺接的病理；“饥而不欲食，食则吐蛔，下之利不止”则反映了呕吐哕利的复杂病症。因此，第326条基本包含了厥阴病寒热错杂、厥热胜复、四肢厥逆、呕吐哕利的病机症状，加之该条的文法与其他五经提纲证一致，所以作为厥阴病的提纲是较为合适的。

历代医家对厥阴病的本质有多种不同认识，其中主虚说者认为厥阴病是阴阳两虚的危重阶段，其病机主要是阳衰阴竭。主寒说者则有厥阴病的本质是一种阴寒暴急性的疾病，本质是阴盛寒凝、正阳衰惫，本质是虚寒等几种不同说法。主热说者则有厥阴病的本质是热厥、热化伤阴的虚热、热证、邪热闭郁、热极阴竭等几种说法。主寒热错杂说者有认为厥阴病的本质是阴阳混淆、寒热错杂，也有认为厥阴病的本质是上热下寒的寒热错杂，还有认为厥阴病的本质是寒热虚实互变而错综复杂，以及认为厥阴病的本质是上热、中虚、下寒，寒热错杂的。

其实厥阴病因其经络、脏腑、六气从化以及在六经中所处位置的特殊性，其疾病类型多样、异常复杂，试图对其进行简单的概括，必定会有所遗漏。

厥阴病的主方，一是认为厥阴病篇有治厥阴病的主方，因乌梅丸能够治疗因寒热错杂而引发的厥证且又能够治疗吐利，所以应该是治厥阴病的主方。一是认为厥阴病无治疗主方，厥阴病主证有厥热胜复、厥逆肢冷、寒热错杂、呕吐哕利的不同，故在治法上或调和寒热，或回阳救逆，或汗吐下和，多法并用，辨证论治，对证选方，所以没有固定的方剂，也就是说厥阴病没有单一的主方。

《伤寒论·辨厥阴病脉证并治》从内容到本质，从提纲到主方，几乎各个方面都有不同的看法，之所以存在如此多的争议，大致有以下几条原因：

①缺乏明确性。厥阴病篇原文总共有 56 条，除第 326 ～ 329 条四条明确提出“厥阴病”以外，其余诸条均未冠“厥阴病”三字，所以引起诸多争议。

②证候复杂性。厥阴病篇所列证候繁多，涉及寒热错杂、厥热胜复、呕哕吐利以及诸种厥证，内容庞杂，主线不明。

③明显差异性。厥阴病篇中既有白虎汤证、小承气汤证等大实大热证，也有四逆汤证、通脉四逆汤证等大实大寒证，寒热两极，差异巨大。

正因为缺乏明确性、证候复杂性、明显差异性，致使后世对厥阴病的内容，有着不同方面、不同层面、不同角度的争议，这些争议都有其部分的理论及实践依据，但分析起来，都不能充分而完善的解释厥阴病篇的实际内涵。

通过对《伤寒论·辨厥阴病脉证并治》内容的整理、归类，大致可分为厥阴提要、厥热胜复、厥证辨治、厥证预后、呕吐哕辨治、下利辨治六类。其中“厥阴提要”对厥阴病的提纲、欲解时、调理、厥阴中风进行了简要的介绍；而“厥热胜复”则对厥逆和发热的胜负对比进行了详细的归纳和分析；而其余四类则遵循六经病划分为本证、兼证、变证、类证的基本原则，分别列出相应病证的本证和类证，其目的是为了将厥阴病的症状与其他症状相同而病机不同者进行区别，同时也是同病异治的典型体现。其具体内容将在以后篇章中进行逐类分析。

要对“厥阴病”进行证候分类，首先要弄清楚六经病证候归类的基本原则，这不仅是对厥阴病进行分类的依据，也是所有六经病证候归属必须遵循的原则。要对六经病各自证候进行划分和归类，必须遵从以下原则：

一是，必须反映本经所属经络、脏腑的基本生理、病理特征；

二是，必须反映本经所属阴阳气化、气机的生理、病理特征；

三是，必须反映本经标本中气从化的规律；

四是，必须照顾到本经及所属脏腑与邻经及所属脏腑的关系。

厥阴病的本证当以肝与心包病为基本证候，厥阴经位于三阴经与三阳经之间，两阴交尽，阴极而阳生，阴尽阳复之际，此时由阴变阳，故其证候表现多为寒热两极。

厥阴以风气为本，风气以厥阴为标，中见少阳，厥阴的六气从化不从标本，从中气而化，即从少阳相火而化，且厥阴风气以条达为顺，少阳火气以潜降为和，即所谓肝气宜升、胆气宜降，两经的升降结合，保证了气机的调畅，水道的疏通。若厥阴发病则见风气遏郁，肝失条达，而致心包之火、肝经之寒的寒热失调、错杂上下之证。厥阴从中气而化，也必涉其本、标，所以就有从本、从标、从中气化之太过与不及。厥阴从中气少阳火化、中气之化若兼厥阴之标，则成寒热错杂、厥热胜复之证，若中气之化兼厥阴之本，风热相合，则成热厥之证。

依照六经病证候划分和归类的原则，结合厥阴经所处位置、所连脏腑以及气化特性，来确定厥阴病的证候分类，大致有四类：①厥热胜复证；②寒热错杂证；③四肢厥逆证；④呕吐哕利证。

而在《伤寒论·辨厥阴病脉证并治》中，除“厥热胜复”证所涉及条文均属于厥阴的病证以外，其他每一类证候中，都是厥阴本证和类证相互印证。类证的设立，其目的是为了更加准确的对厥阴病进行辨证。我们在依照六经证候归类原则，划分厥阴病证候之后，将其与类证进行鉴别，就可以发现，厥阴病内容看似繁杂，其实并不紊乱，同时这些厥阴病本证又能够与第 326 条的提纲证进行呼应。

《伤寒论·辨厥阴病脉证并治》从第 326 条至第 329 条 4 条原文，揭示了厥阴病提纲证、厥阴中风脉象及转归的判定、厥阴病欲解时和厥阴病渴欲饮水的调护，是对厥阴病的一个简要的介绍，也是和其他五经病一样，将提纲、脉象、欲解、转归、经表证等必要的内容在篇首即进行提示，作为后面所有内容的提要。

从第 331 条至第 342 条，其中除去第 333 条、第 337 条、第 338 条和第 340 条以外，其余 8 条均是对厥热胜复的详细表述。对其进行归纳，包括以下六个方面：①厥逆病机为寒，发热病机为热；②厥逆多发热少，其病为进；③厥逆少发热多，其病减轻；④厥热相当，病当自愈；⑤发热过多，形成热证；⑥厥逆过多，形成寒证。

第 330 条、第 333 条、第 337 条、第 338 条、第 340 条、第 343 ～ 347 条、第 348 条～第 357 条，共计 20 条原文，集中论述了各种厥逆证，包括了厥逆证的病机（第 337 条“凡厥者，阴阳气不相顺接，便为厥。厥者，手足逆冷者是也”）、厥逆证的治疗禁忌（第 330 条“诸四逆厥者，不可下之；虚家亦然”）、厥阴病本经的厥逆证，包括寒厥、热厥、血寒厥以及寒热错杂厥证（乌梅丸证、麻黄升麻汤证）。除了厥阴本经的厥证以外，还列举了以资鉴别的痰厥、水厥等厥逆类证。第 333 条、第 343 ～第 347 条这 6 条原文，则集中论述了厥证死证的辨证，包括了除中证以及厥不还者、躁不得卧者、厥不止者、汗出不止者、亡血复下者等六种情况，对厥证的死证进行了详尽的列举。

呕吐哕类证候共有 7 条原文，其中厥阴本证的呕吐，包括了第 359 条的干姜黄芩黄连人参汤证、第 378 条的吴茱萸汤证和第 379 条的小柴胡汤证。其他呕吐哕证，包括呕吐痈脓的热盛证、寒盛而呕的四逆汤证，以及因水逆而成的哕的类证及其治疗原则。

下利证包括第 358 条、第 360 条～第 375 条共计 17 条原文，记载了厥阴病寒利、热利等下利证，同时也详细记载了下利的转归预后、下利的治疗禁忌、下利兼表证的治疗原则等。

由于厥阴经所属心包和肝的特殊生理，以及气化特点，所以厥阴病基本上都包括了寒盛、热盛和寒热错杂。无论是厥逆、下利、呕吐等，都涉及极寒和极热两种截然不同的病机；其寒热错杂证以及厥热胜复证更是体现了厥阴病寒热从化的特征。

第二节　厥阴所以称厥阴　厥热胜复缘气逆

——厥阴病的辨证论治（一）

创新点：①“厥”有“尽”“最”的意思，“两阴交尽”即是厥阴，厥阴为三阴之尾，阴尽之后便是阳复，这是其之所以称作“厥阴”的位置属性。“厥”有“逆”的意思，因于气机逆乱，导致阴阳寒热不调，出现上下、表里、脏腑等的寒热错杂之证；因于阴阳之气不相顺接而导致的气机升降失常，出现四肢温度和感觉与体干不符的逆冷病证，均可称之为“厥”，这是“厥阴”的本质属性。无论厥阴病的位置属性和本质属性，都反映了“厥”的概念内涵，因其为三阴经之一，所以称作“厥阴”是名实相符的。②气机逆乱、升降反作、阴阳敷布失常是厥阴的病机特点，因此寒热错杂、呕吐哕利、四肢厥冷等症状会相继出现。第326条基本包含了厥阴病寒热错杂、四肢厥逆、呕吐哕利的病机、症状，该条的文法也与其他五经提纲证的文法一致，所以作为厥阴病的提纲是没有异议的。

在探讨“厥阴病”之前，我们首先要弄清楚“厥”和“厥阴”的含义，六经中的“厥阴”是从何而来的？为什么叫“厥阴”？探索“厥阴”名称由来的轨迹，要从《内经》首提“厥阴”来进行梳理，弄清楚了“厥阴”的缘起和嬗变，就庶几可以对厥阴病了解个大概。

从文字学角度看，厥，形声字从厂（hǎn），从欮（jué），欮亦声。“欮”意为“上半身憋气（发力）”。“厂”指“石崖”，即山边岩石突出覆盖处，可供人停留、避雨或者居住的地方。“厂”与“欮”联合起来表示“采石

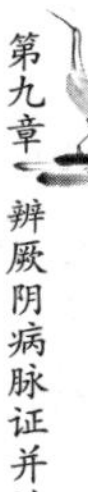

于崖”。所以厥的本义是“采石于崖”的意思。如《说文解字》有“厥，发石也”。《山海经·海外北经》有“相柳之所抵，厥为泽溪”。有时也单指石块,《荀子》有“和之璧，井里之厥也，玉人琢之，为天子宝”。后来引申为“憋气发力”，由此又引申为“突然喘不过气来而昏倒”，如《汉书·李寻传》有“荧惑厥弛”的记载。所以“厥”有憋气用力、憋气过头而休克的意思，也有“最、重、尽”等意思。如“厥角”是“尽力叩头”，“厥职”是“最难的职位”，“厥疾”是“严重的疾病”，“厥罪”是“最大的罪行”等。

《内经》中的“厥”之本字当为“欮”。《说文解字》:“欮，瘚或省疒。”“瘚，屰气也，从疒、从屰、从欠。”“屰，不顺也，从干，下凵，屰之也。”屰为逆的古体字，义为不顺，指出“瘚”是由气逆而致的疾病，瘚为欮的后起字，“厥”为“欮”的异体字，瘚、欮、厥三字是文字演变中的同义异体字。自兹“厥”被医家广为使用，而瘚字则渐渐被忽略了，其所表达的义项，随所处意境不同而各异。清代姚止庵《素问经注节解·九卷》曰:“厥凡三义：一谓逆也，下气逆而上也，诸凡言厥逆是也；二谓极至也，本篇（指《素问·厥论》，下同）之热厥寒厥，盖言寒热之极也；三谓昏迷不省人事也，本篇之言阴盛阳乱也，乃世之云厥者，止以手足逆冷，不知人事为言，合之经旨偏矣。”

总结“厥”的含义，包括如下几个方面：

首先，是“尽”“最”的意思，指某事物的程度、位置。

其次，是指“逆”而不顺的一切事物，包括脏腑经络等气机逆乱的病机。

第三，指由气机逆乱而形成的病证，如《内经》中即有专门论述“厥”的篇章，如《素问·厥论》《灵枢·厥病》，但内容未尽一致，所论“厥”的内涵也不尽相同。

第四，指以突然跌仆、不省人事为主的病证，如“薄厥”“大厥”“煎厥”“暴厥”“尸厥”等病名。

第五，指症状，大凡以四肢与体干温度和感觉不一致的症状，不论其引起的原因是什么，均可以“厥”指代，如寒厥、热厥等。

那么，“厥阴”是什么意思？六经中的“厥阴”为什么称作“厥阴”

呢？我们了解了“厥”的概念，“厥阴”的含义就自然迎刃而解了。

“厥”有“尽”“最”的意思，《素问·至真要大论》说：“帝曰：厥阴何也？岐伯曰：两阴交尽也。”两阴指太阴和少阴，两阴交尽即是厥阴，厥阴为三阴之尾，阴尽之后便是阳复，这是其之所以称作“厥阴”的位置属性。王冰说：“厥，尽也，阴气至此而尽，故名曰阴之绝阴。”张志聪注《素问·阴阳离合论》曾说：“十一月一阳初生，厥阴主十月，为阳之尽，故曰阴之绝阳，两阴交尽，命曰厥阴，故为阴之绝阴。”所谓“阴之绝阴”就是阴的最后、末尾之意，阴之尽，阳之复，所以谓之“厥阴”。

“厥”有“逆”的意思，逆为不顺，因于气机逆乱，导致阴阳寒热不调、上下表里不一，因此出现上热下寒、上寒下热、表热里寒、表寒里热、脏热腑寒、脏寒腑热等寒热错杂之证；因于阴阳之气不相顺接而导致的气机升降失常，出现四肢温度和感觉与体干不符的逆冷病证，均可称之为“厥”，这是“厥阴”的本质属性。

厥阴病的寒热胜负与少阳病的寒热往来，其机制相仿，只是少阳病的寒热往来偏于表浅，而厥阴的寒热胜负偏于里深，但都是气机失常所致。少阳病的寒热往来，是气郁不舒，偏在经表，是以症状的寒热表现为主，虽有寒热往来，但不至于形成大寒大热的激变；而厥阴病的寒热胜负是由于气机逆乱，深在脏腑，是以病机的寒热性质为主，寒热在胜负之际，往往形成极寒、极热的证候。这也是“厥证”内在机制的一种。

厥阴病的寒厥、热厥，既是寒热胜负结果的体现，更是阴阳气不相顺接的明证。人体的阳气，是从胸腹向四肢发散敷布的，称之为“顺”。由于人体气机的逆乱，升降出入失常，不能正常的向四肢发散敷布，就会出现四肢温度低于体干的逆冷，称之为“逆”或“厥”。阴阳之气不相顺接，彼此独治，极易出现四肢逆冷的现象。这是“厥”—“逆”本质属性的外在表现。

厥阴病中众多的呕吐哕利症状，均是气机逆乱，当升者不升反而下降，当降者不降反而上升，升降反作，导致胃肠功能紊乱所致。这是“厥”—“逆”本质属性的内在反映。

无论厥阴病的位置属性还是本质属性，都反映了“厥”的概念内涵，因其为三阴经之一，所以称作“厥阴”是名实相符的。廓清了“厥阴”的

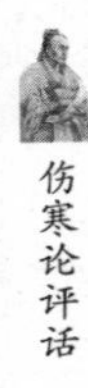

概念内涵，对于厥阴病的证候归属就一目了然了，关于厥阴病的诸多争议也就会脉络清晰，是非分明了。

关于厥阴病的证候分类，在上一节已经介绍，本节将分析厥阴病的辨证论治。

一、厥阴病概述

《伤寒论·辨厥阴病脉证并治》从第326条至第329条4条原文，是对厥阴病的简要概述。

第326条中说："厥阴之为病，消渴，气上撞心，心中疼热，饥而不欲食，食则吐蛔，下之利不止。"本条作为厥阴病的提纲证，反映了以手厥阴心包经为主的上焦有热，以足厥阴肝经为主的下焦有寒，以及胃热脾寒的上热下寒、寒热错杂、气机逆乱的病机、证候。上焦热盛，消灼津液，故有消渴、心中疼热；下焦有寒，故会食则吐蛔，并当有下利。

"食则吐蛔"多是肠中有寒，食后蛔闻食热而上窜。"下之利不止"有两层意思：一是原本无有下利，因攻下而导致下利不止；一是原本有下利，虽用下法治疗，下利仍未停止。不管是哪种原因，均是因有上焦的热盛，医者误诊为三焦热而用下法，导致病情加重，其中隐含着本证因下寒而下利的症状。

"饥而不欲食"是胃中有热，脾家有寒，胃中有热则消谷善饥，脾家有寒则运化无力。胃属六腑主泻，以降为顺；脾属五脏主藏，以升为常。胃热脾寒，热性向上，胃热则不降而反升；寒性内敛，脾寒则不升而反降，升降反作，气机枢纽失常，导致气机逆乱，故有"气上撞心"的临床表现。

气机逆乱，升降反作，阴阳敷布失常，呕吐哕利、四肢厥冷等症状会相继出现，因此第326条基本包含了厥阴病寒热错杂、四肢厥逆、呕吐哕利的病机症状，加之该条的文法与其他五经提纲证的文法一致，所以作为厥阴病的提纲是没有异议的。

第327条说："厥阴中风，脉微浮为欲愈，不浮为未愈。"六经病各有经表证，经表证分中风、伤寒和温病。而在厥阴病中，仅仅提到了"厥阴中风"。

厥阴经包括手厥阴心包和足厥阴肝，心包是心的外护，具有心的生理特性和病理特征，《灵枢·邪客》说："诸邪之在于心者，皆在于心之包络。"所以温病学家有"温邪上受，首先犯肺，逆传心包"的说法。因为厥阴心包代心属火，其脉多应洪大，而厥阴肝脉则多弦实，厥阴经表证中风或者伤寒，应该出现与厥阴相应的洪大或者弦实的脉象，如果厥阴中风或者伤寒不仅未见到洪大弦实脉象，反而见到浮脉，说明邪气即将外散，病证有痊愈的可能。但如果脉象没有出现浮脉，则提示邪气仍旧深潜厥阴经中，所以说"不浮为未愈"。

厥阴病因上焦热盛，耗伤津液，往往会见到消渴，此消渴既非现在所说的"三多一少"的糖尿病消渴，也不是"渴欲饮水，水入则吐"的水逆证的消渴。此处的消渴，只是形容厥阴病上焦热灼津伤而致的口渴的程度。但若病人并非出现了消渴饮水的情况，而只是轻微的口渴，有想喝水的欲望，说明体内邪热已经大减，津伤的程度轻微；或者邪热已去，阴津尚且未及恢复，此时可让病人少少饮水，病就有痊愈的可能。之所以要"少少与之"，是怕病人大病之后，体内气化功能尚未完全恢复，大量饮水必致气不化津，反使水湿停聚而成蓄水。正如第 329 条所说："厥阴病，渴欲饮水者，少少与之愈。"

第 328 条说："厥阴病欲解时，从丑至卯上。"丑至卯上，即是凌晨 1 点至 7 点之间，这个时段正是昼夜的交接时段，自然之气中日节律的阴尽阳复时段，厥阴之气也运行于此时段。人体之气与自然之气，两旺相合，可以有驱邪外出的可能，所以大多厥阴病的欲解之时在这个时段。前面章节中已经介绍了欲解、欲愈、愈三者概念的差别，请参考理解。

二、厥阴病寒热胜负的辨证

《伤寒论·辨厥阴病脉证并治》第 331、332、334、336、341、342 条等 6 条原文，对厥阴厥热胜负进行了全方位的介绍。厥阴有从寒和从热两极从化的特点，寒或热的一方偏盛，导致阴阳之气不相顺接，所以厥阴病就有从寒化而致寒盛于内，阳气不能温养的四肢厥逆；也有热邪偏盛而见发热的情况。气机的逆乱而使寒热互有胜负，所以就会出现厥逆、发热的交替出现，根据厥逆、发热的先后次序和时间长短，以及所出现的病症和结果，归纳分析总结出以下几种情况：

1. 先厥逆后发热，下利可自止；

2. 先发热后厥逆，下利不止；

3. 厥逆、发热日数相等，其病当愈；

4. 厥逆的日数多，发热日数少，其病为进，病情加重，证属寒性；

5. 厥逆的日数少，发热日数多，其病当愈，发热日数过多，病情加重，证属热性。

一般而言，厥阴病寒热胜负证中的下利多是因寒下利，所以其下利往往与厥逆伴见，如果厥逆停止而发热，则其下利也会停止，第331条“伤寒先厥，后发热而利者，必自止；见厥复利。”即说明此种情况。但伴随发热的持续下利，则是热性下利，如果这种下利不止，其结果则会出现便脓血的情况，如第334条所说：“伤寒先厥后发热，下利必自止。而反汗出，咽中痛者，其喉为痹。发热无汗，而利必自止，若不止，必便脓血。便脓血者，其喉不痹。”

第332条中提到伤寒一开始先发热了六日，接着反而出现了厥逆九日，并伴见下利。大凡厥逆而且下利的，多是寒盛，肝寒犯胃，脾胃受纳和运化都受到影响，应当不能食，然而在厥利并见、寒气较盛的时候反而能食，恐怕不是一种好现象，极有可能是“回光返照”的“除中”证，即“中气除去”，即没有了中气、中气衰败的意思。要想知道到底是否是中气衰败的“除中”证，诊断的方法是让病人吃些流质柔软的，譬如“索饼”一类的饮食，病人吃后如果没有出现发热的情况，说明其胃气虽然亏虚但还存在，疾病就有治愈的可能。就怕吃完索饼后突然发热，接着其发热又突然停止，这是一种不良现象，可能会出现严重的后果。但是如果病人吃完索饼后出现发热，且在第二天再诊脉时，病人的发热还持续存在，那么疾病很可能在半夜前后痊愈。之所以会出现如此结果，是因为原本发热六日，尔后反而厥逆九日，厥后又反复发热三日，后发热的日数与开始的六日相加，等于九日，刚好和厥逆的日数相等，所以估计病人大约在复发热三日后的第二天夜半痊愈。在复发热之后的第三天诊脉，如果脉象仍是数脉，发热也没有停止，这是因为热气过盛，热盛肉腐，则肯定会发痈脓之症。这里的“痈脓”究竟在何处，则要根据病情而定，如果是上焦热邪过剩，则会呕吐痈脓；如果是下焦热邪过盛，则会下利脓血，但临床上未必一定会有“痈脓”的情况出现，这里只是一种病情发展的预测而已。

第332条原文中提到“索饼”一词，“索饼”究系何种食物？《释名·释饮食》中载：“饼，并也，溲面使合并也；胡饼作之大漫沍也，亦言以胡麻着上也；蒸饼、汤饼、蝎饼、髓饼、金饼、索饼之属皆随形而名之也。”王先谦补证引成蓉镜曰：“索饼，疑即水引饼，今江淮间谓之切面。”清代俞正燮《癸巳存稿·面条子》中载：“索饼，乃今面条之专名。”从南阳地方的饮食习惯考证，“索饼”大约有两种指向，其一即是前面所说的“面条”，分为汤面条，即连汤带面条一起的一种吃法；捞面条，即将面条煮熟后捞出，加上炒菜或者蒜蓉搅拌后食用，是中原尤其南阳一带人们的最爱。其二是“加汤煎饼”，具体做法是将适量的面和水一起搅匀，成流质糊糊状，有条件的还可掺入鸡蛋，锅加热后放少量食用油，倒入面糊，摊成尽可能薄的软饼，称作“煎饼”，煎熟后在锅中用铲子切成细条状，旋即加入适量水，水沸即成，是一种既方便、简单又快捷的饮食，可以称作中式“快餐”。不论是汤面条或者是加汤煎饼，都是一种流质、柔软、易于消化的面食，对于作为是否患有“除中”证病人的诊断性饮食，都是能够起到应有作用的，但加汤煎饼的制作比面条更容易、方便、快捷。根据《释名·释饮食》所载名称，结合南阳地区饮食习惯，以及两者的制作程序，个人以为，《伤寒论》中的“索饼”所指，应是“汤面条”，至今仍有以蒜茸捞面治疗泄泻的用法。如果在不方便制作汤面条的条件下，“加汤煎饼”也可同样用于是否“除中”证的诊断中。

第334条说，伤寒病先是出现了厥逆，同时兼有下利，厥逆停止以后又出现发热，这时原有的下利一定会停止。如果在发热的过程中，反而出现汗出、咽喉疼痛，这是因为上焦热盛而形成了“喉痹”证。如果发热的程度轻些，而且没有汗出，那么下利就一定会停止；如果下利不停止，就已经不是原有的寒性下利，而是转为热性下利了，热性下利是因为原本上焦热盛，发展成为三焦皆热，上焦热盛成喉痹，下焦热盛则热利，热利日久则必便脓血。

第336条说，伤寒病出现厥逆五日，然后发热也是五日，按照寒热胜负往来的规律，第六日应当再发生厥逆；如果第六日不再见厥逆，其病可以自愈。因为发生厥逆最终没有超过五日，而发热也是五日，厥逆和发热

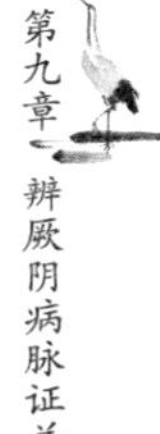

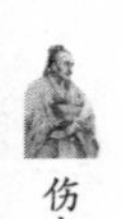

的日数相等，所以可以断定病可自愈。

第341条说，伤寒如果发热四日，厥逆反而是三日，接着又发热四日。厥逆少而发热多，其病当愈；第四日至第七日发热仍旧不停止，说明三焦内热已盛，其结果必定会出现便脓血的情况。

第342条说，伤寒厥逆四日，发热反而是三日，接着厥逆又为五日。厥逆多发热少，其病为进，病性属寒。由于寒多热少，阳气退，所以为病进，即病情向严重发展。

附原文：

326. 厥阴之为病，消渴，气上撞心，心中疼热，饥而不欲食，食则吐蛔，下之利不止。

327. 厥阴中风，脉微浮为欲愈，不浮为未愈。

328. 厥阴病欲解时，从丑至卯上。

329. 厥阴病，渴欲饮水者，少少与之愈。

331. 伤寒先厥，后发热而利者，必自止；见厥复利。

332. 伤寒始发热六日，厥反九日而利。凡厥利者，当不能食，今反能食者，恐为除中。食以索饼，不发热者，知胃气尚在，必愈，恐暴热来出而复去也。后三日脉之，其热续在者，期之旦日夜半愈。所以然者，本发热六日，厥反九日，复发热三日，并前六日，亦为九日，与厥相应，故期之旦日夜半愈。后三日脉之，而脉数，其热不罢者，此为热气有余，必发痈脓也。

334. 伤寒先厥后发热，下利必自止。而反汗出，咽中痛者，其喉为痹。发热无汗，而利必自止，若不止，必便脓血。便脓血者，其喉不痹。

336. 伤寒病，厥五日，热亦五日。设六日当复厥，不厥者自愈。厥终不过五日，以热五日，故知自愈。

341. 伤寒发热四日，厥反三日，复热四日，厥少热多者，其病当愈。四日至七日热不除者，必便脓血。

342. 伤寒厥四日，热反三日，复厥五日，其病为进。寒多热少，阳气退，故为进也。

第三节　厥逆虽同因各异　寒热本类待分清

——厥逆的辨证论治（二）

创新点：①麻黄升麻汤证为寒热错杂的典型证候，既有厥热胜负的基础，又有喉痹吐利的见症，完整反映了厥阴病的整体病机，与厥阴病篇首条的提纲证前后照应。②痰厥和水厥属于厥阴类证，痰厥是痰涎所致，而水厥则是水饮所致。痰涎与水饮病邪性质相似，清稀者为水饮，浓稠者为痰涎，清稀者易化易利，浓稠者难化难消。故痰涎在胃，需涌吐方可祛除，方用瓜蒂散吐之使痰从上出；水饮在胃，仅利化即可去邪，方用茯苓甘草汤化气利水使饮从下泄。

在《伤寒论·辨厥阴病脉证并治》中，明确提出了属于厥逆的多种证候，从症状描述看，有厥，有厥逆，有厥冷，有厥寒，虽然表述不同，但都是指四肢逆冷，只是程度有轻有重；从证候看，有属于厥阴病本证，也有属于与厥阴病进行鉴别的类似证；从引起厥逆的病理看，包括了寒、热、气、血、痰、水等致病因素；从厥证治疗用方看，有温、清、吐、泻。可见，厥阴病的厥证与其生理和病理特征的复杂多变有着极其密切的关系。

（一）厥逆概述

1. 厥逆病机

第337条说：“凡厥者，阴阳气不相顺接，便为厥。厥者，手足逆冷者是也。”在厥阴病范畴内的厥逆，都是因为阴阳之气不相顺接所导致的。由于阴阳之气的不相顺接，致使四肢失于阳气的温煦而出现四肢逆冷，尽管引起阴阳之气不相顺接的原因各种各样，但只有导致了阴阳之气不相顺接，才会形成厥证。至于什么叫不相“顺接”，怎样不相“顺接”，在前面的章节中已经详细论述，此处不烦赘言。

2. 厥证治禁

厥阴病中的厥逆，非大寒即大热，抑或寒热错杂，但其大热属于无形热盛，所以对于厥阴病厥逆的治疗，首先就是禁用下法。若是寒盛厥逆误用下法，会使体质更虚寒邪更盛，病情变得更加严重；而热盛厥逆，因其属于无形邪热，误用下法，徒然损伤胃肠之气，且不能有效除热，于病无

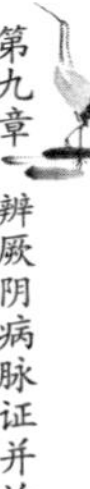

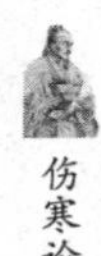

补。所以第 330 条说:“诸四逆厥者，不可下之，虚家亦然。”

寒厥脉迟禁用清法，第 333 条说:“伤寒脉迟六七日，而反与黄芩汤彻其热。脉迟为寒，今与黄芩汤，复除其热，腹中应冷，当不能食，今反能食，此名除中，必死。”伤寒脉迟，是内有寒，治疗应用温里药物，反而用黄芩汤苦寒之品，势必更伤阳气，阳气大伤，寒邪更盛，脾胃寒盛当不能食，反而能食，这是胃气衰败，回光返照的“除中”证，是死证，起码是难以治疗的重证。

热厥的治疗禁用汗法，这里所说的汗法，按照当时的医疗条件和理论，是以辛温发汗为主，另外还有火法及水法发汗。对于热厥而言，只宜清宣热邪，发汗的方法，尤其辛温发汗和火法发汗，只能使热邪更盛。正如第 335 条说的:“伤寒一二日至四五日，厥者必发热，前热者后必厥，厥深者热亦深，厥微者热亦微。厥应下之，而反发汗者，必口伤烂赤。”

3. 厥证预后

厥证的预后，寒厥和热厥各不相同。一般而言，热厥发展的预后虽然会病情加重，但不至于出现不治或死证；而寒厥进一步发展，则多成为难治和死证。

（1）热厥预后　第 339 条说:“伤寒热少微厥，指头寒，嘿嘿不欲食，烦躁。数日小便利，色白者，此热除也，欲得食，其病为愈；若厥而呕，胸胁烦满者，其后必便血。”厥阴病内热不是很盛，发热少而厥逆也很轻，仅仅是四肢的指（趾）头寒凉，尚未达到手冷过肘、足冷过膝的程度，是内热导致气机逆乱，阳气不能行尽四肢所致。正由于气机逆乱，脾胃气机也因之升降失常，故曰“嘿嘿不欲食”。

嘿嘿，气逆的意思，与小柴胡汤证的“嘿嘿不欲饮食”道理相同。从此证的“嘿嘿”与情志无关，也可佐证小柴胡汤证的“嘿嘿”并非是“神情默默”的意思。

由于内热扰动心神，故病人见烦躁不安。经过数日，病人小便通利，色白而不黄，提示内热已渐次减退，又见欲得饮食，其病即当痊愈。如果原本仅仅指头寒，发展为厥逆，同时并见呕吐、胸胁烦满，是内热渐盛，内热盛而肠道伤，肠道伤则下利，热盛下利，迫血妄行，重则便血。

热厥的预后，热退便清有食欲，其病当愈；热邪盛而呕吐烦满，则会成为便血。

（2）寒厥预后　寒厥是由于阴盛阳衰所致，厥逆的同时多伴有下利，根据厥逆、下利的情况可以判断其预后，大致可分为如下几种情况：

①手足厥冷，脉微、烦躁，灸厥阴后厥逆仍旧不止的属于死证。

②厥逆伴见发热，本不下利，到六七日后出现下利的为难治之证；同时又见汗出不止是死证；不仅下利且躁不得卧的属于死证；下利越来越厉害，而厥逆仍不停止的也是死证。

③伤寒五六日，不结胸，腹部柔软，脉虚弱无力，再加上厥逆的，不能攻下，若攻下即成死证。

（二）厥逆本证

厥阴病厥证的本证分为寒厥、热厥和寒热错杂厥证，均是由于厥阴气机逆乱，阴阳之气不相顺接所致。

1. 寒厥

（1）脏厥　第338条说："伤寒，脉微而厥，至七八日肤冷，其人躁无暂安时者，此为脏厥，非蛔厥也。"所谓脏厥，是由于脏器虚衰，阳气将亡所致。病人手足厥冷，脉搏微弱，若有似无，至七八日病人皮肤冰凉，且躁动没有停止的时候，这是脏厥，与蛔厥的时烦时静不同，治疗以大剂回阳温里方药，诸如通脉四逆汤之类。

（2）蛔厥　蛔厥是因为病人体内素有蛔虫寄生，加之伤寒而致上热下寒，寒热错杂，蛔虫时动时静，动时扰乱气机，阴阳之气难以顺接而见四肢厥逆。其临床表现为时静时烦，尤其在纳入温热饮食后，出现呕吐，呕吐甚者会吐出蛔虫。蛔虫躁动时伴有厥逆，蛔虫安静时则厥逆也会停止。由于蛔厥是以机体寒热错杂为本，以蛔虫攒动扰乱气机为标，所以治疗以苦寒清热、温热去寒治其本，同时酸、苦、辛驱蛔以治其标。第338条后半段说："蛔厥者，其人当吐蛔，今病者静而复时烦者，此为脏寒，蛔上入其膈，故烦，须臾复止，得食而呕，又烦者，蛔闻食臭出，其人常自吐蛔。蛔厥者，乌梅丸主之。又主久利。"

乌梅丸方剂组成以乌梅300枚、细辛6两、干姜10两、黄连16两、当归4两、炮去皮附子6两、出汗蜀椒4两、桂枝6两、人参6两、黄檗6两组成，分别捣碎过筛后混匀。用苦酒浸泡乌梅一夜，去掉乌梅核，用五

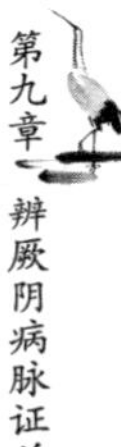

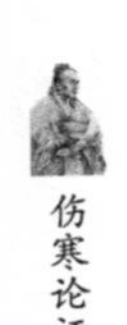

斗米蒸熟捣烂如泥，与药物混合掺匀，再放入石臼中加蜜杵捣细，做成如梧桐子大小的丸子。饭前服用，每次10丸，一日三服，逐渐增加到20丸。服药期间禁食生冷、黏滑等食物。

蛔厥是因胃热肠寒，蛔动不安所致。蛔虫得酸则静，得辛则伏，得苦则下，故方中重用乌梅味酸以安蛔，配细辛、干姜、桂枝、附子、川椒辛热之品以温脏驱蛔，黄连、黄柏苦寒之品以清热下蛔，更以人参、当归补气养血以顾正气之不足。全方具有温脏安蛔，寒热并治，标本兼顾，扶正祛邪之功。

（3）血厥　血厥是因为气血流行不畅而致四肢厥寒。厥阴病寒热不调，气机逆乱，气血运行不畅，故见脉细欲绝；血行不畅，阴阳之气不相顺接，阳气不能正常敷布，四肢失于温养，所以见到手足厥寒。因其血行不畅，治疗时需调和营卫阴阳、通行脉络，故以桂枝汤调和营卫、和畅气机、顺接阴阳，加当归补血养血，《神农本草经》谓通草“味辛平。主去恶虫，除脾胃寒热，通利九窍，血脉关节，令人不忘”，故加通草通利血脉。气血流畅、营卫调和、气血充足、血脉通利则手足厥寒、脉细欲绝即可痊愈。第351条指出“手足厥寒，脉细欲绝者，当归四逆汤主之”，如果病人内寒较盛，则另加吴茱萸、生姜温肝散寒。

（4）寒厥　寒厥是指厥阴病中寒邪过盛，阳气不足，四肢失于温煦的厥证。寒厥也是厥证中最常见、最多见、机理单一的病证。寒厥的治疗，用大辛大热的方药祛寒回阳救逆、回复阳气。

第353条说：“大汗出，热不去，内拘急，四肢疼，又下利厥逆而恶寒者，四逆汤主之。”第354条说：“大汗，若大下利而厥冷者，四逆汤主之。”本证寒厥具备了“厥热胜复”证中厥的主症，即除了标志性症状“厥”之外，尚有其特征性症状“下利”，说明这里的寒厥是厥热胜复证病理中寒盛的单一发展。厥热胜复的演变过程中，可以出现多种情况：①厥热互有胜负，长时间循环往复；②厥热相等或者热稍多于厥，疾病痊愈；③厥多热少，寒邪盛极成为下利死证；④热过多于厥，成为内热炽盛，便脓血证；⑤一开始即无内热的寒厥证；⑥一开始即无寒邪的热厥证。

此处的寒厥即是厥阴病一开始便无内热的寒盛致厥，病人出现大汗出、热不去是寒盛逼阳外越、挟津外漏；内拘急、四肢痛是寒性凝敛、收引而紧张，寒盛伤形，形伤而痛。因为寒厥是寒盛伤阳、逼阳外越，所以治疗以四逆汤（前文指出四逆汤应为回逆汤，为遵循习惯故仍称四逆汤）。大剂辛热药物以祛寒为主，在祛寒的同时，回阳救逆，实则祛寒是为了回阳，回阳也可以加快祛寒的速度，两者相辅相成。

2. 热厥

热厥是因内热盛而导致阴阳之气不相顺接所致的厥证，其实也是厥热胜复证中的一种特例，具备厥热胜复证中以热为主、发热过多所出现的后果，即便血。热厥所出现厥的程度随内热的轻重而不同，内热盛极的其厥的程度也重，而内热较轻的其厥的程度也轻，所以热重的甚至会出现厥逆，而热轻的可能仅仅出现指头寒。所以第 335 条说："伤寒一二日至四五日，厥者必发热，前热者后必厥，厥深者热亦深，厥微者热亦微。"第 339 条说："伤寒热少微厥，指头寒，嘿嘿不欲食，烦躁。数日小便利，色白者，此热除也，欲得食，其病为愈；若厥而呕，胸胁烦满者，其后必便血。"

热厥证因其有内热，所以必定伴见发热，即"前热者，后必厥"。随着热邪轻重不同，表现亦不同，轻者"指头寒，嘿嘿不欲食，烦躁"；重者"脉滑而厥"；更重者厥而呕、胸胁烦满、便血。虽然内热有轻重，但并非实邪作祟，只是无形邪热，所以治疗应以辛寒之品清宣热邪，方用白虎汤。正如原文第 350 条所说："伤寒脉滑而厥者，里有热，白虎汤主之。"

3. 寒热错杂厥

厥热胜复、寒热错杂是厥阴病的基本病理，但在厥热胜复中，厥与热不管其日数多少，厥热之间有一个明显的界限分别；而寒厥或者热厥则是单纯寒或热的病理改变。

寒热错杂致厥表现极为复杂，既有厥逆，又有上热的喉痹、吐脓血，还有下寒的脉不至、泄利不止。其上热见"咽喉不利，唾脓血"，有如厥热胜复证中，发热日数过多而出现的喉痹，如第 334 条所说："伤寒先厥后发热，下利必自止。而反汗出，咽中痛者，其喉为痹。"其下寒见泄利不止，有如厥热胜复证中，厥利并见，厥逆日数多于发热日数，则下利不止。本证是前述厥热胜复证的综合，所处方药也是对前述厥热胜复证的治疗。由于证候反映了寒热错杂的病理机制，既有上热，又有下寒，所以治疗时既

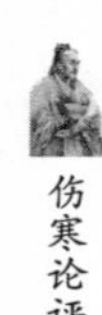

需清上热，还要除下寒，治疗用麻黄升麻汤。方中以去节麻黄、升麻、桂枝、干姜、炙甘草祛寒且升阳；以当归、知母、黄芩、玉竹、芍药、天冬、石膏清热兼养阴；以茯苓、白术健中止利。本方清上热去下寒以治本，健中止利以治标，寒除热清，气机调畅，阴阳顺接，中气健旺则厥逆、喉痹、唾脓血、泻利等症状自然停止。

本证为寒热错杂的典型证候，既有厥热胜复的基础，又有喉痹吐利的见症，完整反映了厥阴病的整体病机，与厥阴病篇首条的提纲证前后照应。在本章第一节中提到厥阴病篇存在诸多争议，其中关于厥阴病主证、主方的说法不一，个人以为，鉴于麻黄升麻汤证的病机、症状与厥阴的病理特点相吻合，不妨可以作为厥阴病的主证、主方。

（三）厥逆类证

所谓“厥逆类证”，是指虽有与厥阴病厥证类似的四肢厥冷症状，但其病理机制不同于厥阴的气机逆乱、寒热错杂，是由于痰饮水湿阻遏阳气所致，之所以列入厥阴病篇，是藉以与厥阴本证的厥逆相鉴别的，与太阳病篇的类似证如瓜蒂散证、十枣汤证等意义相同。

1. 痰厥

痰厥是因痰致厥的病证。第355条指出：“病人手足厥冷，脉乍紧者，邪结在胸中，心下满而烦，饥不能食者，病在胸中，当须吐之，宜瓜蒂散。”病人出现四肢厥冷，心下满并见烦躁，且饥而不能食，脉象乍紧即脉象忽而紧张有力忽而弛缓舒张，脉象忽紧忽缓，正是痰饮作祟，痰饮之邪停滞胸胃，阻遏阳气向四肢敷布，所以出现四肢厥冷；痰饮停滞，胸胃心阳不能舒展，气机不能通畅，所以出现心下满且烦；胃气受阻，不能和降，受纳失常，但脾尚能够运化吸收，所以出现饥不能食。总之，是由于痰饮之邪阻遏了气机，使胸胃之阳气不能敷布所致。

因为邪在胸胃，部位偏上，邪在上者因而越之，故用瓜蒂散涌吐痰涎，痰涎排除，气机调畅，胸阳敷布，则四肢厥冷、心下满而烦和饥不能食就自然消失。

原文中提到“邪结在胸中”和“病在胸中”，这个“胸中”到底指的是什么地方呢？按照解剖的概念，胸中应该是心肺所处位置，但症状上并未显示肺的症状，心烦也标明是在“心下”，说明并非心肺病变，那么这个

“胸中”只能是指胃。《伤寒论》中所指出的位置与实际的解剖位置，往往向下错一个部位，即所说的“胸中”是指胃，而其所说的“胃”则是指的肠道；有时“心中”是指心本身，而有时则是指胃中；“心下”大多情况下是指胃，而有时也指心本身。

将本条原文所说的“胸中”定义为“胃”，其合理之处有：①原文中既说胸中，又说心下，可见本身即有胃的含义；②“饥不能食”反映了胃不受纳的病理机制；③治疗用瓜蒂散涌吐，只有胃中的病邪才能够通过涌吐而排出。

分析痰涎停滞胃中，有几个问题需要弄清：①其是如何引起心烦的？②其为什么会导致四肢厥冷？③胃肠的虚实更替功能为什么不能将痰涎排出？

要解释这几个疑问，首先要理解中医中“胃”和“痰”这两个概念。二者的含义除了指实质性物质之外，大部分则是以功能或者现象总结而成。由于胃与心相邻，邪气在胃中，胃气不降影响到心神，所以见到心烦；阳明胃主肌肉四肢，胃中痰阻，阳气不布，所以见四肢厥冷。这里所指的痰既可能是物质的痰，也可能指功能性质的痰，即有痰之现象而无痰之实质，所以不一定会因胃肠更替而排出。

2. 水厥

所谓水厥，是因为水饮停聚中焦胃中，阳气不能敷布而致四肢厥冷。第356条说：“伤寒厥而心下悸，宜先治水，当服茯苓甘草汤，却治其厥。不尔，水渍入胃，必作利也。”原文指出除四肢厥冷外，尚有心下悸，是胃中水饮动荡不居，使病人感觉心下悸动不止。悸作动词有害怕、下垂的意思，而作名词有跳动的意思，在这里是跳动、颤动的意思。由于水饮停于胃中，故用茯苓甘草汤利水化饮。其后又指出，如果不用茯苓甘草汤利水化饮，待水饮聚集、碍及肠道，必定会出现下利。

本条从病位上看，是水饮停于“心下”，如果失治，则会“水渍入胃”。这里的“心下”“胃”，正如痰厥证一样，其“心下”是指胃，“水渍入胃”是指水饮趋于肠道。从病邪上看，痰厥是痰涎所致，而水厥则是水饮所致，痰涎与水饮病邪性质相似，清稀者为水饮，浓稠者为痰涎，清稀者易化易利，浓稠者难化难消。故痰涎在胃，需涌吐方可祛除，方用瓜蒂散吐之使

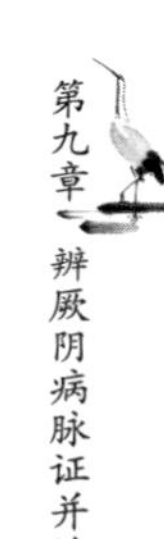

痰从上出；水饮在胃，经利化即可祛邪，方用茯苓甘草汤化气利水使饮从下泄。

3. 冷厥

第 340 条说：“病者手足厥冷，言我不结胸，小腹满，按之痛者，此冷结在膀胱关元也。”病人手足厥冷，但“言我不结胸”，从不结胸，可以悟出几层意思：①病邪不在上焦；②其不是表热证误下所致；③其手足厥冷不属于厥阴的阴阳之气不相顺接；④与厥阴心包也无关。可见，其厥冷是“冷结在膀胱关元”所致，即下焦肾寒盛阳衰，四肢失于温养而致厥冷不温。正因为下焦寒盛，一则寒凝气滞，气机不畅；二则寒伤形，形伤痛，寒性凝涩主收引，故有小腹满，按之痛。从“冷结在膀胱关元”可以看出，本证病在肾与膀胱，以肾寒盛阳虚为主要病理，为与厥阴病的寒厥相区别，故姑且命名为“冷厥”。

4. 阳衰厥

第 349 条说：“伤寒脉促，手足厥逆，可灸之。”李时珍《濒湖脉学》认为“促脉数而时一止，此为阳极欲亡阴。三焦郁火炎炎盛，进必无生退可生”。促脉是阳热盛极的脉象，虚证出现促脉的情况比较少见，正如李中梓所说：“得之脏气乖违者，十之六七，得之真元衰惫者十之二三。”若脏气虚弱，真元衰微，致气血不相顺接，也可见到促脉，但其脉必促而无力。正由于阳气衰微，四肢得不到温煦，所以出现手足厥逆。这里的“厥逆”的表述，显然与厥阴病厥证中单纯使用一“厥”字有所区别，寒盛的厥与阳衰的厥，在四肢厥冷的程度轻重上和范围大小上不同。一般而言，寒盛所致的“厥”为手冷不过肘、足冷不过膝，而阳衰所致的“厥”则是手冷过肘、足冷过膝。前文有“厥”和“逆”的区别，可供参考。

附原文：

330. 诸四逆厥者，不可下之，虚家亦然。

333. 伤寒脉迟六七日，而反与黄芩汤彻其热。脉迟为寒，今与黄芩汤，复除其热，腹中应冷，当不能食，今反能食，此名除中，必死。

335. 伤寒一二日至四五日，厥者必发热，前热者后必厥，厥深者热亦深，厥微者热亦微。厥应下之，而反发汗者，必口伤烂赤。

337. 凡厥者，阴阳气不相顺接，便为厥。厥者，手足逆冷者是也。

338. 伤寒，脉微而厥，至七八日肤冷，其人躁无暂安时者，此为脏厥，非蛔厥也。蛔厥者，其人当吐蛔，今病者静而复时烦者，此为脏寒，蛔上入其膈，故烦，须臾复止，得食而呕，又烦者，蛔闻食臭出，其人常自吐蛔。蛔厥者，乌梅丸主之。又主久利。

339. 伤寒热少微厥，指头寒，嘿嘿不欲食，烦躁。数日小便利，色白者，此热除也，欲得食，其病为愈；若厥而呕，胸胁烦满者，其后必便血。

340. 病者手足厥冷，言我不结胸，小腹满，按之痛者，此冷结在膀胱关元也。

343. 伤寒六七日，脉微、手足厥冷、烦躁，灸厥阴，厥不还者，死。

344. 伤寒发热，下利厥逆、躁不得卧者，死。

345. 伤寒发热，下利至甚，厥不止者，死。

346. 伤寒六七日不利，便发热而利，其人汗出不止者，死。有阴无阳故也。

347. 伤寒五六日，不结胸，腹濡，脉虚复厥者，不可下，此亡血，下之死。

348. 发热而厥，七日下利者，为难治。

349. 伤寒脉促，手足厥逆，可灸之。

350. 伤寒脉滑而厥者，里有热，白虎汤主之。

351. 手足厥寒，脉细欲绝者，当归四逆汤主之。

352. 若其人内有久寒者，宜当归四逆加吴茱萸生姜汤。

353. 大汗出，热不去，内拘急，四肢疼，又下利厥逆而恶寒者，四逆汤主之。

354. 大汗，若大下利而厥冷者，四逆汤主之。

355. 病人手足厥冷，脉乍紧者，邪结在胸中，心下满而烦，饥不能食者，病在胸中，当须吐之，宜瓜蒂散。

356. 伤寒厥而心下悸，宜先治水，当服茯苓甘草汤，却治其厥。不尔，水渍入胃，必作利也。

357. 伤寒六七日，大下后，寸脉沉而迟，手足厥逆，下部脉不至，喉咽不利，唾脓血，泄利不止者，为难治，麻黄升麻汤主之。

第四节　厥阴吐利有寒热　病证属实非为虚

——厥阴病吐利的辨证论治（三）

创新点：①阳明病、少阴病和厥阴病呕吐症虽然均用吴茱萸汤，但其内涵不尽相同。阳明胃寒呕吐用吴茱萸汤是直指病灶，切中病机。而少阴病吐利、烦躁、厥逆以及厥阴病干呕、吐涎沫、头痛也使用吴茱萸汤，则是针对第二病机，是急则治其标的措施，其本在于少阴或者厥阴的寒盛，须在症状解除之际，从少阴心肾或者厥阴肝着手治疗，才能使疾病痊愈。②厥阴病寒热转化中从寒利转向热利过程中的脉数、口渴与单纯寒利的寒邪渐去、阳气恢复的微热、面赤不能等同视之，前者是由寒向热的转化，后者则是寒去阳复的佳兆；虽然都有自愈的可能，但前者若不自愈则会发展成为热利，甚或便下脓血，而后者的结果则是自愈。③“下利谵语者，有燥屎也，宜小承气汤。”燥屎内结是标，厥阴热盛是本，厥阴热极，耗灼津液，使燥实内结，不能因有燥屎，就认为病在阳明，更不能因使用小承气汤就将其归结为阳明病。大凡体内有热，不管是在何经何脏何腑，只要热盛伤津，导致燥屎内结，都会结滞在肠道，以承气汤治疗，既能够泻下燥屎以治标，更能够清热以治本。

一、厥阴病呕吐的辨证论治

寒热不相调和，阴阳不相顺接，寒热错杂，气机逆乱，升降反作是厥阴的内在本质，四肢厥冷、厥热胜复、呕吐下利是厥阴病的外在表现。

由于厥阴病的病理机制极其复杂，有寒极，有热盛，还有寒热错杂，所以即使其症状相同，因其病理不同，证候的性质也会截然不同。如果说方证（比如小柴胡汤证）所体现的是异病同治的话，那么厥阴病不同病理相同症状的治疗则是同病异治的典型案例。比如同样是呕吐，但有寒证呕吐、热证呕吐和寒热错杂证的呕吐。

陈修园《医学三字经》中说“呕吐哕，皆属胃”，有声有物谓之呕，有物无声谓之吐，有声无物谓之哕。但习惯上除“哕”多单独使用外，呕、吐二者往往合并使用，不加分别。大凡呕吐的症状，都是由于胃气不降反而上逆所致，但引起中焦气机失常，脾胃升降反作的原因和机理，则多种多样，既有虚也有实，既有寒也有热，还有寒热错杂。一般而言，实、热的多属于胃，而虚、寒的则多属于脾，这也就是常说的“实则阳明，虚则太阴”，但也不排除有胃寒或者脾热的情况。呕吐中的胃寒呕吐或者胃热呕吐除了胃本身的寒热以外，尚有来自于其他脏腑的寒热。所以厥阴病的呕吐往往是来自上焦厥阴心包的邪热或者来自下焦厥阴肝的寒邪，即上热干胃和肝寒犯胃，或者上热和下寒同时犯胃。

1. 寒证呕吐

第377条说：“呕而脉弱，小便复利，身有微热，见厥者难治，四逆汤主之。”本条通过“脉弱、小便复利”来看其实是寒厥证，是由于厥阴寒盛，气阳虚弱，脉搏无力鼓动所以脉弱；寒邪盛则小便清长，“小便复利”意即小便又非常通利，就是小便清长的意思；寒盛阳微，阴阳不相顺接而导致厥逆的同时，尚有“身微热”，是寒逼阳越，显示其证候危重。在此寒厥危证中，将“呕”放在文首，一别于厥、利并见为特征的厥阴病寒厥证，有两点说明了这种特殊性的存在：一是鉴于小便多则大便干，大便泄泻则小便短少的二便互关理论，小便量多而清长，大便泄泻也即下利的可能性大大减少；二是如果气机以上逆为主要矛盾的主要方面，则下陷减弱或者没有下陷，下利次要，突出上逆，就自然以呕吐为主。本条既是厥阴本证的寒厥，也是厥阴本证的呕吐，气机逆乱、升降失常的本质相同，其以呕吐为主要症状，与以厥、下利为特征的寒厥的病机有是以下陷为主还是以上逆为主的区别。

第378条指出：“干呕吐涎沫，头痛者，吴茱萸汤主之。”在《伤寒论》中，使用吴茱萸汤的病证除了本条以外，尚有阳明病篇第243条“食谷欲呕，属阳明也，吴茱萸汤主之”，少阴病篇第309条“少阴病，吐利，手足逆冷，烦躁欲死者，吴茱萸汤主之”。通观三条原文，用方虽然相同，但病证临床表现不同，属于同病异治的显例。

阳明病吴茱萸汤证属于阳明病的特例，阳明以“胃家实”、邪热炽盛、湿热蕴郁、血热妄行为主，但也有虚寒个案。由于胃家虚寒，不能受纳，所以饮食一经进入，便欲呕吐。

少阴病吴茱萸汤证由于心肾阳气虚衰，四肢失于温煦，故见四肢逆冷；

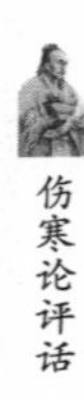

肾阳虚衰，后天脾胃阳气也因之亏虚，中焦有寒，纳运俱废，升降反作，所以吐利并见。其“烦躁欲死”一症，一则是少阴心肾阳虚，心神失养而见烦躁不安；二则是气机逆乱，升降反作，频繁吐利所致心情烦躁欲死。

厥阴病的吴茱萸汤证是厥阴肝寒，肝木乘土，中土脾胃虚弱，纳运无力，而致胃气不降反升而干呕；脾不运化精微水湿而致吐涎沫；中气不足则清阳不升，脑失所养，浊气不降，上干清窍，所以出现头痛。

吴茱萸汤以吴茱萸辛苦温，能够温胃散寒，降逆止呕；生姜辛温，散寒和胃，降逆止呕；人参、大枣甘温补中，强健脾胃。阳明病、少阴病和厥阴病呕吐症虽然均用吴茱萸汤，但其内涵不尽相同。阳明胃寒呕吐用吴茱萸汤是直指病灶，切中病机。而少阴病吐利、烦躁、厥逆以及厥阴病干呕、吐涎沫、头痛也使用吴茱萸汤，则是针对第二病机，即针对直接引起呕吐等症状发生的病机。从某种程度上讲，是一种急则治其标的措施，其本在于少阴或者厥阴的寒盛，要想彻底治愈，须在症状解除之际，从少阴心肾或者厥阴肝着手治疗，只有温补肝肾，方能从根本上改变脏寒的病理，使疾病痊愈。

2. 热证呕吐

厥阴病以上热下寒、寒热错杂为特点，但在上热不明显时，就以下寒为病变机理；而在下寒不明显时，就以上热为病变机理。所以就有了单纯的寒证或热证，以及寒热错杂证。

热证的呕吐也是厥阴病的一个证类，第 376 条说：“呕家有痈脓者，不可治呕；脓尽自愈。”首先，看“呕家有痈脓”，一般而言，热盛则肉腐，肉腐则为脓，痈脓的形成必是热盛所致。呕家有痈脓，是指呕吐物中出现痈脓，定是热盛日久所成，热盛致形成痈脓，应该是热邪末期，类似于炎症的后期，既然痈脓已经形成，就必须排出来。所以说“不可治呕”，利用呕吐来排出痈脓；呕吐物中有痈脓，必定属病在上，在上者因而越之，常规治法中也规定不能止呕。其次，看“脓尽自愈”，脓尽自然是体内已经形成的痈脓排除殆尽，而这个排出过程也仍旧是通过呕吐来完成的。要“脓尽自愈”，既要确保已经形成的痈脓排出干净，又要保证不再产生新的痈脓，那么这个“脓尽”就不是单单依靠病人自身的抗病能力和自我修复能力所够完成的，需要进行外界的干预，即进行针对性的药物治疗，去除导致新的痈脓产生的因素。因为痈脓的产生责之于邪热亢盛，所以就要清热，但因其邪热在上，且又是痈脓，故不能用泻下邪热的方法来治疗，也不能用苦寒凉遏的药物来治疗，需要用辛凉宣散清热的药物，诸如白虎汤、栀子豉汤等，方能够清除热邪，杜绝痈脓的再次产生。

第 379 条指出："呕而发热者，小柴胡汤主之。"小柴胡汤既可以用于少阳病，也可以用于阳明病，更可以用于厥阴病。因为小柴胡汤用于少阳病，其典型症状是寒热往来、心烦喜呕等，与厥阴病的厥热胜复、呕吐哕利极其相似，只是少阳病的表现程度较轻，而厥阴病的表现程度较重而已。所以，厥阴病的"呕而发热"是内有热邪，有向上向外宣散的趋势，但因厥阴气机逆乱而不能宣散热邪，以小柴胡汤调理气机的升降，使气机回归于升降有序，则厥热、呕吐的症状自然能够痊愈。

3. 寒热错杂呕吐

厥阴心包之上热与厥阴肝之下寒的生理特性和病理特征，决定了厥阴病具有更多寒热错杂的证候。第 359 条所说的"伤寒本自寒下，医复吐下之，寒格更逆吐下，若食入口即吐，干姜黄芩黄连人参汤主之"即是典型上热下寒的证候。"伤寒本自寒下"是指厥阴病的下寒，同时也暗示上热的存在。"医复吐下之"是因为上热所表现出的症状占主要地位，故使医者误认为上焦有实邪或者热实而用吐下之法治疗，导致上热下寒、寒热格拒，使原有的呕吐、下利更加严重。如果胃热亢盛，拒食不纳，则会饮食入口即吐；食入口即吐属热，朝食暮吐、暮食朝吐属寒。本证食入口即吐是因为上焦有热，虽然只强调上焦有热的呕吐，但其下焦的寒邪仍在，所以治疗不仅要针对上焦的邪热，还要顾及中、下焦有寒，治疗用干姜黄芩黄连人参汤。方中干姜、黄芩、黄连、人参各三两，以水六升，煮取二升，去滓，分温再服。其中，黄芩、黄连苦寒以清上热，热除则呕吐自止；配干姜辛温以祛下寒，寒去则下利自除；佐以人参补中益气，中气健则能够使清热祛寒诸药各得其所，更易发挥效果。药虽仅有四味，然而能够清上焦热、温下焦寒、补中焦虚，上下同治，标本兼顾。

4. 呕吐类证

哕也属于呕吐同类症状，与呕吐的病理机制基本相同，只是引起哕的原因有所不同。第 380 条说："伤寒，大吐大下之，极虚，复极汗者，其人外气怫郁，复与之水，以发其汗，因得哕。所以然者，胃中寒冷故也。”伤寒病不拘何证，大吐一逆也，大下再逆也，一而再的治疗错误，导致病人体质极虚，又大发其汗，通过再而三的误治，使病人外气怫郁、营卫闭塞，更用水法复发其汗。汗、吐、下、水法四度误治，因而出现哕，是胃阳大伤，气不得降导致的结果，既是误治伤阳，胃中寒冷的表现，更是不乏有水逆证的因素。

第380条是多重误治最后形成水逆证的哕，病在中焦脾胃，是脾胃虚寒所致。而第381条说：“伤寒，哕而腹满，视其前后，知何部不利，利之即愈。”其哕显然是病在下焦，不论是小便不通还是大便不通，都反映了气机滞塞反而上逆而致哕的现实。不管何部不利，都需要通利之而使气机和降，升降恢复正常，其哕才能停止。

不论是中焦虚寒，水逆致哕，还是下焦滞塞，气机上逆致哕，均与因上热下寒而致的呕吐不同。将该两条原文放到这里，是为了与厥阴的呕吐进行鉴别，即使同是气机上逆的呕吐哕，但病性有寒、热、虚、实的差别，病位有上、中、下焦的不同，因而治疗也就有了温、清、补、泻的区分。

二、厥阴病下利的辨证论治

厥阴病厥热胜复中，厥利并见是其常，发热过多的厥利证中的寒利还能够转成热利。所以在厥阴病中，因寒热胜复而致的寒利、热利，也是其典型证候。

（一）下利转归

1. 下利先兆

第358条说：“伤寒四五日，腹中痛，若转气下趣少腹者，此欲自利也。”伤寒经过四五日，出现腹中疼痛，是由于寒热不调，气机失常，清气下趋，病人有转气下趋少腹的感觉，这是要下利的前兆。

2. 下利预后

下利症的预后转归分为寒利和热利。寒利预后大致可分为寒减阳复病可自愈、阳气不复下利加重终至死证两种。热利的预后多为下利不止会出现便下脓血。

（1）寒性下利预后

第 360 条说："下利，有微热而渴，脉弱者，今自愈。"第 361 条说："下利脉数，有微热汗出，今自愈；设复紧，为未解。"下利过程中出现身体微微发热、有口渴、汗出等现象，脉象由沉紧转为数脉或者弱脉，均属于寒邪渐去、阳气渐复的佳兆，疾病有自愈的可能。假设脉搏又出现了紧象，说明寒邪复盛，疾病就没有痊愈的可能。即寒利的预后取决于寒邪是否消除，阳气是否恢复。

下利若属于寒盛，应见脉象沉微，若属于热盛，应见脉象滑数，如果下利见脉象沉弦，是厥阴肝气郁滞、气机失调、疏泄太过。脉象小为病退，大为病进，如果见到脉大，是邪盛未减，下利就不会停止；如果脉象弱而微数，是邪减阳复，其下利有可能停止。虽然见到发热，并非是寒盛逼阳外越而是寒邪渐退，阳气渐复的好转现象。正如第 365 条所说："下利脉沉弦者，下重也，脉大者，为未止；脉微弱数者，为欲自止，虽发热不死。"

第 366 条说："下利，脉沉而迟，其人面少赤、身有微热、下利清谷者，必郁冒汗出而解，病人必微厥，所以然者，其面戴阳，下虚故也。"继上条寒减阳复，身微发热，病欲自止，本条下利，脉象虽然仍旧是沉迟，但若其人面色稍红，身有微热，虽然下利尚未停止，但由于阳气的逐渐恢复，渐渐具备与邪气抗争的能力，到一定程度，即会出现郁冒，就是头目昏眩不清爽，继而汗出而病解。此时，病人除了面赤、身热、下利外，一定会有轻微的四肢厥冷，之所以如此，是阳气不足，偏布于上，而下焦阳气相对亏虚，所以出现了面色稍赤、四肢厥寒的情况。

第 365 条、第 366 条原文属于寒性下利的寒渐减、阳渐复的疾病转归，其身微热和面稍赤与格阳证的反发热、戴阳证的面色赤表面看似相似而实质却不相同。格阳证、戴阳证是寒邪盛极，逼阳外越上腾，是寒证中的重证，治疗需要大剂温热药物，以祛寒回阳通脉。而此两条所载则是寒性下利过程中，寒邪渐渐减轻、阳气渐渐恢复的佳兆，有疾病向愈的可能。虽然表现基本相似，但却反映了少阴寒盛与厥阴有寒的本质性区别，也说明了厥阴阴尽阳复的生理特点和厥热胜复的病理特征。所以少阴病寒证见反发热、面色赤是戴阳证或格阳证，而厥阴病寒证见身微热、面稍赤则是寒去阳复的佳象。只是厥阴病寒证下利的身热、面赤程度要明显轻于戴阳、

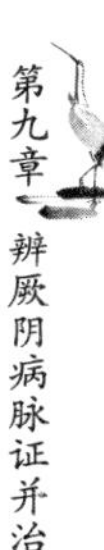

格阳的面红、发热。

病人下利后出现脉绝，即摸不到脉搏，同时手足厥冷，是寒邪盛极所致，过一段时间如果脉搏复还，手足厥冷的程度慢慢减轻并转温，则疾病可治；如果脉搏不恢复则是寒邪盛极、阳气已绝，即成死证。所以第368条说："下利后脉绝，手足厥冷，晬时脉还，手足温者生；脉不还者死。""晬"有四层意思：一是古代称婴儿满一百天或一周岁；二是一昼夜的意思；三是周、周年的意思；四是同"睟"，润泽的样子。这里是一昼夜的意思。

第369条说："伤寒下利，日十余行，脉反实者，死。"下利一日十余次，说明下利的比较严重，一定会导致里虚，而里虚的证候相应的也应该显示虚证的脉象，而脉反是实的，是脉、证不符的假象，虚证有实脉，"至虚有盛候"，其预后断然不会好，所以为死证。但需要注意，厥阴的下利如果是热利，很可能也会出现一日十余次，也会见到实脉，证实脉实，不一定是死证，也绝对不能用大辛大热的药物治疗。本条原文在脉实的实字前加一"反"字，则界定了不当"实"而实，其证为虚就毋庸置疑了。

（2）热性下利预后

在厥阴病中，既有寒性下利，也有热性下利。寒性下利一般与厥伴见，而热性下利则往往是在厥热胜复的过程中，当发热成为矛盾的主要方面时出现，其热往往是厥阴心包与厥阴肝都有热，且多伤及肠道，甚则危及血分，结果可见便下脓血。如第363条说："下利，寸脉反浮数，尺中自涩者，必清脓血。"寒性下利多脉弱沉迟，脉反数是内有热，因热伤肠道而下利，又见尺脉凝涩不畅，是热伤气滞，气滞则血瘀，瘀而不行，久瘀则腐化为脓血，所以"必清脓血"。第367条说："下利，脉数而渴者，今自愈；设不差，必清脓血，以有热故也。""清"同圊，下利的意思。

寒性下利见到脉数而且伴有口渴，是寒性下利向热性下利转化的初期，说明寒邪已去，病可自愈，若不自愈，继续下利，则是热邪渐盛，已成热性下利，时间长了照样形成气滞血瘀，热盛肉腐的便脓血。

厥阴病寒热转化中，从寒利转向热利过程中的脉数、口渴与单纯寒利的寒邪渐去、阳气恢复的微热、面赤不能等同视之。前者是由寒向热的转化，后者则是寒去阳复的佳兆；虽然二者都有自愈的可能，但前者若不自愈则会发展成为热利，甚或便下脓血，而后者的结果则是自愈。

（二）下利治则与治禁

厥阴病从病机来看，有因寒盛而利、有因热盛而利，还有因寒热错杂的下利，不管是何种下利，都是邪气在里而不在表，所以不能发汗解表。如果下利使用发汗解表方法进行治疗，汗出后寒利的使其更寒，热利的徒增热邪使其更热，而寒热错杂的则使热者更热、寒者更寒，更加错杂，体内的气机越发不畅，因而出现腹痛胀满等症。正如第364条所说："下利清谷，不可攻表，汗出必胀满。"

但如果下利的同时，经表仍有邪气，且有表证的症状在，按照外感病表里先后的治疗原则，则应先治表后治里。所以第372条说："下利腹胀满，身体疼痛者，先温其里，乃攻其表，温里宜四逆汤，攻表宜桂枝汤。"这里的表是厥阴经表证，并非太阳经表证；而里则是指厥阴经里证的腹胀下利。

但究竟是应该先表后里，还是先里后表，还是表里同治；表里同治时究竟是以表为主辅以治里，还是以里为主辅以治表，则应该依据证候病情决定，总以辨证论治为要。

（三）下利治疗

1. 寒利

厥阴寒利是内寒太盛，气机损伤，阴阳乖戾，难以顺接，脏腑失温，气机下陷则下利清谷；逼阳外越则见里寒外热且汗出，不能温煦四肢则手足厥冷，如第370条说："下利清谷，里寒外热，汗出而厥者，通脉四逆汤主之。"治疗以通脉四逆汤，方中炙甘草二两、生附子大者一枚、干姜三两（强人可四两），以水三升，煮取一升二合，去滓，分温再服，其脉即出者可愈。通脉四逆汤是四逆汤类方中药物剂量大、祛寒作用强的温热方剂，具有大辛大热、祛寒回阳通脉的作用。

2. 热利

第371条说："热利下重者，白头翁汤主之。"第373条说："下利，欲饮水者，以有热故也，白头翁汤主之。"厥阴厥热胜复中热气过盛，转为热证，热伤气滞，气机紊乱，出现下利，口渴欲饮水，里急后重，治疗用白头翁汤。方以白头翁二两，黄檗、黄连、秦皮各三两，以水七升，煮取二升，去滓，温服一升；不愈，更服一升。

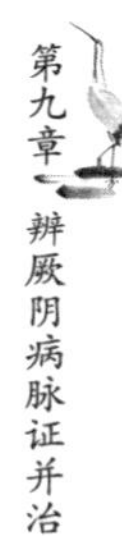

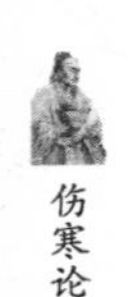

第374条说："下利谵语者，有燥屎也，宜小承气汤。"下利谵语，是内热盛极，肠道受伤，传导失常；热盛伤神，神昏谵语；内热盛灼津耗液，阴亏燥结，燥屎结于内，治疗以小承气汤。

本证为厥阴热盛下利，而燥结则在肠道，有似阳明腑实证。其实燥屎内结是标，而厥阴热盛才是根本，正因为厥阴热极，耗灼了津液，肠胃为津液之腑，津少则热更盛，故使燥实内结。不能因有燥屎，就认为病在阳明，更不能因使用小承气汤就将其归结为阳明病。大凡体内有热，不管是在何经何脏何腑，只要热盛伤津，导致燥屎内结，都会结滞在肠道，这也正是"阳明居中主土，万物所归，无所复传"的真正含义。以承气汤治疗，既能够泄下燥屎以治标，更能够清热以治本。

这里的"下利谵语者，有燥屎也"，下利与燥屎同时出现，与少阴三急下的"自利清水色纯青"并非同一个概念。这里的下利、燥屎同时出现，一是其下利之物并非清水，二是燥屎结粪与稀水便同时泄下，与少阴三急下的下利之物只有清水不同。同时"有燥屎"三字提示本证为内有热盛，既非有医家说的"热结旁流"，更非阳明病燥屎内结。

燥屎与下利同见，正体现了厥阴寒热错杂的病理特性，按照一般常识，大承气汤下燥屎，小承气汤下气滞，调胃承气汤下邪热。燥屎内结应该用大承气汤峻下燥结，而本条却用以下气滞为主的小承气汤，与其厥阴寒热错杂、气机错乱的病理机制相吻合，也与"承气"的承顺气机功能相吻合。

（四）下利善后

寒证下利，越下利寒气越重，则下利越重，下利停止后往往需要温补阳气；而热证下利，越下利则越损伤津液，下利停止后则需要清余热养津液。第375条说："下利后更烦，按之心下濡者，为虚烦也，宜栀子豉汤。"下利停止后病人更加心烦，按诊心下胃脘柔软，说明并无实邪停留，而是大热虽去，余热尚留，心包余热扰乱心神，故病人可见心烦意乱，治疗以栀子豉汤清宣余热。

对于下利后期善后的辨证，首先，要辨其原本属于热利还是寒利；其次，要辨明是阳虚还是津亏，究竟是阳气未复还是余热未清，这也是《伤寒论》的理法方药煎服护养系统理论中的一个重要方面。

（五）下利类证

手足厥冷伴见下利虽然是厥阴病厥逆的特征，但在其他疾病中也仍旧会出现类似证候，临床上就要辨清其是否是厥阴病，尤其是少阴病阳气虚衰证，也往往会出现厥逆、下利并见的证候。第 362 条说："下利、手足厥冷、无脉者，灸之不温，若脉不还，反微喘者，死；少阴负趺阳者，为顺也。"即是由于少阴寒化、阳气虚衰，肾阳的衰微也影响到脾阳的下陷，肾关不固、中气下陷，其下利在所难免；阳气虚少则不能温煦四肢而致手足厥冷，不能鼓动血行则脉搏无力甚则摸不到脉搏。用灸法温肾回阳，但四肢仍旧厥冷，脉搏仍旧沉伏不见，同时又见微喘，是肾气竭绝、不能纳气所致，其预后极为不良。如果少阴脉比趺阳脉弱，即是顺证，预后较好。因为少阴脉弱，即并非寒盛的紧脉，说明内寒相对减轻；趺阳脉即中焦脾胃之脉旺，就有阳回寒退的希望，所以说"少阴负趺阳者，为顺也"。"少阴负趺阳"就是少阴的邪气之脉比趺阳的正气之脉弱的意思。

虽然少阴病和厥阴病都有厥逆、下利伴见的症状，都是寒盛所致，治疗也基本相似，但两者的病变机理则相去甚远。少阴病的厥、利是寒化证寒盛阳虚，其发展是寒盛和阳虚的程度逐渐加重，其转归是寒去则阳回，治疗时虽也是以祛寒为主，但目的是为了阳回；厥阴病的厥、利是厥热胜复的厥证期，其发展要么转为热证，要么形成死证，治疗时就是为了祛寒。

临床上如何才能区分是少阴病厥利，还是厥阴病厥利呢？从病情看，少阴病厥利的手足逆冷，有过肘、过膝的现象；而厥阴病的四肢厥冷有可能手冷不过肘，足冷不过膝。从病史看，厥阴病的厥利有厥热胜复的病史，而少阴病则无此病史。《伤寒论》将本条放置此处，即是为了将少阴病的厥利和厥阴病的厥利进行鉴别。

附原文：

358. 伤寒四五日，腹中痛，若转气下趣少腹者，此欲自利也。

359. 伤寒本自寒下，医复吐下之，寒格更逆吐下，若食入口即吐，干姜黄芩黄连人参汤主之。

360. 下利，有微热而渴，脉弱者，今自愈。

361. 下利脉数，有微热汗出，今自愈；设复紧，为未解。

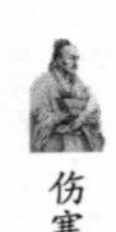

362. 下利、手足厥冷、无脉者，灸之不温，若脉不还，反微喘者，死；少阴负趺阳者，为顺也。

363. 下利，寸脉反浮数，尺中自涩者，必清脓血。

364. 下利清谷，不可攻表，汗出必胀满。

365. 下利脉沉弦者，下重也，脉大者，为未止；脉微弱数者，为欲自止，虽发热不死。

366. 下利，脉沉而迟，其人面少赤、身有微热、下利清谷者，必郁冒汗出而解，病人必微厥，所以然者，其面戴阳，下虚故也。

367. 下利，脉数而渴者，今自愈；设不差，必清脓血，以有热故也。

368. 下利后脉绝，手足厥冷，晬时脉还，手足温者生；脉不还者死。

369. 伤寒下利，日十余行，脉反实者，死。

370. 下利清谷，里寒外热，汗出而厥者，通脉四逆汤主之。

371. 热利下重者，白头翁汤主之。

372. 下利腹胀满，身体疼痛者，先温其里，乃攻其表，温里宜四逆汤，攻表宜桂枝汤。

373. 下利，欲饮水者，以有热故也，白头翁汤主之。

374. 下利谵语者，有燥屎也，宜小承气汤。

375. 下利后更烦，按之心下濡者，为虚烦也，宜栀子豉汤。

376. 呕家有痈脓者，不可治呕，脓尽自愈。

377. 呕而脉弱，小便复利，身有微热，见厥者难治，四逆汤主之。

378. 干呕吐涎沫，头痛者，吴茱萸汤主之。

379. 呕而发热者，小柴胡汤主之。

380. 伤寒，大吐大下之，极虚，复极汗者，其人外气怫郁，复与之水，以发其汗，因得哕。所以然者，胃中寒冷故也。

381. 伤寒，哕而腹满，视其前后，知何部不利，利之即愈。

第十章 辨霍乱、阴阳易差后劳复病脉证并治

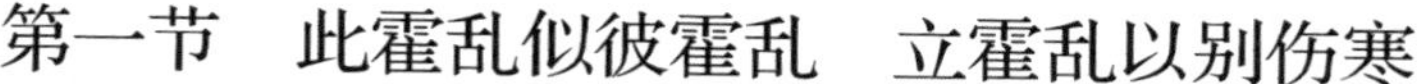

第一节 此霍乱似彼霍乱 立霍乱以别伤寒

——霍乱病的辨证论治

创新点：①《伤寒论》在六经病的相应证候下设立了类似证，用以鉴别，这是在各论中的鉴别；又在六经病后设立霍乱一篇，与“伤寒”进行鉴别，这可视为总论的鉴别。既有大的“疾病”鉴别，又有中的“证候”鉴别，还有小的“症状”鉴别，使《伤寒论》的鉴别诊断，从病到证，再到症自成体系，开辟了疾病鉴别诊断的先河。②少阴病的四逆证以及厥阴病的厥逆证，多是阴阳不相顺接或者寒邪过盛所致。真正阳虚的四肢厥逆，无论在理论上或是实践中都难以支持，阳虚病证多是恶寒，尤以四肢怕冷明显，但不一定手足温度降低。阳虚导致四肢逆冷的情况极少，寒盛、热极、气郁、邪阻等使阴阳之气不相顺接才是四肢厥逆的主要原因。

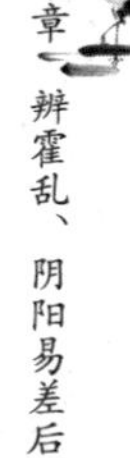

什么是“霍乱”呢？现代烈性传染病的霍乱与其有何渊源呢？

霍是会意字，从雨，从双鸟，原本为“靃”，俗省作“霍”，就是下雨天，两只鸟突然从檐下或巢中飞出。本义是鸟疾飞时发出的声音，《说文解字》记：“靃，飞声也。雨而双飞者，其声靃然。”《乐府诗集·木兰诗》有

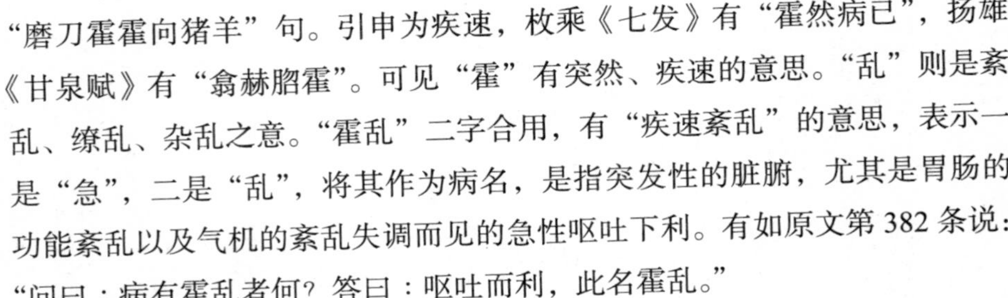

“磨刀霍霍向猪羊”句。引申为疾速，枚乘《七发》有“霍然病已”，扬雄《甘泉赋》有“翕赫曶霍”。可见“霍”有突然、疾速的意思。“乱”则是紊乱、缭乱、杂乱之意。“霍乱”二字合用，有“疾速紊乱”的意思，表示一是“急”，二是“乱”，将其作为病名，是指突发性的脏腑，尤其是胃肠的功能紊乱以及气机的紊乱失调而见的急性呕吐下利。有如原文第 382 条说：“问曰：病有霍乱者何？答曰：呕吐而利，此名霍乱。”

中医学把上吐下泻同时并作的病都包括在霍乱的范围内。霍乱是一种胃肠气机突然紊乱，升降反作，清浊相干，吐泻并行，挥霍撩乱的病证。中医学的霍乱既包括了一些以吐泻为主的烈性传染病，比如现代医学所说的“霍乱”“伤寒”“副伤寒”等，也包括一般夏秋间常见的急性胃肠炎、急性食物中毒等。按照表现不同，可以把霍乱分为两种：一是腹痛，吐、泻均有物排出的叫“湿霍乱”；一是腹胀绞痛、烦躁闷乱，欲吐不吐、欲泻不泻的叫“干霍乱”，俗称“绞肠痧”。根据病性不同，又分为寒霍乱和热霍乱。第 383 条所说“问曰：病发热头痛，身疼恶寒，吐利者，此属何病？答曰：此名霍乱”与临床上的肠胃型感冒以及急性食物中毒，甚至是烈性传染病“霍乱”非常相似。

包含在中医学霍乱中的现代医学的“霍乱（Cholera）”，早期被译作虎力拉、虎列拉，由于其临床表现以及名称的音译与中医学的“霍乱”相似，故统一译为“霍乱”。霍乱是由霍乱弧菌所致的烈性肠道传染病，临床上以剧烈无痛性吐泻、米泔样大便、严重脱水、肌肉痛性痉挛及周围循环衰竭等为特征。霍乱弧菌包括两个生物型，即古生物型和埃尔托生物型。过去把前者引起的疾病称为霍乱，把后者引起的疾病称为副霍乱，后来将副霍乱列入《国际卫生条例》检疫传染病“霍乱”项内，并与霍乱同样处理。霍乱多由不洁的饮水、食品引起，病发高峰期在夏、秋季，能在数小时内造成腹泻脱水甚至死亡。霍乱弧菌能产生霍乱毒素，造成分泌性腹泻，即使不再进食也会不断腹泻，以洗米水状的泄泻为特征，分为吐泻期、脱水虚脱期和恢复期。

烈性传染病的霍乱是根据中医霍乱的临床表现和名称而翻译成“霍乱”的。

一、霍乱的临床表现

“霍乱”之名始见于《素问·六元正纪大论》中“太阴所至为中满、霍乱吐下”。《灵枢·经脉》曰：“足太阴厥气上逆则霍乱。”关于霍乱的临床表现，正如第382条所说“呕吐而利，此名霍乱”，与《灵枢·五乱》中“清气在阴，浊气在阳，营气顺脉，卫气逆行，清浊相干，乱于肠胃，则为霍乱”的表述基本吻合。霍乱是以呕吐、下利为主要临床表现的一种突发性、急性疾病。由于其发病急，病情重，中焦气机紊乱，浊气不降而上逆，清气不升而下陷，上吐下泻，挥霍撩乱，故名之为“霍乱”。

霍乱病的临床表现，如第383条所说“问曰：病发热头痛，身疼恶寒，吐利者，此属何病？答曰：此名霍乱。霍乱自吐下，又利止，复更发热也”，是由两大类症状组成，一是典型的霍乱特征，即里证吐利，上吐下泻；二是外症发热恶寒、头身疼痛。虽然也是表里同病，但与伤寒的表里同病侧重点不同。伤寒的表里同病，多是因表证引发或者导致里证的出现；而霍乱的表里同病，则是因里证而带出的表证。所以在治疗时，伤寒的表里同病有着一定的表里同病治疗原则；而霍乱的表里同病则忽略表证，以治疗里证为主。

二、伤寒与霍乱的辨证

第384条说：“伤寒，其脉微涩者，本是霍乱，今是伤寒，却四五日，至阴经上，转入阴必利，本呕下利者，不可治也。欲似大便，而反矢气，仍不利者，此属阳明也，便必硬，十三日愈。所以然者，经尽故也。下利后，当便硬，硬则能食者愈。今反不能食，到后经中，颇能食，复过一经能食，过之一日当愈，不愈者，不属阳明也。”本条是霍乱与伤寒的鉴别。“伤寒，其脉微涩者，本是霍乱”，如果具有发热恶寒、头身疼痛疑似伤寒表证，但脉象却是微而涩，是里寒气虚，这应该是霍乱的脉象，但又没有霍乱的吐利交作、挥霍撩乱，虽似霍乱又非霍乱。这样的情况有两种可能，一是原本霍乱，经治疗好转至恢复期复感外邪而成伤寒；一是本就是伤寒。伤寒再经过四五日，不能好转而传入三阴，必定会出现下利，如果原有霍乱的呕吐、下利未愈，伤寒后再传入阴经，就难以治疗了。

如果病人想大便，有便意反而没有大便，只是转矢气且不下利的，这是阳明之气较旺，未来会大便成型，到第十三天，邪气散尽，经气恢复，疾病可以痊愈。

下利停止后，胃肠之气恢复，大便成型，食欲也恢复的可以痊愈。如果反而不能食，说明胃气还没有恢复，到下一个阶段，食欲增加，再过一个时段可以痊愈。如果疾病还不痊愈的，跟阳明就没有关系了，应该结合整体表现和病史进行辨证论治。

归纳霍乱与伤寒的区别，大致有如下几点：①病因方面。霍乱多是六淫与饮食杂糅之邪干犯肠胃；伤寒则是外邪客于经表，由经表渐次传里。②病机方面。霍乱是脾胃升降失常，清浊相干，其病由内而外，以内为主；伤寒则是经表受邪，经气失和，其病从外而内，渐次传变。③脉证方面。霍乱初起即见吐利交作，病初起邪在里，脉来微涩；伤寒则多为邪传入阴方见吐利，病初起邪在表，脉来多浮。

为什么要将霍乱与伤寒进行辨证鉴别呢?

在伤寒六经病的后面放置《辨霍乱病脉证并治》的目的是因为伤寒六经病中除了三阴病，尤其厥阴病以吐利为主要临床表现的病证居多外，三阳病也时有以吐利为主的病证出现；同时霍乱也是由于外邪引起，初期也可见到发热、恶寒、头痛身疼等类似伤寒的经表证。伤寒以外证为主兼有里证，霍乱以里证为主兼有外证。因此，对于霍乱与伤寒的鉴别，就显得异常重要。

《伤寒论》不仅在六经病的相应证候下设立了类似证，用以进行各论中的证候鉴别；又在六经病后设立霍乱一篇，与“伤寒”进行鉴别，可视为总论的疾病的鉴别。既有大的“疾病”鉴别，又有中的“证候”鉴别，还有小的“症状”鉴别，使伤寒的鉴别诊断，从疾病到证候，再从证候到症状自成体系，开辟了中医病、证、症的全方位鉴别诊断的先河。

三、霍乱的辨证论治

“霍乱”虽最早见于《内经》，但对其辨证论治则自《伤寒论》始。不过，《伤寒论》对霍乱辨证论治还比较简单，没有形成系统、全面的理论体系，直到清代王孟英的《霍乱论》，才对霍乱的证治理论有了一个较为系统、全面的论述，包括了干霍乱、湿霍乱、寒霍乱、热霍乱。在《辨霍乱病脉证并治》里所列述的霍乱属于寒霍乱、湿霍乱，所以其治疗多以温药祛寒为主。

（一）霍乱初期的辨证治疗

霍乱初期，类似于传染病霍乱的“吐泻期”。第386条说：“霍乱，头痛、发热、身疼痛、热多欲饮水者，五苓散主之；寒多不用水者，理中丸主之。”文首“霍乱”二字，提示本条具备吐利症状，霍乱是以里证为主，明确提出“头痛、发热、身疼痛”等表证，强调了霍乱初期表里同病的临床实际。其中，“热多欲饮水者”中热多指以发热为多，并且渴欲饮水，是中焦有寒，胃气不化，脾气不运，气津互化失常，水气不化，津液不生，所以渴欲饮水。治疗以五苓散化气行水，健运中焦，兼解表证。“寒多不用水者”中寒多指以恶寒为多，且不渴不欲饮水，是中焦虚寒，水湿不化，湿气浸淫。治疗以理中丸温中健脾，运脾化湿。“热多”“寒多”都是指表证的发热、恶寒，并非一些医家所指的病机失常的寒性、热性。

理中丸以人参、干姜、炙甘草、白术各三两，捣细，和蜜为丸，如鸡子黄许大。服用时以温开水数合，调和一丸，研碎温服，一日三至四次、夜间二次；若腹中没有感到发热，增加到三、四丸。但丸药力量较缓，不如煎汤内服的疗效明显。理中丸方煎汤内服为理中汤，是以人参、干姜、炙甘草、白术各三两，用水八升煎煮留取三升，去掉药渣趁温内服一升，一日三服。服用理中汤后一顿饭的工夫，再喝热稀粥一升多，藉以温暖脾胃，并以衣被包裹取暖。

如果病人肚脐部位跳动不止，是肾气上逆，去掉白术之壅遏，加桂枝四两平冲降逆；呕吐多的去白术，加上生姜三两以和胃止呕；下利多者还用白术以健脾止泻；心悸的是水气凌心，加茯苓二两以利水气；口渴欲饮水的，增加白术的量到四两半以助运化；腹中痛的是脾虚，增加人参的量到四两半；寒盛的加干姜的量到四两半；腹满的去掉白术，加上炮附子一枚温阳祛寒以除满。

（二）霍乱利下伤阴的辨证治疗

霍乱利下伤阴类似于传染病霍乱的“脱水虚脱期”的脱水。霍乱是因饮食、外感等杂糅之邪所致，而寒霍乱则是性质属寒的邪气伤及胃肠，所

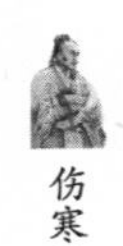

以利下伤阳或伤阴在所难免，第 385 条“恶寒脉微而复利，利止，亡血也，四逆加人参汤主之”所说，即是吐利过多而伤阴。恶寒是霍乱里证兼表的典型表现，脉微是正虚的外候，反复下利后自行停止，可能是正气恢复，疾病向愈；也可能是利下太多，无物可下。但如果是利止向愈，其脉象必定趋于正常，今脉微、恶寒，下利停止是利多伤阴，无物可利，所以说是“亡血也”。治疗以四逆加人参汤，方中甘草、附子、干姜、人参，以水三升，煮取一升二合，去滓，分温再服。

方以四逆汤祛寒回阳，加人参补气养阴。既然是下利伤阴，为何不以大剂养阴之品滋阴生津，而以四逆汤加人参祛寒回阳益阴？首先，伤阴是由霍乱邪气所致的下利而引起，那就要首先祛除病因，四逆汤祛寒的同时可以回阳，兼以温补脾肾、健运中焦，祛除病因而制止下利；其次，加人参补气养阴，又辅助四逆汤温养中焦，所谓“温阳在养阴之上，补气在补血之先”，无形的阳气容易补益，而有形的阴津得靠阳气的气化而生，所以单单养阴而津不生，主以补气则津液可生。这就是四逆加人参汤治疗利下伤阴时“先除病因、主补阳气、借道养阴、阴阳双复”的围魏救赵之法。

（三）霍乱利下伤阳的辨证治疗

霍乱利下伤阳类似于传染病霍乱“脱水虚脱期”的虚脱，是寒霍乱疾病发展中最常见的结果，随着利下时日、程度的不同，其伤阳的程度也不尽相同。既有寒邪盛而下利不止，阳气尚未受伤的；也有吐利伤阳而致格阳证者。第 388 条说：“吐利汗出，发热恶寒，四肢拘急，手足厥冷者，四逆汤主之。”“吐利”是霍乱里证的主症，“发热恶寒”是霍乱表证的主症，既有里证又有表证，这是一个典型的寒湿霍乱病。而其汗出是表气不和、营卫不谐，并非是阴盛格阳、阳气外越；四肢拘急是寒盛收引、阳伤失温，所以四肢筋脉肌肉拘急；手足厥冷是因寒盛而使阴阳之气不相顺接。治疗用四逆汤以祛寒为主，辅以回阳。本证比第 386 条所载的霍乱五苓散证、理中汤证更加严重。

而第 389 条说：“既吐且利，小便复利而大汗出，下利清谷，内寒外热，脉微欲绝者，四逆汤主之。”到了虚脱期，吐利严重，体内水分已经大量流失，本不应该小便通利和出汗的，反而小便通利并且又见到大汗出、脉微欲绝，是体内寒盛阳衰，寒逼阳越，已成格阳之势，正是原文所说“内寒外热”。“内寒”乃是内在病机之寒、病性之寒，“外热”则是外在表现之热、症状之热，治疗也仍旧用四逆汤。与少阴病的格阳证用通脉四逆汤不同，本证的格阳用的是四逆汤。本条格阳证之所以用四逆汤，有两条理由，一是本条的格阳证比起少阴病的格阳证明显较轻，无需用大量的姜附，便可祛寒回阳；二是通脉四逆汤也即是四逆汤重用姜附，只是药力大小的区别而已。

第388条和第389条都有“发热”，而且都是用四逆汤治疗，为什么第388条是霍乱吐利期，而第389条就是霍乱虚脱期呢？首先，前者是“发热恶寒”并见，所指全是症状，是表证的特征；而后者是“内寒外热”，所指是病机症状的统一，是内在的寒性病机和外在的发热症状，是格阳证的特征。其次，寒湿霍乱除了早期表里并重时用五苓散或理中汤外，其全程的治疗也无非是四逆汤类，只是有时在祛寒回阳中加入补气养阴之品而已。

从第388条的“四肢拘急，手足厥冷”反观少阴病的四逆证、厥阴病的厥逆证，多是因寒盛阴阳之气不相顺接所致，真正因阳虚导致的四肢厥逆，无论在理论分析上或是临床实际中，都难以支持。而实践中阳虚所致的多是恶寒，以四肢怕冷为主，怕冷并不意味着手足温度的大幅度降低，也就是说阳虚导致四肢逆冷的情况极少见，只有寒盛、热极、气郁、邪阻等使阴阳之气不相顺接才是四肢厥逆的主要原因。因此可以得出这样的结论：四肢厥逆多是阴阳之气不相顺接所致，而阳虚基本上是不会导致四肢厥冷的。

（四）霍乱下利阴阳两伤的辨证治疗

霍乱下利阴阳两伤类似于传染病霍乱“脱水虚脱期”，霍乱下利不仅可以导致阴阳单方面的损伤，同时也可导致阴阳的同时损伤，既脱水又虚脱。第390条说：“吐已下断，汗出而厥，四肢拘急不解，脉微欲绝者，通脉四逆加猪胆汁汤主之。”“吐已下断”是既不呕吐了也不下利了，似乎疾病要痊愈了，但却见到汗出、脉微欲绝，是吐、利过度，损伤了阳气和阴津，阳气虚少不能温养筋脉，阴津亏乏不能濡润筋脉，因此出现四肢拘急不解；而其厥仍旧是寒盛而使阴阳之气不相顺接所致。

第388条也提到了“四肢拘急”，本条是“四肢拘急不解”，从表述可以看出病情的轻重程度不同。前者是霍乱吐利寒盛收引，阳伤失温；后者

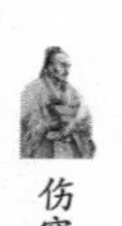

是霍乱吐利阴阳两伤，既失温煦又失濡养。阳气的来去和恢复较快，而阴津的化生和恢复则较慢，所以后者是“四肢拘急不解”，提示病情较重，治疗较难。

本证的治疗以通脉四逆加猪胆汁汤，要用炙甘草二两、干姜三两（强人可四两）、生附子大者一枚、猪胆汁半合，用水三升煮到一升二合，去掉药渣滓，加入猪胆汁，趁温分两次服用，没有猪胆汁的可以羊胆汁取代。

《伤寒论》方剂中有三次用到猪胆汁，分别是《辨阳明病脉证并治》中第233条，用于外导通便，治疗阳明病津液内竭，大便难不可攻者；《辨少阴病脉证并治》中第315条，白通汤加人尿、猪胆汁旨在咸寒反佐，避免格拒；本条通脉四逆加猪胆汁汤，意在益阴和阳。可见猪胆汁的作用，一是益阴生津；二是缓和姜、附辛热劫阴之弊；三是通过益阴而达到和阳的目的；四是引热药入阴以防内寒、热药两相格拒。

四、霍乱后期的调护

霍乱经过恰当的治疗，吐利停止，后期的调护也非常重要。第387条说：“吐利止，而身痛不休者，当消息和解其外，宜桂枝汤小和之。”吐利停止是霍乱的内在主要症状解除，但外在尚有“身痛不休”，这个身痛不休是如何引起的呢？霍乱本身即是内症与外症的综合，霍乱初期即有营卫不和的发热恶寒、身痛汗出的症状，后期其身痛的症状仍旧存在，既是表气不和，营卫失谐的延续，也是吐利后阴阳损伤，肌肉筋脉失养的体现。所以出现吐利止身痛不休，以桂枝汤外可调和营卫，补益气血；内可健运中焦，和调阴阳。既能够恢复霍乱内症所致的中焦虚弱，又能够恢复霍乱外症所致的营卫亏乏，是既可以治里，又可以顾表的两全其美的方子，用于霍乱恢复期的调护，可收到一举两得的效果。

第391条说：“吐利，发汗，脉平，小烦者，以新虚不胜谷气故也。”本条所述后半部分“脉平，小烦者，以新虚不胜谷气故也”较易理解，是指霍乱新愈，中焦之气尚未恢复，但脉象已经平和，饮食之后会出现轻微的“小烦”，这是中焦尚虚，受纳、腐化和健运不力所致，不需再用药治疗，只需要进行饮食调护即可。

但前半部分“吐利，发汗”，则会产生歧义。很明显“发汗”是一种治疗方法，而“吐利”与“发汗”并行，究竟是呕吐、下利的症状，还是涌吐、泻下的治法呢?

如果“吐、利”是霍乱的症状，那么“发汗”就是治疗方法，之所以用发汗的方法治疗，该霍乱病极有可能是初期，以表证为主，因此通过发汗解表而使脉平病解，与后文的“新虚”相呼应。因为病刚在表就及时发汗解决，虽有吐利所伤也及时修复，所以称“新虚”。临床上的肠胃型感冒往往可以通过解表而达到治愈的效果，比如《辨太阳病脉证并治》第32条、第33条的葛根汤、第34条的葛根黄连黄芩汤、第163条的桂枝人参汤等治疗外感兼有吐利，就是明显的案例。

如果“吐、利、发汗”是并行的治疗方法，那么本证的霍乱就不是寒霍乱，而应该是热霍乱、干霍乱。俗称“绞肠痧”的“干霍乱”，以腹胀绞痛、烦躁闷乱、欲吐不吐、欲泻不泻为主要临床表现。欲吐不吐邪在上，需助其涌吐；欲泻不泻邪在下，需助其通利；邪气郁遏、气郁不通所以腹胀绞痛，需要吐泻以助其通畅气机；无论干、湿霍乱，均有表证存在，所以还需发汗以解表。通过涌吐、泻下、发汗的几番分步治疗，内外邪气得以祛除，因此出现了“脉平”的病解迹象；但是经过汗吐下的折腾，尽管邪气除尽，中焦之气也受到了伤害，所以说是“新虚”。

究竟是第一种情况还是第二种情况，单单从文字上很难下结论，具体情况我们应从临床上结合病史、病情和当下的表现，来进行判断辨证予以治疗。

附原文：

382. 问曰：病有霍乱者何？答曰：呕吐而利，此名霍乱。

383. 问曰：病发热头痛，身疼恶寒，吐利者，此属何病？答曰：此名霍乱。霍乱自吐下，又利止，复更发热也。

384. 伤寒，其脉微涩者，本是霍乱，今是伤寒，却四五日，至阴经上，转入阴必利，本呕下利者，不可治也。欲似大便，而反矢气，仍不利者，此属阳明也，便必硬，十三日愈。所以然者，经尽故也。下利后，当便硬，硬则能食者愈。今反不能食，到后经中，颇能食，复过一经能食，过之一

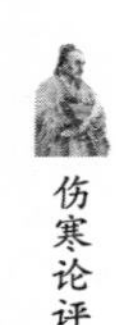

日当愈，不愈者，不属阳明也。

385. 恶寒脉微而复利，利止，亡血也，四逆加人参汤主之。

四逆加人参汤方

甘草二两，炙　附子一枚，生，去皮，破八片　干姜一两半　人参一两

上四味，以水三升，煮取一升二合，去滓，分温再服。

386. 霍乱，头痛、发热、身疼痛、热多欲饮水者，五苓散主之；寒多不用水者，理中丸主之。

五苓散方

猪苓，去皮　白术　茯苓各十八铢　桂枝半两，去皮　泽泻一两六铢

上五味，捣为散，以白饮和服方寸匕，日三服。多饮暖水，汗出愈如法将息。

理中丸方

人参　干姜　甘草，炙　白术各三两

上四味，捣筛，蜜和为丸，如鸡子黄许大。以沸汤数合，和一丸，研碎，温服之，日三四，夜二服。腹中未热，益至三四丸，然不及汤。汤法：以四物依两数切，用水八升，煮取三升，去滓，温服一升，日三服。若脐上筑者，肾气动也，去术加桂四两；吐多者，去术加生姜三两；下多者，还用术；悸者，加茯苓二两；渴欲得水者，加术，足前成四两半；腹中痛者，加人参，足前成四两半；寒者，加干姜，足前成四两半；腹满者，去术，加附子一枚。服汤后如食顷，饮热粥一升许，微自温，勿发揭衣被。

387. 吐利止，而身痛不休者，当消息和解其外，宜桂枝汤小和之。

388. 吐利汗出，发热恶寒，四肢拘急，手足厥冷者，四逆汤主之。

389. 既吐且利，小便复利而大汗出，下利清谷，内寒外热，脉微欲绝者，四逆汤主之。

390. 吐已下断，汗出而厥，四肢拘急不解，脉微欲绝者，通脉四逆加猪胆汁汤主之。

通脉四逆加猪胆汁汤方

甘草二两，炙　干姜三两（强人可四两）　附子大者一枚，生，去皮，破八片　猪胆汁半合

上四味，以水三升，煮取一升二合，去滓，内猪胆汁。分温再服，其脉即来。无猪胆，以羊胆代之。

391. 吐利，发汗，脉平，小烦者，以新虚不胜谷气故也。

第二节　阴阳易因房事变　清浆水即绿豆浆

——阴阳易、差后劳复的辨证论治

创新点：①“阴阳易”是伤寒病后期或者初愈阶段，体质尚未复原，气血尚虚，即行交媾，伤及阴精气血，从而使伤寒寒热的外感病转化为气阴两虚，既不是因房劳而复发成为原有的伤寒六经病，也不是男病传女、女病传男的互相染易，更不是男病传女男不病、女病传男女不病；而是原有病人证候的改变，是伤寒病之内、六经病之外的伤寒变证。虽然与由衣原体感染的非淋菌性尿道炎的一个合并症，即具有尿道炎、关节炎和结膜炎三联征的Reiter综合征有些相似，但不能确定是否就是Reiter综合征。“阴阳易”就是伤寒病中后期，男女交媾所导致疾病性质改变的证候。②“清浆水”就是将用水泡过的绿豆加适量的水粉碎后，未经发酵的、经过澄清的、不带绿豆淀粉的浆水，以其煎药取其祛火除烦、生津止渴的作用。

《伤寒论·辨阴阳易差后劳复病脉证并治》是《伤寒论》的最后一篇，共有原文7条，其中阴阳易辨证治疗1条，其余6条为差后劳复的辨证调护。

一、阴阳易的辨证治疗

第392条说：“伤寒阴阳易之为病，其人身体重，少气，少腹里急，或引阴中拘挛，热上冲胸，头重不欲举，眼中生花，膝胫拘急者，烧裈散主之。”本条历代争议最多的是“阴阳易”，从“伤寒阴阳易之为病”看，聊聊数字，但需要弄清楚的问题却相当多。

首先，为什么将“阴阳易”病和差后劳复放在同一篇中，并冠以“伤

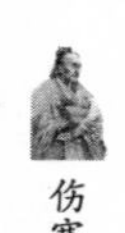

寒”二字？与伤寒的类似病“霍乱”显然不同，霍乱是与伤寒截然不同的另一病种，因其与伤寒类似，所以自成一篇，列出以做鉴别。阴阳易则属于伤寒病过程中的一个证候，而且是伤寒后期的变证，所以与差后劳复同篇，并冠以“伤寒”二字。阴阳易肯定与伤寒有关，但又不是“差后劳复”，这就是为什么将阴阳易与差后劳复并列成篇的原因。

其次，“之为病”的文法，在《伤寒论》中凡7见，除了六经各篇首均有一条以外，剩下就是本条的“伤寒阴阳易之为病”。从行文的惯例上看，阴阳易应该是与六经病平行的、同一层次上的疾病，虽属于伤寒但不属于六经病之列，是六经病之外的伤寒范围内的疾病。

第三，“阴阳易”到底是什么病？这是争论最多的问题，也是临床辨证治疗的关键问题。关于“阴阳易”到底是什么病，截至目前大抵有近十种说法，常见的如男女互传说、劳复病说、伤寒变证说、热入精室说、性传播疾病说、艾滋病说、一类症状说、文意难解说、本就无病说等。引起阴阳易的主要原因有：①伤寒初愈，体质伤弱，因犯房事而使疾病发生变化。②大病初愈，即犯房事，以致阴精亏耗，病情反复，又称“女劳复”。③素秉肾虚，阴精匮乏，伤寒病中更犯房事，使病情加重，又称“肾劳”。三种说法虽有不同，但都肯定是体虚后又行房事引起的。其实，“阴阳易”就是伤寒病中后期，男女交媾所导致疾病性质改变的证候。

“阴阳”在中医理论中是一个分类的概念，行文意境不同，所指也就不同。在《伤寒论》中，“阴阳”合用的共有11处，其中属于脉象的4处，分别是脉阴阳俱紧（3、283，指宋本条文序号，后同），脉阴阳俱浮（6），脉阴阳俱停（94）；属于体内阴阳之气的有5处，分别是阴阳俱虚（23），阴阳自和（58），阴阳俱虚竭（111），阴阳气并竭（153），阴阳之气不相顺接（337）。其余2处就是本证的“阴阳易”，弄清此处的“阴阳”所指，对于理解“阴阳易”病名概念的内涵和外延极其重要。

从本条内容着眼，结合整个伤寒病的发展转归，“伤寒阴阳易之为病”的“阴阳”是指交媾，即在患伤寒病的后期发生交媾，指的是发病的原因；“易”是指病证的变易、变换，虽然仍旧属于伤寒病，但已越出六经病的范畴，已经从伤寒的寒热病变化为气阴两伤的虚热证。

“阴阳”表示事物对立的两个不同方面，但还有“合而为一”的意思，作为男女交媾的一个专用代名词，文献记载非常多。马王堆出土的医书《合阴阳》以及《天下至道谈》《素女经》等中，多处的“合阴阳”就是指男女房事。如《素女经》所载“妇人生后恶露未已，合阴阳，即令妇人筋脉挛急，令人少腹里急支满，胸胁腰背相引痛苦，四肢酸削，饮食不调……即不复生子”“若生未满三十日，其人未复，以合阴阳，络脉分，胞门伤，子户失禁，腹中切痛，时瘥时甚”等。南朝·宋·刘义庆《幽明录》中载：“谯郡胡馥之，娶妇李氏，十余年无子，而妇卒。哭恸，云：‘竟无遗体，遂丧，此酷何深！’妇忽起坐曰：‘感君痛悼，我不即朽，君可瞑后见就，依平生时阴阳，当为君生一男。’语毕还卧。”这里的“依平生时阴阳”就是正常交媾的意思。

在医学书籍中，以“阴阳”代指房事的例子更是随处可见。孙思邈《千金要方·妇人方》中用白玉汤治疗妇人阴阳过度、玉门疼痛、小便不通，用龙骨散治疗妇人阴阳患痛之无子，用赤石脂圆治疗妇人阴阳减少。其中“阴阳过度”“阴阳患痛”“阴阳减少”的“阴阳”二字，都是指男女交媾。“阴阳”二字并用，曾成为隋唐以前文人雅士或者医家用来代替“男女交媾”的书面语言。

将“阴阳易”的“阴阳”定义为男女交媾，而不是“寒热”的概念，有如下几点理由：①从诸多记载中可以看出，隋唐以前多将“阴阳”作为男女交媾的代指；②《素女经》中产后未复即行交媾所出现的病状与“阴阳易”的病状有多处类似，都是体虚未复即行房事所致；③《伤寒论》中阴阳非指脉象即是指体内正气；④阴阳易的治疗采用烧裈散，即异性内裤挨近外阴的部分，烧后取灰。

综合前面所述，“阴阳易”是伤寒病后期或者初愈阶段，体质尚未复原，气血尚虚，即行交媾，伤及阴精气血，从而使伤寒寒热的外感病转化为气阴两虚。其既不是因房劳而复发成为原有的伤寒六经病，也不是男病传女、女病传男的互相染易，更不是男病传女男不病、女病传男女不病；而是病人原有证候的改变，是伤寒病之内、六经病之外的伤寒变证。虽然与由衣原体感染的非淋菌性尿道炎的一个合并症，即具有尿道炎、关节炎和结膜炎三联征的Reiter综合征有些相似，但不能确定是否就是Reiter综合征。

临床上诊断“阴阳易”病，必须注意以下两个要素：

（1）具有伤寒病的病史，且已至恢复期；

（2）在大病初愈时段有男女交媾的情况。

还要注意“阴阳易”的几个特征：

（1）发病与同房密切有关，均发生于男女同房之后；

（2）多数为外感病初愈因同房而发病，少数正值外感病期间，因同房而发病；

（3）发病者为原有外感病患者本人；

（4）临床表现有全身症状，主要涉及膀胱、关节和眼三个部位；

（5）病后若不知慎养，容易复发。

“阴阳易”的症状和体征可归纳为四组：

（1）头部症状，有头重项软不欲抬举并多兼有眩晕、眼干涩不欲睁或冒金花；

（2）少腹及生殖器症状，有少腹拘急或隐隐不适，或牵引阴茎、阴囊、睾丸或阴户拘挛不舒，或阴头（含阴茎头和阴蒂）微肿；

（3）下肢症状，有膝胫酸软或拘急，肢软乏力伴沉重感，不欲走动；

（4）全身症状，有全身酸楚不适或疼痛，或身困而重不欲动，乏力少气，倦怠欲卧，胸中烦闷、有如热气上冲，小便不利。

至于治疗用烧裈散，极有可能是一种民间的精神疗法，用病人对方的内裤近隐处烧后取灰，让病人知道是因大病初愈即行房事引起，以对方的隐私之物做精神慰藉。而烧取成灰虽有消毒去污之意，但所有成分几乎荡然无存，真正使其有效的原因，一是本在伤寒初愈，体内阴阳气血都处于恢复阶段，机体的修复能力恢复，可以自行修复；二是方药的心理安慰，调动机体的心身联动机制，促使疾病向好的方向发展。这也是民间“以浊引浊，使病从何处受，即从何处出”的司空见惯的方法，如过量食用某种食物而致病，就将某种食物烧炭泡水服用进行治疗，其自身的修复能力与心身的联动机制起着决定作用。

近代也有用烧裈散治疗疾病的报道，并有研究人员对男女内裤近隐处所沾存的分泌物、小便残留等进行了分析，并肯定其药效作用，笔者对此持怀疑态度。

首先，烧裈散用的是烧灰，除了几乎可以忽略不计的微量金属元素外，其他的物质经过燃烧后和灰烬就没有什么区别了，与没有燃烧前不可同日而语。

其次，现代人的卫生习惯越来越好，内衣经常洗换，所以内衣上所留存的分泌物等已经微乎其微；

第三，现代人的卫生观念，使人们从思想深处不会接受以烧裈散作为治疗疾病的内服药物。

所以那些报道，尤其是大宗的病例报道，个人认为其真实性存疑待考。

第 392 条说："伤寒阴阳易之为病，其人身体重，少气，少腹里急，或引阴中拘挛，热上冲胸，头重不欲举，眼中生花，膝胫拘急者，烧裈散主之。"伤寒病中或者伤寒初愈，犯禁行房，最易耗伤气阴、竭乏精气，因精气受损，故发病即出现"其人身体重，少气"等精气不足之症；阴分被伤，毒热内扰，筋脉失养，则见"少腹里急，或引阴中拘挛""膝胫拘急"；伤寒余热之邪由阴传入，毒热由下上攻，则见"热上冲胸，头重不欲举，眼中生花"等症。诸证皆由伤寒体虚交媾、精气更加损伤、邪毒乘虚入里所致，临床治疗当养阴生津、补益精血、清热解毒，恐非烧裈散所能胜任。

二、差后劳复病的辨证论治

（一）差后"劳复"的辨证论治

第 393 条说："大病差后劳复者，枳实栀子豉汤主之。"这里的大病，无疑是指"伤寒病"，差后劳复，伤寒刚刚痊愈，时间不久，体内余热未尽，阴阳气血还没有恢复到正常状态，由于过度劳累而使疾病复发。适当的活动可以帮助病后身体的恢复，但过劳包括多种劳作的过度，比如过度思虑劳损其神志，久行久站久坐伤其气血，持重行远损伤经脉等，都可使体内尚未复原的气血津液再度损伤。而复发则并非一定是指原有伤寒病的复发，而是从病愈后的机体状态又回复到疾病状态，是疾病从内而发，已非伤寒感于外邪而发病。

治疗用枳实栀子豉汤，方中炙枳实、栀子、淡豆豉，以清浆水七升，空煮取四升；内枳实、栀子，煮剩二升；放入豆豉，再煮五六沸，去掉渣滓，温分两次服用，盖衣被去微汗。如果内有宿食的，就是"食复"，在上

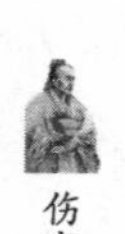

方中再加大黄，即可治愈。

从治疗用药来看，本条的劳复应有发热、虚烦、腹胀等症状存在，以栀子豉汤清宣郁热而除烦，以枳实宽中理气、调畅气机而除胀。如果是食复，则加大黄通腑泄热除宿食。

关于方中的溶媒“清浆水”，其“性凉善走，能调中宣气，通关开胃，解烦渴，化滞物”。然而，清浆水究系何物？对此有多种说法，如酢浆水说、米泔水说、米浆水说、菜浆水说、食用浆澄清液说、浆线水说等。

要了解“清浆水”究竟是什么，先要了解南阳大众食品“浆面条”。它是用发酵的酸浆水下面条，里面再放些豆芽、芹菜、韭菜或其他青菜，就是浆面条了。浆面条放到嘴里，首先的感觉是酸，这和醋的酸味截然不同，是一种淡淡的、绵绵的酸味。浆面条属发酵食品，像酸奶一样有营养，容易被消化吸收，里面的芹菜或其他蔬菜，含多种维生素，营养丰富，搭配合理。据说酸浆水的发明者是一穷户人家，他将地里捡来的绿豆磨成豆浆，隔了数日，发现豆浆发馊变酸，倒了舍不得，遂胡乱丢些菜叶，熬成糊状，一吃味道鲜美，后来家家效仿。而“浆面条”据传是出于汉光武帝刘秀的应急发明。当年刘秀被王莽追杀，几天没吃饭，见一浆房就进去想找点吃的。可房里只有几把干面条，缸里还有绿豆磨的浆水，因时间久已经放酸。他也顾不了许多，就舀了几瓢酸浆，把面条、菜叶、杂豆统统下到锅里，加柴烧熟，他狼吞虎咽吃得津津有味，以后当了皇帝还想着当年的浆面条，于是豫菜中就有了浆面条这道主食，流传至今。

做浆面条的主料，是将用水泡过的绿豆加入适量的水粉碎后，经放置发酵而成酸浆水。未经发酵的、上部比较澄清的、不带绿豆淀粉的就是“清浆水”。在炎热的夏天，南阳农村至今还有磨绿豆浆水喝的习惯，用来清火解热，其实就是取绿豆能够祛火除烦、生津止渴的作用。

本证是伤寒病后劳复，虚热（非阴虚有热）再生，故以清浆水煎药，增加药物的清热除烦作用。至于为什么长时间煎煮，大概是担心过于寒凉，遏阻内热外散的缘故。

（二）差后“复感”的辨证论治

第 394 条说：“伤寒差以后，更发热，小柴胡汤主之。脉浮者，以汗解之；脉沉实者，以下解之。”伤寒差后，余邪复萌或者复感邪气，按照伤寒的辨证治疗规则，脉浮的是邪在太阳经表，可用发汗的方法治疗；发热而不恶寒的是邪在少阳，用小柴胡汤治疗；脉沉实的是邪结在里，用泻下的方法治疗。

第 393 条明确指出是差后又“劳复”的，是病后过劳又使余热复燃，气机未畅，所以治疗应清余热、宽中气；第 394 条则是伤寒差后又感邪气，是二次感邪，所以未有“劳复”字样，因其是二次感邪，所以治疗就按照伤寒六经辨证的思路重新来过，因此就有了病在三阳，分经而治的举例。

（三）差后“水气”的辨证论治

第 395 条说：“大病差后，从腰以下有水气者，牡蛎泽泻散主之。”伤寒病是一个热病过程，三焦之气在这个过程中均可损伤。如果下焦之气，尤其是气化功能受到损伤，即使伤寒病已经痊愈，但气化功能没有完全恢复，水湿不能正常气津互化，因此停留体内，郁滞生热，而致湿热蕴积、膀胱不泄、水湿下趋，故见到腰以下至膝胫足跗浮肿，而中、上二焦则几乎与常人无异，是中气未虚，所以治疗只需泄利下焦水气，以牡蛎泽泻散逐水散热。

牡蛎泽泻散以炒牡蛎、泽泻、蜀漆、炒葶苈子、炒商陆、海藻、天花粉 7 味药各等分，分别捣碎，过筛为散，并混匀，每次用白饮冲服方寸匕，一日三次。待小便通利后停止服用。

牡蛎、海藻能够软坚散结以行水；葶苈子、泽泻能够宣上通下以利水；蜀漆、商陆攻逐水热以破水。通过行水、利水、破水以驱除体内水湿热气，更以天花粉生津，顾护机体阴津，使祛水而阴津不伤，是祛邪中喻有扶正之意。

《伤寒论》中明确称为散剂的有 7 个，除了文蛤散以沸汤冲服、瓜蒂散以热汤煮香豉成糜和服外，其他散剂比如五苓散、四逆散、半夏散、牡蛎泽泻散、三物小白散等，均以“白饮”冲服。关于白饮，也有不同的说法，考“白饮”有以下三种解释：

1. 清水。晋代陶潜《搜神后记》卷一中载：“又有草屋，中有二人对坐围棋。局下有一杯白饮。坠者告以饥渴，棋者曰：‘可饮此。’遂饮之，气力十倍。”

2. 米汤。《伤寒论》第 71 条五苓散方后注：“上五味，捣为散，以白饮和服方寸匕，日三服。多饮暖水，汗出愈，如法将息。”

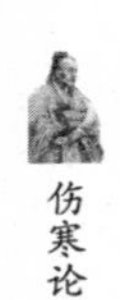

3. 白酒。明朝高启《朝鲜儿歌》曰："黄金掷买倾装得，白饮分餐趁舶归。"明朝徐渭《无题》诗："半生不复作鲸吞，白饮无红搅不浑。"

这里的"白饮"既不是白酒，更不是清水，而是米饭的中间产物米汤。南阳民间用大米或小米做米饭有三种做法，一种是流质的，质地较稀，称作"熬米汤"；一种是半流质的，质地较稠，称作"馇米饭"；一种是固体的，称作"焖干饭"。在焖干饭的过程中，首先将米煮熟，然后用蒸笼布滤出或者直接倒出多余的米汤，再上火蒸成干饭。而这滤出的米汤就是"白饮"，也叫"白汤"，有如牛奶一般细腻，且有很浓的米香味，具有养胃健脾的功效。在过去奶粉、牛奶奇缺的时代，它是育儿最好的代乳品。白虎汤、白虎加参汤、桃花汤、竹叶石膏汤等方中加粳米煮熟，即成变相米汤，用以达到养胃护胃、悬浮药粉的目的，和白饮和服散剂有异曲同工之妙。

（四）差后"中寒"的辨证论治

第 396 条说："大病差后，喜唾，久不了了，胸上有寒，当以丸药温之，宜理中丸。"大病差后，患者自觉不自觉地频繁吐唾沫，长时间不能痊愈，这是在伤寒病过程中，中焦脾气受到损伤，久久不能复原的原因。所谓"胸上有寒"，其实是脾家虚寒，脾虚不能运化水湿，水谷精微不能转化为营卫气血，反成浊唾，故患者频繁吐唾沫。在《伤寒论》原文中，常用的所谓"善呕""喜唾"，非擅长非喜好，而是不能自制，不能自止使然。治疗以理中丸温中健脾，脾气健运，精微运化，水湿不生，浊唾无源，"喜唾"自然就停止了。

（五）差后"气阴两虚"的辨证论治

第 397 条说："伤寒解后，虚羸少气，气逆欲吐，竹叶石膏汤主之。"伤寒解之后，患者又见气短、虚弱、形体消瘦、气逆欲吐，是热病伤及气阴、余热不尽、胃气不和所致。治疗则需要清解虚热、补益气阴，方用竹叶石膏汤。方中以竹叶、石膏、半夏、麦冬、人参、炙甘草、粳米，以水一斗，煮取六升，除去渣滓，放入粳米，煮米熟，汤成去米，温服一升，一日三服。

三、差后"胃弱"的调护

第 398 条说："病人脉已解，而日暮微烦，以病新差，人强与谷，脾胃气尚弱，不能消谷，故令微烦，损谷则愈。”病人脉已解，说明邪气已去，疾病已解，但病人每到天晚就会出现微烦。这是因为病人刚刚痊愈，脾胃之气尚弱，饮食过量或者摄入难以消化食物，不能很好地消化，导致胃气不舒，故使微烦，不需用药物治疗，只要减少饮食，食用容易消化的流质饮食即可解除。

本篇《辨阴阳易差后劳复病脉证并治》，列举了与六经病平行的阴阳易病的辨证治疗，举例提示了伤寒差后的不同情况，包括差后劳复、差后复感、差后水气、差后中寒、差后气阴两虚和差后胃气弱等，昭示差后辨证的不同，仍旧是体质禀赋的不同。所以有伤阴伤阳的区别，有虚有实的差异，有内伤有外感的变化，虽都属于差后的调护，仍需辨证施护，或是发汗或是泻下，或是补虚或是祛实，或是用药或是损谷，林林总总，均以临床证候为依据，是《伤寒论》理、法、方、药、煎、服、护、养医疗体系的一个重要方面。

附原文：

392. 伤寒阴阳易之为病，其人身体重，少气，少腹里急，或引阴中拘挛，热上冲胸，头重不欲举，眼中生花，膝胫拘急者，烧裈散主之。

烧裈散方

妇人中裈，近隐处，取烧作灰。

上一味，水服方寸匕，日三服，小便即利，阴头微肿，此为愈矣。妇人病取男子裈烧服。

393. 大病差后劳复者，枳实栀子豉汤主之。

枳实栀子豉汤方

枳实三枚，炙　栀子十四个，擘　香豉一升，绵裹

上三味，以清浆水七升，空煮取四升，内枳实、栀子，煮取二升，下豉，更煮五六沸，去滓，温分再服，覆令微似汗。若有宿食者，内大黄如博棋子大五六枚，服之愈。

394. 伤寒差以后，更发热，小柴胡汤主之。脉浮者，以汗解之；脉沉实者，以下解之。

395. 大病差后，从腰以下有水气者，牡蛎泽泻散主之。

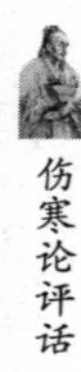

牡蛎泽泻散方

牡蛎，熬　泽泻　蜀漆，暖水洗，去腥　葶苈子，熬　商陆根，熬　海藻，洗，去咸　栝蒌根各等分

上七味，异捣，下筛为散，更于臼中治之。白饮和服方寸匕，日三服。小便利，止后服。

396. 大病差后，喜唾，久不了了，胸上有寒，当以丸药温之，宜理中丸。

理中丸方

人参　白术　甘草，炙　干姜各三两

上四味，捣筛，蜜和为丸，如鸡子黄许大，以沸汤数合，和一丸，研碎，温服之，日三四，夜二服。

397. 伤寒解后，虚羸少气，气逆欲吐，竹叶石膏汤主之。

竹叶石膏汤方

竹叶二把　石膏一斤　半夏半升，洗　麦门冬一升，去心　人参二两　甘草二两，炙　粳米半升

上七味，以水一斗，煮取六升，去滓，内粳米，煮米熟，汤成去米。温服一升，日三服。

398. 病人脉已解，而日暮微烦，以病新差，人强与谷，脾胃气尚弱，不能消谷，故令微烦，损谷则愈。